海南国际医药创新联合基金会资助

Vascular Surgery

Cases, Questions and Commentaries

血管外科学
病例、病因与讨论

·原书第 4 版·

原著 [英] George Geroulakos
     [美] Bauer Sumpio
主审 刘 鹏 王 兵
主译 宋 燕 崔文军 李红普

中国科学技术出版社
·北 京·

图书在版编目（CIP）数据

血管外科学：病例、病因与讨论：原书第 4 版 /（英）乔治·格鲁拉科斯 (George Geroulakos)，（美）鲍尔·桑皮奥 (Bauer Sumpio) 原著；宋燕，崔文军，李红普主译 . — 北京：中国科学技术出版社，2023.1

书名原文：Vascular Surgery：Cases, Questions and Commentaries, 4e

ISBN 978-7-5046-9717-2

Ⅰ . ①血… Ⅱ . ①乔… ②鲍… ③宋… ④崔… ⑤李… Ⅲ . ①血管外科学 Ⅳ . ① R654.3

中国版本图书馆 CIP 数据核字 (2022) 第 132019 号

著作权合同登记号 :01-2022-3670

First published in English under the title
Vascular Surgery: Cases, Questions and Commentaries, 4e
edited by George Geroulakos, Bauer Sumpio
Copyright © Springer International Publishing AG, part of Springer Nature 2003, 2006, 2011, 2018
This edition has been translated and published under licence from Springer International Publishing AG part of Springer Nature.

策划编辑	靳　婷　延　锦	
责任编辑	靳　婷	
文字编辑	张　龙	
装帧设计	佳木水轩	
责任印制	徐　飞	

出　　版	中国科学技术出版社	
发　　行	中国科学技术出版社有限公司发行部	
地　　址	北京市海淀区中关村南大街 16 号	
邮　　编	100081	
发行电话	010-62173865	
传　　真	010-62179148	
网　　址	http://www.cspbooks.com.cn	

开　　本	889mm×1194mm　1/16	
字　　数	780 千字	
印　　张	29.5	
版　　次	2023 年 1 月第 1 版	
印　　次	2023 年 1 月第 1 次印刷	
印　　刷	运河（唐山）印务有限公司	
书　　号	ISBN 978-7-5046-9717-2 / R·2932	
定　　价	298.00 元	

（凡购买本社图书，如有缺页、倒页、脱页者，本社发行部负责调换）

译者名单

主　审　刘　鹏　王　兵

主　译　宋　燕　崔文军　李红普

副主译　马海涛　梁　凯　苗超峰　梁　冰　丁　语
　　　　　王彦军　苗仁英　彭喜涛　安　乾

译　者（以姓氏笔画为序）

王　琼　河南省人民医院

王　颖　郑州大学第五附属医院

王海生　河南省直第三人民医院

王梦宇　郑州大学第五附属医院

井元虎　河南大学淮河医院

付一群　郑州大学第一附属医院

代雪娜　河南中医药大学第一附属医院

司江涛　郑州大学第五附属医院

刘卫萍　郑州大学第一附属医院

刘玉峰　郑州大学第一附属医院

李　萌　郑州大学第一附属医院

李艳玲　郑州大学第一附属医院

吴　斐　郑州大学第五附属医院

宋　畅　河南中医药大学附属人民医院 / 郑州人民医院

张　范　河南中医药大学附属人民医院 / 郑州人民医院

张一飞　郑州大学第一附属医院

张万存　河南省儿童医院 / 郑州大学附属儿童医院

张志敏　郑州大学第一附属医院

范玉龙　河南中医药大学附属人民医院 / 郑州人民医院

尚文煊　河南中医药大学附属人民医院 / 郑州人民医院

秦小玉　郑州大学附属中心医院 / 郑州市中心医院

主审简介

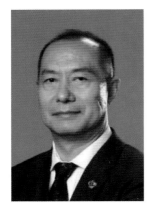

刘 鹏

主任医师，教授，北京协和医学院、北京大学医学部博士研究生导师。中日友好医院党委副书记、纪委书记，心血管病中心主任、心脏血管外科知名专家。国家科学技术奖评审专家，中央保健会诊专家，中国人体健康科技促进会监事长，中国中西医结合学会周围血管病专业委员会候任主任委员，北京医师协会副会长，北大医学部心血管外科学系副主任，首都医科大学下肢动脉硬化闭塞症临床诊疗与研究中心副主任，北京航空航天大学生物与医学工程学院"医工交叉试验班"医学导师。"白求恩式好医生"，中国医师奖、首都精神文明建设奖获得者，国家卫生计生有突出贡献中青年专家、优秀共产党员，享有国务院政府特殊津贴。《血管与腔内血管外科杂志》副主编、《中国心血管病研究》杂志常务编委、《中华胸心血管外科杂志》通讯编委。

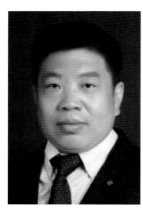

王 兵

博士，主任医师、教授，全日制博士研究生导师，郑州大学第五附属医院副院长，郑州大学血管外科研究所所长，河南省科技创新团队学术带头人。国际血管联盟中国分会副主席/河南分部主席，中国医师协会颈动脉病专委会副主任委员，中国医师协会血管外科分会常务委员，中国微循环学会颈动脉学组名誉组长，河南省医学会外科学分会主任委员，河南省外周血管疾病重点实验室负责人，河南省医学会血管外科委员会主任委员。现已培养博士、硕士研究生40余名，具有丰富的临床、科研和教学经验，擅长外周血管疾病的开放及介入手术治疗，主持及参与省部共建项目及科技厅项目20余项。《中华血管外科杂志》《解放军医学杂志》等编委，发表论文80余篇（其中SCI收录论文数篇）。

主译简介

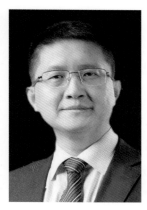

宋 燕

外科学博士，教授，硕士研究生导师。郑州大学第一附属医院血管外科主任，郑州大学第一附属医院郑东院区大血管外科／腔内血管外科主任。河南省医师协会外科医师分会会长，中华预防医学会组织感染与损伤防控专委会副主委，河南省消化医学学会副会长，教育部学位中心硕博士学位评审专家，中国博士后科研基金评审专家，国家肺栓塞和深静脉血栓形成防治能力项目评审专家，中国医师协会腔内血管学分会血透通路专委会副主任委员，中国微循环学会周围血管疾病专委会压力学组副组长，中国中西医结合血管外科分会颈动脉学组副主任委员，亚太血管联盟青年理事会副理事长，中国人体健康促进会血管外科分会常务委员，中国医促会血管外科专业委员会委员，中国老年医学学会周围血管疾病管理分会委员，河南省医药信息学会血管外科分会青委会主委，IUA 中国分部河南分会青委会主任委员，河南省普通外科分会常务委员，河南省医院协会介入管理分会副主委，河南省医学会介入医学分会介入与血管外科学组副组长。承担省级科研项目 4 项。获国家级专利 2 项，省级科技进步奖 3 项。主编《普通外科常见病诊治与微创治疗》《现代临床疾病的外科治疗》，主译《血管外科学》。发表学术论文 60 余篇，其中 SCI、EI 收录论文 15 篇。

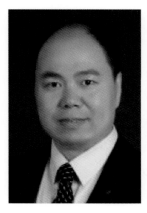

崔文军

主任医师，郑州大学第五附属医院血管外科主任。国际血管联盟中国分会下肢动脉疾病专家委员会委员，中国医师协会腔内血管外科专业委员会腔静脉阻塞疾病专业委员会委员，中国医师协会血管外科医师分会第一届委员会开放手术学组委员。擅长颈动脉狭窄、胸腹主动脉瘤、夹层的手术和腔内治疗及其他外周血管疾病的治疗。主持及参与省卫健委、科技厅项目 10 项，郑州大学"三育人"先进个人。获省市级科研奖 7 项，发表论文 20 余篇。

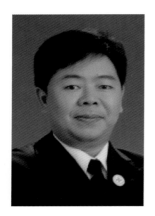

李红普

医学硕士，在读博士，副主任医师、副教授，郑州人民医院血管、创面外科主任。中国医师协会腔内血管外科专业委员会委员，中国微循环协会周围血管疾病专业委员会中青年委员会委员，中国中西医结合学会周围血管疾病专业委员会颈动脉学组委员，国际血管联盟中国分会青年委员会委员，国际血管联盟中国分部河南分会常务委员兼秘书长，国际血管联盟中国分部河南分会静脉疾病专业委员会常务副主委，国际血管联盟中国分部河南分会糖足与创面专业委员会副主委。主攻血管外科临床、科研、教学，熟练掌握下肢静脉疾病微创治疗、深静脉瓣膜成形术、腘静脉嵌压松解术及外周动静脉血管疾病开放及介入治疗，如胸腹主动脉瘤、主动脉夹层腔内修复术、下肢缺血性疾病、颈动脉狭窄介入及开放手术治疗、慢性顽固性创面全程管理和各种血管外科急重症的救治。

内容提要

　　本书系统、全面、重点地介绍了血管外科作为一个独立学科主要面临的临床问题，涵盖了大多数血管疾病的手术管理，并在培训年轻外科医生、自我评估及提供继续医学教育方面提供了参考。本书根据现实中存在的问题，采用"苏格拉底"式的方法来探索问题和答案。每一章都会展示临床实践中出现的病例报告，还会根据病例的特点提出不同方面的问题，帮助读者探寻答案。无论答案是对是错都不予批判，因为错误的答案可能更有利于学习，可以帮助读者修正学习误区，从而更好地获取知识，这其中也包含大多数血管外科的经验。每章末都会附上答案的分析、评论和总结，指出目前对临床问题的认识情况，有助于读者更好地领会和掌握。

中文版序

　　由郑州大学第一附属医院血管外科宋燕教授组织翻译的这部 *Vascular Surgery: Cases, Questions and Commentaries, 4e* 是希腊雅典大学及英国伦敦皇家学院 George Geroulakos 教授和美国耶鲁大学 Bauer Sumpio 教授共同主编的专业领域畅销书。全新第 4 版纳入了新数据和新技术，汇集了血管外科领域的最新进展。根据实际工作中挑选出来的真实案例，系统介绍了某一血管疾病的病因、发病机制、临床表现、诊治原则及技术手段。根据实例场景提出问题，挑战读者运用基本知识与解决实际问题的能力，最后讨论环节则给出基于最新循证依据的合理解释，具有坚实的理论支撑和很强的可读性，得到国际业界同道的广泛赞誉。

　　该书新版对原有章节进行了补充，并增添了新的章节，同时涵盖血管外科腔内及传统开放手术治疗的多项合理选择。循序渐进的问答形式为读者提供了按照自己思路诊治疾病的模拟过程，同时还可对比自己与国际知名专家在诊治过程中存在的异同，具有较高的趣味性。讨论以循证医学为基础，同时结合专家作者的临床经验及患者的具体情况，在目前可供选择的诊治方案中做出最适合该患者的选择。

　　作为河南血管外科界青年骨干才俊的杰出代表，翻译团队的成员们具备丰富的临床经验与理论知识。在宋教授的积极组织下，整个团队通力合作，秉承认真、敬业、高效、准确的原则，既把握和保持了原著的本意，又追求译文的简明易懂，为国内广大同仁提供了一部既可以用来加强自身学习，又可以用于集体病例讨论的实用教材，填补了国内同类著作的空白，相信广大读者一定会受益匪浅。

　　在此，向宋燕教授、崔文军教授、李红普教授及其他各位翻译人员表示衷心祝贺！

张玮

Wayne W. Zhang, MD, FACS, DFSVS
前国际血管外科学会（ISVS）副主席
Annals of Vascular Surgery 共同主编
华盛顿大学医学院血管外科教授

原 书 序

第 2 版序

血管外科是研究治疗血管相关疾病的学科。或许在不久的将来，动脉粥样硬化血栓将成为导致人类死亡的主要因素。

近来血管疾病的调查和腔内治疗的新进展吸引了大众媒体和患者群体，并得以广泛宣传，也显著改变了对血管患者的管理。

提供高质量的血管服务需要给予住院医师适当的培训，同时进一步引进血管外科的先进技术，并将其作为一门优秀的专业。

Geroulakos 先生、Hero van Urk 教授和 R. W. Hobson II 博士所著的 *Vascular Surgery: Cases, Questions and Commentaries* 一书确实有助于读者更好地理解血管外科在动脉、静脉和淋巴管病理学方面的见解。作者的经验和教学能力是毋庸置疑的。

本书全面、重点地说明了血管外科作为一个独立的学科与其他专业的区别。医生在具备足够的能力处理书中提到的各种病例之前，首先要进行适当的培训。同时，本文还可以帮助考生更好地准备 EBSQ-Vasc 考试。本书根据现实中存在的问题，以问答的形式传授给读者诊治的相关理念，这些理念历经时间考验。而书中的教学形式也是医学继续教育的一个重要组成部分。本书建议读者依照"苏格拉底"式的学习方法（即锻炼自我思维）进行学习，而不是仅仅阅读书中的内容。此外，本书还可以激发读者追求持续的专业发展，向继续医学教育进一步迈进，提升读者的临床实践能力，进而改善血管相关疾病患者的护理水平。

欧洲血管外科委员会对著者的倡议表示祝贺，并欣然赞许了这本书。

Marc Cairols
Secretary General
UEMS Section and Board of Vascular Surgery
Barcelona, March 2006

第 1 版序

本书在血管外科方面非常独特，涵盖了大多数（全部或部分的）血管疾病的手术管理，而且以标准教科书的方式，通过表格、插图、参考文献等论述了多个方法论主题。其他特殊的主题还有关于决策制订的相关技术。所有的内容都有各自的意义。但是如果教育的目的是培训年轻外科医生、自我评估及为执业医师或口腔考试备考生提供继续医学教育，那么本书完全可以满足这些特殊的需求。本书摆脱了说教模式，能够很好地填补这部分的需求。

　　普遍认可的观点是，教育者储备知识（即真正的知识）要通过"苏格拉底"式的方法来探索问题和答案，这比简单的阅读或告知事实要更好。本书有效地运用并发展了这种方法。每章都展示了临床实践中出现的病例报告。书中报道的真实病例包括了大多数血管外科的经验。病例报告后还会根据病例叙述不同方面的问题和答案，以帮助读者探寻答案。无论答案是对是错都不予批判，因为有时错误的答案可能更有利于学习，能够帮助读者修正学习误区，从而更好地获得知识。附后的评论和总结分析了答案的选择、正确和错误的答案，并简要地进行了评注和官方详细信息等一些真正的"宝贵信息"。然后结论总结了目前对临床问题的认识情况。本书也包含了大量的参考文献。以上部分能够帮助如今的血管外科医生有效地完成自学。重要的是，本文包括了所有方面的管理，即诊断评估和适当的治疗（非手术或介入、血管内或开放手术）。

　　为了达到上述目的，著者汇集了经验丰富的编著者，他们对血管外科中的某一特定领域有更多的了解，在书中可以感受到。因此，本书有助于全世界的血管外科医生深造和实践。本书内容涵盖了血管外科的最新知识，并且以有效且寓教于乐的方式呈现给广大读者。

Robert B. Rutherford

Boerne, TX, USA

译者前言

Vascular Surgery: Cases, Questions and Commentaries 一书自发行以来，受到了广大血管外科专业医师的好评，使他们能够更系统、更全面、更客观地认识和掌握血管外科专业的知识，提高自身专业技术水平。

本书内容翔实，编排新颖，观点成熟，指导明确，与前三版一脉相承，较为全面地介绍了血管外科作为一个独立的学科主要面临的临床问题，基本涵盖了最新、最全面的内容。书中尽可能多地提供了各种血管疾病的临床病例，根据病例特点提出问题，引导读者探寻答案，并进行评注和相关文献解读，帮助读者对相关疾病有更全面的认知，进而扩充知识储备。本书专门收集了多个中心不同专家撰写的真实病例，提供了血管外科医师在临床工作中可能遇到的交互式信息来源，并穿插提出一些问题，激发读者阅读热情，旨在通过日常实践帮助读者解决"为什么要做？""如何做？"等临床问题。

感谢各位同道为本书的编译付出的努力，希望本书能够成为广大血管外科医师学习进步的坚实基础。由于中外语言表达差异，中文翻译版中可能遗有不完善之处，恳请同道不吝指正。

郑州大学第一附属医院　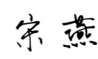

原书前言

第 4 版前言

据悉我们的第 3 版在 2013 年伦敦英国医学学会（British Medical Association，BMA）中获得了高度赞扬。

第 4 版涵盖了最新的动静脉疾病的血管内管理和风险因素控制。新的章节中增加了对肠系膜动脉夹层相关疾病的管理。除了增加起搏导线的使用量外，除颤器和中心线的使用增加都与上腔静脉的良性狭窄和闭塞有关。本书中的新章节涵盖了这部分内容。

非常感谢我们的国际化的教学人员能够花费宝贵的时间、经验和精力修改新版的章节，也感谢 Springer 的编辑一直给予我们建议和支持。

George Geroulakos
London, UK
Bauer Sumpio
Connecticut, USA

第 3 版前言

第 3 版更新的大部分章节，集中在动脉和静脉疾病的血管内管理，为读者提供实用的和更新的信息，也对血管疾病的全面选择提供了良好的参考信息。我们很高兴地宣布，我们的第 2 版已出版了葡萄牙语版本。感谢各位编者和出版商对本书的贡献。

George Geroulakos
London,UK
Bauer Sumpio
New Haven,USA

第 2 版前言

本书的主要目标仍是基于第 1 版的，即通过现实临床场景来介绍血管和血管内手术的原则。本书第 1 版非常成功。我们收到了来自欧洲、美国和世界各地各种机构的血管学员、专家和教师的更新及改进建议。这些建议及好评对第 2 版的改进和扩充很重要。在此，我们向各位编者和出版商表示感谢和感激。

George Geroulakos

London, UK

Hero van Urk

Rotterdam, The Netherlands

Robert W. Hobson Ⅱ

New Jersey, NJ

第 1 版前言

本书特别收集了专家撰写的各类真实病例，强调了血管手术中可能出现的多种问题。每个现实病例中都会插入一些问题，目的是激发读者将这些知识运用到患者管理中，也能帮助读者检查他们掌握的知识。评注尽可能从循证医学角度入手，同时也要针对问题给予回答。

书中的许多章节都是由专家独立撰写完成，他们致力于研发新型血管疾病预防和管理的方案，也受到了血管专科培训生和已有经验医生的关注。本书的目标是帮助血管专科培训生复习医学委员会考试及其他考试，同时提供在血管外科医生实际病例场景中可能遇到的最新、交互式信息来源，从而扩充他们的知识储量。

尽管美国血管外科委员会在多年前已经成立，但是欧洲血管外科委员会却采取了一种相对较新的考试形式。尚未有专门针对该考试的指南。与标准课本不同的是，我们希望本书能够直接通过日常实践帮助读者解决"如何做？""为什么要做？"

等问题。参考文献也紧密地将日常实践和"循证"实践结合起来，希望这两种实践不会有太大差别。

感谢所有为本书倾情奉献知识和时间的各位编者。

George Geroulakos

London, UK

Hero van Urk

Rotterdam,The Netherlands

Keith D. Calligaro

Philadelphia, PA

Robert W. Hobson Ⅱ

New Jersey, NJ

致 谢

已故的 Robert W. Hobson Ⅱ博士是本书第 1 版和第 2 版的著者。他是一位博爱且颇具魅力的外科医生，具有杰出的学术成就，影响了整整一代的美国血管外科医生。

非常感谢 William Smead 博士对我在俄亥俄州立大学医院进行临床血管研究时的支持。

感谢伦敦圣巴塞洛缪医院的 John Lumley 教授和诺丁汉大学医院的 Brian Hopkinson 教授。

衷心感谢我的导师、朋友和老师。

George Geroulakos

目　录

第四篇　膈下主动脉主要分支的手术

第五篇　门静脉高压症的治疗

第六篇　颅外脑血管病的治疗

第七篇　上肢神经与血管的疾病

第八篇　动脉外科手术并发症的预防和处理

第一篇 动脉瘤
Arterial Aneurysms

第1章

老年腹主动脉瘤患者的术前心脏风险评估与管理

Preoperative Cardiac Risk Assessment and Management of Elderly Men with an Abdominal Aortic Aneurysm

Don Poldermans 著

病例报告

患者男性，70岁，诊断为腹主动脉瘤。患者母亲55岁时因主动脉瘤破裂而死亡，患者担心出现相似情况，故要求进行超声检查。超声显示主动脉瘤为72mm。该患者被转入血管外科。患者有高胆固醇血症病史，但他汀类药物不耐受。值得注意的是，停用他汀类药物后并发症并未缓解。2年前开始使用β受体拮抗药治疗轻度高血压。吸烟史40年，10根/天，确诊为动脉瘤后戒烟。入院前1年患者胸痛进展，在打高尔夫球等适度运动时会伴有呼吸困难。遂转入心脏科进行术前检查。查体结果显示，患者的血压为145/58mmHg，不规则脉搏88次/分。胸部检查显示心脏未见异常。腹部触诊显示，有一主动脉瘤，直径约为7cm。常规术前血液检查显示，低密度脂蛋白（low-density lipoprotein，LDL）、急速上升至4.8mmol/L，空腹血糖急速上升至5.2mmol/L，低密度脂蛋白为4.8mmol/L。心电图显示心房颤动，$V_1 \sim V_3$ 导联病理性Q波提示陈旧性前壁心肌梗死（myocardial infarction，MI）。冠状动脉CT扫描显示左冠状动脉前降支（left anterior descending coronary artery，LAD）显著病变。左心室功能正常，射血分数为48%。近期诊断出心房颤动，并予以香豆素治疗。需进行冠状动脉造影术。术中造影证实单支冠状动脉病变，同时在左冠状动脉前降支处成功植入冠状动脉支架（图1-1）。

问题1：以下关于大血管手术后患者出现的结果，表达正确的是？

A. 心脏并发症是围术期发病和死亡的主要原因。

B. 所有患者围术期心肌梗死与固定冠状动脉狭窄有关。

C. 所有患者的围术期心脏病与突发性、不可预知的冠状动脉狭窄进展有关。

D. 围术期心脏并发症与固定和不稳定冠状动脉病变有关。

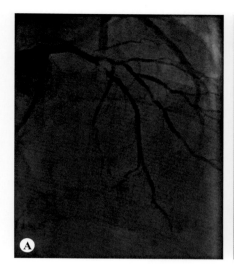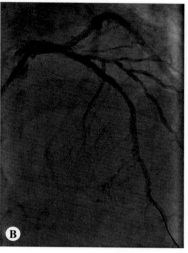

◀ 图 1-1　术前评估左冠状动脉前降支显著病变（顶端），成功植入 BMS（底端）

　　该患者的诸多问题需要在手术前确定。此外，术前筛查能够识别出影响术后长期结果的心血管风险因素，并予以治疗。该患者在适度活动过程中会出现心绞痛。其他的检查显示出两个问题即心房颤动和左冠状动脉前降支显著病变。图 1-1 显示了左冠状动脉前降支的显著病变，并成功在该部位植入了冠脉支架。

问题 2：下列关于冠状动脉支架的类型与术后治疗方案有关的陈述，哪一项是正确的？

A. 术前首选使用药物洗脱支架。

B. 术前首选金属裸支架，因为金属裸支架在植入支架后进行双重抗血小板疗法的时间比药物洗脱支架短。

C. 裸金属裸支架和药物洗脱支架放置后的治疗效果相当。

D. 植入药物洗脱支架后，晚期支架血栓形成更为频繁，也需要更加频繁的再干预措施。

问题 3：以下关于围术期香豆素管理的陈述哪一项是正确的？

A. 所有接受手术的患者在围术期时推荐使用低分子量肝素来桥接香豆素。

B. 使用 BRIDGE 试验结果和 CHADSVasc2 评分对该患者的围术期桥接进行评估是没有必要的。

C. 由于植入了冠状动脉支架，因此推荐围术期桥接。

D. 使用治疗剂量的香豆素治疗可在大血管手术中与抗血小板治疗联合使用。

问题 4：他汀类药物治疗被推荐用于所有血管手术患者以改善长期预后，以下哪一项关于围术期使用他汀类药物的陈述是正确的？

A. 围术期停用他汀类药物与围术期心脏事件发生率增加有关。

B. 围术期使用他汀疗法与增加心肌病发生率有关。

C. 血管手术患者围术期使用他汀疗法能够降低围术期心肌梗死的发生率。

D. 手术期间可静脉注射他汀药物。

问题 5： 血管手术患者在围术期使用 β 受体拮抗药得到了广泛的讨论，下列关于 β 受体拮抗药的描述，正确的是哪项？

A. 手术期间，患者应继续予以慢性 β 受体拮抗药。

B. 围术期 β 受体拮抗药疗法与降低围术期心肌梗死发病率有关。

C. 高剂量 β 受体拮抗药疗法与增加围术期脑卒中风险有关。

D. 以上都正确。

问题 6： 使用 CT 血管造影术作为术前心脏影像检查，可以筛查和管理血管手术患者的冠状动脉疾病。下列哪项是正确的说法？

A. 除修订后的心脏危险指数外，敏感性增加到 50%。

B. 除修订后的心脏危险指数外，敏感性增加到 76%。

C. 除修订后的心脏危险指数外，敏感性增加到 42%。

D. 除修订后的心脏危险指数外，敏感性增加到 20%。

问题 7： 术前冠状动脉血运重建似乎在直接改善高风险患者的术后疗效及长期生存期方面是个不错的选择，下列哪项是正确的说法？

A. 在大血管手术前，具有显著冠状动脉疾病的患者通过冠状动脉血运重建能够改善患者的术后疗效。

B. 相比药物疗法，具有 1～2 根冠状动脉病变的患者在血运重建后不能改善患者的术后疗效。

C. 相比药物疗法，术前冠状动脉血运重建能够改善患者 2 年的术后效果。

D. 接受药物疗法的冠状动脉疾病患者术后二期行冠状动脉血运重建的风险增加。二期冠状动脉血运重建后，长期疗效与术前冠状动脉血运重建相似。

这位 70 岁男性患者具有多种心脏病风险因素：高龄、进行性心绞痛、高脂血症、心房颤动及心肌梗死病史。该患者的冠状动脉 CT 显示左冠状动脉前降支病变。术前通过药物洗脱支架成功完成经皮腔内冠状动脉成形术（PTCA）。植入支架后，进行双联抗血小板治疗（dual antiplatelet therapy, DAPT）（氯吡格雷和阿司匹林）。此外，在术前还使用了华法林和他汀药物。手中未使用华法林，但是围术期要使用 β 受体拮抗药联合他汀药物。植入冠状动脉支架后，使用单一抗血小板药 3 个月后行手术治疗。外科医生、麻醉医生和心脏科医生会探讨手术时机。考虑到动脉瘤大小、冠状动脉解剖结构、单个支架无分叉等因素，DAPT 时间由 6 个月缩短为 3 个月。未考虑使用静脉注射糖蛋白 Ⅱb/ Ⅲa 抑制药桥接氯吡格雷。结果平安无事。

一、评论

全球每年有 2 亿 3 千万例改善老年患者生命预期的手术。年龄是外周血管病的显著风险因素，并且在未来的数十年内，随年龄的增长也会继续成为风险因素。因此，外周血管干预数量也会随时间的增加而增加。心脏并发症是造成围术期发病和死亡的主要原因，1%～5% 的随机患者进行大血管手术时会出现上述情况[1]（问题 1：A）。心脏并发症的高发病率与冠状动脉疾病广泛性有关。54% 接受大血管手术的患者患有晚期或重度冠状动脉疾病，只有 8% 的患者冠状动脉正常[2]。根据 ESC 指南，以下疾病引起围术期心脏并发症的概率相同：冠状动脉斑块破裂继发血栓形成或冠状动脉闭塞、长期心肌缺血或对应 I 型和 II 型心肌梗死[1, 3]（表 1-1）（问题 1：B 至 D）。长期围术期心肌缺血通常出现在心肌供氧需求增加或供氧减少时或者都有。如果所有的围术期心脏病事件都与术前严重冠状动脉狭窄有关，那么血管重建是最佳的治疗选择。但是如果心脏病病发位置不在严重冠状动脉狭窄处，那么首选药物治疗。对 56 名血管手术患者进行经食管心脏超声影像能够显示出术前冠状动脉狭窄与术中缺血的关系[4]。新发的室壁运动异常，心肌缺血标志物，术中经食管心脏超声显示可有 100% 阳性预测值。相比术前多巴酚丁胺经食管心脏超声，该种影像方式更加确定了心肌梗死的位置。这表明了尽管术前多巴酚丁胺经食管心脏超声能够预测患者是否具有围术期心肌梗死风险，但是这种方式不能预测出心肌梗死的位置。作者强调，它不能识别特定风险区的原因可以解释为破裂和不稳定的小斑块梗阻未造成血流减少。

表 1-1　根据 ESC 指南提到的心肌梗死最新定义，表中显示围术期最常见的心肌梗死类型[3]

类　型	定　义	病理生理学	CAD 相关	疗　法
I 型心肌梗死	因心肌血流受损导致的心肌梗死	与动脉粥样硬化斑块破裂有关，导致冠状动脉内血栓，从而导致一个或多个冠状动脉闭塞或远端栓塞	CAD 许多患者具有严重的 CAD，但偶尔为非梗阻性或未有梗阻	术前血管重建、双重抗血小板治疗、他汀类药物和 β 受体拮抗药
II 型心肌梗死	由心肌氧气供给和需求失衡所致的心肌坏死性损伤	除冠心病外，能够导致心肌氧供应和（或）需求之间的不平衡的疾病，如会导致冠状动脉痉挛、冠状动脉栓塞、心律过速或过缓、贫血、呼吸衰竭、低血压和高血压、疼痛、手术压迫等	患者可能具有或不具有 CAD	基础疾病矫正治疗、抗血小板治疗、他汀类药物、β 受体拮抗药

CAD. 冠状动脉疾病

围术期有多种因素可以增加心肌氧需求，包括手术压力、术后疼痛、中断使用 β 受体拮抗药或使用拟交感神经药物引起的心动过速和高血压。此外，由于低血压、血管痉挛、贫血、缺氧或冠状动脉斑块破裂会导致供氧减少。β 受体拮抗药主要能够降低心肌需氧量，而他汀类药物可能会预防冠状动脉斑块破裂[5]。

虽然心肌缺血会经常发生，但 80% 以上的患者在围术期心肌损伤仍无症状，这可能与手术环境、麻醉、恶心和疼痛有关，因为这些也是手术本身的一部分[5]。这种"沉默的杀手"会导致临床医生和公众的意识降低。但是，预防性治疗是重要的，因为在围术期心肌损伤的 30 天死亡率增加近 10 倍[6-8]。

二、β 受体拮抗药

围术期使用 β 受体拮抗药的主要原理是通过降低心率来减少心肌耗氧量，能够延长舒张充盈期，降低心肌收缩力。初步研究开始于 20 世纪 90 年代，该研究显示了良好的结果，但从那时起，证据一直相互矛盾 [9, 10]。特别是在几项研究 [包括 2008 年围术期缺血评估（Perioperative Ischemic Evaluation，POISE）试验] 的阴性结果发表后，报道都建议不使用 β 受体拮抗药 [11]。

近期开展了一项包含了 17 个实验的 Meta 分析，其中包括 16 个随机对照试验（randomized clinical trial，RCT）和 1 个队列研究（共 348 个受试者）[12]。参与 DECREASE 试验的患者在手术前几周使用（压力）超声心动图进行评估。在手术前 30 天以 5～10mg 低剂量给予比索洛尔，目的是将心率控制在 60～70 次 / 分。所有其他随机对照试验在术前 1 天或更短时间内开始使用 β 受体拮抗药。在随机对照试验中，减少使用 β 受体拮抗药，减少使用的前提是：能够引起非致死性脑卒中（RR=1.76，95%CI 1.07～2.91）、低血压（RR=1.47，95%CI 1.34～1.60）、心动过缓（RR=2.61，95%CI 2.18～3.12），但不会导致致死性心肌梗死（RR=0.69，95%CI 0.58～0.82）。

虽然，对非致死性心脏疾病有良好的效果，但也观察到随机分配到 β 受体拮抗药组的患者死亡率增加，主要是由大量的 POISE 试验患者（8.351 例患者）所致 [11]。这可能与使用的 β 受体拮抗药方案有关，手术前 2～4h 开始使用美托洛尔，术后 12h 内给药剂量可高达 400mg。围术期心肌梗死发生率降低（给药组为 4.2%，对照组为 5.7%），但低血压、心动过速和脑卒中发生率增加（给药组为 1.0%，对照组为 0.5%）。

目前，关于 β 受体拮抗药研究的设计，即 β 受体拮抗药的类型、剂量和时机是否与结果的差异有关，还是 β 受体拮抗药不应用于预防围术期缺血存在争议。

β 受体拮抗药类型有对心脏更具选择性的药物即比索洛尔和阿替洛尔，这两种药物比美托洛尔的效果更好。心脏选择性 β 受体拮抗药会减缓围术期心动过速，而非选择性受体拮抗药可能会阻断全身血管或脑血管舒张。多项研究比较了 3 种 β 受体拮抗药，结果发现阿替洛尔和比索洛尔比美托洛尔效果更好，使用前两者药物的患者脑卒中发生率和死亡率降低，而且也有更好的综合效果 [12]。β 受体拮抗药的用药时间和剂量：最佳效果是在术前大约 1 个月开始使用 β 受体拮抗药，并以滴定的方法来控制心率，用足够的时间进行剂量滴定，更严格地控制心率。

意义：目前人们关注了预防性 β 受体拮抗药在围术期的安全性和有效性，特别是关于脑卒中 [13] 的风险。如果预防性的 β 受体拮抗药能够起到作用，那么它们应该具有心脏选择性，而且至少在术前 1 周开始使用，通过剂量调整来控制心率，避免过量。并且只适用于有多种危险因素的高危患者。关于这一点，需要更多的实验通过不同给药方案来说明这个问题。

对于使用慢性 β 受体拮抗药患者或伴有其他 β 受体拮抗药适应证的患者（适应证包括冠心病、心力衰竭和心房颤动）控制心率时要继续使用药物，如果给药时间允许，应该调整剂量，保证心率控制在 60～70 次 / 分（问题 5：A 至 D）。

三、3- 羟基 -3- 甲基戊辅酶 A 还原酶抑制药（他汀类药物）

有大量证据表明他汀类药物对心血管具有保护作用，这种效果在有多种心脏危险因素的患者中尤为明显。但是，他汀类药物对改善术后效果的作用尚未明确。他汀类药物所谓的多效性作用除了具有抗血栓、抗恶性细胞增殖和抑制白细胞黏附的作用外，还可减轻冠状动脉斑块炎症，影响斑块稳定性[14, 15]。他汀类药物的这些作用能够稳定不稳定性冠状动脉斑块，从而减少心肌缺血和继发的心肌损伤。此外，根据 ESC 指南所述，外周血管疾病患者术后一定要使用他汀类药物[15]。只有一项随机对照试验评估了围术期他汀类药物对减少围术期心脏并发症的有益影响。

近期，Antoniou 等开展了 4 个随机对照试验和 20 个观察队列或病例对照研究，对 2 万多名进行了血管开放和腔内手术的患者术后结局进行 Meta 分析[16]。随机试验招募了 675 名患者，观察组招募了 22 861 名患者。他汀疗法能够显著降低所有病因相关的死亡率（OR=0.54，95%CI 0.38～0.78），如心肌梗死（OR=0.62，95%CI 0.45～0.87）、脑卒中（OR=0.51，95%CI 0.39～0.67）、综合心肌梗死 + 脑卒中 + 死亡（OR=0.45，95%CI 0.29～0.70）。心血管死亡率没有明显差异（OR=0.82，95%CI 0.41～1.63），两个对照组中发现了肾损伤（OR=0.90，95%CI 0.58～1.39）。

合并随机对照组实验数据时，发现只有他汀药物组患者的心肌梗死有所减少；而他汀药物组其他的结果与安慰剂组的结果没有差别（问题 4：C）。

尽管他汀能够改善术后效果，但是围术期刚开始不可使用他汀。普遍认为药物的相互干扰可能会增加肌病，而且如果联合使用镇痛药，那肌病可能就表现为无症状。但是 DECREASE Ⅲ 期实验显示，在他汀药物使用者中未增加肌病发病率[17]。

这些研究的结果是围术期使用他汀类药物可能产生有益效果的重要指标。但这些研究也有一定的局限性；由于研究的回顾性性质，相对较小的样本量和结果，缺乏关于他汀类药物治疗的最佳时间和持续时间的信息，他汀类药物的使用也可能是更好地管理医疗共性发病率的一个标志。

此外，还有一个重要的实际性问题。他汀类药物耐受不良是常见现象，这限制了他汀类药物更广泛的应用。但是，关于他汀类药物耐受不良的讨论是较为复杂的，因为报道的不良反应发生率存在巨大差异，而且没有客观的生物标志物。观察性研究报道的发生率高达 20%，而在随机对照试验显示其发生率未超过安慰剂组。GAUSS-3 试验解决了这个问题[18]。GAUSS-3 试验对一组至少服用过两种不同他汀类药物的患者展开研究，评估他们使用他汀类药物的耐受情况。该实验采用了一种盲法、安慰剂对照的激发实验设计，随后又将依泽替米贝（Ezetimibe）或依伏库单抗（Evolocumab）作为两种替代疗法。该设计是一项盲法交叉研究，目的是证实真正的他汀类药物耐受不良情况。在已知他汀类药物不耐受的患者中，总计 43% 的患者在服用他汀而未服用安慰剂的情况下报道了肌肉不适症状，因此这些患者可以判定为真正的他汀不耐受。但大量患者能够耐受他汀类药物，即使激发试验中显示有他汀类药物耐受史。运用积极的类比，我们可以说 60% 的患者没有他汀类药物耐受不良，尽管他们之前尝试过至少两种他汀类药物，但最终都无法耐受了。因此，对于不耐药患者，首先进行低剂量的激发试验，予以瑞舒伐他汀 5mg，每周 1～2 次，使用递增滴定计量。如果再次发生并发症，则考虑使用替代治疗（如依泽替米贝），尽管这些替代疗法并没有术后结果的数据。PCSK9 抑制药在围术期的应用还没有一席之地，因为缺乏结果数据和围术期的安全性数据。

意义：他汀类药物有助于改善术后效果，应作为血管手术患者预防不良心血管事件的优化策略之一。

四、心房颤动患者的抗凝疗法

我们是否应该对心房颤动（atrial fibrillation，AF）患者予以桥接治疗，或者桥接疗法是否过于久远，这些都是存在的问题。血管手术患者的围术期抗凝管理是很有挑战的，因为中断可能会引起血栓栓塞，而继续使用则会增加出血的风险。近期的指南建议考虑或使用桥接疗法来治疗多数心房颤动患者。近期一项针对所有桥接实验的 Meta 分析显示，维生素 K 拮抗药治疗的患者在接受围术期肝素桥接疗法时，会增加总体出血风险和大出血风险，该类患者的血栓事件风险与非桥接患者的相似[18]（表 1-2）。

表 1-2　Meta 分析：预防血栓事件的围术期桥接试验[22]

	桥接（n=7118）	非桥接（n=5160）	HR
栓塞事件	1.1%	0.9%	0.8（0.4~1.5）
出血	11%	2%	5.4（3.0~9.7）
严重出血	3.7%	0.9%	3.6（1.5~8.5）

HR. 风险比

BRIDGE 试验是为了探索围术期抗凝桥接疗法是否对心房颤动患者有效[21]。这项非劣效性试验研究了 1884 名慢性非瓣膜性心房颤动患者（包括阵发性心房颤动）和心房扑动患者，患者平均年龄 71 岁，73% 为女性。这些患者服用华法林至少 3 个月，在计划进行开放手术时终止服用华法林；试验中有 934 名患者随机接受达肝素钠（100U/kg，每天 2 次），950 名患者以相同的方式随机服用安慰剂。重要的是，机械心脏瓣的患者和近期出现脑卒中的患者不包含在该实验内。主要结局为心房栓塞事件（脑卒中、短暂性贫血、系统性栓塞）及 30 天内出现的大出血。该试验的结果是明确的。桥接疗法不能降低栓塞的风险，却能增加出血的风险。但是只有很少一部分 CHADS2（congestive heart failure，hypertension，age，diabetes，stroke，CHADS2）指数高（5 或 6）的患者呈现出上述情况（表 1-3）（问题 3：B）。

表 1-3　BRIDGE 试验[21]

	桥接（n=895）	非桥接（n=918）	
栓塞事件	0.3%	0.4%	非劣效性
出血	21%	12%	NNH=12
严重出血	3.2%	1.3%	NNH=53

NNH. 产生较差结局的病例数

意义：对于许多接受低出血风险手术的非瓣膜性心房颤动患者来说，可以忽略桥接抗凝治疗。只有在患者的脑卒中风险很高时（CHADS2 指数为 5 或 6）才考虑桥接疗法。

新进展：随着引进达比加群（一种直接的凝血酶抑制药）、利伐沙班、阿哌沙班、依度沙班等非 VKA 直接口服抗凝药物（non-VKA direct oral anticoagulant，NOCA），我们能够很好地确定要"启动"还是"终止"治疗行动，并且因为这些药物的生物半衰期较短，所以"桥接"疗法对手术不是必要的[13]。根据手术的出血风险和患者的肾功能，应该在手术前 1~3 天停用新型口服抗凝药物，也不可使用桥接疗法。因为新型口服抗凝药见效快（相对于 VKA 药物来说），因此术后治疗恢复应该延长 1~2 天（个别病例为 3~5 天），直到术后出血的趋势减弱为止。重要的是，直接拮抗药可立即逆转凝血酶抑制药和直接 X a 因子抑制药的抗凝作用，分别是单克隆抗体 Idarucizumab 和重组 X a 因子 Andexanet[23, 24]。

五、术前心脏影像

术前无创检查的目的是筛查三种心脏风险标志物：左心室功能障碍、心肌缺血和心脏瓣膜异常。以上三种标志物都是影响术后不良反应的主要决定因素[13]。评估左心室功能时患者应处于静息状态，可采用多种成像方法，超声心动图应用最广泛，其他替代方法有 CT 血管造影、MRI 和冠状动脉血管造影。对于心肌缺血的检测，可以使用运动心电图和无创成像技术。在过去，负荷超声心动图被广泛应用。近年来，CT 血管成像取得了较好的结果。重要的是，只有在改变围术期护理时才应考虑使用无创检测。检测结果可用于冠状动脉血管重建、患者咨询，以及与手术类型、麻醉技术和长期预后相关的围术期管理的改变。

CT 血管造影最近适用于术前 RCRI（修订心脏风险指数）大于 1 的患者，能够鉴别患者的风险分级[25]。RCRI 由 5 个危险因素组成，每个危险因素代表 1 个点包括高危手术、缺血性心脏病、脑卒中、糖尿病、肾功能不全和心力衰竭。844 名招募的患者在术前接受了 CT 血管造影，术后随访长达 30 天。术后心脏事件为心肌梗死、充血性心力衰竭或心源性死亡。术后发生心脏事件 25 例（3%）。CT 血管造影检查显示，任一动脉最大狭窄度 > 70% 的患者发生心脏事件的概率增加了近 12 倍（$P \leq 0.001$），冠状动脉三支病变的患者发生心脏事件的概率增加了近 17 倍（$P \leq 0.001$）。当结合使用 CT 血管造影来进行 RCRI 评分时发现，RCRI 的敏感性提高到 76.0%，阴性预测值提高到 99.0%（问题 6：B）。

意义：在中度 RCRI 患者中，附加的检查能够鉴别患者是低风险还是高风险。对于这些患者，可以考虑做 CT 血管造影。但是与（负荷）超声心动图或运动心电图相比，必须考虑对比剂和辐射暴露相关的成本及风险。尽管这种检查前景广阔，但是为了一站式提供静息左心室功能检查，并开展冠状动脉疾病的存在和扩展研究，我们还需要进一步的研究来证实 CT 血管造影在术前风险分级中的潜在作用。

六、术前冠状动脉血管重建

建议术前冠状动脉造影和血管重建要与那些非手术人群类似。CARP 研究[26]显示，以控制术中缺血为目的的预防性冠状动脉重建不能改善术后疗效。对致命性冠状动脉病变术后病理的评估表明，较大占比的致命性结果可能是由于非高度狭窄动脉中出现的斑块破裂造成的。与高级别固定冠状动脉病变相比，这些异常不适用于预防性血管重建。2007 年发表的 Meta 分析证实了这些结果。该研究共招募了 3949 例患者，结果表明，冠状动脉重建术组和医疗管理组在术后死亡率和心肌梗死方面并无明显差异（OR=0.85，95%CI 0.48～1.50；OR=0.95，95%CI 0.44～2.08）。此外，也没有观察到预防性血管重建的长期有效性（OR=0.81，长期死亡率 95%CI 0.40～1.63；OR=1.65，心脏不良事件 95%CI 0.70～3.86）[13, 27]。

意义：在术前筛查中，冠状动脉血管重建的适应证与非手术人群相似，因为稳定性冠状动脉病变患者的预防性血管重建术不能改善围术期或长期疗效。

经皮冠状动脉介入治疗（percutanous coronary intervention，PCI）：如果在半紧急手术前有经皮冠状动脉介入治疗适应证，建议使用新一代药物洗脱支架（drug eluting stent，DES）、金属裸支架（bare metal stent，BMS）、球囊扩张成形术[13]。

双联抗血小板治疗（dual anti-platelet therapy，DAPT）包括阿司匹林和 P2Y12 受体拮抗药（氯吡格雷、普拉格雷或替格瑞洛）：支架植入后通常会进行非心脏手术。5 年内，5%～25% 的患者将接受非心脏手术。特别是近期植入支架非常适用于继续使用 DAPT 疗法，因为如果中断 DAPT 疗法，就会极大增加支架血栓的发生率。

Kaluza 研究了支架植入后早期中断 DAPT 疗法的影响及支架植入后出现的"灾难性"结果。在一项观察性研究中，当冠状动脉支架植入术后数周内进行手术并停用 DAPT 时，与围术期支架血栓形成相关的死亡率高达 20%[28]。

因此，建议在植入支架后推迟进行手术，确保 DAPT 疗法能够按照治疗方案完成并保证支架完成再内皮化（问题 2：A 至 D）。此周期结束后，一般建议停止使用 P2Y12 抑制药，直至达到血小板功能恢复为止（氯吡格雷 5～7 天，普拉格雷 7～10 天，替格瑞洛 3～5 天）。阿司匹林在围术期继续使用。

然而，这些建议对于那些在 DAPT 疗法最短时间之前需要紧急手术的患者并不完全适用。在这种情况下，心脏病医生、麻醉师和外科医生应讨论暂停 DAPT 后支架血栓形成导致手术延期和围术期心脏并发症的风险。但是没有随机试验来比较这个群体中不同的治疗方案，因此应该根据个体情况来进行治疗决定。血栓的风险受支架类型、支架解剖结构和 DAPT 治疗的持续时间的影响。

最近，为了进行 P2Y12 受体拮抗药的桥接疗法，考虑使用静脉注入糖蛋白 IIb/ IIIa 抑制药（如替罗非班和依替非肽），该药血小板聚集的最终共同途径为靶点。但是，这些研究显示出了混合的结果，而到目前为止还没有随机试验来评估这些结果[29, 30]。如果没有时间停止 DAPT 疗法，手术后大量出血可能需要高血小板输注。

意义：根据器械制造商提供的指南植入支架后，如果延迟手术的时间不能满足 DAPT 的完整治疗期，则 BMS 植入后的最小等待期为 1 个月，新一代 DES 植入后为 3 个月。对于那些在 DAPT 最短疗程之前就需要紧急手术的患者，心脏医生、麻醉师和外科医生应讨论权衡支架血栓和出血的风险，然后可以考虑缩短 DAPT 疗法。另外的选择是使用静脉注射糖蛋白 IIb/ IIIa 抑制药的桥接治疗，从而填补早期停用 P2Y12 受体拮抗药治疗的空白。

冠状动脉旁路移植术（coronary artery bypass grafting，CABG）：迄今为止最大的回顾性研究结果表明，在非心脏手术前，冠状动脉旁路移植术具有保护作用[31]。一项数据分析了冠状动脉手术（Coronary Artery Surgery Study，CASS）注册中心的 3368 例患者。研究表明，相比药物治疗的患者，接受腹部、血管、胸部、头部和颈部手术的患者，在手术前进行冠状动脉旁路移植术能够有效降低死亡率（药物治疗患者的死亡率为 3.3% vs. CABG 患者的死亡率为 1.7%），也能够降低心肌梗死的发生率 [2.7%（药物治疗）vs. 0.8%（CABG）][31]（问题 7：A）。有晚期心绞痛病史和多支冠状动脉病变患者的围术期死亡率降低得最多。在最近的一项研究中，从医疗保险受益人的随机样本中分析的数据显示，术前冠状动脉血管重建术与主动脉手术患者的 1 年死亡率降低相关，但对腹股沟下手术患者的死亡率没有影响[32]。Hassan 等 [33] 研究了旁路血管成形重建术对比数据，发现接受冠状动脉成形术或冠状动脉旁路移植患者和随后的非心脏手术患者，他们的心源性死亡和心肌梗死的发生率没有差异（冠状动脉血管成形术组为 1.6% vs. CABG 组为 1.6%）。

意义：在决定是否进行冠状动脉成形术或术前选择性血管重建术时，应该单独考虑是否需要进行重大非心脏手术。

参考文献

[1] Mangano DT. Perioperative cardiac morbidity. Anesthesiology. 1990;72(1):153–84.

[2] Hertzer NR, Beven EG, Young JR, et al. Coronary artery disease in peripheral vascular patients. A classification of 1000 coronary angiograms and results of surgical management. Ann Surg. 1984;199(2):223–33.

[3] Thygesen K, Alpert JS, Jaffe AS, et al. Writing group on the joint ESC/ACCF/AHA/WHF task force for the universal definition of myocardial infarction. Eur Heart J. 2012; 33: 2551–67.

[4] Galal W, Hoeks SE, Flu WJ, et al. Relation between preoperative and intraoperative new wall motion abnormalities in vascular surgery patients: a transesophageal echocardiographic study. Anesthesiology. 2010;112:557–66.

[5] Dawood MM, Gutpa DK, Southern J, Walia A, Atkinson JB, Eagle KA. Pathology of fatal perioperative myocardial infarction: implications regarding pathophysiology and prevention. Int J Cardiol. 1996;57(1):37–44.

[6] Devereaux PJ, Xavier D, Pogue J, et al. Characteristics and short-term prognosis of perioperative myocardial infarction in patients undergoing noncardiac surgery: a cohort study. Ann Intern Med. 2011;154(8):523–8.

[7] Botto F, Alonso-Coello P, Chan MTV, et al. Myocardial injury after noncardiac surgery: a large, international, prospective cohort study establishing diagnostic criteria, characteristics, predictors, and 30-day outcomes. Anesthesiology. 2014;120 (3):564–78.

[8] Eagle KA, Berger PB, Calkins H, et al. ACC/AHA guideline update for perioperative cardiovascular evaluation for noncardiac surgery—executive summary: a report of the American College of Cardiology/American Heart Association Task Force on Practice Guidelines (Committee to Update the 1996 Guidelines on Perioperative Cardiovascular Evaluation for Noncardiac Surgery). Circulation. 2002;105(10):1257–67.

[9] Mangano DT, Layug EL, Wallace A, Tateo I. Effect of atenolol on mortality and cardiovascular morbidity after noncardiac surgery. Multicenter Study of Perioperative Ischemia Research Group. N Engl J Med. 1996;335(23):1713–20.

[10] Poldermans D, Boersma E, Bax JJ, et al. The effect of bisoprolol on perioperative mortality and myocardial infarction in high-risk patients undergoing vascular surgery. Dutch Echocardiographic Cardiac Risk Evaluation Applying Stress Echocardiography Study Group. N Engl J Med. 1999;341(24):1789–94.

[11] Devereaux PJ, Yang H, Yusuf S, et al. Effects of extended-release metoprolol succinate in patients undergoing non-cardiac surgery (POISE trial): a randomised controlled trial. Lancet. 2008;371(9627):1839–47.

[12] Wijeysundera DN, Duncan D, Nkonde-Price C, et al. Perioperative beta blockade in noncardiac surgery: a systematic review for the 2014 ACC/AHA guideline on perioperative cardiovascular evaluation and management of patients undergoing noncardiac surgery. A report of the American College of Cardiology/American Heart Association Task Force on Practice Guidelines. Circulation. 2014;130:2246–64.

[13] Kristensen SD, et al. The 2014 ESC/ESA guidelines on non-cardiac surgery: cardiovascular assessment andmanagement. The joint task force on non-cardiac surgery: cardiovascular assessment and management of the European Society of Cardiology (ESC) and the European Society of Anaesthesiology (ESA). Eur Heart J. 2014; 35: 2383–243.

[14] Huhle G, Abletshauser C, Mayer N, Weidinger G, Harenberg J, Heene DL. Reduction of platelet activity markers in type II hypercholesterolemic patients by a HMG-CoA-reductase inhibitor. Thromb Res. 1999;95(5):229–34.

[15] Hernandez-Perera O, Perez-Sala D, Navarro-Antolin J, et al. Effects of the 3-hydroxy-3-methylglutaryl- CoA reductase inhibitors, atorvastatin and simvastatin, on the expression of endothelin-1 and endothelial nitric oxide synthase in vascular endothelial cells. J Clin Invest. 1998;101(12):2711–9.

[16] Antoniou GA, Hajibandeh S, Hajibandeh S, et al. Meta-analysis of the effects of statins on perioperative outcomes in vascular and endovascular surgery. J Vasc Surg. 2015; 61:519–32.

[17] Schouten O, Boersma E, Hoeks SE, et al. Dutch echocardiographic cardiac risk evaluation applying stress echocardiography study group. Fluvastatin and perioperative events in patients undergoing vascular surgery. N Engl J Med. 2009;361:980–9.

[18] Nissen SE, Stroes E, Dent-Acosta RE, on behalf of the GAUSS-3 Investigators, et al. Efficacy and tolerability of evolocumab vs ezetimibe in patients with muscle-related statin intolerance: the GAUSS-3 Randomized Clinical Trial. JAMA. 2016;315:1580–90.

[19] Burger W, Chemnitius JM, Kneissl GD, Rucker G. Low-dose aspirin for secondary cardiovascular prevention—cardiovascular risks after its perioperative withdrawal versus bleeding risks with its continuation—review and meta-analysis. J Intern Med. 2005;257:399–414.

[20] Devereaux PJ, Mrkobrada M, Sessler DI, et al. Aspirin in patients undergoing noncardiac surgery. N Engl J Med. 2014;370:1494–503.

[21] Douketis JD, Spyropoulos AC, Kaatz S, et al. Perioperative bridging anticoagulation in patients with atrial fibrillation. BRIDGE investigators. N Engl J Med. 2015;373:823–33.

[22] Siegal D, Yudin J, Kaatz S, et al. Periprocedural heparin bridging in patients receiving vitamin K antagonists; Systematic review and meta-analysis of bleeding and tromboembolic rates. Circulation 2012;126:1630–1639.

[23] Pollack CV Jr, Reilly PA, Eikelboom J, et al. Idarucizumab for dabigatran reversal. N Engl J Med. 2015;373:511–20.

[24] Huisman MV, Fanikos J. Idarucizumab and factor Xa reversal agents: role in hospital guidelines and protocols. Am J Med. 2016;129:S89–96.

[25] Hwang JW, Kim EK, Yang JH, et al. Assessment of perioperative cardiac risk of patients undergoing noncardiac surgery using coronary computed tomographic angiography. Circ Cardiovasc Imaging. 2015;8:1–10.

[26] McFalls EO, Ward HB, Moritz TE, et al. Coronary-artery revascularization before elective major vascular surgery. N Engl J Med. 2004;351:2795–804.

[27] EY W, Lawrence HP, Wong DT. The effects of prophylactic coronary revascularization or medical management on patient outcomes after noncardiac surgery—a meta-analysis. Can J Anaesth. 2007;54:705–17.

[28] Kaluza GL, Joseph J, Lee JR, Raizner ME, Raizner AE. Catastrophic outcomes of noncardiac surgery soon after coronary stenting. J Am Coll Cardiol. 2000;35:1288–94.

[29] Savonitto S, D'Urbano M, Caracciolo M, Barlocco F, Mariani G, Nichelatti M, et al. Urgent surgery in patients with a recently implanted coronary drug-eluting stent: a phase II study of 'bridging' antiplatelet therapy with tirofiban during temporary withdrawal of clopidogrel. Br J Anaesth. 2010;104:285–91.

[30] Alshawabkeh LI, Prasad A, Lenkovsky F, Makary LF, Kandil ES, Weideman RA, et al. Outcomes of a preoperative "bridging" strategy with glycoprotein IIb/IIIa inhibitors to prevent perioperative stent thrombosis in patients with drug-eluting stents who undergo surgery necessitating interruption of thienopyridine administration. EuroIntervention. 2013;9:204–11.

[31] Eagle KA, Rihal CS, Mickel MC, Holmes DR, Foster ED, Gersh BJ. Cardiac risk of noncardiac surgery: influence of coronary disease and type of surgery in 3368 operations. CASS Investigators and University of Michigan Heart Care Program. Coronary Artery Surgery Study. Circulation. 1997;96:1882–7.

[32] Fleisher LA, Eagle KA, Shaffer T, Anderson GF. Perioperative- and long-term mortality rates after major vascular surgery: the relationship to preoperative testing in the Medicare population. Anesth Analg. 1999;89:849–55.

[33] Hassan SA, Hlatky MA, Boothroyd DB, et al. Outcomes of noncardiac surgery after coronary bypass surgery or coronary angioplasty in the Bypass Angioplasty Revascularization Investigation (BARI). Am J Med. 2001;110:260–6.

腹主动脉瘤
Abdominal Aortic Aneurysm

第 2 章

Daniel Danzer   Jean-Pierre Becquemin   著

病例报告

　　患者，男性，59 岁，腹部多普勒超声发现腹主动脉瘤（abdominal aortic aneurysm，AAA）。腹主动脉瘤大小为 56mm，瘤颈下部略呈锥形，右侧髂总动脉发现一动脉瘤。患者无其他症状，无腹部或背部疼痛。既往有高血压药物控制史、5 年前诊断的非胰岛素依赖型糖尿病、吸烟史 30 包 / 年。无心肌梗死、心绞痛或间歇性跛行病史。患者可以进行 18 洞高尔夫球运动，并且每周跑步 1 次，无任何不适。

　　家族史显示患者父亲逝于动脉瘤破裂。患者有一位 66 岁的哥哥，无明显的健康问题。查体显示，患者略超重。未触及腹部肿块。患者的既往手术史是在他 30 多岁时进行过腹股沟疝修复手术。

　　进行计算机断层扫描（computed tomography，CT）（图 2-1）。血液常规检查正常，心电图和胸部 X 线也正常。

问题 1：该患者的腹主动脉瘤是通过系统筛查发现的。在哪一组人群可以通过多普勒超声发现腹主动脉瘤？

A. 无并发症的高血压患者。

B. 有动脉瘤性疾病家族史的患者。

C. 有吸烟史的患者。

D. 周围血管疾病患者。

E. 有血管危险因素的肥胖患者。

F. 所有 ≥ 50 岁的男性。

问题 2：如果不进行治疗，该患者就有动脉瘤破裂的危险。在下列因素中，哪些能够证明与增加动脉瘤破裂的风险有关？

A. 动脉瘤直径＞ 60mm。

B. 下腹部动脉瘤相关因素。

C. 糖尿病患者。

D. 下肢闭塞性疾病。

E. 吸烟。

F. 慢性阻塞性肺病。

问题 3：根据提供的影像，下列哪项是进行动脉造影的原因？

A. 不需要，CT 扫描就够了。

B. 在解剖结构复杂的情况下，必须进行血管造影，以利于外科手术的规划。

C. 在进行血管内治疗时需要做血管造影。

D. 血管造影是必要的，因为它能够排除任何无症状的相关脏器动脉狭窄。

问题 4：为了评估手术中的心脏风险，需要对患者做进一步的检查吗？

A. 不，心电图检查即可。

B. 心脏核素显像。

C. 心脏超声。

D. 多巴酚丁胺试验心脏超声检查。

E. 冠状动脉造影。

问题 5：如果考虑手术，下列哪个因素与术后死亡率增加有关？

A. 动脉瘤直径＞ 60mm。

B. 下腹部动脉瘤相关因素。

C. 糖尿病患者。

D. 肾功能不全。

E. 吸烟。

问题 6：根据你从病例报道中获得的最新信息：①你会给患者什么建议？②在手术风险较高的情况下会给患者什么建议？

A. 每 3 个月进行 1 次多普勒超声。

B. 经中线切口的主动脉双股动脉移植。

C. 经左侧腹膜后切口的主动脉双股移植。

D. 经左侧腹膜后切口的主动脉双髂动脉移植。

E. 植入支架。

患者接受手术，左腹膜后入路，在主动脉 – 右髂总动脉末端和左髂总动脉末端处吻合。仅在肾动脉水平位置处进行主动脉吻合术，肾上位置夹持 10min。这是由于必须尽可能在健康的主动脉段上缝合假体，经腹膜后通路可更好地到达肾上主动脉。使用细胞保护器，不需要输注异型血液。

患者术后病程平稳，于术后第 9 天出院。

问题 7：在腹主动脉开腹手术中可采用细胞保护自体输血法（cell-saver autotransfusion，CSA）。下面哪一项说明是正确的？

A. 应该系统地使用细胞保护自体输血法。

B. 这种方法应该先保留，在预期失血量大的时候使用。

C. 在所有的病例中都应该换用术前存放的自体输血。

D. 细胞保护自体输血法比未经冲洗的细胞自体输血的并发症更少。

E. 动脉瘤破裂时不应使用。

问题 8：是否存在患腹主动脉瘤的遗传倾向？描述腹主动脉瘤的发病机制。

问题 9：对患者的兄弟进行了多普勒超声，发现了一个 40mm 的腹主动脉瘤。你会给患者的兄弟什么建议？

A. 连续 3 个月进行多普勒超声，当肿瘤直径达到 5.5cm 时进行干预。

B. 每 6 个月进行连续多普勒超声，如果直径达到或超过 5cm 就进行干预。

C. 动脉瘤直径＜ 4.5cm，每 12 个月进行 1 次多普勒超声；当动脉瘤直径达到 4.5cm 时，每 6 个月进行 1 次多普勒超声；动脉瘤直径达到 5cm 时，每 3 个月进行 1 次多普勒超声；当动脉瘤直径达到 5.5cm 时，进行干预。

D. 因为他是一个吸烟者，所以他的动脉瘤很可能需要介入治疗。

评论

这个问题的最佳解决方式是人口筛查，但是腹主动脉瘤的成本效益仍在争论阶段。许多研究想要确定高风险人群，从而减少医疗成本和提高筛查量。Simon 等的[1]研究表明，60—75 岁男性患者中，收缩压大于 175mmHg 的患者罹患腹主动脉瘤的概率为 11%。无并发症的高血压患者没有罹患腹主动脉瘤，跛行是唯一与腹主动脉瘤独立相关的心血管并发症（RR=5.8）。Baxter 等发现，在 65 岁以上的患者中，不考虑心血管危险因素情况下的患病率为 9%[2]。此外，动脉瘤检测与管理（Aneurysm Detection and Management，ADAM）研究的初步结果显示，吸烟是腹主动脉瘤最重要的危险因素（OR=5.57），其次是家族史阳性（OR=1.95）、年龄、身高、冠状动脉疾病、动脉粥样硬化、高胆固醇水平和高血压[3]。在后来的多中心动脉瘤筛查研究（Multicentre Aneurysm Screening Study，MASS）中也发现了类似的结果，表明在＞ 65 岁的男性患者中进行筛查是具有成本效益的[4]。因此，大多数血管外科医生同意所有年龄超过 65 岁的男性和有吸烟史[5]的女性都应该系统地接受腹部超声检查，如果有家族史，应该在 55 岁时进行筛查[6]（问题 1：B 至 D）。

英国小动脉瘤试验[7] 和 ADAM 试验的结果更好地了解了动脉瘤的自然史和破裂风险。在之前的队列研究中，对于拒绝早期手术的患者[8] 或被认为不能手术的患者，破裂的风险随着动脉瘤尺寸的增大而增加，对于具有足够预期寿命的患者，如果动脉瘤直径 > 5.5cm，那么干预治疗似乎是合理的。动脉瘤生长被认为与吸烟有关，但这个因素并不会对糖尿病患者和女性患者产生影响。关于其他危险因素的争议仍然存在，最近的数据表明，高血压、他汀类药物和 ACE 对动脉瘤生长没有影响，这些结果与以前的研究发表的结果一致[9]。导致动脉瘤破裂的因素有持续吸烟、女性患者、动脉瘤大小、FEV_1 减少、存在 HTA 和移植（问题 2：A、E 和 F）。

术前计划对于避免术中意外出现、缩短手术时间和（或）评估血管内治疗的可能性至关重要。如今，具有三维重建功能的 CT 扫描仪是术前筛查的黄金标准。动脉内血管造影术[10-12]，仅作为后续筛查肠系膜上端和腹腔主干是否有明显和（或）症状性狭窄的第一选择。尽管内脏动脉狭窄在需要 AAA 手术的患者中比较常见，但必要时应单独治疗，并采用血管内技术。一期内脏重建手术增加了手术难度，从而增加了手术风险[13]。实际资料显示对于 EVAR 和开放手术 CT 重建对血管形态的评估优于血管造影[14]（问题 3：A）。

关于术前检查，常规冠状动脉造影显示 60% 的患者有严重的冠状动脉疾病[15]。然而，一项针对稳定型心绞痛患者的大型随机研究明确表明，术前冠状动脉搭桥术或血管成形术并不能改善术后效果和 5 年生存率[16]。β 受体拮抗药、他汀类药物和抗血小板药都有助于减少大血管手术后的心脏事件。因此术前检查可局限于心脏功能差的患者和至少 3 个确定的严重冠状动脉疾病的预测因素[17]。在本例中，糖尿病、高血压和轻度肾功能不全是其中三个标志物，如果患者没有表现出良好的功能[18]，就应该进行术前心脏筛查（问题 4：A）。如果必须进行心脏超声，那么使用多巴酚丁胺可能是最可靠的测试方式[19]。术前冠状动脉血运重建术仅适用于急性 ST 段抬高心肌梗死、不稳定型心绞痛或稳定型心绞痛合并左主干或三支病变的患者，以及包括左前降支近端病变、无创检测中缺血或射血分数 < 0.50 的双支病变患者。

一项研究分析了腹主动脉开放性修复手术患者的死亡率预测因素，结果显示，年龄、心脏状态、肾功能不全和肺的状况是术后并发症和死亡的有力预测因素。困难手术也与手术风险增加有关，主要与失血量增加有关。单侧或双侧下腹动脉瘤增加了手术的风险[20]（问题 5：B 和 D）。

在这例患者中，由于动脉瘤的尺寸问题，以及患者相对年轻，因此不建议监测。

在手术风险低和解剖困难的情况下，正如我们的病例中所述，肾下瘤颈不适用于常规的血管内移植，经腹或腹膜后入路的开放手术是一个明智的选择。我们选择腹膜后入路，因为在内脏动脉水平处能更好地暴露主动脉及脂肪。腹膜后入路是一种很适合的方法，特别是在肥胖患者或需要在肾动脉水平或上部准备吻合主动脉的情况下。然而，右侧远端的髂骨轴仍然是该种方法的"阿喀琉斯之踵"，如果必要，则需要进行第二次对位外侧切口来重建右髂外轴。在我们的病例中，动脉瘤仅累及近端右侧髂总动脉，通过腹膜后向中线方向的轻微扩大，可以实现右侧髂吻合（图 2-1）。

不推荐股动脉吻合术，因为会增加腹股沟切口感染率（问题 6 ①：D）。

虽然腹膜后入路是进入肾上腹主动脉更好的途径，但前者主张腹膜后入路在缓解疼痛方面有优势。随机试验从未支持肠道和呼吸功能，特别是在围术期硬膜外镇痛的时代更是如此。在术后效果方面，没有实

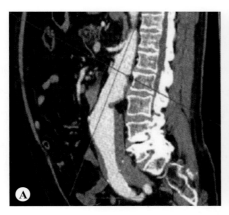
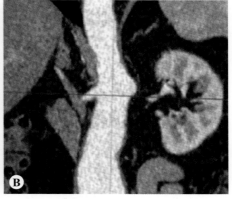

▲ 图 2-1　CT 显示主动脉瘤及右侧髂总动脉瘤

际数据支持系统性采用横向逆切腹膜入路，因此应该根据患者的解剖特征和外科医生的偏好进行选择。

如果患者有合适的肾下瘤颈、主要的并发症或腹部不适，则可以考虑采用腹主动脉腔内修复术，因为这种微创手术的死亡率较低（1.5% vs. 4.6%）[21]，住院时间和恢复时间较短。针对四项随机试验（EVAR1、DREAM、OVER 和 ACE）中患者个体数据[22]的 Meta 分析和 EVAR1 实验中长达 15 年的结果[23]均未显示患者术后 5 年死亡率持续下降。EVAR 组的死亡率与移植失败、心血管事件和癌症继发的动脉瘤破裂有关。但这两组的长期死亡率保持相似。一项包括 40 000 多名受试者的大型回顾性病例匹配队列研究显示，EVAR 的长期结果并未低于开放性修复手术，EVAR 组的二次手术率很大程度上超过了 OR 术后的伤口疝发生率[24]。随着近期支架移植技术的进步、适当的术前计划、更好的术中成像和优化的长期随访监测，有望大大改善腹主动脉腔内修复术的结果。因此，许多研究团队认为，在解剖条件充分的情况下，腹主动脉腔内修复术是第一选择。通常推荐的血管内动脉瘤治疗要求肾动脉下近端瘤颈长 15mm，主动脉的角度 ≤ 60° 或髂动脉的角度 ≤ 90°，以及着陆区健康（无或轻微扩张、侧壁血栓或周围钙化）。

如前所述，肾下瘤颈似乎不适合传统的开放手术，但可以采用图 2-2 所示的开窗或分支支架，中期结果良好[25]。分支式髂支支架可以治疗动脉瘤性远端着陆区，避免传统的选择性下腹部盘绕，然后

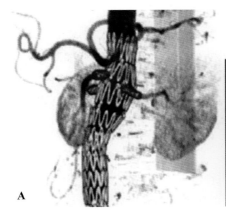
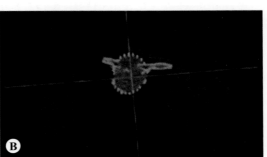

▲ 图 2-2　三维重建视图下的极短肾下瘤颈患者肾动脉水平开窗移植物

再将移植物下移至髂外动脉。如果双侧下没有存活[26]，则有高达 30% 的后续缺血性并发症风险（问题 6②：E）。随着近年来专用软件对术前 CT 分析的改进、开窗和分支支架的更多功能、杂交手术室的出现、经验的积累，许多患者可以选择腔内干预。然而，对比研究在降低术后死亡、并发症和再入院率上没有统计学意义。这些支架的费用要高得多，目前只用于高危患者。

在过去的 30 年中，随着对输血相关传染病传播风险的认识，出现了大量关于自动输血的研究和仪器。当前选项包括以下内容。

- 术前自体血沉积。
- 术中抢救和红细胞清洗（细胞保护装置）。
- 术中全血抢救，无须清洗。

虽然目前全血自体输血（whole-blood autotransfusion，WBA）和细胞保护装置自体输血（cell saver auto transfusion，CSA）都在使用中，但与 CSA 相比，WBA 后的止血和溶血紊乱的程度及临床不良反应仍存在争议。虽然 Ouriel 等[27] 在 200 例正在进行 AAA 修复的患者中显示了 WBA 的安全性，但其他研究表明，细胞保护血液中的溶血性降解产物的含量较低，并且在重新输注后较少发生凝血障碍[28]。虽然细胞保护减少了异体血液需求，减少了重症监护和术后停留时间，但对结果没有显著影响[29]。然而，它的使用似乎降低了动脉瘤破裂手术的死亡率[30]。尽管 CSA 被广泛应用，但一些研究发现，CSA 并不具有成本效益，应仅限于预期失血量至少 1000ml 的患者，其中包括大而复杂的动脉瘤患者[31, 32]。最后，预存式自体输血与同种异体输血的一些缺点有关，如稀释性低纤维蛋白血症、血小板减少和体温过低（问题 7：B 和 D）。

AAA 的原因很多，可能包括炎症，通常由沙门菌或葡萄球菌引起的霉菌性动脉瘤感染，现在很少有梅毒感染、主动脉夹层、Ehler-Danlos Ⅳ 型和马方综合征（Marfan syndrome），尽管在马方综合征患者中没有夹层的动脉瘤变性很少见。常见变异 9p21 的存在与 31% 的 AAA 风险增加有关。据估计，15% 的 AAA 患者一级亲属有相同的情况。男性患者兄弟姐妹的风险较高，但目前的证据也支持常染色体显性遗传[33]。然而，超过 90% 的 AAA 与动脉粥样硬化相关，并被归类为动脉粥样硬化或退行性动脉瘤。虽然动脉瘤样和动脉粥样硬化样改变有几个共同的危险因素，但动脉粥样硬化性病变主要是内膜层泡沫细胞的形成，而氧化应激、免疫介导的炎症导致基质降解和平滑肌细胞凋亡发生在动脉瘤疾病的中膜层和外膜层[34]。随着正在进行的研究趋向于证明氧化应激是动脉瘤形成的标志，免疫调节剂疗法在未来对治疗或预防动脉瘤可能会有一席之地[35, 36]（问题 8）。

对 AAA 的管理和监督已争论多年。英国的小型动脉瘤试验试图为这一主题提供一些线索[37]。本试验的参与者得出结论，对于 5.5cm 以下的动脉瘤，早期手术干预并不能提供任何长期的生存优势。基于试验方法，他们的建议是，4～4.9cm 的动脉瘤每 6 个月连续多普勒超声 1 次，5～5.5cm 的动脉瘤每 3 个月连续多普勒超声 1 次。在另一项更大的分析中，对于 4～4.5cm 的动脉瘤，建议每年进行双工超声[38]。然而，这项研究和之后来自 Thompson 等[9] 的研究确实表明，在随访中，只有 25% 和 50% 的患者不需要手术或也不存在破裂。

慢性阻塞性肺疾病（chronic obstructive pulmonary disease，COPD）和持续吸烟与动脉瘤扩张有关，但动脉瘤扩张的速度并不值得对 4cm 动脉瘤进行干预[39]。因此，只有戒烟和仔细筛查才是治疗小动脉瘤伴随心血管并发症的唯一建议方法（问题 9：C）。

参考文献

[1] Simon G, Nordgren D, Connelly S, Schultz PJ. Screening for abdominal aortic aneurysms in a hypertensive population. Arch Intern Med. 1996;156:2084–8.

[2] Baxter BT, Terrin MC, Dalman RL. Medical management of small abdominal aortic aneurysms. Circulation. 2008; 117: 1883–9.

[3] Lederle FA. Aneurysm detection and management (ADAM) veterans affairs cooperative study group. Prevalence and association of AAA detected through screening. Ann Intern Med. 1997;126:441–9.

[4] Multicentre Aneurysm Screening Study Group. Multicentre aneurysm screening study (MASS): cost effectiveness analysis of screening for abdominal aortic aneurysms based on four year results from randomized trial. BMJ. 2002; 325: 1135.

[5] Wanhainen A, Lundkvist J, Bergqvist D, Bjorck M. Cost-effectiveness of screening women for abdominal aortic aneurysm. J Vasc Surg. 2006;43:908–14.

[6] Chaikof EL, Brewster DC, Dalman RL, et al. The care of patients with an abdominal aortic aneurysm: the society for vascular surgery practice guidelines. JVS. 2009;50(4 Suppl):S2–S49.

[7] UKSAT, UK Small Aneurysm Trial Participants. Final 12-year follow-up of surgery versus surveillance in the UK Small Aneurysm Trial. Br J Surg. 2007;94:702–8.

[8] Lederle FA, Johnson GR, Wilson SE, et al. Rupture rate of large abdominal aortic aneurysms in patients refusing or unfit for elective repair. JAMA. 2002;287:2968–72.

[9] Thompson R, Cooper JA, Ashton HA, Hafez H. Growth rates of small abdominal aortic aneurysms correlate with clinical events. BJS. 2010;97:37–44.

[10] Valentine RJ, Martin JD, Myers SI, Rossi MB, Clagett GP. Asymptomatic celiac and SMA stenoses are more prevalent among patients with unsuspected renal artery stenoses. J Vasc Surg. 1991;14:195–9.

[11] Brewster DC, Retana A, Waltman AC, Darling RC. Angiography in the management of aneurysms of the abdominal aorta. N Engl J Med. 1975;292:822–5.

[12] Piquet P, Alimi Y, Paulin M, et al. Anévrisme de l'aorte abdominal et insuffisance rénale chronique. In: Kieffer E, editor. Les Anévrysmes de l'Aorte Abdominal sous-renale. Paris: Editions AERCV; 1990.

[13] Williamson WK, Abou-Zamzam AM Jr, Moneta GL, et al. Prophylactic repair of renal artery stenosis is not justified in patients who require infrarenal aortic reconstruction. J Vasc Surg. 1998;28:14–20.

[14] Filis KA, Arko FR, Rubin GD, Zarins CK. Three dimensional CT evaluation for endovascular abdominal aortic aneurysm repair. Quantitative assessment of the infrarenal aortic neck. Acta Chir Belg. 2003;103:81–6.

[15] Hertzer NR, Beven EG, Young JR, et al. Coronary artery disease in peripheral vascular patients. A classification of 1000 coronary angiograms and results of surgical management. Ann Surg. 1984;199:223–33.

[16] McFalls EO, Ward HB, Moritz TE, et al. Coronary-artery revascularization before elective major vascular surgery. N Engl J Med. 2004;351:2795–804.

[17] Kertai MD, Boersma E, Bax JJ, et al. Optimizing long-term cardiac management after major vascular surgery: role of beta-blocker therapy, clinical characteristics, and dobutamine stress echocardiography to optimize long-term cardiac management after major vascular surgery. Arch Intern Med. 2003;163:2230–5.

[18] Fleisher LA, Beckman JA, Brown KA, et al. ACC/AHA 2007 guidelines on perioperative cardiovascular evaluation and care for noncardiac surgery: executive summary. Circulation. 2007;116:1971–96.

[19] Kertai MD, Boersma E, Bax JJ, et al. A meta-analysis comparing the prognostic accuracy of six diagnostic tests for predicting perioperative cardiac risk in patients undergoing major vascular surgery. Heart. 2003;89:1327–34.

[20] Becquemin JP, Chemla E, Chatellier G, Allaire E, Melliere D, Desgranges P. Peroperative factors influencing the outcome of elective abdominal aorta aneurysm repair. Eur J Vasc Endovasc Surg. 2000;20:84–9.

[21] Sajid MS, Desai M, Zishan H, Baker DM, Hamilton G. Endovascular aortic aneurysm repair (EVAR) has significantly lower perioperative mortality in comparison to open repair: a systematic review. Asian J Surg. 2008; 31(3):119–23.

[22] Powel JT, Sweeting MJ, Ulug P. Meta-analysis of individual-patient data from Evar 1, Dream, Over and Ace trials, comparing outcome of endovascular or open repair for abdominal aortic aneurysm over 5 years. Br J Surg. 2017;104(3):166–78.

[23] Patel R, Sweeting MJ, Powell JT, Greenhalgh RM, EVAR Trial Investigators. Endovascular versus open repair of abdominal aortic aneurysm in 15-years follow-up of EVAR 1 trail: a randomized controlled trial. Lancet. 2016;388:2366–74.

[24] Schermerhorn ML, O'Malley AJ, Jhaveri A, Cotterill P, Pomposelli F, Landon BE. Endovascular vs. open repair of abdominal aortic aneurysms in the medicare population. N Engl J Med. 2008;358:464–74.

[25] Roy IN, Millen AM, Jones SM, Vallabhaneni SR, Scurr JR, McWilliams RG, Brennan JA, Fisher RK. Long term follow-up of fenetrated endovascular repair for juxta renal aortic aneurysm Br J Surg. 2017. doi: https://doi.org/10.1002/bjs.10524. [Epub ahead of print].

[26] Verzini F, Parlani G, Romano L, De Rango P, Panuccio G, Cao P. Endovascular treatment of iliac aneurysm: concurrent comparison of side branch endograftversus hypogastric exclusion. J Vasc Surg. 2009;49:1154–61.

[27] Ouriel K, Shortell CK, Green RM, DeWeese JA. Intraoperative autotransfusion in aortic surgery. J Vasc Surg. 1993;18:16–22.

[28] Bartels C, Bechtel JV, Winkler C, Horsch S. Intraoperative autotransfusion in aortic surgery: comparison of whole blood autotransfusion versus cell separation. J Vasc Surg. 1996;24:102–8.

[29] Tawfick WA, O'Connor M, Hynes N, Sultan S. Implementation of the continuous auto transfusion system (C.A.T.S) in open abdominal aneurysm repair: an observational comparative cohort study. Vasc Endovasc Surg. 2008;42:32–9.

[30] Jarvis NE, Haynes SL, Calderwood R, Mc Collum CN. Does cell salvage influence outcome in ruptured abdominal aortic aneurysm repair? Br J Surg. 2008;95(S3):27.

[31] Goodnough LT, Monk TG, Sicard G, Satterfield SA, Allen B,

Anderson CB. Intraoperative salvage in patients undergoing elective abdominal aortic aneurysm repair: an analysis of cost and benefit. J Vasc Surg. 1996;24:213–8.

[32] Huber TS, McGorray SP, Carlton LC, et al. Intraoperative autologous transfusion during elective infrarenal aortic reconstruction: a decision analysis model. J Vasc Surg. 1997;25:984–94.

[33] Majumder PP, St Jean PL, Ferrell RE, Webster MW, Steed DL. On the inheritance of abdominal aortic aneurysm. Am J Hum Genet. 1991;48:164–70.

[34] Miller FJ Jr, Sharp WJ, Fang X, Oberley LW, Oberley TD, Weintraub NL. Oxidative stress in human abdominal aortic aneurysms: a potential mediator of aneurysmal remodeling. Thromb Vasc Biol. 2002;22:560–5.

[35] Satoh K, Nigro P, Matoba T, et al. Cyclophilin A enhances vascular oxidative stress and the development of angiotensin II induced aortic aneurysms. Nat Med. 2009;15:649–56.

[36] Neal L. Understanding abdominal aortic aneurysm. N Engl J Med. 2009;361:11. nejm.org

[37] UK Small Aneurysm Trial Participants. Final 12-year follow-up of surgery versus surveillance in the UK Small Aneurysm Trial. Br J Surg. 2007;94:702–8.

[38] Grimshaw GM, Thompson JM, Hamer JD. A statistical analysis of the growth of small abdominal aneurysms. Eur J Vasc Surg. 1994;8:741–6.

[39] Macsweeney STR, Ellis M, Worell PC, Greenhalgh RM, Powell JT. Smoking and growth rate of small abdominal aortic aneurysms. Lancet. 1994;344:651–2.

肾下腹主动脉的腔内疗法

Endoluminal Treatment of Infra-Renal Abdominal Aortic Aneurysms

第 3 章

Marie Josee E. van Rijn   Frederico M.V. Bastos Gonçalves

Sander ten Raa   Hence J.M. Verhagen   著

病例报告

患者，68 岁，男性，因无症状腹主动脉瘤入院检查治疗。该患者的腹主动脉瘤是在腹部超声检查中偶然发现的。他的既往病史包括吸烟史和 3 年前做过冠状动脉旁路移植术。查体发现患者有一个膨胀、搏动的腹部肿块，并发现所有外周动脉搏动均存在。

问题 1：术前评估 AAA 的最佳方法是什么？

A. 腹部多普勒超声（abdominal duplex ultrasound，DUS）。

B. 对主动脉、髂动脉、股动脉的增强高分辨率计算机断层血管造影（computer tomography angiography，CTA）及三维重建软件。

C. 主动脉和髂动脉的腹部多普勒超声及校对数字减影血管造影。

D. 磁共振血管造影（magnetic resonance angiograpy，MRA）。

利用专门的三维重建软件进行 CTA 并观察。结果显示肾下腹主动脉造影最大直径为 62mm。近端动脉瘤颈（从肾动脉最下端至动脉瘤起源处）直径 21mm，长 31mm。瘤颈成角测量为肾上 25°，肾下 65°。位置最低的一侧肾动脉至主动脉分叉处距离 136mm，右侧髂内动脉开口距离 26mm，左侧 31mm。右侧髂内动脉瘤样扩张直径 44mm。髂外动脉最小管腔直径右侧 5mm，左侧 9mm（图 3-1 和图 3-2）。

问题 2：一个最大直径为 62mm 的腹主动脉瘤大约每年发生破裂的风险是多少？

A. < 5%。   B. 5%～10%。   C. 10%～20%。   D. > 20%。

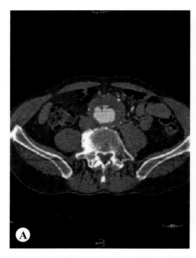 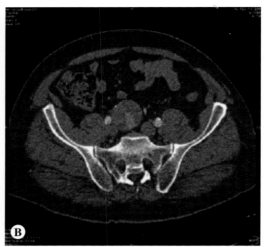

▲ 图 3-1　CTA 轴向切片显示腹主动脉瘤最大直径和右髂内动脉瘤直径

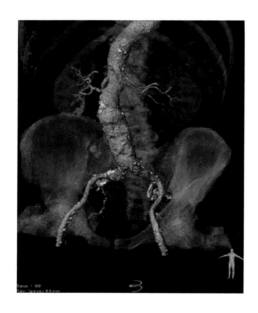

◀ 图 3-2　通过专用软件绘制的腹主动脉瘤重建

问题 3：关于无症状的腹主动脉瘤的介入，下列哪项是正确的说法？

A. 目前的证据支持对直径> 55mm 的动脉瘤进行手术治疗。

B. 女性的破裂风险较高，建议对这一群体采取较低的干预门槛。

C. 所有诊断出的动脉瘤都必须迅速进行干预，因为它们会不可避免地增大。

D. 对直径在 50mm 以下的动脉瘤进行安全监测。

E. 在直径< 55mm 的无症状性动脉瘤中，动脉瘤的快速生长与破裂风险的增加无关。密切监视是最好的选择。

问题 4：解剖结构相似的动脉瘤，适用于开放性修复术和血管腔内修复术，下列哪项是正确的说法？

A. 在长期随访中，腔内修复术后动脉瘤相关的死亡率比开放修复术的更高。

B. 腔内修复术的早期生存优势仅适用于高危患者。

C. 有慢性肾衰竭的患者是腔内修复术的绝对禁忌证。

D. 在进行治疗决定时，应充分考虑患者的偏好。

E. 腔内修复术后 30 天的手术死亡率较开放修复显著降低。

问题 5：哪些解剖特征可能限制腔内修复术？

A. 动脉瘤囊的长度和直径。

B. 动脉瘤颈的长度和直径。

C. 动脉瘤颈成角。

D. 髂动脉的弯曲度和管腔直径。

经知情同意后，计划行血管腔内修复术。测量采用中心腔线重建，选择带有肾上开放支架和近端固定的模块化分叉血管内移植物。血管造影用于准确确定 C 臂近端和远端最佳的旋转角度（图 3-3 和图 3-4）。

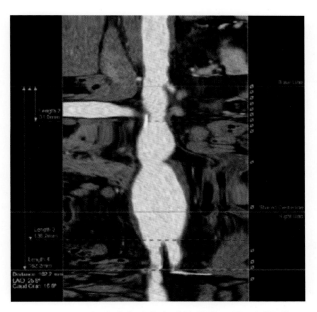

▲ 图 3-3　右髂动脉后中心腔线重建，显示测量值

问题 6：关于肾上开放式支架固定术，下列哪项是正确的说法？

A. 与较高的移动率有关。

B. 与较高的肾并发症发生率有关，特别是栓塞和闭塞。

C. 对于不好的动脉瘤颈尤其有用。

D. 可能使手术步骤更加复杂。

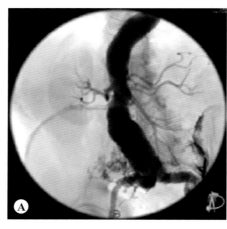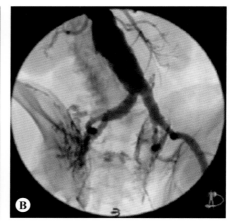

▲ 图 3-4　选择角度的实际血管造影显示颈部和左髂分叉的效果最佳

问题 7：在选择合适的腔内移植物时，应该怎样做？

A. 取最接近测量值的尺寸。

B. 所有直径超出 5% 的超大尺寸。

C. 所有直径超出 10%～20%。

D. 近端直径超出 20%，四肢直径超出 30%。

E. 所有直径＜ 10%，并在手术结束时用球囊将其膨胀到合适的尺寸。

问题 8：关于破裂腹主动脉瘤的情况，下列哪项是正确的说法？

A. 主动脉 - 单髂支（aorto-uni-iliac，AUI）支架联合股股较流的方案比主动脉 - 双髂支支架更好，因为其能更快隔绝腹主动脉瘤。

B. 血管腔内修复术是首选，因为它与开放式修复术相比死亡率更低。

C. 允许低血压持续存在，直到能够隔绝腹主动脉瘤。

D. 血管腔内修复术最好在局部麻醉下进行。

问题 9：关于肾上动脉瘤或近肾动脉瘤（renal artery aneurysm，RAA）患者，下列哪项是正确的说法？

A. 可以用杂交手术治疗，从而避免阻断主动脉。

B. 可以用有窗支架（fEVAR）或分支支架（bEVAR）装置治疗，但仅在可选择的情况下进行。

C. 无论是选择性病例还是有症状的病例，都可以使用烟囱或潜望镜技术进行治疗。

D. 只有在动脉瘤破裂的情况下才能进行开放式修复术。

问题 10：关于 fEVAR 后结果，下列哪项是正确的说法？

A. 与标准血管腔内修复术相比，显示动脉瘤相关的死亡率更高。

B. 比标准血管腔内修复术差，因为Ⅰ型和Ⅲ型内瘘发生率比较高。

C. 与 chEVAR 相比，靶血管一期通畅率更高。

D. 表明了大多数介入疗法是为了解决肾动脉支架的问题。

问题 11：关于腹主动脉瘤患者的单侧髂总动脉瘤，下列哪项是正确的说法？

A. 不适用于血管腔内修复术。

B. 可能通过髂动脉分腿支架得以治疗，从而保护盆腔血流。

C. 可能通过髂内栓塞及将支架延续至髂外动脉得以治疗。

D. 主动脉 – 单髂支支架联合股股转流。

E. 应通过开放式修复术得以治疗。

患者在全麻下进行手术。腹部及双侧腹股沟常规消毒辅巾。完全无菌技术下，通过超声引导进行股总动脉穿刺。进入鞘之前，在两侧插入两个 Proglide（血管缝合器系统）。给予患者 5000U 普通肝素（nonfractioned heparin）。透视引导下置入导丝，从左侧推入主体装置至 L_1 水平。在此水平上行血管造影，使用先前确定的 C 形臂成角。主体支架以可控的方式分别释放，对侧肢体选腿。使用弹簧圈行右侧髂内动脉瘤栓塞并将髂支支架延伸至髂外动脉远端。完整的血管造影显示动脉瘤被成功隔绝，Ⅰ型或Ⅲ型内漏，近端隔绝效果最佳。但是，在血管造影晚期图像中观察到Ⅱ型内漏（图 3-5 和图 3-6）。

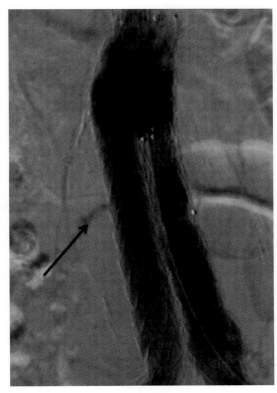

▲ 图 3-5　术中血管造影图像显示Ⅱ型内漏（箭）

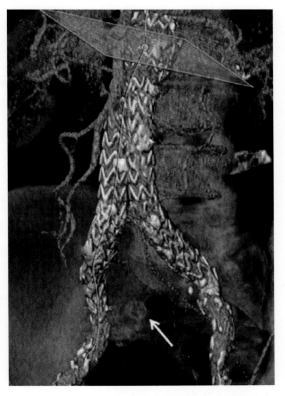

▲ 图 3-6　CTA 重建通过弹簧圈栓塞和延伸支架成功隔绝髂内动脉瘤

问题 12：对于因 Ⅱ 型内漏导致动脉瘤大小无变化的后期随访管理，正确的方法是什么？

A. 腹腔镜下行肠系膜下动脉和腰动脉结扎。

B. 责任血管行弹簧圈栓塞。

C. 经皮或腹腔镜下主动脉开窗术。

D. 转换为开放式修复术。

E. 严密监测。

3 年后的 CTA 显示动脉瘤尺寸缩小，即使出现了 Ⅱ 型内漏。未报道有移位或装置相关的并发症。在本次门诊中，该患者的血液检测显示出肾功能退化（图 3-7）。

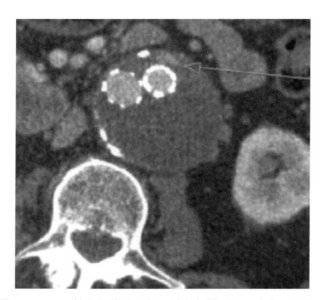

▲ 图 3-7　CTA 轴向切片显示有 Ⅱ 型小内漏，与肠系膜下动脉反流有关

问题 13：关于血管腔内修复术后的长期随访，下列哪项是正确的说法？

A. CTA 应该每年进行 1 次。

B. 时间分辨 MRA 是肾功能不全患者较好的替代方法。

C. 熟练操作多普勒超声检测能够完全替代每年的 CTA。

D. EVAR 后的大多数并发症是因为患者出现症状，而不是与常规随访成像相关的偶然发现。

问题 14：根据可用的数据，该患者每年进行第二次干预的估计概率是多少？

A. ＜ 1%。

B. 2%～4%。

C. 5%～10%。

D. 10%～20%。

E. ＞ 20%。

一、评论

腹主动脉瘤是一种典型的老年白种男性疾病。在男性群体中，患者从 50 岁开始发病，到 80 岁时达到发病率高峰（每年 10 万人中有 350 个患者）。65 岁以上男性中，直径 ≥ 3cm 的腹主动脉瘤患病率为 7.6%。对于女性来说，腹主动脉瘤往往发生在生命最后几年。经年龄调整后的男性发病率是女性的 4～6 倍。影响腹主动脉瘤患病率最大的危险因素是吸烟（5 倍）、男性患者（5.6 倍）和年龄（每 7 年 1.7 倍）[1-3]。该病的病程通常是无症状的，直到发生血管破裂时才被发现。因此，这一主要并发症的总死亡率超过 80%，在美国排名第 15 位。本质上来说，选择性治疗的目的是防止因血管破裂而导致患者死亡。

虽然超声检查是对已知动脉瘤患者进行人群筛查或随访测量的首选方法，但仅用超声检查无法提供足够的术前评估信息。对于开放式修复术，大多数外科医生推荐术前进行 CTA 影像筛查，因为它可以提供关于动脉瘤大小、形态、与分支血管的关系及任何解剖变异的准确信息。当考虑血管内治疗时，详细的影像尤为重要。观察整个髂动脉和股总动脉对于预测血管狭窄、钙化或扭曲等困难入路的规划非常有用。此外，使用血管造影可以获得 C 臂的最佳角度，从而提高放置的准确性，减少手术时间，并最大限度地减少放射暴露和对比剂的使用。CTA 和专用软件能够处理几乎所有病例而无须常规的标准血管造影进行测量[4]（问题 1：B）。

决定是否治疗腹主动脉瘤，以及如何治疗腹主动脉瘤仍然是困难的。在这个过程中，以下变化因素非常重要：血管破裂的风险、手术风险、是否适合解剖、患者的健康状况、预期寿命和患者偏好（知情同意）。血管破裂风险总是一个预估值，因为人与人的差异明显，而且对未介入治疗患者的随访不是特别多。英国小动脉瘤试验和退伍军人管理局动脉瘤检测和管理（Veterans Administration Aneurysm Detection and Management，ADAM）试验的可用数据可知，当最大直径为 40～55mm 时，每年血管破裂的风险 < 1%。虽然许多患者在动脉瘤直径达到 55mm 之前因非破裂原因而接受手术，在这种情况下会改变该数据预测的结果[5, 6]。随着肿瘤直径的增加，每年的血管破裂的预估发生率如下所示：直径 50～60mm，5%～10%；直径 60～70mm，10%～20%；直径 70～80mm，20%～40%；直径 > 80mm，约 50%[7]（问题 2：C）。

在这两个试验中，30 天内手术死亡率为 2.7%～5.8% 分布不等，这引出了近期的观点：动脉瘤在直径未达到 55mm 前，可以安全地进行观察。但是血管腔内修复术的手术死亡率普遍较低，这对上述观点提出了挑战。因此，我们进行了试验，比较血管腔内修复术和小动脉瘤监测[8, 9]。

Ceasar 试验对直径在 4.1～5.4cm 的腹主动脉瘤患者进行了随访，随访中位数时间为 32.4 个月。该实验结果显示，接受监测的患者（n=178）与接受 EVAR 的患者（n=182）之间，动脉瘤相关死亡率、动脉瘤破裂和主要发病率相似。PIVOTAL 研究的结果也类似，该试验随机将 728 名直径 4～5cm 的腹主动脉瘤患者（13.3% 女性，平均年龄 71±8 岁）分配到血管内修复术组（366 例）或超声监测组（362 例）。早期血管内修复治疗和严格监测下进行选择性动脉瘤治疗下对于小腹主动脉瘤患者似乎都是安全的选择，这两种方法可以保护患者 3 年以上避免血管破裂或动脉瘤相关的死亡。

女性患者无论直径大小，血管破裂概率都较高。这一组进行手术的动脉瘤直径阈值较低，为 45mm[10]。但是，女性患者进行开放式修复术和腔内修复术的死亡率和发病率有 1.5 倍高，这就使得该手术的优劣势相对均等[11, 12]。更快的生长速度也与更高的破裂可能性有关。大多数作者主张无论最大直径是多少，都要对腹主动脉瘤的快速扩张进行预防治疗（6 个月内动脉瘤直径超过 5mm 或 1 年内超过 7mm）[6, 10]（问题 3：A、B 和 D）。

据悉，对于高危患者，血管内修复术的优势更大，但对于低风险患者不应拒绝血管内修复术。患者的偏好在两种治疗选择中都应占相当大的权重。对于两种手术都适合的患者，血管内修复术的 30 天死亡率比开放修复低 3 倍，而且住院时间短，恢复更加容易，术后生活质量也更好。但在长期随访中，血管内修复术的早期生存优势不再凸显。血管内修复术也需要进行更多的重新介入疗法，更需要涉及肾毒性对比剂和射线暴露的随访，并且费用较高[13, 14]。

对四个动脉瘤试验（EVAR1、DREAM、OVER、ACE）的 Meta 分析显示，EVAR 后动脉瘤 3 年以上相关死亡率显著升高。EVAR1 现在有 15 年的随访数据。这些数据显示，血管腔内修复术后动脉瘤相关的死亡率主要是继发性动脉瘤囊破裂导致的（血管腔内修复术后死亡率为 7%，而开放性修复术后死亡率为 1%）[15, 16]。虽然证明血管内修复术的有效性和安全性很重要，但是第一批比较血管腔内修复术和开放修复术的随机试验可能已经过时了。肾衰竭并不是血管腔内修复术的绝对禁忌证，因为可以使用各种措施来保护肾脏并且使损害最小化，如静脉水化、抗氧化药物或临时透析。在简单的血管腔内修复术中，对比剂的用量为 40～100ml，比大多数 CTA 方案中使用的剂量要少（问题 4：A、D 和 E）。

由于解剖上的限制，并非所有动脉瘤都适合进行血管腔内修复术。一般来说，内移植物需要近端和远端有相当健康的血管壁区域，确保血流封闭。最重要的特征是近端瘤颈（最低肾动脉和动脉瘤起点之间的区域）的大小和形态合适。近端瘤颈应该由相对正常的主动脉组成，最小长度为 10mm，直径不超过 32mm。瘤颈角度造成了另一个重要的局限性，那就是肾下角度超过 60° 或者髂成角超过 90°，可能导致治疗失败或治疗后期并发症，尽量克服短的或形态不良的锚定区。有报道证明，最新的设备、更好的灵活性和适应性能够有效治疗严重成角的动脉瘤，但是中期和长期的结果尚未明确。内锚定也可用于"高危瘤颈"的预防治疗或 1A 型内漏的二次治疗。这些小螺钉将主体固定在近端瘤颈的主动脉壁内。关于这种治疗效果的数据有限[17]。大多数现代设备导入直径为 18～20F 的主体（约 6mm）和 12～14F 的对侧髂支和延伸（约 4mm）。外鞘亲水涂层进一步提高了可推进性，减少了进入血管时造成的损伤（问题 5：B 至 D）。

选择支架应该个体化，因为不同品牌的设备具有不同的优势。在大多数可用的设备中，除了钩状和倒钩状外，还通过径向力实现近端固定。钩状开放性肾上支架似乎能够减少向下移动，有利于更复杂的瘤颈形态。肾上固定不会增加肾动脉栓塞或血栓的并发症，但是肾上支架的一个潜在缺点是在改为开放式修复术时，肾上支架增加了手术的复杂性。远端固定通常仅依赖径向支撑力。分支支架是首选，但 AUI 设备可用于其中一个髂支受损或主动脉腔非常狭窄的情况。有些人更喜欢使用这些设备来防止血管破裂，其原因据说是能够减少隔绝动脉瘤的时间，并且对现成库存的需要更少。AUI 设备的主要缺点是需要联合股股转流，可能会导致血流动力学改变，移植物感染。治疗腹主动脉瘤的另一种方法是通过 Nellix 设备来进行封闭式修复术。设备由两个球囊扩张式支架组成，两者都有一个完整的内袋。这些内袋充满聚合物，从而能封闭动脉瘤。早期和中期结果显示，在 12 个月的随访中，无 1A 型内漏的概率为 96%，而无主动脉相关的概率为 98%[18]（问题 6：C 和 D）。

支架近端和远端直径应该比原血管直径大 15%～20%。如果不能做到这一点，很难进行充分的近端或远端封闭，从而导致动脉瘤腔持续加压（形成 I 型内漏）。超过 20% 的超大尺寸可能导致移植物的折叠，导致无法封闭。一直以来普遍认为，移植物尺寸过大是主动脉瘤颈持续增大的原因，可能导致晚期治疗失败。虽然瘤颈处支架的径向支撑力似乎与瘤颈增大有关，但这主要发生在前 6 个月，通常不会超过主体的直径 [19, 20]（问题 7：C）。

随着血管内修复术经验的增加，使用血管腔内修复术治疗肾下腹动脉瘤（rAAA）破裂患者的比率随着时间的增加显著增加。因此，设计一项随机对照试验比较开放修复术和血管腔内修复术对治疗肾下腹动脉瘤是具有挑战性的。Cochrane 综述（AJAX、Hinchliffe、IMPROVE）纳入了 3 项随机对照试验中 [21]。开放式修复术与腔内修复术治疗的患者在死亡率方面没有差异。然而，作者承认这些结论缺乏数据的支持。IMPROVE 试验显示，对比局麻和全麻下接受腔内修复术的患者发现，局麻下患者 30 天死亡率大大降低（OR=0.27）[22]。他们还发现低收缩压（＜ 70mmHg）能够增加 30 天死亡率。他们提出允许低血压出现，但最低收缩压为 70mmHg。AUI 和分支支架都适用于肾下腹动脉瘤病例。然而，如果患者病情不完全稳定且腹主动脉瘤直径较大，AUI 可能是更好的选择，因为对侧选腿是手术中最耗时的部分。如果患者的病情非常不稳定，就需要进行开放手术，尽可能快地阻断主动脉（问题 8：C 和 D）。

肾旁或肾上动脉瘤仍有 3 种血管内治疗选择。去分支能够为内脏血管进行体外逆行血管重建（最常见的是由髂动脉流入），然后覆盖内脏节段（所谓的杂交手术）。这是一种有效的治疗方法，中期结果令人满意，但手术本身是复杂的，并不是没有显著的手术风险 [23, 24]。另一种选择是开窗或分支支架，能够提供全血管内解决方案。开窗移植物在内脏开口处有"洞"，但是分支支架术中延伸进入到覆盖支架的内脏分支中。这些支架是根据患者的解剖结构定制的，制造时间约需 2 个月。因此它们不适用于有症状或破裂的病例，尽管现成的支架正在开发中。内脏支架闭塞多发生在术后 2 年内。在长期随访中，针对肾下主动脉支架出现的问题通常会进行二次干预。但是，二次通畅率仍高达 97%。 I 型和 Ⅲ 型内漏发生率和动脉瘤相关死亡率与常规血管腔内修复术无显著差异 [25, 26]。另一个全血管内治疗选择是烟囱技术（chimney/snorkel 技术）。使用这种技术的过程中，在平行于主动脉覆膜支架（chEVAR/sEVAR 或 chEVAS/sEVAS）处放置一个支架，使该支架能够进入一个或多个主动脉侧分支中，保证主动脉支架向下延伸的同时能保持其通畅。平行的支架像潜望镜（从下面）或烟囱（从上面）一样放置。这就为那些不能使用标准血管腔内修复术治疗的腹主动脉瘤患者提供了一个现成的治疗方案。如果有足够的经验，这种手术也适用于急性病例。该技术的关注点之一是与沟槽相关的 IA 型内漏。如果主装置没有完全包裹主动脉侧分支的支架，就会发生这种 IA 型内漏。使用 Endurant 支架移植可以通过 CE 标记烟囱内腔修复术。 IA 型内漏较为罕见，2 年后烟囱支架的通畅率为 96%[27]。fEVAR 术后靶血管一期通畅率高于 chEVAR， IA 型内漏发生率较低。两种方法的长期死亡率没有差异。但是，该数据来源于回顾性研究 [28, 29]（问题 9：A 至 C）（问题 10：C 和 D）。

腹主动脉瘤诊断中常见的是髂动脉瘤。髂总动脉远端锚定区缺失可通过跨过髂内动脉支架（因此要进行封闭）或通过髂分支装置（IBD/IBE）来解决，从而保留血管。第一种选择通常需要通过弹簧圈栓塞来封闭髂内动脉。如果髂内动脉已经封闭、狭窄或缩小，并且髂外动脉锚定区较长，则可避免这种情况。髂内动脉瘤的最佳治疗方法是远端弹簧圈栓塞和延伸支架置入术。单侧髂内动脉封闭可导致臀部跛行和（或）性功能障碍，特别是对侧血管闭塞和盆腔侧支不佳时更为明显。在这些病例中可以使用 IBD。虽然费用昂贵，但该技术成功率较高。然而，随访发现约 10% 的髂内动脉分支支架闭塞。在 5 年的随访中，没有二次干预的患者占比约为 75%[30]（问题 11：B 和 C）。

内漏显示在血管内治疗后除了动脉瘤囊内，覆膜支架外存在血流。他们根据内漏来源进行了分类（表 3-1）。随访中约有 1/3 的患者出现内漏，其意义与动脉瘤类型和形态的改变有关。应修复 I 型和 III 型内漏，因为如果不治疗，患者有破裂的风险。II 型内漏发生频繁，随着影像检测更加准确，II 型内漏的检出率也在增加。早期 II 型内漏可能会自发消失，因此在出现此类内漏时不需要采取额外的措施。持续性 II 型内漏的真正意义仍存在争议。已知传递到动脉瘤囊的压力较低，而与此相关的报道比较少见。除非显著的动脉瘤增长发生，大多数作者还是坚持采用保守的方法和密切的监视。IV 型内漏好发于早期装置治疗的过程，但随着新一代系统的出现，IV 型内漏几乎消失了。血管内扩张可能显示有未被发现的内漏或积液。内扩张虽然很少需要治疗，但也可能需要进行干预（问题 12：E）。

表 3-1　内漏分类

内漏类型	内漏来源
I A 型	近端移植物附着区
I B 型	远端移植物附着区
I C 型	髂隔绝失败（在 AUI 装置中）
II A 型	肠系膜下动脉反流
II B 型	腰动脉、髂内动脉或副肾动脉反流
III A 型	部件中断
III B 型	支架中间覆膜层撕裂
IV 型	支架膜渗
内张力	未知来源

EVAR 后破裂是较为少见的（每年发生率＜ 1%）。随访影像（表 3-2）的目的是检测是否需要二次干预的迹象，从而减少这种破裂风险。一般建议在术后 1 个月和 12 个月后进行查体和 CTA 扫描，然后每年进行 1 次复查。但是，常规影像并不能有效地适用于大多数患者，因为干预是不必要的，或者因为干预疗法是基于临床体征而不是影像学结果[31]。由于使用肾毒性对比剂和高剂量 CTA 辐射的缺点，其他影像检测已经被研究可以用于准确检测 EVAR 术后的并发症。MRA 对检测内漏，特别是 II 型内漏非常敏感。当使用对比度增强时间分辨 MRA（TR-MRA）时，可以看到血流方向，因此在检测内漏上 TR-MRA 与血管造影一样有效[32]。对于有经验的医生来说，彩色血流多普勒超声筛查也是 CTA 以外的一个很好的选择[33, 34]。MRA 和 DUS 的缺点是更难看到封闭区。因此，不进行 CT 扫描的单纯随访不建议进行。在肾功能不全的情况下，非增强 CT 扫描可以提供封闭区域的信息（问题 13：B 和 D）。

腹主动脉瘤患者的预后与潜在的动脉粥样硬化疾病的关联性很高。腹主动脉瘤术后晚期死亡的原因有 2/3 以上是心血管并发症引起。在早期试验中，4 年的二次干预率约为 20%[13-16]。试验和登记数据显示，目前每年的二次干预率约为 3%[35, 36]。在术后 6 个月和术后 4 年中，EVAR 和开放式修复术的再

表 3-2　EVAR 随访影像检查选择

	优 势	劣 势	局限性
计算机断层血管造影	可行	肾毒性对比剂	肾功能不足
	易于说明	离子放射暴露	
磁共振血管造影（钆增强）	无放射暴露	耗时长、费用高	金属移植物
			肾功能不足
	内漏检查敏感性更高	引入人造覆膜支架	幽闭恐惧症患者
彩色血流双超声	费用便宜	依赖于设备和操作人员	不良体质
	无放射暴露		
	无须对比剂		不良开窗
	可在床边进行		
腹部平放射	费用便宜	信息限制	无
	放射暴露率低	除其他方法外必须使用	

干预率差异最大（EVAR 为 10%，开放式修复术为 2%，$P < 0.0001$）。8 年后，EVAR 为 8%，开放式修复术 5%（$P=0.29$）（问题 14：B）[16]

二、病例分析测验

一些术前和术后的影像病例如图 8-12 所示。对于分辨 EVAR 是否充分及其计划和随访的优劣势特征见图 3-8 至图 3-12。

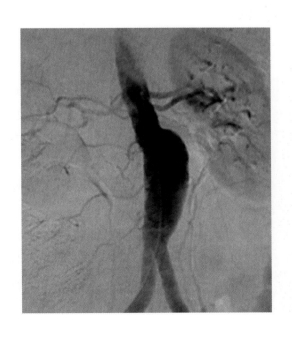

◀ 图 3-8　主动脉造影显示血管内修复具有非常大的解剖优势：瘤颈长而直，动脉壁无不规则特征。此外，动脉瘤腔呈现垂直型，双侧髂动脉无动脉瘤，而且相对较直。注意重复的肾动脉，这也是常见的现象。在长瘤颈中，不需要覆盖肾极动脉，因为可能会导致严重的并发症。因此，需要识别最低肾动脉，只覆盖最低肾动脉以下区域

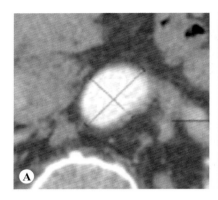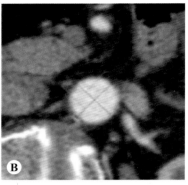

◀ 图 3-9　动脉瘤颈轴向 CTA 切片。在中心腔线重建后，由于血管充盈，真实直径与轴向面测量的直径有显著差异。通过工作站能够更准确地分级，因此更为适用。由于体绘图重建是发光影像，因此不能显示血管的真实直径。这些应该用于鉴别解剖结构而不是评估真正的动脉瘤大小

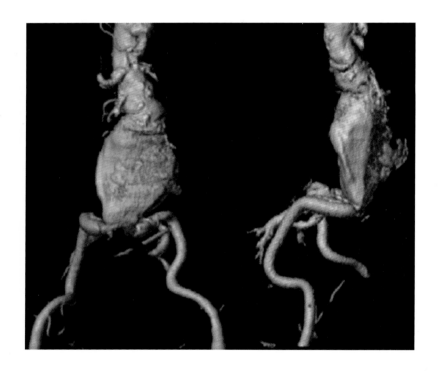

◀ 图 3-10　髂动脉呈现严重角度。这一特点不利于放置鞘，而且也会增加远端 I 型内漏的风险。开放的管腔和通畅的 IMA 也是造成 II 型内漏的危险因素，尽管其重要性尚未完全明确。这两个特点（髂动脉角度和开放性腹主动脉腔未封闭）将使对侧肢体的操作更具挑战性。另外的方法是从主体（交叉技术）或从上肢入路以相反的方式引入导丝

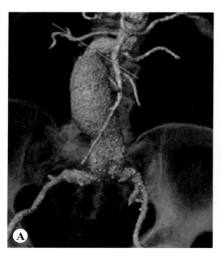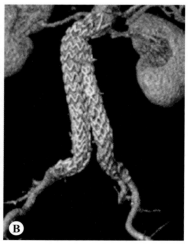

◀ 图 3-11　动脉瘤颈呈严重的角度且长度很短。这些特征被认为是近端 I 型内漏和移位的危险因素。更新和更灵活的支架能够适应动脉瘤颈部不良的解剖结构，可能会降低这种风险。由于手术计划和部署更加精准，并且需要完全隔绝，因此对于较短的动脉瘤颈也可以治疗

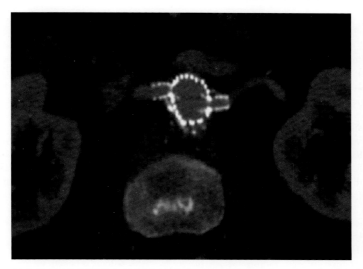

▲ 图 3-12　随访 CTA 轴向切片显示覆膜支架开窗处双肾动脉球扩式支架。在开窗手术中，建议使用分支支架植入术，从而保证早期血管通畅，并保持血液流动。一小部分（3～4mm）的支架应伸入主动脉管腔侧，至少 15mm 应延长到治疗的动脉上。注意支架的主动脉内段突然扩张，从而形成理想的"锚定"结构。这是通过使用大尺寸球囊扩张局部支架，然后使用顺应性的主动脉球囊调整支架来实现的

参考文献

[1] Lederle FA, et al. The aneurysm detection and management study screening program: validation cohort and final results. Aneurysm Detection and Management Veterans Affairs Cooperative Study Investigators. Arch Intern Med. 2000;160:1425–30.

[2] Ashton HA, Buxton MJ, Day NE, et al. Multicentre Aneurysm Screening Study Group. The Multicentre Aneurysm Screening Study (MASS) into the effect of abdominal aortic aneurysm screening on mortality in men: a randomized controlled trial. Lancet. 2002;360:1531–9.

[3] Melton LJ 3rd, Bickerstaff LK, Hollier LH, et al. Changing incidence of abdominal aortic aneurysms: a population-based study. Am J Epidemiol. 1984;120:379–86.

[4] Higashiura W, Sakaguchi S, Tabayashi N, Taniguchi S, Kichikawa K. Impact of 3-dimensional-computed tomography workstation for precise planning of endovascular aneurysm repair. Circ J. 2008;72:2028–34.

[5] The UK Small Aneurysm Trial Participants. Mortality results for randomized controlled trial of early elective surgery or ultrasonographic surveillance for small abdominal aortic aneurysms. Lancet. 1998;352:1649–55.

[6] Lederle FA, Wilson SE, et al. Immediate repair compared with surveillance of small abdominal aortic aneurysms. N Engl J Med. 2002;346:1437–44.

[7] Schermerhorn ML, Cronenwett JL. Natural history and decision making for abdominal aortic aneurysms. In: Zelenock GB, editor. Mastery of vascular and endovascular surgery. 1st ed. Philadelphia: Lippincott Williams & Wilkins; 2006. p. 71–8.

[8] Cao P, De Rango P, Verzini F, Parlani G, Romano L, Cieri E, CAESAR Trial Group. Comparison of surveillance versus aortic endografting for small aneurysm repair (CAESAR): results from a randomised trial. Eur J Vasc Endovasc Surg. 2011;41(1):13–25.

[9] Ouriel K, Clair KC, Zarins CK, et al. Endovascular repair compaired with surveillance for patients with small abdominal aortic aneurysms. J Vasc Surg. 2010;51:1081–7.

[10] Brown LC, Powell JT. Risk factors for aneurysm rupture in patients kept under ultrasound surveillance. UK Small Aneurysm Trial Participants. Ann Surg. 1999;230:289–96.

[11] Abedi NN, Davenport DL, Xenos E, Sorial E, Minion DJ, Endean ED. Gender and 30-day outcome in patients undergoing endovascular aneurysm repair (EVAR): an analysis using the ACS NSQIP dataset. J Vasc Surg. 2009; 50:486–91. 491.e1–4

[12] Egorova N, Giacovelli JK, Gelijns A, et al. Defining high-risk patients for endovascular aneurysm repair. J Vasc Surg. 2009;50:1271–1279.e1.

[13] Greenhalgh RM, Brown LL, Kwong GP, Powell JJ, THompson SG. Comparison of endovascular repair with open repair in patients with AAA (EVAR trial 1) 30 day operative mortality results: randomised controlled trial. Lancet. 2004;364:843–8.

[14] Prinssen M, Verhoeven ELG, Buth J, et al. A randomized trial comparing conventional and endovascular repair of abdominal aortic aneurysms. N Engl J Med. 2004;351:1607–18.

[15] Powel JT, Sweeting MJ, Ulug P, et al. Meta-analysis of individual-patient data from EVAR1, DREAM, OVER and ACE trials comparing outcomes of endovascular or open repair for abdominal aortic aneurysm over 5 years. BJS. 2017;104:166–78.

[16] Patel R, Sweeting MJ, Powell JT, Greenhalgh RM. Endovascular versus open repair of abdominal aortic aneurysm in 15-years' follow-up of the UK endovascular aneurysm

repair trial (EVAR trial 1): a randomized controlled trial. Lancet. 2016;388:2366–74.

[17] Jordan WD Jr, Mehta M, Ouriel K, et al. One-year results of the ANCHOR trial of EndoAnchers for the prevention and treatment of aortic neck complications after endovascular repair. Vascular. 2016;24:177–86.

[18] Thompson MM, Heyligers JM, Hayes PD, Reijnen MMP, Böckler D, Schelzig H, et al. Endovascular aneurysm sealing: early and midterm results form the EVAS FORWARD Global Registry. J Endovasc Ther. 2016;23:685–92.

[19] van Prehn J, Schlosser FJ, Verhagen HJM, et al. Oversizing of aortic stent grafts for abdominal aneurysm repair: a systematic review of the benefits and risks. Eur J Vasc Endovasc Surg. 2009;38:42–53.

[20] Sampaio SM, Panneton JM, et al. Aortic neck dilation after endovascular abdominal aortic aneurysm repair: should oversizing be blamed? Ann Vasc Surg. 2006;20(3):338–45.

[21] Badger S, Bedenis R, Blair PH, Ellis P, Kee F, Harkin DW. Endovascular treatment for ruptured abdominal aortic aneurysm. Cochrane Database Syst Rev; 2014. Art. No.: CD005261.

[22] Improve Trial Investigators. Observations from the IMPROVE trial concerning the clinical care of patients with ruptured abdominal aortic aneurysm. BJS. 2014;101:216–24.

[23] Black SA, Wolfe JH, Clark M, Hamady M, Cheshire NJ, Jenkins MP. Complex thoracoabdominal aortic aneurysms: endovascular exclusion with visceral revascularization. J Vasc Surg. 2006;43:1081–9.

[24] Biasi L, Ali T, Loosemore T, Morgan R, Loftus I, Thompson M. Hybrid repair of complex thoracoabdominal aortic aneurysms using applied endovascular strategies combined with visceral and renal revascularization. J Thorac Cardiovasc Surg. 2009;138:1331–8.

[25] Oderich GS, Greenberg RK, Farber M, Lyden S, Sanchez L, Fairman R, et al. Results of the United States prospective study evaluating the Zenith fenestrated endovascular graft for the treatment of juxtarenal abdominal aortic aneurysms. J Vasc Surg. 2014;60:1420–8.

[26] Grimme FAB, Zeebregts CJ, Verhoeven ELG, Bekkema F, Reijnen MMJP, Tielliu IFJ. Visceral stent patency in fenestrated stent grafting for abdominal aortic aneurysm repair. J Vasc Surg. 2014;59:298–306.

[27] Donas KP, Torsello GB, Piccoli G, Pitoulias GA, Torsello GF, Bisdas T, et al. The PROTAGORAS study to evaluate the perfeormance of the Endurant stent graft for patients with pararenal pathologic processes treated by the chimney/snorkel endovascular technique. J Vasc Surg. 2016;63:1–7.

[28] Banno H, Cochennec F, Marzelle J, Becquemin JP. Comparison of fenestrated endovascular aneurysm repair and chimney graft techniques for pararenal aortic aneurysm. J Vasc Surg. 2014;60:31–9.

[29] Caradu C, Morin J, Poirier M, Midy M, Ducasse E. Monocentric evaluation of chimney versus fenestrated endovascular aortic repair for juxtarenal abdominal aortic aneurysm. Ann Vasc Surg. 2017;40:28–38. Epub ahead of print

[30] Jongsma H, Bekken JA, Bekkers WJ, Zeebregts CJ, van Herwaarden J, Hoksbergen A, et al. Endovascular treatment of common iliac artery aneurysms with an iliac branch device. J Endovasc Ther. 2017;24:239–45.

[31] Dias NV, Riva L, Ivancev K, Resch T, Sonesson B, Malina M. Is there a benefit of frequent CT follow-up after EVAR? Eur J Vasc Endovasc. 2009;37:425–30.

[32] Cohen EI, Weinreb DB, Siegelbaum RH, Honig S, Marin M, Weintraub L, et al. Time-resolved MR angiography for the classification of endoleaks after endovascular aneurysm repair. J Magn Reson Imaging. 2008;27:500–3.

[33] Beeman BR, et al. Duplex ultrasound imaging alone is sufficient for midterm endovascular aneurysm repair surveillance: a cost analysis study and prospective comparison with computed tomography scan. J Vasc Surg. 2009; 50: 1019–24.

[34] Badri H, et al. Duplex ultrasound scanning (DUS) versus computed tomography angiography (CTA) in the follow-up after EVAR. Angiology. 2010;61:131–6.

[35] Hobo R, Buth J. Secondary interventions following endovascular abdominal aortic aneurysm repair using current endografts. A EUROSTAR report. J Vasc Surg. 2006;43:896–902.

[36] Nordon I, Karthikesalingam A, Hinchliffe R, Holt P, Loftus I, Thompson M. Secondary interventions following endovascular aneurysm repair (EVAR) and the enduring value of graft surveillance. Eur J Vasc Endovasc Surg. 2010;39:547–54.

腹主动脉瘤破裂
Ruptured Abdominal Aortic Aneurysm

Jeffrey S. Weiss　Bauer Sumpio　著

第 4 章

病例报告

　　患者，70 岁，白种人，因突发严重背痛到急诊科就诊。疼痛严重且持续，症状未缓解也未加重。患者以前从未有类似疼痛。否认胸痛，气短或意识丧失。否认腹主动脉瘤病史。既往有高血压病史、慢性阻塞性肺疾病，需要家庭吸氧治疗。几年前患者进行过双侧腹股沟疝修复术，但从未做过剖腹手术。

　　他的脉搏为 90 次 / 分，血压为 110/60mmHg。患者看上去比他的实际年龄更大。腹部无压痛或肿块，未听到任何杂音；但是，他的腹部有轻度肥胖，使查伴有些困难。可触及双下肢动脉搏动。

问题 1：腹主动脉瘤破裂的典型三联征是什么？

A. 腹部 / 背部疼痛、呼吸短促、搏动性肿块。

B. 腹部 / 背部疼痛、晕厥、搏动性肿块。

C. 腹部 / 背部疼痛、恶心、晕厥。

D. 腹部 / 背部疼痛、胸痛、便血。

在急诊科工作人员获得化验结果和交叉配血，并进行心电图（electrocardiogram，ECG）检查后，患者病情稳定。

问题 2：如果该患者被认为是腹主动脉瘤破裂，以下哪个因素对预后没有不利影响？

A. 糖尿病。

B. 血清肌酐为 1.8mg/dl。

C. 年龄为 75 岁。

D. 术前血压为 80mmHg（收缩压）。

E. 晕厥。

患者心电图显示正常窦性心律，肌酐 1.7mg/dl，红细胞容积 32%。血流动力学保持稳定。住院医生认为该患者病情稳定，可以做计算机断层扫描（图 4-1）。

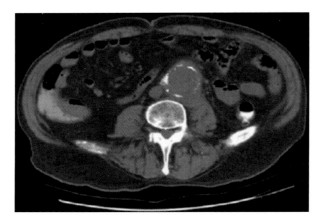

▲ 图 4-1　非对比剂腹部计算机断层扫描显示，主动脉瘤破裂在左后方的位置并渗漏到腹膜后

问题 3：下列哪个陈述是正确的？

A. 如果血流动力学稳定，既往无腹主动脉瘤病史和症状的患者应进行进一步的诊断影像学检查。

B. 有症状的腹主动脉瘤应进行紧急修复，防止可能出现的破裂。

C. 既往无腹主动脉瘤病史的患者必须在去手术室前进行影像学诊断。

D. 心电图显示上腹部疼痛、低血压和心动过速的患者出现缺血性变化是心肌梗死的必要条件，任何手术都应推迟。

E. CT 扫描只用于选择性评估腹主动脉瘤，对于有症状的腹主动脉瘤来说检查意义不大。

问题 4：如果获得的是超声检查的结果（图 4-2）而不是 CT 扫描结果，对于本研究可以做哪些陈述？

A. 超声对腹主动脉瘤破裂的诊断比 CT 更可靠。

B. 破裂的位置是最典型的腹主动脉瘤破裂。

C. 超声可以在床边快速进行。

D. 超声可用于覆膜支架测量

E. 超声最好用于不稳定的患者，能够确定这些患者是否具有已知的腹主动脉瘤。

放射学检查确定腹主动脉瘤破裂后，立即将患者送往手术室。

问题 5：以下腹主动脉瘤破裂的围术期处理中，可以排除哪项措施？

A. 介入前手术准备及铺单。

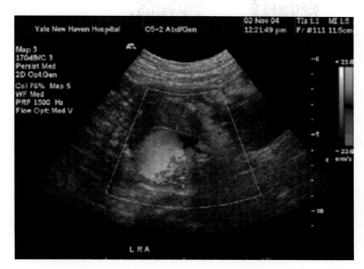

▲ 图 4-2　腹部多普勒超声显示左肾动脉水平处的动脉瘤破裂，左腹膜后有积液

B. 术前恢复至正常血压。

C. 患者被动降温。

D. 阻断前肝素化。

E. 血液回收和自体输血设备。

完成患者术前准备，铺巾，麻醉，开始手术。医学生问这是否可以通过血管内途径来完成。

问题 6：目前，破裂 AAA 血管内修复的禁忌证有哪些？

A. 肾下瘤颈直径＞ 30mm。

B. 肾下瘤颈长度＜ 10mm。

C. 收缩压＜ 100mmHg。

D. 覆膜支架或"覆膜支架群"不可用。

E. 肾下瘤颈出现血栓。

患者的瘤颈直径太大，不适合血管内支架，所以决定继续进行开放式修复术。麻醉后，患者的收缩压降至 60mmHg。迅速放置上腹腔阻断钳，动脉瘤暴露。破裂位于腹膜后，且非常大。大约 10min 后将上腹腔夹钳移至肾下位。麻醉很快恢复，患者收缩压上升到 100mmHg。肠系膜下动脉不通畅，髂动脉无动脉瘤，可置入涤纶（Dacron）人工血管。慢慢松开阻断钳，患者血流动力学保持稳定。肠灌注良好，关口前可触及远端脉搏。术后患者在外科重症监护室恢复。

问题 7：破裂腹主动脉瘤修复后最常见的并发症是什么？

A. 主动脉肠瘘。

B. 肠道缺血。

C. 心肌缺血。

D. 动脉栓塞。

E. 急性肾衰。

术后 2 天患者的肌酐上升到 4.7mg/dl，排尿量下降到 100ml/d 以下。由于血容量超负荷，患者最终不得不进行间歇性血液透析。在之后的 2 周内，患者不再使用呼吸机，尿量缓慢增加，肌酐水平稳定在 2.0mg/dl。手术后 19 天，患者进入康复中心。

评论

腹主动脉瘤破裂的最佳治疗方法是进行有效预防，但不幸的是，近 70% 的患者之前并未得到诊断[1]。腹主动脉瘤破裂的总死亡率为 80%～90%，手术死亡率约为 50%[2-4]。尽管超过 3/4 的腹主动脉瘤破裂患者都报告有腹痛或背痛的症状，但是患者可呈现出广泛而又不一致的症状和体征[5]。

只有一半的病例同时出现低血压、腹痛和搏动性肿块三联征（问题 1：B）[6]。目前我们正在致力于帮助生存期不高的患者识别围术期的危险因素。术前危险因素包括年龄 > 75 岁、低血压、80～95mmHg、肌酐 1.8～1.9mg/dl、意识丧失、心电图显示缺血或心律失常、CHF 充血性心力衰竭、血红蛋白 < 9g/dl、碱平衡紊乱 > 8、游离破裂[7-10]（问题 2：A）。术中危险因素包括失血量 > 2～3.5L、手术时间 > 200min、缺乏自体输血装置、分支支架、技术性并发症（如左肾静脉损伤）[11-13]。术后危险因素包括肾衰竭、凝血功能障碍和心脏并发症。Hardman 等[10]发现术前拥有 3 个或 3 个以上的危险因素与 100% 的死亡率相关。目前，还没有建议对有上述任何或所有危险因素的患者停止手术；这一建议是在个案基础上得出的，从指导患者是否决定手术及患者家庭讨论预后的角度来说，这个建议对风险因素分析是比较有用的。

有腹主动脉瘤破裂症状的患者可以根据是否得知自己罹患腹主动脉瘤分为两组（图 4-3）[14]。患有已知腹主动脉瘤的不稳定患者的诊断难度最小，因为他们需要手术治疗。相比之下，没有已知腹主动脉瘤的不稳定患者是最难评估的。如果怀疑为腹主动脉瘤破裂，则需要迅速用心电图对该患者进行评估，因为心肌梗死往往与这些症状相似。如果心源性休克临床表现明显，应采取心肺复苏而不是紧急手术；然而，破裂后继发于低血容量休克的心脏缺血需要快速心肺复苏和紧急手术，因为休克的根本原因是破裂而不是心脏。对于没有血流动力学不稳定的患者，检查者能够有时间及时进行放射学检查[15]（问题 3：A）。超声是快速和方便的检查方式，因为它能够使患者在床边复苏时进行检查。超声对腹主动脉瘤检测敏感度高达 100%，但在诊断破裂时却不准确（49%）[12, 16]。这项研究对于血流动力学稳定、无已知腹主动脉瘤、手术危险因素最小且有破裂症状或体征的患者是理想的（问题 4：B 和 C）。在这种病例下，仅仅是腹主动脉瘤的存在就足以证明要立即进行手术。CT 扫描结果更难以获得，由于复苏时间的延迟和中断，使患者的风险增加。这些检查显然只适用于稳定的患者，而且具有诊断破裂的优势。最有可能从 CT 扫描中获益的患者是那些有显著并发症的患者，延迟 CT 扫描可以使术前优化[17]。CT 扫描诊断破裂的灵敏度和特异度分别高达 94% 和 95%[15]。

一旦决定做手术，就应该采取一些术前措施。出于自然本能考虑要静脉给药使血压正常，但是应

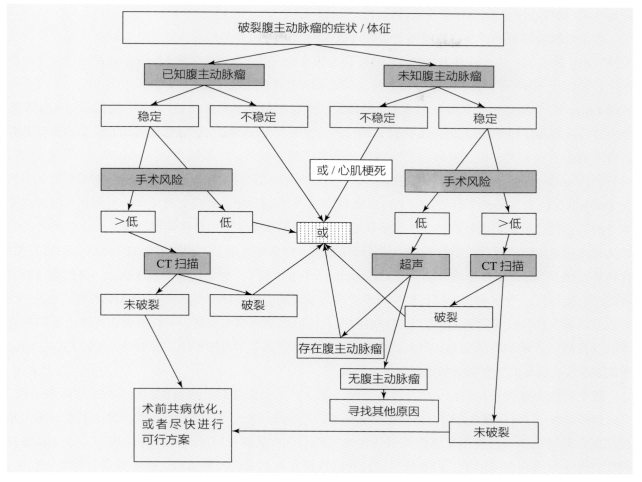

▲ 图 4-3　疑似破裂腹主动脉瘤流程

该避免这种方式。相反，采用"允许低血压"的策略能使患者通过自身生理反应最大限度减少失血[18]。虽然有时需要补充液体，但这一策略可以有效防止主动脉阻断前血液快速流失。应尽力用毯子为患者保暖，提高手术室温度，并使用加温的静脉液体和血液制品[8]。患者在麻醉前应做好准备并予以铺巾覆盖，因为麻醉时交感神经张力的丧失可能会导致轻度代偿的患者晕倒。

在大多数病例中，正中开腹能够最快入路并达到暴露。较低入路的上腹部阻断可防止意外静脉损伤，特别是对于腹膜后大血肿的患者。这种控制是通过切开胃肝韧带和膈肌，然后直接切开主动脉周围组织来实现的；术前鼻胃管可以帮助识别食管的外侧位置。

对上腹主动脉使用阻断钳阻断或者手工压迫。充分游离横结肠头端及小肠。将上腹部阻断钳移至瘤颈下部避免全身肝素化，并在球囊阻断前局部使用肝素化生理盐水（10U/ml）。术中血液恢复和自体输血装置至关重要，能够通过限制异体输血来最大限度降低术后死亡率[13]。人工血管移植物通常采用针织涤纶（Dacron）或聚四氟乙烯（PTFE），这两种材质相比分支移植物，能够缩短手术时间，也能更快恢复血流；当然，这可能需要单独留下动脉瘤性髂动脉[14]（问题 5：B 至 D）。吻合完成后，通常通过检查和多普勒探头来评估肠道和下肢灌注。动脉瘤囊在移植物周围封闭，以防止以后发生主动脉肠瘘。根据腹膜后血肿的大小和复苏的程度，腹部可能不容易关闭。在这种情况下，最好进行临时关闭，计划在稍后更稳定的时间返回手术室进行冲洗和最终关闭。

腹主动脉瘤破裂的开放式修复术和血管内技术的发展降低了死亡率，促使最近对支架置入在初级治疗应用中的探索。考虑这种方法时，EVAR 是患者考虑的第一方式。虽然 Montefiore 组已经成功地在两个影像图[19] 中使用了数字减影血管造影，但测量结果通常是通过 CT 血管造影来确定的。来自莱斯特的 Lloyd 等[20] 最近对已知或疑似腹主动脉破裂的潜在不稳定患者进行 CT 扫描。他们发现 87.5% 的患者在入院后存活时间超过 2h，其中 92% 的患者收缩压＞ 80mmhg。破裂或有症状的腹主动脉瘤患者的肾下瘤颈直径较大，而长度较小[21]。尽管形态有差异，但是一些报道发现 EVAR 的可行性非常高，可行率达 46%～80%[22, 23]。随着新设备的出现，对覆膜支架的尺寸要求不断变化，但目前需要肾下瘤颈为 10mm，直径为 30mm[24]（问题 6：A、B 和 D）。接下来的问题是覆膜支架操作人员团队和覆膜支架本身的可行性。虽然不能过度夸大一个团队的知识经验的重要性，但是任何项目没有知识经验丰富的团队都注定要失败。而且，目前正在运用各种移植物，特别是使用了一种模块化的主动脉 - 单髂装置，这种装置减少了对大量库存的需求[23, 24]。Montefiore 小组开发了一种主动脉 - 单股装置，将能够与股股转流结合使用[19]。令人惊讶的是，很少有患者因为血流动力学不佳而拒绝接受 EVAR 手术。透视下经肱或股动脉入路，行局部麻醉下的上腹球囊阻断，能够控制近端主动脉；一些患者在开腹手术前用技术进行控制[25]。前瞻性随机 IMPROVE 试验表明，与开放式手术方法相比，经 EVAR 治疗的腹主动脉瘤破裂患者有真正的生存获益和更好的生活质量[26]。

腹主动脉瘤破裂修复最常见的并发症是肾衰竭，其次是肠梗阻、败血症、心肌梗死、呼吸衰竭、出血和肠缺血[1, 11]（问题 7：E）。一些作者发现术后肾衰竭与死亡率相关[1, 11]。减少肾上阻断时间，并且在横向夹闭主动脉前使用甘露醇能够快速地实现利尿，从而可以减少对肾脏的损害。休克状态下释放的炎症介质和细胞因子、内脏低灌注和开放式修复术相关的大量输血，可导致多器官系统衰竭。EVAR 潜在优势在于避免上腹部阻断，减少血液流失；但 EVAR 也有一些独特的并发症包括内漏、移植物功能障碍和腹股沟伤口的问题。

参考文献

[1] Noel AA, Gloviczki P, Cherry KJ, et al. Ruptured abdominal aortic aneurysms: the excessive mortality rate of conventional repair. J Vasc Surg. 2001;34:41–6.

[2] Dardik A, Burleyson GP, Bowman H, Gordon TA, Webb TH, Perler BA. Surgical repair of ruptured abdominal aortic aneurysms in the state of Maryland: factors influencing outcome among 527 recent cases. J Vasc Surg. 1998;28:413–21.

[3] Heller JA, Weinberg A, Arons R, et al. Two decades of abdominal aortic repair: have we made any progress? J Vasc Surg. 2000;32:1091–100.

[4] Bengtsson H, Bergqvist D. Ruptured abdominal aortic aneurysm: a population-based study. J Vasc Surg. 1993;18:74–80.

[5] Rose J, Civil I, Koelmeyer T, Haydock D, Adams D. Ruptured abdominal aortic aneurysms: clinical presentation in Auckland 1993–1997. Aust NZ J Surg. 2001;71:341–4.

[6] Wakefield TW, Whitehouse WM, Wu SC, et al. Abdominal aortic aneurysm rupture: statistical analysis of factors affecting outcome of surgical treatment. Surgery. 1982; 91: 586–96.

[7] Sasaki S, Yasuda K, Yamauchi H, Shiya N, Sakuma M. Determinants of the postoperative and long-term survival of patients with ruptured abdominal aortic aneurysms. Surg Today. 1998;28:30–5.

[8] Piper G, Patel N, Chandela S, et al. Short-term predictors and long-term outcome after ruptured abdominal aortic aneurysm repair. Am Surg. 2003;63:703–10.

[9] Shackelton CR, Schechter MT, Bianco R, Hildebrand HD. Preoperative predictors of mortality risk in ruptured abdominal aortic aneurysm. J Vasc Surg. 1987;6:583–9.

[10] Hardman DT, Fisher CM, Patel MI, et al. Ruptured abdominal aortic aneurysms: who should be offered surgery? J Vasc Surg. 1996;23:123–9.

[11] Donaldson MC, Rosenberg JM, Bucknam CA. Factors affecting survival after ruptured abdominal aortic aneurysm. J Vasc Surg. 1985;2:564–70.

[12] Markovic M, Davidovic L, Maksimovic Z, et al. Ruptured

abdominal aortic aneurysm predictors of survival in 229 consecutive surgical patients. Herz. 2004;29:123–9.

[13] Marty-Ane CH, Alric P, Picot MC, Picard E, Colson P, Mary H. Ruptured abdominal aortic aneurysm: influence of intraoperative management on surgical outcome. J Vasc Surg. 1995;22:780–6.

[14] Hallett JW, Rasmussen TE. Ruptured abdominal aortic aneurysm. In: Cronenwett JL, Rutherford RB, editors. Decision making in vascular surgery. Philadelphia: Saunders; 2001. p. 104–7.

[15] Kvilekval KH, Best IM, Mason RA, Newton GB, Giron F. The value of computed tomography in the management of symptomatic abdominal aortic aneurysms. J Vasc Surg. 1990;12:28–33.

[16] Tayal VS, Graf CD, Gibbs MA. Prospective study of accuracy and outcome of emergency ultrasound for abdominal aortic aneurysm over two years. Acad Emerg Med. 2003; 10:867–71.

[17] Sullivan CA, Rohrer MJ, Cutler BS. Clinical management of the symptomatic but unruptured abdominal aortic aneurysm. J Vasc Surg. 1990;11:799–803.

[18] Owens TM, Watson WC, Prough DS, Uchida T, Kramer GC. Limiting initial resuscitation of uncontrolled hemorrhage reduces internal bleeding and subsequent volume requirements. J Trauma. 1995;39:200–9.

[19] Veith FJ, Ohki T, Lipsitz EC, Suggs WD, Cynamon J. Treatment of ruptured abdominal aneurysms with stent grafts: a new gold standard? Semin Vasc Surg. 2003;16:171–5.

[20] Lloyd GM, Bown MJ, Norwood MG, et al. Feasibility of preoperative computer tomography in patients with ruptured abdominal aortic aneurysm: a time-to-death study in patients without operation. J Vasc Surg. 2004;39:788–91.

[21] Lee WA, Huber TS, Hirneise CM, Berceli SA, Seeger JM. Eligibility rates of ruptured and symptomatic AAA for endovascular repair. J Endovasc Ther. 2002;9:436–42.

[22] Reichart M, Geelkerken RH, Huisman AB, van Det RJ, de Smit P, Volker EP. Ruptured abdominal aortic aneurysm: endovascular repair is feasible in 40% of patients. Eur J Vasc Endovasc Surg. 2003;26:479–86.

[23] Hinchliffe RJ, Braithwaite BD, Hopkinson BR. The endovascular management of ruptured abdominal aortic aneurysms. Eur J Vasc Endovasc Surg. 2003;25:191–201.

[24] Peppelenbosch N, Yilmaz N, van Marrewijk C, et al. Emergency treatment of acute symptomatic or ruptured abdominal aortic aneurysm. Outcome of a prospective intent-to-treat by EVAR protocol. Eur J Vasc Endovasc Surg. 2003; 26:303–10.

[25] Matsuda H, Tanaka Y, Hino Y, et al. Transbrachial arterial insertion of aortic occlusion balloon catheter in patients with shock from ruptured abdominal aortic aneurysm. J Vasc Surg. 2003;38:1293–6.

[26] IMPROVE Trial Investigators. Comparative clinical effectiveness and cost-effectiveness of endovascular strategy v open repair for ruptured abdominal aortic aneurysm: three year results of the IMPROVE randomised trial. BMJ. 2017;359:j4859, 1–10.

第5章 胸腹主动脉瘤
Thoracoabdominal Aortic Aneurysm

Hernan A. Bazan　Nicholas J. Morrissey　Larry H. Hollier　著

病例报告

患者男性，72 岁，白种人，上个月因左胸疼痛首次就诊。钝痛且疼痛感持续放射至背部和肩胛骨。否认出现新的咳嗽症状及呼吸功能恶化。患者近期无体重下降和食欲降低。有高血压病史，近期进行药物控制。有吸烟史，每年最多 60 根。心肌梗死病史 5 年。否认跛行、短暂性缺血和脑卒中病史。先前做过双侧腹股沟手术，因心肌梗死后进行过心脏导管治疗。

生命体征：心率 72 次 / 分，血压 140/80mmHg，呼吸频率 18 次 / 分，体温 36.8℃。头颈部检查显示，双侧颈动脉杂音明显。心脏检查显示心律规则，无杂音。腹部检查未见杂音，触及一主动脉肿块。股、腘动脉搏动正常（2+）；双侧胫后脉搏为 1+，仅通过多普勒可检测足背信号。未见明显腘动脉搏动。常规血液检查无异常，心电图检查显示与陈旧性下壁心肌梗死和左心室肥大一致。胸部 X 线片（图 5-1）显示主动脉弯曲，管壁内钙化扩张。无胸腔积液，但双侧膈肌表现有些扁平，骨结构正常。肺野未见肿块或实变。查体发现，患者偏瘦，但未出现营养不良。

问题 1：以下哪一种诊断最有可能导致患者的疼痛？

A. 急性心肌梗死。

B. 急性主动脉夹层。

C. 胸主动脉瘤。

D. 肺癌。

E. 肺炎。

问题 2：为了计划治疗，该患者应该进行以下哪项检查？

A. 主动脉造影术。

B. 胸部 CT。

C. 双侧颈动脉检查。

D. 心脏负荷试验。

E. 动脉血气分析。

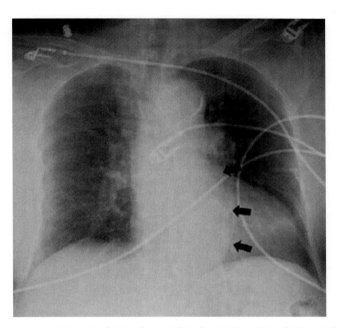

▲ 图 5-1　胸部 X 线片显示胸主动脉弯曲且延伸，提示胸腹主动脉瘤

尽管之前常规做过主动脉造影，但胸部和腹部的 CT 扫描结果（图 5-2）可以确定是否进行手术。检查结果与胸腹动脉瘤一致，无伴随主动脉夹层。胸主动脉的最大直径为 7.3cm，无明显的急性渗漏或破裂。

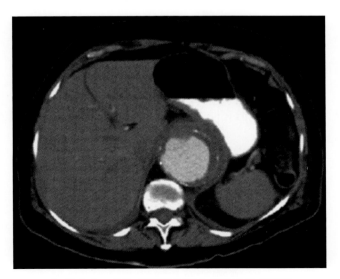

▲ 图 5-2　CTA 扫描显示胸主动脉动脉瘤扩张

问题 3：在胸腹主动脉瘤（thoracoabdominal aortic aneurysm，TAAA）的 Crawford 分类系统中，哪一种胸腹主动脉瘤最多？

A. Ⅰ 型。

B. Ⅱ 型。

C. Ⅲ 型。

D. Ⅳ 型。

患者接受了心脏负荷试验，结果正常。颈部多普勒检查检查显示有轻度动脉粥样硬化，双侧狭窄小于 50%。血气分析显示未吸氧下的 pH = 7.38，$PCO_2 = 42mmHg$，$PO_2 = 76mmHg$。

问题 4：以下哪一种管理方案对该患者来说是最合理的？

A. 每年进行胸部 CT 随访观察。

B. 双侧颈动脉内膜剥脱术，修复胸腹主动脉瘤。

C. 修复胸腹主动脉瘤后进行心脏导管插管。

D. 进行选择性胸腹主动脉瘤修复术。

安排患者进行选择性胸腹主动脉瘤修复术。患者对手术可能出现的并发症表示担忧。请向他解释一下这个手术最可能引起的并发症。

问题 5：以下哪些不是胸腹主动脉瘤修复后常见的并发症？

A. 肺部并发症。

B. 心脏并发症。

C. 肾脏并发症。

D. 胃肠道并发症。

患者似乎最担心的是术后瘫痪的风险。请向患者解释通过哪些方法降低这种并发症的风险，尽管并没有有效的方法能够消除这种风险。

问题 6：以下哪项技术改进不能有效预防 TAAA 修复术后的脊髓功能障碍？

A. 肿瘤坏死因子 α 单克隆抗体。

B. 脑脊液引流。

C. 肋间动脉再植术。

D. 硬膜外降温。

患者接受 TAAA 修复手术，并对手术耐受良好。术后前 3h 胸腔引流 100～150ml/h，尿量 500ml/h，较稳定。患者血压短暂下降至收缩压 70mmHg，中心静脉压降至 5mmHg。

问题 7：①概述针对上述出血问题的初步检查和可能的纠正措施，以防止再次手术；②应采取何种液体复苏方法来稳定患者的血流动力学状态？

患者体温 34.6℃，国际标准化比值（international normalized ration，INR）为 1.7，部分凝血活酶时间（partial thromboplastin time，PTT）为 50s（对照组 34s），血小板计数 33 000。在输注温液、使用保温毯、输血小板和新鲜冰冻血浆（fresh frozen plasma，FFP）后，各项参数恢复正常，胸腔引流减少到 10～20ml/h。术后第 2 天，患者下肢运动功能丧失。

问题 8：如果及时干预，什么治疗干预可以恢复患者的部分或全部神经功能？

经过适当的干预，患者的神经功能恢复正常。患者在其他方面恢复顺利，术后 8 天出院，切口干净，神经功能完整，镇痛充分。

问题 9：手术成功恢复后，该患者预计 5 年生存率是多少？

A. 20%。

B. 50%。

C. 70%。

D. 90%。

问题 10：血管腔内修复或者杂交修复在该例胸腹主动脉瘤中可以考虑吗？

评论

相比肾下腹主动脉瘤，胸腹主动脉瘤更为少见。一项基于人群的研究表明，每 10 万人中胸腹主动脉瘤年发病为 5.9 人[1]。虽然胸腹主动脉瘤多见于男性，但男性患者罹患率不如腹主动脉瘤重，胸腹主动脉瘤男女比率为（1.1～2.1）：1。胸腹主动脉瘤的病因多与动脉粥样硬化性退行性疾病（82%）和主动脉夹层（17%）有关[2]。约 45% 的胸腹主动脉瘤是无症状的，通常由胸部 X 线或心脏超声筛查。胸腹主动脉瘤患者往往比腹主动脉瘤患者年龄更大，因此可能有更严重的并发病。症状通常是动脉瘤压迫邻近结构而引起的胸部或背部疼痛，以及因气道压迫 / 侵蚀而引起的咳嗽。瘘形成很少见，但支气管树如果有侵蚀就会表现为大量咯血，而食管侵蚀的表现为上消化道出血。

急性严重疼痛的症状可能是渗漏、动脉瘤急性扩张或剥离的表现，需要紧急评估和治疗。TAAA 相关的危险因素有吸烟、高血压、冠状动脉疾病、慢性阻塞性肺疾病和其他血管床疾病。梅毒性动脉瘤在如今这个时代成为一种导致 TAAA 的罕见因素，但如果这种因素存在，通常会侵袭升主动脉。

造成患者胸痛和背痛的其他原因包括心肌缺血、肺癌、急性夹层、肺炎和骨转移（问题 1：C）。这个特殊病例的临床和 X 线检查结果排除了这些可能性。TAAA 患者的检查需要评估动脉瘤的范围、大小和残余主动脉的状况。在进行任何检查之前，都需要进行全面的病史和体格检查，如血管评估（问题 2：B）。在过去的 10 年中，随着无创影像检测的讯猛发展，计算机断层血管造影已经取代了侵入性主动脉造影，能够确定 TAAA 的范围、主动脉分支的状态、夹层相关描述，以及能够确定是否存在渗漏。磁共振影像和磁共振血管造影也有了显著的改进，并且比 CT 具有更独特的优势即无须放射性对比剂和非肾毒性对比剂。然而，MRA 并不能完全替代 CTA，因为它不适用于病情不稳定的患者。经食管超声心动图可以评估主动脉瓣的状态及心脏功能。主动脉瓣严重不全是胸主动脉横断钳闭的禁忌证，除非使用转流管或泵绕过左心。

Crawford 分型（问题 3：B）用于总结胸腹主动脉瘤特征 [3]。根据这个分型系统，动脉瘤开始于左锁骨下动脉远端，并侵入肾上主动脉，但不会累及肾下主动脉，此种类型称为 I 型。II 型胸腹主动脉瘤是最广泛的，它们开始于左锁骨下动脉远端，然后继续累及肾下主动脉。III 型动脉瘤累及胸主动脉的远端，通常起源于 T_6 水平，并且腹主动脉会有不同程度的变化。IV 型动脉瘤是指那些累及整个腹主动脉，上至横膈，并累及内脏部分。这种分型方法对预测 TAAA 修复后的发病率和死亡率是较为有效的。

除了动脉瘤评估外，患者群体中高并发症的高发生率要求对心脏和肺储备进行彻底的评估。术前检查应包括心电图和心脏负荷测验。是否要进行进一步的检查取决于检查结果是否为阳性。筛查胸部 X 线和术前血气分析能够显示患者肺部的状况。对于那些有明显肺损害的患者，予以正规肺功能检查。由于胸腹主动脉瘤的危险因素与动脉粥样硬化疾病相同，因此详细检查病史和查体能够决定是否需要筛查其他血管（颈动脉、肠系膜、肾脏、下肢）。双侧颈动脉检查通常在术前进行，可以在 TAAA 修复前治疗明显的颈动脉狭窄。必须确定患者凝血系统的状态，在必要时要进行调整。在没有其他手术指征的情况下，胸腹主动脉瘤直径＞ 6cm 的患者应选择性进行动脉瘤修复。

随访影像学检查是危险的，因为这会使患者有因动脉瘤破裂而死亡的风险（问题 4：D）。胸腹主动脉瘤的自然史与大小和生长速率有关。了解这些病变的行为对于治疗决定至关重要。Crawford 系统对 94 例 TAAA 患者随访 25 年的数据显示，2 年生存率为 24%，约 50% 患者的死亡原因是破裂 [4]。这一系列病例包括夹层和非夹层的动脉瘤。近期一系列非夹层 TAAA 病例显示，2 年的破裂率为 12%，4 年破裂率为 32%；对于直径＞ 5cm 的动脉瘤，2 年的破裂率增加到 18% [5]。直径＜ 5cm 的动脉瘤破裂并不常见。此外，导致破裂的危险因素似乎是动脉瘤增长速度的增加，在 6 个月内增长 5mm 的动脉瘤比生长较慢的动脉瘤的风险更高。非手术患者的 2 年生存率为 52%，5 年生存率为 17%。接受 TAAA 修复的患者的 5 年生存率为 50%。另外的系列病例显示，TAAA 修复后的 5 年生存率为 61%。而夹层 TAAA 患者的生存率下降到 50% [6]。

根据动脉瘤的远端范围，通常通过左胸切开并延伸至旁腹部进行手术修复。腹段采用腹膜后入路。动脉瘤的远端范围决定了开胸手术的肋间隙。I 型或高 II 型 TAAA 在第 4 或第 5 肋间隙切口，III 型或 IV 型在第 7、第 8 或第 9 肋间隙切口 [7]。对内脏血管仔细鉴别并进行再植入是重要的，肋间动脉的再附着也是可行的。成功的 TAAA 修复术需要细致而快速的技术手段，同时也需要麻醉师和外科团队保持最佳的身体状态。远端主动脉灌注可以通过左心搭桥和选择性内脏灌注完成，也可以在开胸前进行腋 – 股动脉搭桥来完成。主动脉远端灌注操作对于预防 TAAA 修复后全身性并发症非常重要。

接受 TAAA 修复的患者通常年龄较大，并且有明显的心脏、肺和其他血管合并症。以上因素，结合手术的规模和主动脉置换术的范围，可导致显著的死亡率和严重的发病率（问题 5：D）。最常见的并发症仍然是肺部并发症，因为术前吸烟、慢性阻塞性肺疾病及胸腹切口对术后肺部机制产生影响。再灌注损伤也可导致肺部微血管损伤及继发性肺功能障碍 [8]。心脏并发症仍然是第二常见的并发症，尽管术前已进行心脏优化。避免低血压、密切监测围术期肺动脉导管、尽量减少左心室张力，有助于减少术后心功能障碍。使用旁路电路控制心室后负荷可降低心脏并发症的风险[9]。术前肾功能不全会增加术后肾衰竭的风险和死亡率。减少缺血时间、横断钳闭时选择肾灌注、使用远端主动脉灌注技术、避免低血容量对于预防肾衰竭是很重要的[10]。

TAAA 修复后最严重的并发症可能是截瘫。尽管保护策略已经有了多年的研究和开发，但是 TAAA 修复后的截瘫率仍然保持在 5%～30%，平均率为 13%[6]。术后截瘫的危险因素包括动脉瘤的范围（在 Ⅱ 型 TAAA 中最常见）、横断钳闭的时间、术后低血压、既往腹主动脉重建手术史、肋间动脉过度缝合。横断钳闭时间＜ 30min 通常是安全的，如果横断钳闭时间在 30～60min，风险增加；如果横断钳闭时间＞ 60min，则神经系统并发症风险最高。尽量缩短横断钳闭时间，避免低血压可降低截瘫的风险。肋间血管重新植入时，通过移动尾部十字钳，进行连续再灌注能够帮助重建的血流快速流向血管。此外，避免肠系膜长期缺血也是有效的，肠系膜缺血可能会释放细胞毒性细胞因子，从而加重对肺、心脏甚至脊髓的再灌注损伤。

许多辅助医师接受了关于辅助医师对截瘫患者的防护能力（问题 6：A）。现已证明，使用脑脊液（cerebrospinal fluid，CSF）引流使脑脊液压力保持在 10mmHg，并且通过远端主动脉灌注和（或）调节低血压可以降低术后截瘫的发生率[11]。肋间血管再植，特别是在重要的 $T_{8～12}$ 节段，在不过度延长钳闭时间的情况下，最有利于预防术后截瘫[12]。据报道，硬膜外降温通过导管持续输注冷盐水，能够减少在高容量中心 TAAA 修复术后的截瘫发生率[13]。在另一中心系列研究中[14]，术前对 Adamkiewicz 动脉进行血管造影定位，并在手术中成功地再植该血管，没有造成神经系统后遗症。术前未定位或未成功再植入的患者截瘫率为 50%。这些结果没有再次出现，因为血管造影定位也没有得到广泛接受。全身麻醉药物也可以帮助预防截瘫，其中异丙酚最具保护作用。当使用泵技术来进行左心搭桥时，可以调节低血压，从而保护脊髓。其他可能有效的药理辅助包括类固醇和甘露醇。实验显示自由基清除剂和兴奋性神经递质通路抑制药有一定效果，但还未被临床证实[15]。目前，预防脊髓并发症的最佳策略包括围术期患者的生理优化、避免术中低血压、术中使用脊髓引流管、远端主动脉灌注、通畅肋间血管再植入、最大限度减少横断钳闭时间。其他保护性辅助材料基于外科医生的偏好和经验。

TAAA 的修复会造成一种明显的生理损伤。良好的麻醉护理和术后重症监护是手术成功的必要条件。术后大量的尿排出必须按 1∶1 的基础替换，从而避免低血容量的发生。

可选择温暖的平衡电解质溶液（问题 7）。术后凝血障碍通常与凝血因子不完全替代和低温有关。此外，已证实上腹主动脉钳闭能够导致纤维蛋白溶解，从而加剧出血[16]。动脉瘤本身可导致慢性凝血因子消耗，从而增加术后围术期凝血功能障碍[17]。TAAA 修复后持续出血可能需要再次手术，并会增加主要的发病率和死亡率。重要的是要通过输血纠正凝血酶原和部分凝血活酶时间。如果在持续出血的情况下出现血小板减少，应输注血小板。由于术中经常将低温作为脊髓保护措施，因此低温可能仍然是术后的一个问题。因此需要用温热的液体、血液制品和温暖的毛毯进行积极矫正，从而恢复正常体温和适当的凝血功能及其他酶系统。凝血病和体温过低矫正后出现的大出血要求患者再次手术。出血再手术会导致患者的死亡率在 25% 及以上[18]。

正如我们所见，有些患者在神经系统完好无损的情况下，会在数小时或数天后出现截瘫（问题 8）。这种延迟发作的截瘫现象可能由术中低灌注导致脊髓危险区域的再灌注损伤。术中灌注不足会危及脊髓。避免术后灌注不足可降低脊髓并发症的发生率。术后硬膜外导管留置 3 天。在迟发性截瘫的病例中，将脑脊液压力维持在 10mmHg 以下可恢复功能。有一个有趣的报道称，在截瘫后放置硬膜外导管，取出脑脊液将压力降至 10mmHg 以下[19]，可改变（逆转）迟发性截瘫。降低脑脊液压力可增加脊髓灌注压力，使灌注压力达到可以修复受损区域神经元组织的程度。脑脊液压力降至 5mmHg 以下可能会导致脑出血，因此必须密切监测脑脊液压力，并将其维持在安全范围内（问题 9：B）。TAAA 修复成功的患者 5 年生存率为 50%～61%[5, 6]（见问题 4 后讨论）。

由于该患者没有任何明显的胸腹开腹修复禁忌证，此时对其 TAAA 进行血管内修复并不合适（问题 10）。但是，许多机构的研究已经证明了 TAAA 血管内修复术能够安全有效地适用于有显著开放性修复术风险的患者[20]。所以推荐进行术前计划及高分辨率薄片 CTA 检查。开窗覆膜支架可用于治疗近肾主动脉瘤或更广泛的 IV 型 TAAA 和其他 TAAA。开窗是主动脉移植物纤维上切开圆形开口，在周围用镍钛诺（Nitinol）环加强，最后接合球扩式支架进入目标内脏血管。分支覆膜支架是侧支预先缝在移植物纤维上的主动脉内移植物。这些与开窗术结合，有助于治疗即使是最复杂的 TAAA。近期法国一项实验研究了 33 例多种 TAAA 患者 [I 型（3%）、II 型（21%）、III 型（37%）、IV 型（13%）]，受试者均接受过开窗治疗或者分支移植物治疗。结果显示受试者住院死亡率为 9%[21]，15% 的患者出现 II型和 III 型内漏，12% 的患者出现短暂性脊髓缺血，但出现永久性截瘫的患者仅占 3%。一项对 496 例TAAA 患者的 6 个单机构系列研究综述显示，30 天死亡率 < 9%，脊髓缺血发生率为 2.7%～20%，分支开放率（96%～100%）非常高。由于内脏分支血管潜在减少是开窗术和分支覆膜支架修复的一个可怕的并发症，因此了解更大的患者群体的中长期结果是确定是否发生材料疲劳和折损、移动和（或）组件分离的重要因素。早期随访中，除了开窗术或分支移植修复外，未见肾脏分支血管闭塞；在这项高容量的单中心研究中，所有 109 支血管畅通。

最近，Lachat 等引入了一种新的混合开放式血管内入路方法，对 IV 型 TAAA 的治疗特别有用[22]。该技术通过逆行 Seldinger 技术将自膨式支架（Viabahn graft，Gore and Associates，Flagstaff，Az）置入肾或内脏血管的起始处。使用 Viabahn 开放再分支技术（Viabahn Open Rebranching TEChnique，VORTEC）技术，将自膨式支架的远端置入内脏或肾血管中，部分伸出血管外。然后将移植物近端与脱支移植物吻合，脱支移植物可能起源于髂总动脉。结扎内脏血管近端残端，避免在随后进行动脉瘤修复术后产生动脉瘤逆行灌注和内漏。在不需要对内脏血管进行全部剥离的重做手术中，VORTEC 特别有效。但是这种新的混合技术仍然是单一机构的经验，需要更丰富的经验来增加该技术的实践性和安全性。

参考文献

[1] Bickerstaff LK, Pairolero PC, Hollier LH, et al. Thoracic aortic aneurysms: a population based study. Surgery. 1982; 92: 1103–8.

[2] Panneton JM, Hollier LH. Nondissecting thoracoabdominal aortic aneurysms: part I. Ann Vasc Surg. 1995;9:503.

[3] Crawford ES, Crawford JL, Safi HJ, et al. Thoracoabdominal aortic aneurysms: preoperative and intraoperative factors determining immediate and long term results of operations in 605 patients. J Vasc Surg. 1986;3:389–404.

[4] Crawford ES, DeNatale RW. Thoracoabdominal aortic aneurysm: observations regarding the natural course of the disease. J Vasc Surg. 1986;3:578–82.

[5] Cambria RA, Gloviczki P, Stanson AW, et al. Outcome and expansion rate of 57 thoracoabdominal aortic aneurysms managed nonoperatively. Am J Surg. 1995;170:213–7.

[6] Panneton JM, Hollier LH. Dissecting descending thoracic

and thoracoabdominal aortic aneurysms: part II. Ann Vasc Surg. 1995;9:596–605.

[7] Hollier LH. Technical modifications in the repair of thoracoabdominal aortic aneurysms. In: Greenlagh RM, editor. Vascular surgical techniques. London: W.B. Saunders; 1989. p. 144–51.

[8] Paterson IS, Klausner JM, Goldman G, et al. Pulmonary edema after aneurysm surgery is modified by mannitol. Ann Surg. 1989;210:796–801.

[9] Hug HR, Taber RE. Bypass flow requirements during thoracic aneurysmectomy with particular attention to the prevention of left heart failure. J Thorac Cardiovasc Surg. 1969;57:203–13.

[10] Kazui T, Komatsu S, Yokoyama H. Surgical treatment of aneurysms of the thoracic aorta with the aid of partial cardiopulmonary bypass: an analysis of 95 patients. Ann Thorac Surg. 1987;43:622–7.

[11] Safi HJ, Miller CC 3rd, Huynh TT, et al. Distal aortic perfusion and cerebrospinal fluid drainage for thoracoabdominal and descending thoracic aortic repair: ten years of organ protection. Ann Surg. 2003;238:372–80.

[12] Safi HJ, Estrera AL, Azizzadeh A, Coogan S, Miller CC 3rd. Progress and future challenges in thoracoabdominal aortic aneurysm management. World J Surg. 2008;32:355–60.

[13] Black JH, Davison JK, Cambria RP. Regional hypothermia with epidural cooling for prevention of spinal cord ischemic complications after thoracoabdominal aortic surgery. Semin Thorac Cardiovasc Surg. 2003;15:345–52.

[14] Webb TH, Williams GM. Thoracoabdominal aneurysm repair. Cardiovasc Surg. 1999;7:573–85.

[15] Wisselink W, Money SR, Crockett DE, et al. Ischemia-reperfusion of the spinal cord: protective effect of the hydroxyl radical scavenger dimethylthiourea. J Vasc Surg. 1994;20:444–50.

[16] Gertler JP, Cambria RP, Brewster DC, et al. Coagulation changes during thoracoabdominal aneurysm repair. J Vasc Surg. 1996;24:936–45.

[17] Fisher DF, Yawn DH, Crawford ES. Preoperative disseminated intravascular coagulation caused by abdominal aortic aneurysm. J Vasc Surg. 1986;4:184–6.

[18] Svensson LG, Crawford ES, Hess KR, Coselli JS, Safi HJ. Experience with 1509 patients undergoing thoracoabdominal aortic operations. J Vasc Surg. 1993;17:357–70.

[19] Hollier LH, Money SR, Naslund TC, et al. Risk of spinal cord dysfunction in patients undergoing thoracoabdominal aortic replacement. Am J Surg. 1992;164:210–4.

[20] D'Elia P, Tyrrell M, Sobocinski J, Azzaoui R, Koussa M, Haulon S. Endovascular thoracoabdominal aortic aneurysm repair: a literature review of early and mid-term results. J Cardiovasc Surg. 2009;50:439–45.

[21] Haulon S, D'Elia P, O'Brien N, et al. Endovascular repair of thoracoabdominal aortic aneurysms. Eur J Vasc Endovasc Surg. 2009;50(4):475–81.

[22] Donas KP, Lachat M, Rancic Z, et al. Early and midterm outcome of a novel technique to simplify the hybrid procedures in the treatment of thoracoabdominal and pararenal aortic aneurysms.J Vasc Surg. 2009;50:1280–4.

第6章 胸主动脉瘤的腔内治疗

Endovascular Management of Thoracic Aneurysm

Reda Jamjoom　Nasser Alkhamees　Cherrie Z. Abraham　著

> **病例报告**
>
> 患者，男性，75 岁，因慢性咳嗽进行 CT 扫描检查，意外发现 7.3cm 胸主动脉瘤，现求诊。
>
> 既往病史包括中度慢性阻塞性肺疾病、高血压、胰岛素依赖型糖尿病和 5 年前冠状动脉支架史。否认目前有心绞痛症状，检查生命体征稳定，心肺检查正常，动脉检查无颈动脉杂音，心音正常无杂音，腹部无肿物，可扪及上下肢体远端脉搏。血液常规检查正常。

问题 1：对患者的下一步检查是什么？

A. 踝肱指数（ankle brachial index，ABI）。

B. 胸部、腹部、骨盆 CT 增强血管造影三维重建。

C. 腹部多普勒超声。

D. 心脏负荷检查。

CTA（图 6-1）显示一个 7.3cm 的囊状胸主动脉瘤，起始于锁骨下动脉远端 3cm 处。髂外动脉直径右侧为 8mm，左侧为 9mm。考虑到患者的年龄和医学合并症，血管内修复是患者唯一的治疗方案，患者随后同意该疗法。

问题 2：标准 TEVAR 的禁忌证有哪些？

A. 髂外动脉病变（< 7mm）。

B. 锁骨下远端无锚定区（< 2cm）。

C. 并发腹主动脉瘤。

D. 近端和远端锚定区有圆周血栓。

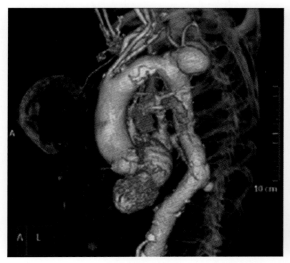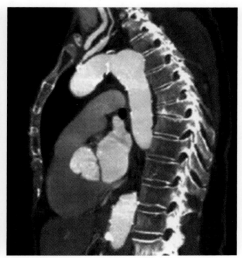

▲ 图 6-1　胸部 CTA 显示胸主动脉瘤大小为 7.3cm

问题 3：手术中患者采取何种体位？

A. 仰卧，双臂伸展（成 90°）。

B. 仰卧，左臂向躯干并拢，右臂伸展。

C. 仰卧，双臂向躯干并拢。

D. 仰卧，右臂向躯干并拢，左臂伸展。

暴露右侧股总动脉，获得动脉通路，特硬导丝 260～300cm 定位。

问题 4：硬导丝尖端的最佳远端位置在哪里？

A. 锁骨下远端。

B. 左心室。

C. 主动脉瓣以上。

D. 锁骨下近端。

在左侧腹股沟放置经皮 5F 鞘，在升主动脉放置猪尾导管。

问题 5：TEVAR 术中可能出现的并发症有哪些？

问题 6：在置入移植物过程中，有哪些方法可以引起低血压，以确保移植物的准确放置？

A. 快速心室起搏。

B. 予以腺苷药物。

C. 予以硝酸盐药物。

D. 球囊封堵部分右心房血流。

问题 7：在 TEVAR 期间和 TEVAR 后预防脊髓缺血的方法有哪些？

问题 8：观察术后早期最重要的参数是什么？

A. 神经检查。

B. 肾功能。

C. 筋膜间隙综合征。

D. 心肌酶。

问题 9：术后如何随访？

A. 6 周和每 3 个月进行胸部 X 线和肾功能检查。

B. 术后 3 个月、6 个月、12 个月进行 CTA 和肾功能检查，然后每 12 个月进行复查。

C. 每 6 个月进行 CTA 和肾功能检查。

D. 每 6 个月进行腹部超声和胸部 X 线检查。

一位 76 岁的男性患者在检查肺动脉栓塞时意外发现 TAA，随后入院。入院后的 CTA 如图 6-2 所示。

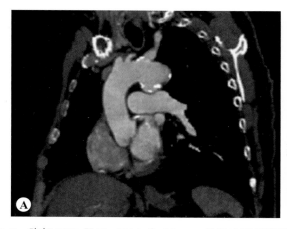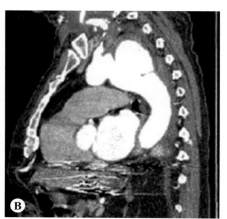

▲ 图 6-2　胸部 CTA 显示，TAA 为 6.2cm，从锁骨下动脉近端开始；左颈总动脉至左锁骨下距离 1.5cm，左锁骨下动脉至无名动脉距离为 2.5cm

问题 10：你认为血管内治疗选择是什么？

A. 升主动脉至左颈总动脉和左锁骨下动脉的直接顺行搭桥手术和 TEVAR。

B. 右颈动脉 – 左颈动脉搭桥、左颈动脉 – 左锁骨下动脉搭桥术。

C. 颈锁骨下动脉旁路和 TEVAR。

D. 锁骨下动脉转位至颈动脉和 TEVAR。

问题 11：在进行搭桥手术之前，还需要做什么重要的检查？

A. 脑部 MRI。

B. ABI。

C. 双侧颈动脉超声。

D. 腹部超声。

颈动脉多普勒超声显示未有明显狭窄。

问题 12：在哪种情况下，强烈建议在覆盖左锁骨下动脉之前进行左颈动脉 – 锁骨下动脉搭桥手术？

A. 左椎动脉优势。

B. 使用 LIMA 的冠状动脉旁路移植术史。

C. 覆盖了 20cm 以上的胸主动脉。

D. 80% 以上的左颈动脉狭窄。

颈 – 颈搭桥术和锁骨下动脉搭桥术的同时对左颈动脉近端进行结扎，并在左椎动脉近端锁骨下进行腔内栓塞。2 周后，对患者予以全身麻醉下的 TEVAR。进行血管造影前的准备如图 6-3 所示。

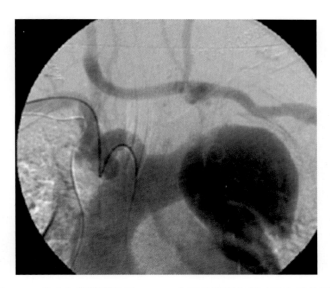

▲ 图 6-3　术中血管造影显示 TAA、右颈动脉到左颈动脉和锁骨下旁路

问题 13：分阶段程序的优点是什么？

手术成功，术中血管造影完成情况如图 6-4 所示。患者术后 2 天出院，3 个月后进行随访 CTA。

评论

Parodi 及其同事在 1991 年报道了第 1 例成功的动脉瘤腔内修复术 [1]。Dake 等随后在 1994 年首次报道了 EVAR 治疗胸主动脉瘤 [2]。

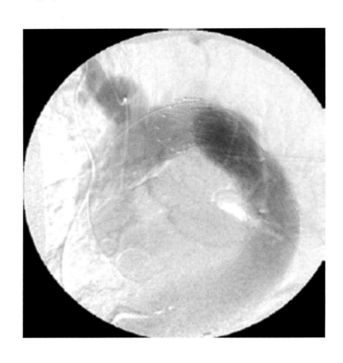

◀ 图 6-4　术中完成血管造影术

　　TEVAR 和开放修复手术（open surgical repair，OSR）在胸主动脉瘤治疗中具有相似的指征。这些适应证包括胸主动脉瘤直径≥ 6cm，无论大小的症状性动脉瘤，TAA 年生长速率＞ 3mm[3, 4]。但是，开放修复手术仅适用于生理上相对健康的患者，TEVAR 的优势是能够治疗那些因不太健康不能进行开放式修复手术的患者。由于不需要打开胸腔，TEVAR 因此避免了开放修复手术常见肺部并发症，大多数外科医生倾向于将 TEVAR 作为首选方案。也许 TEVAR 最重要的优点是胸主动脉不需要横断钳闭，因为横断钳闭显然不利于心功能不全或瓣膜异常的患者。标准 TEVAR 的相对禁忌证包括近端和远端锚定区（长度为 2cm）不足，明显弯曲，主动脉弓血栓多，近端和远端固定位点广泛钙化[5, 6]。患者的选择应基于 CTA 检查结果、临床表现和既往病史（问题 2：A、B 和 D）。

　　与开放修复手术相比，TEVAR 的 30 天死亡率从 11.7% 降低到 2.1%，住院时间缩短，脑卒中、终末器官衰竭、脊髓缺血和心肺并发症的风险降低。然而，与开放修复手术相比，TEVAR 确实需要更多的再干预，尽管大多数干预是微性的。胸主动脉 TEVAR 和开放修复手术的晚期死亡率没有差异[7]。

　　术前心脏检查适用于缺血性心脏症状和体征活跃的患者，但对大多数患者来说，该检查没有必要，因为在手术过程中球囊阻塞主动脉仅限于几秒钟。CTA 是首选的影像检查方式，因为它能提供最有用的信息来规划和确定覆膜支架的大小（问题 1：B）（问题 9：B）。

　　一般来说，TAA 好发于老年患者，他们的主动脉弓通常会出现病变、成角和弯曲。因此，近端固定胸主动脉支架往往是手术成功的最大挑战。2cm 的正常锚定区是获得最佳结果的必要条件。对于内架直径，建议增大 20%～30%[3]。

　　体位可能会根据外科医生的喜好有所不同。作者通常倾向于患者取仰卧位，左臂收拢，右臂伸展。如果病例是在 C 臂透视下进行的，为了确定腹腔动脉，从而准确放置移植物，侧位视图是必要的。因此建议伸直双臂来改善侧位视图。切开股动脉将主体支架送到预期位置。相比正式的动脉切开术，作者更倾向于通过股动脉同心双结 5-0 缝合线进入血管。以标准方式获得对侧经皮入路。在获得合适的股动脉鞘入路后，通过标准的血管内技术，用一根特别坚硬的双弯曲 Lunderquist 导丝（Cook Medical, Inc., Indiana, USA）进入升主动脉，并将远端导丝尖端置于主动脉瓣上方。通过锁骨下动脉近端对侧通路置入猪尾导管。该装置通过硬导线传送到所需的位置。数患者在屏气 / 呼吸暂停状态下进行数字减影血管造影（digital subtraction angiography，DSA）。如果需要绝对准确地定位主动脉上血管，建议使用快速心室起搏技术在置入设备过程中诱导低血压。在大多数病例中，患者对该设备具有很好的耐受性，但在严重心功能不全的患者可能是禁忌的。导丝引导下撤出猪尾导管。一般来说，仅在明显出现Ⅰ型内漏和诱导性低血压的情况下，我们推荐使用顺应性球囊扩张支架近端，来减少支架移位的问题（问题 3：B）（问题 4：C）。

允许低血压是一种技术，因为它既要精确的置入支架，又要避免球囊扩张时发生移位。在置入和硝酸盐帮助下的球囊扩张成形阶段，可以允许适当"低度"低血压出现[8]。使用腺苷可以实现急性短效低血压，这通常能够使低血压几秒钟内恢复正常，但往往是不可预测的[9, 10]。作者更倾向于快速心室起搏法，这种起搏法安全可靠，而且通常在关闭起搏装置后几秒钟内血压即可恢复正常，作用时间较短[11-13]（问题 6：A、B 和 D）。

TEVAR 装置通常需要一个尺寸为 22～27F 的大尺寸输送系统。这显然需要较大的髂股动脉，并且也表明了通路血管损伤的一个重要因素。

血管通路损伤是严重发病率和死亡率最重要的原因。最常见的破裂部位是近端髂外动脉。仔细使用血管内扩张器可以检测髂骨的可及性，这应该明确操作者是尝试经股动脉入路还是继续进行髂导管[14]。对于导管放置的另一种选择，作者倾向于通过双同心 4-0 缝合线直接进入髂总血管。其他术中并发症包括主动脉破裂、夹层、主动脉分支血管闭塞和下肢栓塞。在置入过程中应非常小心，要避免不必要的风向标志效应，在某些情况下，该效应可能导致支架近端不稳定，甚至移动。这种不良后果可以通过以下方式避免：①在置入过程中持续透视；②允许低血压技术；③使用经过改进的设备，如最新一代 Cook TX2 胸主动脉装置。严重成角的主动脉弓通常会导致主动脉下壁与近端覆盖支架的结构不贴合，从而导致血管造影上出现典型的"鸟喙"外观，并可能导致Ⅰ型内漏。这个问题似乎通过技术改进得到了解决，即 Cook TX2 胸主动脉装置与 Cook 最新一代 TX2 Pro-Form 胸主动脉装置。

植入后综合征有时可出现短暂的体温升高和 C 反应蛋白升高伴轻度白细胞增多。这种现象经常出现在大范围覆盖和使用多个支架和（或）扩展的情况[2, 15]。脑卒中已成为 TEVAR 的常见并发症，发病率为 0%～8%。脑卒中的危险因素包括术前脑卒中史、主动脉弓 CT Ⅳ级粥样硬化（5mm）、近端降主动脉覆盖、长段覆盖[16]（问题 5）。

TEVAR 会引起 3%～6% 的脊髓缺血发生率。脊髓缺血的危险因素包括腹主动脉术前修复、主动脉覆盖长度、下腹部的动脉中断、锁骨下动脉覆盖、急诊修复、术中出血和持续低血压[17-20]。

胸主动脉的覆盖范围如图 6-5 所示。

A 为覆盖左锁骨下动脉起点至 T₆ 节段，B 为覆盖 T₆ 至隔膜，C 为覆盖左锁骨下动脉至隔膜的整个降主动脉[20, 21]。这些范围通常有助于告知患者及家属脊髓缺血风险。C 类患者的截瘫风险最高（5%～10%）。

关于术后护理，所有患者术后应转至有监护的环境。应密切监测多个参数。最重要的是控制血压（MAP ＞ 80mmHg），避免高血压（SBP ＞ 160），从而最大限度降低支架移位和高血压并发症（如脑卒

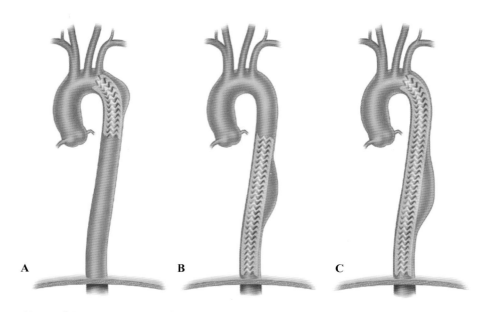

范围 A（左锁骨下动脉到 T_6）　范围 B（T_6 到隔膜）　范围 C（左锁骨下动脉到隔膜）

▲ 图 6-5　TEVAR 时主动脉覆盖范围

中）的概率。应记录排尿量，并定期进行神经检查以评估脑卒中和脊髓缺血情况。脑脊液引流患者应持续监测脑脊液压力，并按照标准化方案引流脑脊液 [22, 23]（问题 7）（问题 8：A 至 D）。

　　第二个病例描述了在左颈动脉远端主动脉正常而长度不足的条件下进行充分封闭的情况。选择解剖外搭桥（左颈动脉至右颈动脉搭桥伴或不伴左颈动脉 – 锁骨下动脉搭桥）和 TEVAR 的混合手术作为治疗方案 [24]。最近，技术革新证明了开窗技术 / 豁口技术和分支支架技术能够规避去分支手术的可能性。但是，在这些程序准备就绪之前，还需要进一步的病例和发表系列病例来证实（问题 10：A 和 B）。

　　如果考虑采用解剖外搭桥来实现去分支技术，那么必须使用颈动脉多普勒超声评估闭塞性疾病和椎动脉血流动力学。颈动脉内膜切除术可能需要与搭桥同时进行（问题 11：C）。

　　在某些情况下，可以放置胸主动脉支架时直接覆盖锁骨下动脉而无须进颈重建，但是颈动脉 – 锁骨下动脉搭桥应该考虑具有明显左椎优势的患者，以及具有以下特征患者：左椎体动脉起始位置异常，有左侧乳内动脉搭桥术史，具有腹主动脉瘤修复手术史，下腹动脉闭塞或病变，通常的左腋动脉 – 股动脉转流，具有功能性左臂动静脉瘘，以及需要 TEVAR 长段覆盖的患者（范围 B 和 C）[16, 25]（问题 12：A 至 C）。

　　作者倾向于在可能的情况下进行解剖外去分支手术。这种方法的优点是能够减少手术时间，并在每次手术后可以确定潜在神经并发症的病因（问题 13）。

参考文献

[1] Parodi JC, Palmaz JC, Barone HD. Transfemoral intraluminal graft implantation for abdominal aortic aneurysms. Ann Vasc Surg. 1991;5(6):491–9.

[2] Dake MD, Miller DC, Semba CP, Mitchell RS, Walker PJ, Liddell RP. Transluminal placement of endovascular stent-grafts for the treatment of descending thoracic aortic aneurysms. N Engl J Med. 1994;331(26):1729–34.

[3] Katzen BT, Dake MD, MacLean AA, Wang DS. Endovascular

repair of abdominal and thoracic aortic aneurysms. Circulation. 2005;112(11):1663–75.

[4] Cambria RP, Crawford RS, Cho JS, et al. A multicenter clinical trial of endovascular stent graft repair of acute catastrophes of the descending thoracic aorta. J Vasc Surg. 2009;50(6):1255–64. e1251–54.

[5] Jones LE. Endovascular stent grafting of thoracic aortic aneurysms: technological advancements provide an alternative to traditional surgical repair. J Cardiovasc Nurs. 2005;20(6):376–84.

[6] Patel HJ, Williams DM, Upchurch GR Jr, et al. A comparison of open and endovascular descending thoracic aortic repair in patients older than 75 years of age. Ann Thorac Surg. 2008;85(5):1597–603; discussion 1603–1594.

[7] Ueda T, Fleischmann D, Rubin GD, Dake MD, Sze DY. Imaging of the thoracic aorta before and after stent-graft repair of aneurysms and dissections. Semin Thorac Cardiovasc Surg (Winter). 2008;20(4):348–57.

[8] Bernard EO, Schmid ER, Lachat ML, Germann RC. Nitroglycerin to control blood pressure during endovascular stent-grafting of descending thoracic aortic aneurysms. J Vasc Surg. 2000;31(4):790–3.

[9] Dorros G, Cohn JM. Adenosine-induced transient cardiac asystole enhances precise deployment of stent-grafts in the thoracic or abdominal aorta. J Endovasc Surg. 1996;3(3):270–2.

[10] Kahn RA, Moskowitz DM, Marin ML, et al. Safety and efficacy of high-dose adenosine-induced asystole during endovascular AAA repair. J Endovasc Ther. 2000;7(4): 292–6.

[11] Pornratanarangsi S, Webster MW, Alison P, Nand P. Rapid ventricular pacing to lower blood pressure during endograft deployment in the thoracic aorta. Ann Thorac Surg. 2006;81(5):e21–3.

[12] David F, Sanchez A, Yanez L, et al. Cardiac pacing in balloon aortic valvuloplasty. Int J Cardiol. 2007;116(3):327–30.

[13] Webb JG, Pasupati S, Achtem L, Thompson CR. Rapid pacing to facilitate transcatheter prosthetic heart valve implantation. Catheter Cardiovasc Interv. 2006;68(2):199–204.

[14] Criado FJ. Iliac arterial conduits for endovascular access: technical considerations. J Endovasc Ther. 2007;14(3):347–51.

[15] Criado FJ, Barnatan MF, Rizk Y, Clark NS, Wang CF. Technical strategies to expand stent-graft applicability in the aortic arch and proximal descending thoracic aorta. J Endovasc Ther. 2002;9(Suppl 2):II32–8.

[16] Gutsche JT, Szeto W, Cheung AT. Endovascular stenting of thoracic aortic aneurysm. Anesthesiol Clin. 2008;26(3):481–99.

[17] Buth J, Harris PL, Hobo R, et al. Neurologic complications associated with endovascular repair of thoracic aortic pathology: incidence and risk factors. A study from the European Collaborators on Stent/Graft Techniques for Aortic Aneurysm Repair (EUROSTAR) registry. J Vasc Surg. 2007;46(6):1103–10; discussion 1110–1101.

[18] Chiesa R, Melissano G, Marrocco-Trischitta MM, Civilini E, Setacci F. Spinal cord ischemia after elective stent-graft repair of the thoracic aorta. J Vasc Surg. 2005;42(1):11–7.

[19] Kawaharada N, Morishita K, Kurimoto Y, et al. Spinal cord ischemia after elective endovascular stent-graft repair of the thoracic aorta. Eur J Cardiothorac Surg. 2007;31(6):998–1003; discussion 1003.

[20] Gutsche JT, Cheung AT, McGarvey ML, et al. Risk factors for perioperative stroke after thoracic endovascular aortic repair. Ann Thorac Surg. 2007;84(4):1195–200; discussion 1200.

[21] Feezor RJ, Martin TD, Hess PJ Jr, et al. Extent of aortic coverage and incidence of spinal cord ischemia after thoracic endovascular aneurysm repair. Ann Thorac Surg. 2008;86(6): 1809–14; discussion 1814.

[22] Estrera AL, Miller CC 3rd, Chen EP, et al. Descending thoracic aortic aneurysm repair: 12-year experience using distal aortic perfusion and cerebrospinal fluid drainage. Ann Thorac Surg. 2005;80(4):1290–6; discussion 1296.

[23] Hnath JC, Mehta M, Taggert JB, et al. Strategies to improve spinal cord ischemia in endovascular thoracic aortic repair: outcomes of a prospective cerebrospinal fluid drainage protocol. J Vasc Surg. 2008;48(4):836–40.

[24] Cina CS, Safar HA, Lagana A, Arena G, Clase CM. Subclavian carotid transposition and bypass grafting: consecutive cohort study and systematic review. J Vasc Surg. 2002;35(3):422–9. 25. Feezor RJ, Lee WA. Management of the left subclavian artery during TEVAR. Semin Vasc Surg. 2009;22(3):159–64.

第7章 主动脉夹层
Aortic Dissection

Barbara Theresia Weis-Müller　　Wilhelm Sandmann　著

> 病例报告："Stanford A 型夹层"
>
> 患者，女性，68 岁，在土耳其度假期间，突发自发性严重的胸骨后疼痛。在诊断结果未知的情况下，2 天后乘飞机回家。到达家后立即进行计算机断层扫描（computed tomography，CT），显示升主动脉、主动脉弓和降主动脉夹层。

问题 1：怎样对主动脉夹层分类？

A. Stanford A 型夹层。

B. Stanford B 型夹层。

C. de Bakey Ⅰ 型夹层。

D. de Bakey Ⅱ 型夹层。

E. de Bakey Ⅲ 型夹层。

当天患者进行了紧急手术。在体外循环下切开夹层起始处的升主动脉，并采用嵌套移植技术将其替换。主动脉瓣开放并保持原位。主动脉根部重建采用"三明治技术"。将两条特氟隆（Teflon）放置在真腔外，将夹层膜与主动脉壁连接，然后将主动脉移植物缝合到重建的主动脉根部。

问题 2：下列哪项是错误的？

A. Stanford A 型夹层应该予以药物治疗。

B. Stanford A 型夹层应该立即手术治疗。

C. 无缺血并发症的 Stanford B 型夹层应该予以药物治疗。

D. Stanford B 型夹层需要立即手术介入。

E. Stanford A 型夹层需要立即置入主动脉支架。

手术初期无明显异常。但是，3 天后，患者肾功能恶化，需要进行血液透析。此外，患者出现了严重的高血压，不得不接受 3 种不同的抗高血压药物治疗。CT 扫描显示右肾因陈旧性肾积水而丧失功能，而左肾动脉可能要切开。患者出现左腿缺血，遂转入我院。我们通过腹膜入路探查腹部。主动脉和左髂动脉的夹层导致左髂动脉搏动较弱。我们切除肾下主动脉髂膜，从而恢复四肢的血流。随后探查左肾动脉，发现肾动脉夹层向肾门延伸。

在左髂动脉和左肾动脉远端之间放置隐静脉移植物，完成血管重建（图 7-1）。

问题 3：下列哪项是正确的？

A. Stanford A 型夹层的并发症是主动脉瓣功能不全和心包穿孔。

B. 脑卒中是 Stanford B 型夹层的典型并发症。

C. 截瘫是主动脉夹层的典型并发症。

D. 大多数 Stanford B 型夹层患者死于主动脉穿孔。

E. 主动脉夹层的典型并发症是器官和下肢缺血。

术后一切顺利。患者经手术治疗后迅速康复，肾功能、血压均有明显改善。尿检和实验室检查结果恢复正常。血压仅通过一种降压药物（β 受体拮抗药）可维持正常。术后血管造影显示髂肾间置入的移植物血流通畅，左肾灌注正常（图 7-1）。2 年后的 CT 扫描显示左肾肥厚，功能良好，右肾较小且有积水（图 7-2）。

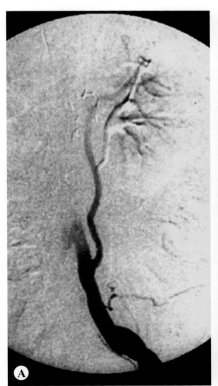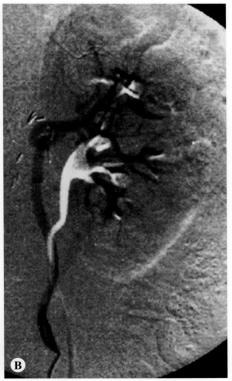

▲ 图 7-1　**A.** 左髂总动脉；**B.** 左肾动脉隐静脉旁路

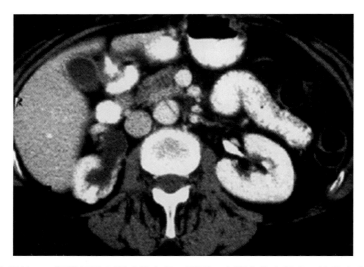

▲ 图 7-2　术后 18 个月的 CT 扫描显示左肾功能良好，肥厚，右肾小且有积水。注意有夹层但未扩张的主动脉

病例报告："Stanford B 型夹层"

患者，女性，54 岁，因初步诊断为心肌梗死（myocardial infarction，MI）而被医院收治。突发胸痛，几小时后，双腿感觉异常，后症状自然好转。随后，感到腹部不适，并有腹泻、呕吐症状。患者既往血压正常，但现在需要 5 种不同的降压药物来稳定血压。白细胞、转氨酶、乳酸脱氢酶、乳酸等实验室指标显示异常。多普勒超声及经食管超声心动图显示左锁骨下动脉远端起始处到胸腹主动脉处有夹层，内脏动脉和右肾动脉的血流量减少。增强 CT 扫描确定为 Stanford B 型主动脉夹层。

问题 4：急性主动脉夹层的诊断方法有哪些？

A. 计算机断层扫描。

B. 磁共振成像。

C. 血管造影术。

D. 经食管超声心动图。

患者首先接受了肠外营养和抗高血压药物（包括 β 受体拮抗药）治疗。在这种治疗下，临床结果和实验室检查结果有所改善，但 3 周后患者再次恶化并出现严重的右上腹部疼痛。

患者遂转入我院进行手术。CT 扫描显示主动脉夹层和肠系膜上动脉夹层。主动脉真腔非常小，且形成了部分血栓（图 7-3）。

经腹膜的腹部探查显示主动脉夹层引起所有腹腔内器官处于缺血临界点。腹腔干、肠系膜上动脉和右肾动脉均受夹层影响。右上腹痛是由缺血性胆囊炎引起的。故必须切除胆囊。主动脉旁组织表现为严重的炎症，因此不能进行开窗术和膜切除术。替代的方案是通过一个 12mm 的涤纶移植物恢复肠道和肾的血流，将移植物于左髂动脉和腹腔干动脉间进行端 - 侧吻合，直接将肠系膜上动脉吻合到涤纶移植物上，而右肾动脉通过隐静脉与之吻合（图 7-4）。

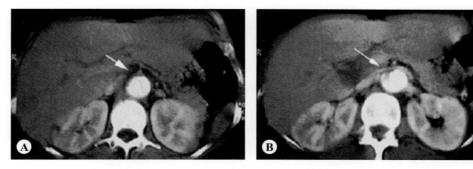

▲ 图 7-3　主动脉夹层，有一较小主动脉真腔，有部分血栓，并且存在肠系膜上动脉夹层

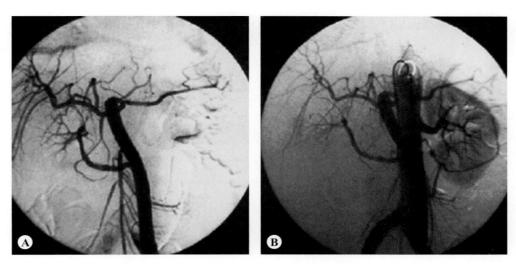

▲ 图 7-4　用涤纶（血管）移植物进行解剖外重建，将涤纶移植物一端吻合到左髂总动脉处，另一端吻合到末端上；肠系膜上动脉直接与移植物吻合，同时通过隐静脉重建右肾动脉。左肾动脉起于主动脉

问题 5：主动脉夹层引起的缺血后，用什么技术可以恢复内脏器官和四肢的血液流动？下列哪个陈述是错误的？

　　A. 主动脉覆膜支架。

　　B. 器官和肢体动脉的经皮腔内血管成形术（percutaneous transluminal angioplasty，PTA）和支架植入术。

　　C. 主动脉开窗术和膜切除术。

　　D. 体外循环。

　　E. 解剖外血运重建术，如腋 - 股动脉搭桥术。

　　重建术后出现的右肾动脉腹膜后出血并发症需再次开腹手术并用单血管缝线处理，延长了临床恢复期。患者需要 4 个月的康复期才能恢复以前的健康状况。此时，消化功能和肾功能已经恢复，实验室检查结果正常，高血压只需要用一种药物（β 受体拮抗药）治疗。术后血管造影显示通过涤纶移植物的所有内脏和肾动脉灌注良好（图 7-4）。

评论

危及生命的主动脉夹层开始于升主动脉的内膜撕裂（破口）（Stanford A 型，de Bakey Ⅰ 或 Ⅱ 型）或左锁骨下动脉远端内膜撕裂（Stanford B 型，de Bakey Ⅲ 型）。de Bakey Ⅱ 型夹层只影响升主动脉，但 de Bakey Ⅰ 型和Ⅲ型夹层也会累及到降主动脉 [1, 2]（问题 1：A 和 C）。急性主动脉夹层患者多表现为严重胸痛，易被误诊为急性心肌梗死 [3, 4]。

超声心动图，特别是经食管超声心动图，是诊断主动脉夹层可靠、快速的方法，并且能够鉴别 Stanford A 型或 Stanford B 型 [5]。然而，在急性夹层中用超声评估器官动脉及其血流可能是困难的。我们认为胸腹增强 CT 扫描，特别是螺旋技术，是确定夹层范围及其夹层膜与主动脉主要分支关系的合适诊断方法。这种方法能够很容易看到腹部器官及其动脉的灌注。在器官灌注不良的情况下，血管造影可能有助于确定缺血是由主动脉剥离膜引起还是由延伸到器官动脉的夹层引起 [6]。磁共振成像或磁共振血管造影（magnetic resonance angiography，MRA）是诊断夹层和肾衰竭患者的有效选择 [7]（问题 4：A 至 D）。

如果不进行治疗，急性主动脉夹层的预后非常差。1958 年，Hirst 等回顾了 505 例主动脉夹层病例，发现 21% 的患者在发病 24h 内死亡，只有 20% 的患者能够在发病第 1 个月存活 [3]。Stanford A 型夹层患者的死亡原因包括心包内和游离胸膜内破裂、急性主动脉瓣关闭不全，以及轻度的脑和冠状动脉灌注不良。在 B 型夹层患者中，主动脉自发破裂的发生率较低。在约 30% 的病例中，降主动脉夹层可能导致内脏、肾和四肢动脉阻塞，引起内脏缺血、肾功能不全和急性肢体缺血，如果不进行及时、充分的治疗，可能会致命 [8-10]（问题 3：A、C 和 E）。

为了改善疾病的自然病程，1955 年 de Bakey 等开始用手术治疗急性主动脉夹层。在短短几年的时间里，他们研发了目前用于急性 Stanford A 型夹层手术干预的原则：在心肺骤停时用移植物替换升主动脉。他们的研究结果是显著的，将总死亡率控制在 21% [1, 11]。这些死亡率在如今只有稍微改善 [12]。

但是其他工作组的手术经验并不那么成功。因此，Wheat 等根据血压和夹层血肿脉搏波的陡度，研发了一种新的治疗方法，即通过使用神经节阻滞药、硝普钠或 β 受体拮抗药来影响主动脉夹层血流动力 [13]。1979 年，对来自 6 个中心、219 例急性主动脉夹层患者的一项 Meta 分析显示，Stanford A 型患者接受药物治疗的死亡率为 74%，而其中 70% 的患者在手术治疗后存活。另外，在急性 B 型夹层患者中，单独药物治疗的存活率为 80%，而手术干预后的死亡率为 50% [14]。因此，在大多数中心中，目前对急性 Stanford A 型夹层的治疗是外科手术 [15-18]，而对于不复杂的 Stanford B 型夹层则采用药物治疗 [19-23]（问题 2：A、D 和 E）。近年来的一些报道显示，覆膜支架植入对治疗急性 B 型夹层有积极的效果 [24, 25]，具有更好的重塑性和生存率。研究者们仍然在寻找有风险的患者，希望能够研究那些具有较大破口撕裂、大主动脉和更高主动脉事件复发风险的患者 [26, 27]。无并发症 B 型主动脉夹层的预测因子来自急性夹层支架移植或最佳医疗治疗（Acute Dissection Stent Grafting or Best Medical Treatment，ADSORB）数据库。

急性升主动脉夹层应考虑急诊手术。手术干预的目的是预防或治疗主动脉根部扩张或破裂，维持主动脉瓣功能。推荐以下的重建方法：主动脉根部没有夹层的患者可以将管状移植物与窦管吻合。在吻合分离时，在吻合上移植物植入前，将瓣膜重悬。如果主动脉瓣受到先天性因素或后天异常的影响，一般会替换[16]。

急性无并发症的 Stanford B 型夹层患者应进行药物治疗。当使用降压药物，如 β 受体拮抗药和止痛药[28]，必须进行仔细监测。无痛、无并发症的患者建议在 2 周内进行重复 CT 扫描，而持续疼痛或血压调节不佳的患者应尽早进行 CT 扫描。治疗的目的是在 2 周内稳定剥离的主动脉内膜，防止夹层进一步扩大或穿孔。必须进行仔细的临床检查和实验室检查，从而及时发现器官或肢体灌注不良的症状。肢体、肾脏和内脏缺血是常见的，但由于肋间动脉灌注不良导致的截瘫是更常见的一种症状，因此很少会有进一步发展[6, 8–10]。

如果出现周围血管并发症，可以采取多种治疗策略。较新的出版物描述了血管腔内手术，如通过紧急主动脉支架植入来关闭"破口"和主动脉假腔[29–33]。超声引导下进行血管内导管主动脉膜开窗术能够恢复主动脉分支的血流。扩张夹层累及的器官动脉或髂动脉并植入支架能够解决狭窄并恢复血流[34–36]。这些新的治疗方法需要在长期随访中进行评估。

主动脉夹层急性期手术是一项危险的手术。剥离的主动脉壁非常脆弱，不能很好地固定缝合线。因此，我们和其他中心都试图不触及主动脉本身，而是通过解剖外搭桥手术来恢复器官或肢体的血液流动。如果主动脉分支出现夹层，则需要解剖外血管重建[6, 8, 16]。一般情况下，我们使用髂总动脉作为供体血管进行解剖外旁路移植术，但远端腰主动脉也可能比较合适。如果只有一个主动脉分支需要血管重建，则可通过隐静脉进行髂 – 内脏搭桥（图 7–1）。如果有两个或多个分支受到影响，则使用涤纶移植物，可直接或通过插入隐静脉将内脏动脉植入移植物中（图 7–4）。双腿的血流可以通过股 – 股搭桥或腋 – 双股搭桥恢复。如果多个器官动脉被主动脉夹层阻断，而内脏动脉未出现夹层，则可进行腹主动脉开窗术及膜切除术 + 器官动脉血栓清除术[37–40]。我们倾向于用后者来治疗急性主动脉夹层引起的截瘫（问题 5：D）。

主动脉夹层急性期进行全主动脉置换术的唯一指征是主动脉穿透或穿孔。

参考文献

[1] De Bakey ME, Henly WS, Cooley DA, et al. Surgical management of dissecting aneurysm of the aorta. J Thorac Cardiovasc Surg. 1965;49:130.

[2] Daily PO, Trueblood HW, Stinson EB, Wuerflein RD, Shumway NE. Management of acute aortic dissections. Ann Thorac Surg. 1970;10:237–47.

[3] Hirst AE, Johns VJ, Kime SW. Dissecting aneurysm of the aorta: a review of 505 cases. Medicine. 1958;37:217.

[4] De Bakey ME, McCollum CH, Crawford ES, et al. Dissection and dissecting aneurysms of the aorta: twenty year follow up of five hundred twenty seven patients treated surgically. Surgery. 1982;92:1118–34.

[5] Nienaber CA, von Kodolitsch Y, Nicolas V, et al. The diagnosis of thoracic aortic dissection by non-invasive imaging procedures. N Engl J Med. 1993;328:1–9.

[6] Müller BT, Grabitz K, Fürst G, Sandmann W. Die akute Aortendissektion. Diagnostik und Therapie von ischämischen Komplikationen. Chirurg. 2000;71:209.

[7] Nienaber CA, von Kodolitsch Y. Bildgebende Diagnostik der Aortenerkrankungen. Radiologie. 1997;37:402.

[8] Cambria RP, Brewster DC, Gertler J, et al. Vascular complications associated with spontaneous aortic dissection. J Vasc Surg. 1988;7:199–209.

[9] Da Gama AD. The surgical management of aortic dissection: from university to diversity, a continuous challenge. J Cardiovasc Surg. 1991;32:141.

[10] Fann JI, Sarris GE, Mitchell RS, et al. Treatment of patients with aortic dissection presenting with peripheral vascular complications. Ann Surg. 1990;212:705–13.

[11] De Bakey ME, Cooley DA, Creech O. Surgical considerations of dissecting aneurysm of the aorta. Ann Surg. 1955;142:586.

[12] Sabashnikov A, Heinen S, Deppe AC, Zeriouh M, Weymann A, Slottosch I, Eghbalzadeh K, Popov AF, Liakopoulos O, Rahmanian PB, Madershahian N, Kroener A, Choi YH, Kuhn-Régnier F, Simon AR, Wahlers T, Wippermann J.

Impact of gender on long-term outcomes after surgical repair for acute Stanford A aortic dissection: a propensity score matched analysis. Interact Cardiovasc Thorac Surg. 2017;24(5):702–7. https://doi.org/10.1093/icvts/ivw426.

[13] Wheat MW, Palmer RF, Bartley TD, Seelmann RC. Treatment of dissecting aneurysm of the aorta without surgery. J Thorac Cardiovasc Surg. 1965;49:364.

[14] Wheat MW, Wheat MD Jr. Acute dissecting aneurysms of the aorta: diagnosis and treatment. Am Heart J. 1979;99:373.

[15] Borst HG, Laas J, Frank G, Haverich A. Surgical decision making in acute aortic dissection type A. Thorac Cardiovasc Surg. 1987;35:134.

[16] Borst HG, Heinemann MK, Stone CD. Indications for surgery. In: Surgical treatment of aortic dissection. New York: Churchill Livingstone; 1996. p. 103.

[17] Heinemann M, Borst HG. Kardiovaskuläre Erkrankungen des Marfan Syndroms. Dt ärztebl. 1996;93B:934.

[18] Vecht RJ, Bestermann EMM, Bromley LL, Eastcott HHG. Acute dissection of the aorta: long term review and management. Lancet. 1980;i:109.

[19] Bavaria JE, Brinster DR, Gorman RC, et al. Advances in the treatment of acute type A dissection: an integrated approach. Ann Thorac Surg. 2002;74:S1848.

[20] Vecht RJ, Bestermann EMM, Bromley LL, Eastcott HHG. Acute aortic dissection: historical perspective and current management. Am Heart J. 1981;102:1087.

[21] Fradet G, Jamieson WR, Janusz MT, et al. Aortic dissection: a six year experience with 17 patients. Am J Surg. 1988;155:697–700.

[22] Glower DD, Speier RH, White WD. Management and long-term outcome of aortic dissection. Ann J Surg. 1990;214:31.

[23] Hashimoto A, Kimata S, Hosada S. Acute aortic dissection: a comparison between the result of medical and surgical treatments. Jpn Circ J. 1991;55:821.

[24] Brunkwall J, Kasprzak P, Verhoeven E, Heijmen R, Taylor P, ADSORB Trialists, Alric P, Canaud L, Janotta M, Raithel D, Malina W, Resch T, Eckstein HH, Ockert S, Larzon T, Carlsson F, Schumacher H, Classen S, Schaub P, Lammer J, Lönn L, Clough RE, Rampoldi V, Trimarchi S, Fabiani JN, Böckler D, Kotelis D, Böckler D, Kotelis D, von Tenng-Kobligk H, Mangialardi N, Ronchey S, Dialetto G, Matoussevitch V. Endovascular repair of acute uncomplicated aortic type B dissection promotes aortic remodelling: 1 year results of the ADSORB trial. Eur J Vasc Endovasc Surg. 2014;48(3):285–91. https://doi.org/10.1016/j.ejvs.2014.05.012. Epub 2014 Jun 22. Erratum in: Eur J Vasc Endovasc Surg. 2015 Jul;50(1):130. Böckler, D [removed]; von Tenng-Kobligk, H [corrected to von Tengg-Kobligk, H]

[25] Nienaber CA, Kische S, Rousseau H, Eggebrecht H, Rehders TC, Kundt G, Glass A, Scheinert D, Czerny M, Kleinfeldt T, Zipfel B, Labrousse L, Fattori R, Ince H. INSTEAD-XL trial. Endovascular repair of type B aortic dissection: long-term results of the randomized investigation of stent grafts in aortic dissection trial. Circ Cardiovasc Interv. 2013;6(4):407–16. https://doi.org/10.1161/CIRCINT ERVENTIONS.113.000463. Epub 2013 Aug 6

[26] Kamman AV, Brunkwall J, Verhoeven EL, Heijmen RH, Trimarchi S, ADSORB trialists. Predictors of aortic growth in uncomplicated type B aortic dissection from the Acute Dissection Stent Grafting or Best Medical Treatment (ADSORB) database. J Vasc Surg. 2017;65(4):964–971.e3. https://doi.org/10.1016/j.jvs.2016.09.033. Epub 2016 Nov 19

[27] Tolenaar JL, Froehlich W, Jonker FH, Upchurch GR Jr, Rampoldi V, Tsai TT, Bossone E, Evangelista A, O'Gara P, Pape L, Montgomery D, Isselbacher EM, Nienaber CA, Eagle KA, Trimarchi S. Predicting in-hospital mortality in acute type B aortic dissection: evidence from International Registry of Acute Aortic Dissection. Circulation. 2014;130 (11 Suppl 1):S45–50. https://doi.org/10.1161/CIRCULATIONAHA. 113.007117.

[28] Shores J, Berger KR, Murphy EA, Pyeritz R. Progression of aortic dilatation and the benefit of long-term beta-adrenergic blockade in Marfan's syndrome. N Engl J Med. 1994;330:1335.

[29] Nienaber CA, Fattori R, Lund G, et al. Nonsurgical reconstruction of thoracic aortic dissection by stent-graft replacement. N Engl J Med. 1999;340:1539–45.

[30] Dake MD, Kato N, Mitchell RS, et al. Endovascular stent-graft replacement for treatment of acute aortic dissection. N Engl J Med. 1999;340:1546.

[31] Leurs LJ, Bell R, Drieck Y, et al. Endovascular treatment of thoracic aortic diseases: combined experience from EUROSTAR and United Kingdom thoracic Endograft registries. J Vasc Surg. 2004;40:670–80.

[32] Hansen CJ, Bui H, Donayre CE. Complications of endovascular repair of high-risk and emergent descending thoracic aortic aneurysms and dissections. J Vasc Surg. 2004;40:228–34.

[33] Qin YL, Wang F, Li TX, Ding W, Deng G, Xie B, Teng GJ. Endovascular repair compared with medical management of patients with uncomplicated type B acute aortic dissection. J Am Coll Cardiol. 2016;67(24):2835–42. https://doi.org/10.1016/j.jacc.2016.03.578.

[34] Chavan A, Hausmann D, Dresler C, et al. Intravasal ultrasound guided percutaneous fenestration of the intimal flap in the dissected aorta. Circulation. 1997;96:2124–7.

[35] Farber A, Gmelin E, Heinemann M. Transfemorale Fensterung und Stentimplantation bei aorto-ili-akaler Dissektion. Vasa. 1995;24:389.

[36] Slonim SM, Nyman U, Semba CP, Miller DC, Mitchell RS, Dake MD. Aortic dissection: percutaneous management of ischemic complications with endovascular stents and balloon fenestration. J Vasc Surg. 1996;23:241–51.

[37] Gurin D, Bulmer JW, Derby R. Dissecting aneurysm of the aorta: diagnosis of operative relief of acute arterial obstruction due to this cause. NY State J Med. 1935;35:1200.

[38] Elefteriades JA, Hammond GL, Gusberg RJ, Kopf GS, Baldwin JC. Fenestration revisited. A safe and effective procedure of descending aortic dissection. Arch Surg. 1990;125:786–90.

[39] Harms J, Hess U, Cavallaro A, Naundorf M, Maurer PC. The abdominal aortic fenestration procedure in acute thoraco-abdominal aortic dissection with aortic branch artery ischemia. J Cardiovasc Surg. 1998;39:273–80.

[40] Webb TH, Williams GM. Abdominal aortic tailoring for renal, visceral and lower extremity mal-perfusion resulting from acute aortic dissection. J Vasc Surg. 1997;26:474.

支架植入治疗复杂急性 B 型夹层

Stent Graft for the Management of Complicated Acute Type B Dissection

Spyridon Mylonas　Jan S. Brunkwall　著

第 8 章

病例报告

患者，男性，58 岁，因突发性胸痛伴肩胛部放射痛 1 天的主诉由周边区院转至我院。数小时后，双腿感觉异常，遂症状自行缓解，但左下肢仍然麻木。随后感到腹部不适并出现急性腹泻和呕吐症状。

该患者的病史非常值得关注，有吸烟史，30 包 / 年。既往血压正常，但入院时血压为 180/100mmHg。临床检查显示腹部弥漫性压痛，左下肢无脉搏，面色苍白，发冷。一些实验室数据异常包括白细胞、肌酸、磷酸激酶和 D– 二聚体升高。

问题 1：根据患者的临床影像，如何对主动脉夹层进行分类？

A. 急性不复杂型。

B. 急性复杂型。

C. 亚急性不复杂型。

D. 亚急性复杂型。

E. 慢性不复杂型。

F. 慢性复杂型。

入院后立即进行计算机断层扫描（CT），显示降主动脉夹层，右侧肾脏不均匀增强，左侧肾脏完全无灌注，左侧髂总动脉未见显影（图 8–1）。

患者立即接受降压治疗（β 受体拮抗药和 α$_1$ 受体拮抗药）和镇痛药物。当天，他接受了紧急手术。在放置脊髓液引流管后，通过右股总动脉入路于降主动脉放置覆膜支架（GORE CTAG 373720，W.

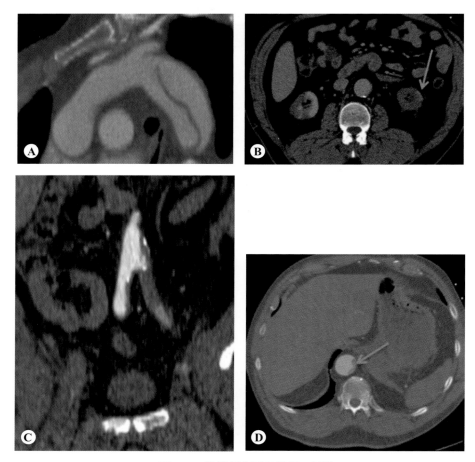

▲ 图 8-1 计算机断层扫描显示图像

A. Stanford B 型，de Bakey Ⅲ b 型主动脉夹层；B. 左肾灌注不良；C. 左髂总动脉血栓形成；
D. 注意裂孔水平的主动脉真腔受压

L. GORE & Associates，Flagstaff，AZ，USA），从而封闭夹层的破口。观察到可通过远端破口反流对假腔持续加压，因此使用第二个覆膜支架扩大了对降主动脉的覆盖范围（GORE CTAG 373720，W. L. GORE & Associates，Flagstaff，AZ，USA）。最后，主动脉支架覆盖到腹腔干近端 6cm 处（远端破口位置）。左肾灌注恢复后，真性管腔扩张，但未见左髂总动脉血流。通过左股总动脉，对左髂总动脉处的夹层进行血管内开窗术和血栓清除术。为了进一步稳定夹层内膜，确保左髂总动脉的通畅，采用对吻技术植入两枚 Gore Excluder 髂支支架（W. L. Gore & Associates，Flagstaff，AZ，USA）。

问题 2：下列关于患者的陈述哪一项是错误的？

A. 左肾灌注不良的原因是左肾动脉的动态闭塞。

B. 左肾灌注不良的原因是左肾动脉的静态闭塞。

C. 左下肢缺血的原因是左髂总动脉的动态闭塞。

D. 左下肢缺血的原因是左髂总动脉的静态闭塞。

　　术后一切顺利。患者手术后迅速康复，肾功能和血压均有明显改善。尿排出量和实验室检查结果正常，逐渐减少降压药物的使用，最后使用两种口服降压药物（β 受体拮抗药和钙通道阻滞药）血压可恢复正常。术后第 3 天可安全取出脊髓液引流管，无脊髓缺血表现。患者于术后第 7 天出院，口服双联降压药物、抗血小板药物和他汀类药物。出院后无症状，6 个月的 CTA 显示夹层破口成功被封闭，真腔扩张，左肾和左下肢灌注恢复，未见主动脉扩张（图 8-2）。

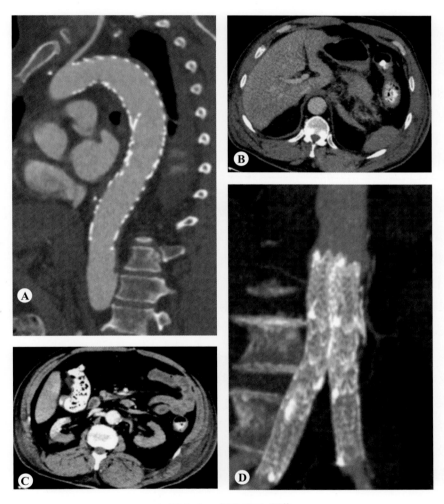

▲ 图 8-2　术后 CTA 图像
A. 成功封闭破口；B. 真腔扩张；C. 左肾灌注恢复；D. 左下肢灌注恢复

问题 3：在主动脉夹层引起的缺血后，有哪些技术可以用来恢复内脏器官和四肢的血供？

A. 主动脉支架。

B. PTA，器官和肢体动脉支架。

C. 主动脉开窗及内膜切除术。

D. 解剖外血管重建术，如股 - 股转流术或髂 - 肾转流术。

问题 4：以下关于使用支架治疗急性复杂 **B** 型主动脉夹层的陈述错误的是哪些（多选）？

A. 血管内用支架封闭原发破口的并发症包括夹层逆撕、脊髓缺血和脑血管事件。

B. 单纯覆盖原发破口和恢复真腔血流可缓解灌注不良综合征。

C. 必须覆盖整个胸主动脉。

D. 用覆膜支架覆盖夹层破口并使用金属裸支架对剩余的主动脉进行内膜支持也是有用的。

评论

主动脉夹层是一种潜在危及生命的疾病，当主动脉内膜 / 中膜形成撕裂时就会发生。关于主动脉夹层真腔、假腔的概念是 19 世纪早期由 Shekelton 首次提出 [1]。目前在美国，每年每 100 万人中有 5～10 人罹患主动脉夹层，有 43 000～47 000 人死于主动脉及其分支夹层 [2]。主动脉夹层好发于男性，男女患者比例为 4 : 1 [3]。

目前已提出了两种病理生理学理论来解释急性主动脉夹层。第一种理论认为，最初的内膜撕裂导致血液涌进中膜，将内膜与主动脉分离，最终形成真腔和假腔。而第二种理论认为，内膜破裂是由中膜外层的血管出血引起的。这两种理论都认为血流脉冲的压力通常以顺行的方式来扩大夹层 [4]。

除解剖分类外，国际急性主动脉夹层登记处（International Registry of Acute Aortic Dissection，IRAD）根据症状出现的时间确定了不同的预后转折点，并提出了 4 个不同的临时组 [4]。如果首次发生的时间和诊断时间的间隔为 14 天以内，则定义为急性夹层；如果间隔时间为 15～90 天，则定义为亚急性夹层；如果诊断时间为 > 90 天，则定义为慢性夹层（问题 1：B）。

另外，并发症这个决定因素不仅影响急性 B 型夹层的管理，还影响其临床结果。因此，急性主动脉夹层可进一步分为非复杂性和复杂性。大约 25% 的急性 B 型主动脉夹层患者在入院时被认为伴有灌注不良综合征或血流动力学不稳定，如果不及时治疗，将成为早期死亡的高危人群 [5-7]。

复杂的夹层包括主动脉破裂、内脏和肾脏缺血、下肢缺血，甚至脊髓缺血。扩张至主动脉弓或近端降主动脉直径 ≥ 5.5cm 的夹层也被认为是复杂夹层。此外，难治性高血压（尽管采用 3 种不同的降压治疗，采用最大推荐剂量或最大耐受剂量，但高血压仍持续存在）或复发性疼痛（最初出现的疼痛缓解后 3 天内持续不适 / 复发）也被认为是内膜片不稳定的迹象 [4, 8]。

主动脉分支阻塞引起的灌注不良综合征是 B 型夹层最常见的并发症，其死亡率为 43%～50% [4]。临床表现包括截瘫、下肢缺血、腹痛、恶心和（或）腹泻。内脏动脉灌注不良可能与实验室标志物（胆红素、淀粉酶、肝脏和肠道酶等）的增加有关。实验室标志物（胆红素、淀粉酶、肝脏和肠道酶等）的增加可能与内脏动脉灌注不良有关，其机制可能为主动脉壁间血肿损害分支血管管腔而导致血管管腔静态狭窄，或脱垂的内膜片进入侧支管口而导致的动态阻塞（问题 2：B 和 C）。CT 或 MR 血管造影发现如有真腔受压，肾、腹腔或肠系膜动脉内膜瓣，则高度怀疑内脏灌注不良。在 CT 增强扫描的后期，出现肾脏显像的延迟或缺失，通常伴有血清肌酐升高和（或）顽固性高血压，提示肾灌注不良 [9, 10]。此外，在随后的两次 CT 检查中，主动脉周围血肿和出血性胸腔积液的增加被认为是即将破裂的前兆，如果与症状相关，则可能具有特别相关性 [10]（问题 1：B）。

最初的治疗方案应该首先使用静脉注射药物，严格控制血压，并仔细监测，如对动脉压的检测。

为了避免反射性心动过速，常优先使用 β 受体拮抗药或钙通道阻滞药控制心率，而不是先使用血管舒张药，反射性心动过速会增加主动脉壁的压力。一项较早的研究强调了严格心率控制的重要性，该研究发现，与大于 60 次 / 分的常规心率相比，心率低于 60 次 / 分显著降低了继发性不良事件（主动脉扩张、主动脉夹层复发、主动脉破裂）的发生率。如果不能使收缩压低于 120mmHg 以下，则应使用血管紧张素转化酶抑制剂和血管舒张药物。减少心输出量的目标包括稳定夹层的范围，减少内膜瓣的活动，缓解主动脉分支的动态阻塞，以及降低破裂的风险。此外，还应进行一系列的实验室检查以评估肾功能和肠灌注。如果在早期出现任何灌注不良的迹象，应改为血管腔内治疗或手术干预。

在症状出现后的 15～30 天内，对无并发症的主动脉夹层的最佳治疗仍不确定。一项随机对照试验（ADSORB 试验）提供了急性单纯性夹层治疗的数据，该试验比较了明显急性单纯性 B 型夹层的最佳药物治疗与 TEVAR 的疗效。该研究发现，在 31 名随机接受最佳药物治疗的患者和 30 名接受 TEVAR 治疗的患者中，均未出现早期死亡。然而，在随机药物组发现 10% 的交叉治疗。1 年的数据支持 TEVAR 能够更有效地促使真腔扩张和假腔缩小[11]。

我们对于亚急性 B 型主动脉夹层患者的最佳疗法仍然缺少相关证据的支持，而不是仅靠一个随机试验的结果提供依据（随机试验为：将发病周期在 2～52 周的非复杂性 B 型主动脉夹层患者随机分在药物治疗组和 TEVAR 组）。尽管这项研究最初发现证据等级不足，但全因死亡率方面（TEVAR 为 11.1%，药物治疗组为 19.3%）与最佳药物治疗相比，TEVAR 的全因死亡率更低，而 TEVAR 在主动脉特异性死亡率和夹层 5 年进展期的获益更明显（TEVAR6.9% vs. 最佳药物治疗 19.3%，P=0.04；TEVAR 27.0% vs. 最佳药物治疗 46.1%，P=0.04）[12]。此外，TEVAR 组主动脉特异性 5 年死亡率显著降低，为 6.9%，而最佳药物治疗为 19.3%（P=0.04）[13]。综上所述，这两项研究的结果表明，除了最佳的药物治疗外，早期 TEVAR 可延缓疾病的进展，从而改善长期生存期。而对于结缔组织疾病的患者，血管重建效果不理想，不建议采用血管内策略[14, 15]。

急性复杂型 B 型夹层的治疗是一个公认的临床挑战。急诊治疗方案包括外科开放胸主动脉置换，介入或外科内膜瓣开窗和真腔支架植入或外科手术搭桥，或者通过植入胸主动脉覆膜支架覆盖夹层的内膜破口[2, 16, 17]。传统上，复杂急性 B 型主动脉手术患者采用开放式修复。然而，由于这些患者经常处于极端状态，抢救性开放式手术修复具有较高的发病率和死亡率[18, 19]。1996 年，血管内覆盖夹层破口首次用于具有危重急性 B 型主动脉夹层并发症的患者。自此，该治疗方法已成为这些患者的主要治疗手段[17, 20, 21]。

特别是对于真腔分支血管被假腔阻塞而灌注不良的患者，血管内治疗的目的是通过对原发破口进行覆膜支架覆盖，恢复真腔内顺行血流，减少假腔内流量。另外，无论是切除内膜瓣，还是通过球囊扩张分支血管，都不能消除主动脉破裂或晚期管腔扩张的风险，因为它们的目的是恢复受影响器官的血流灌注。因此，我们可能需要对内脏段和（或）髂血管进行额外的远端裸金属支架植入，再次扩大远端真腔。对于单侧长段髂闭塞，可能需要股 – 股转流术[22]。

对于夹层引起分支血管开口或远端闭塞的灌注不良患者，单纯覆盖原发破口并恢复真腔血流一般可缓解灌注不良综合征[23]。如果不能覆盖原发破口，可能需要分支支架和（或）手术搭桥（问题 3：A 至 D）。

对于包裹性或完全性破裂的患者，血管内修复手术更为复杂，需要封闭原发破口和渗漏部位，当渗漏部位不清楚时，通常需要覆盖整个胸主动脉（问题 4：C）。

在最近一项关于急性复杂 Stanford B 型夹层处理的 Meta 分析中，腔内修复术后 30 天 / 住院死亡率合计为 7.3%。脑血管事件、脊髓缺血事件和总神经事件的合并发生率预估分别为 3.9%、3.1% 和 7.3%。1 年后生存率为 62%～100%，5 年后生存率为 61%～87%，无主动脉事件生存率为 45%～77%。相反，在接受开放式手术修复的患者中，脑血管事件的合并发生率为 6.8%，脊髓缺血的合并发生率为 3.3%，总神经系统并发症的合并发生率为 9.8%。合并 30 天 / 住院死亡率为 19.0%。术后 1 年生存率为 74.1%～86.0%，5 年生存率为 44.0%～82.6%。此外，随着血管内覆盖原发性夹层破口治疗急性复杂夹层越来越受推崇，术后夹层逆撕形成 A 型主动脉夹层被认为是一个新的问题[24]。据报道，逆撕形成 A 型主动脉夹层的总体发生率在 1.3%～24%，而一些解剖和手术参数（即升主动脉直径 ≥ 40mm，"牛角弓"的存在，近端锚定区为 0～2，支架移植物扩张 ≥ 20%，或者支架移植物上存在近端未覆盖的金属弹簧支架）被认为是潜在的诱发因素[25]。据报道，即使按照参数进行手术确诊，其死亡率也高达 42%～57%[26, 27]（问题 4）。

在过去的 10 年中，关于急性复杂型主动脉夹层的治疗引进了一种新的血管内治疗概念。概念指出可以使用双支架装置，在不阻塞重要侧分支的情况下，使用内移植物覆盖裂口，同时使用裸支架对剩余的主动脉提供内膜支持[28]。这一概念的效果是由一项随机单组试验评估出来的。该试验研究了使用腔内修复（STABLE）来治疗复杂 B 型主动脉夹层，研究发现 30 天死亡率为 4.7%，该疗法显著增加了胸降主动脉的真腔直径，2 年随访显示，远端腹主动脉真腔直径增加，假腔直径缩小[29, 30]。然而，对于在远端胸主动脉和腹主动脉内放置裸支架后出现的远期事件（如扩张），治疗仍存在困难和担忧（问题 4）。

总而言之，虽然开放手术已经成为近端主动脉修复的主要治疗方法，但对于复杂的远端夹层和远端弓修复，可以使用腔内介入治疗的手术方法。此外，最近讨论这种方法可以作为一种预防措施，通过诱导主动脉重塑来避免晚期并发症。此外，准确选择最佳的手术对象，全面了解影像检查方法，以及丰富的血管腔内经验，是获得最佳手术结果的必要条件。另外，由于单纯的血管腔内入路并不总是可行，外科主动脉重建或辅助外科手术在处理急性复杂主动脉夹层方面仍有重要作用。因此，目前对急性复杂解剖患者最好的治疗是由专门的中心提供手术和介入的技术支持，并提供终身随访。

参考文献

[1] Conrad MF, Crawford RS. Aortic dissection. In: Cronenwett JL, Wayne Johnston K, editors. Rutherford's vascular surgery. 8th ed; Philadephia, PA: ELSEVIER (SAUNDERS); 2014. p. 2169–88.

[2] Svensson LG, Kouchoukos NT, Miller DC, Bavaria JE, Coselli JS, Curi MA, et al. Expert consensus document on the treatment of descending thoracic aortic disease using endovascular stent-grafts. Ann Thorac Surg. 2008;85(1 Suppl):S1–41. PubMed PMID: 18083364. Epub 2008/01/08. eng

[3] Januzzi JL, Isselbacher EM, Fattori R, Cooper JV, Smith DE, Fang J, et al. Characterizing the young patient with aortic dissection: results from the International Registry of Aortic Dissection (IRAD). J Am Coll Cardiol. 2004;43(4):665–9. PubMed PMID: 14975480. Epub 2004/02/21. eng

[4] Patel AY, Eagle KA, Vaishnava P. Acute type B aortic dissection: insights from the International Registry of Acute Aortic Dissection. Ann Cardiothorac Surg. 2014;3(4):368–74. PubMed PMID: 25133099. Pubmed Central PMCID: PMC4128929. Epub 2014/08/19. eng

[5] Coady MA, Ikonomidis JS, Cheung AT, Matsumoto AH, Dake MD, Chaikof EL, et al. Surgical management of descending thoracic aortic disease: open and endovascular approaches: a scientific statement from the American Heart Association. Circulation. 2010;121(25):2780–804. PubMed PMID: 20530003. Epub 2010/06/10. eng

[6] Fattori R, Cao P, De Rango P, Czerny M, Evangelista A, Nienaber C, et al. Interdisciplinary expert consensus document on management of type B aortic dissection. J Am Coll Cardiol. 2013;61(16):1661–78. PubMed PMID: 23500232. Epub 2013/03/19. eng

[7] Tsai TT, Trimarchi S, Nienaber CA. Acute aortic dissection: perspectives from the International Registry of Acute Aortic Dissection (IRAD). Eur J Vasc Endovasc Surg. 2009;37(2):149–59. PubMed PMID: 19097813. Epub 2008/12/23. eng

[8] Akin I, Kische S, Ince H, Nienaber CA. Indication, timing and results of endovascular treatment of Type B dissection. Eur J Vasc Endovasc Surg. 2009;37(3):289–96.

[9] Diehm N, Vermassen F, van Sambeek MR. Standardized definitions and clinical endpoints in trials investigating endovascular repair of aortic dissections. Eur J Vasc Endovasc Surg. 2013;46(6):645–50. PubMed PMID: 24076081. Epub 2013/10/01. eng

[10] Trimarchi S, Eagle KA, Nienaber CA, Pyeritz RE, Jonker FH, Suzuki T, et al. Importance of refractory pain and hypertension in acute type B aortic dissection: insights from the International Registry of Acute Aortic Dissection (IRAD). Circulation. 2010;122(13):1283–9. PubMed PMID: 20837896. Epub 2010/09/15. eng

[11] Brunkwall J, Kasprzak P, Verhoeven E, Heijmen R, Taylor P, Alric P, et al. Endovascular repair of acute uncomplicated aortic type B dissection promotes aortic remodelling: 1 year results of the ADSORB trial. Eur J Vasc Endovasc Surg. 2014;48(3):285–91. PubMed PMID: 24962744. Epub 2014/06/26. eng

[12] Nienaber CA, Rousseau H, Eggebrecht H, Kische S, Fattori R, Rehders TC, et al. Randomized comparison of strategies for type B aortic dissection: the INvestigation of STEnt grafts in aortic dissection (INSTEAD) trial. Circulation. 2009;120(25):2519–28.

[13] Nienaber CA, Kische S, Rousseau H, Eggebrecht H, Rehders TC, Kundt G, et al. Endovascular repair of type B aortic dissection: long-term results of the randomized investigation of stent grafts in aortic dissection trial. Circ Cardiovasc Interv. 2013;6(4):407–16.

[14] Eid-Lidt G, Gaspar J, Melendez-Ramirez G, Cervantes SJ, Gonzalez-Pacheco H, Damas de Los Santos F, et al. Endovascular treatment of type B dissection in patients with Marfan syndrome: mid-term outcomes and aortic remodeling. Catheter Cardiovasc Interv. 2013;82(7):E898–905. PubMed PMID: 23576534. Epub 2013/04/12. eng

[15] Marcheix B, Rousseau H, Bongard V, Heijmen RH, Nienaber CA, Ehrlich M, et al. Stent grafting of dissected descending aorta in patients with Marfan's syndrome: mid-term results. JACC Cardiovasc Interv. 2008;1(6):673–80. PubMed PMID: 19463383. Epub 2009/05/26. eng

[16] White RA, Miller DC, Criado FJ, Dake MD, Diethrich EB, Greenberg RK, et al. Report on the results of thoracic endovascular aortic repair for acute, complicated, type B aortic dissection at 30 days and 1 year from a multidisciplinary subcommittee of the Society for Vascular Surgery Outcomes Committee. J Vasc Surg. 2011;53(4):1082–90. PubMed PMID: 21334174. Epub 2011/02/22. eng

[17] Moulakakis KG, Mylonas SN, Dalainas I, Kakisis J, Kotsis T, Liapis CD. Management of complicated and uncomplicated acute type B dissection. A systematic review and meta-analysis. Ann Cardiothorac Surg. 2014;3(3):234–46. PubMed PMID: 24967162. Pubmed Central PMCID: 4052408

[18] Trimarchi S, Nienaber CA, Rampoldi V, Myrmel T, Suzuki T, Bossone E, et al. Role and results of surgery in acute type B aortic dissection: insights from the International Registry of Acute Aortic Dissection (IRAD). Circulation. 2006;114(Suppl. 1):I357–I64.

[19] Brunt ME, Egorova NN, Moskowitz AJ. Propensity score-matched analysis of open surgical and endovascular repair for type B aortic dissection. Int J Vasc Med. 2011;2011:364046. PubMed PMID: 21961067. Pubmed Central PMCID: 3180776. Epub 2011/10/01. eng

[20] Dake MD, Kato N, Mitchell RS, Semba CP, Razavi MK, Shimono T, et al. Endovascular stent–graft placement for the treatment of acute aortic dissection. N Engl J Med. 1999;340(20):1546–52. PubMed PMID: 10332016

[21] Schor JS, Yerlioglu ME, Galla JD, Lansman SL, Ergin MA, Griepp RB. Selective management of acute type B aortic dissection: long-term follow-up. Ann Thorac Surg. 1996;61(5):1339–41. PubMed PMID: 8633937. Epub 1996/05/01. eng

[22] Bavaria JE, Brinkman WT, Hughes GC, Khoynezhad A, Szeto WY, Azizzadeh A, et al. Outcomes of thoracic endovascular aortic repair in acute type B aortic dissection: results from the valiant United States investigational device exemption study. Ann Thorac Surg. 2015;100(3):802–8. discussion 8–9. PubMed PMID: 26209487. Epub 2015/07/26. eng

[23] The VIRTUE. Registry of type B thoracic dissections—study design and early results. Eur J Vasc Endovasc Surg. 2011;41(2):159–66. PubMed PMID: 20952217. Epub 2010/10/19. eng

[24] Nienaber CA, Clough RE. Management of acute aortic dissection. Lancet. 2015;385(9970):800–11. PubMed PMID: 25662791

[25] Preventza O, Garcia A, Moeller K, Cooley DA, Gonzalez L, Cheong BY, et al. Retrograde ascending aortic dissection after thoracic endovascular aortic repair for distal aortic dissection or with zone 0 landing: association, risk factors, and true incidence. Ann Thorac Surg. 2015;100(2):509–15. PubMed PMID: 26095103

[26] Eggebrecht H, Thompson M, Rousseau H, Czerny M, Lonn L, Mehta RH, et al. Retrograde ascending aortic dissection during or after thoracic aortic stent graft placement: insight from the European registry on endovascular aortic repair complications. Circulation. 2009;120(11 Suppl):S276–81. PubMed PMID: 19752379

[27] Piffaretti G, Mariscalco G, Tozzi M, Bruno VD, Sala A, Castelli P. Acute iatrogenic type A aortic dissection following thoracic aortic endografting. J Vasc Surg. 2010;51(4):993–9. PubMed PMID: 20347697. Epub 2010/03/30. eng

[28] Mossop PJ, McLachlan CS, Amukotuwa SA, Nixon IK. Staged endovascular treatment for complicated type B aortic dissection. Nat Clin Pract Cardiovasc Med. 2005;2(6):316–21. quiz 22. PubMed PMID: 16265536. Epub 2005/11/03.

eng

[29] Lombardi JV, Cambria RP, Nienaber CA, Chiesa R, Mossop P, Haulon S, et al. Aortic remodeling after endovascular treatment of complicated type B aortic dissection with the use of a composite device design. J Vasc Surg. 2014;59(6):1544–54.

[30] Lombardi JV, Cambria RP, Nienaber CA, Chiesa R, Teebken O, Lee A, et al. Prospective multicenter clinical trial (STABLE) on the endovascular treatment of complicated type B aortic dissection using a composite device design. J Vasc Surg. 2012;55(3):629–40.e2. PubMed PMID: 22169668. Epub 2011/12/16. eng

胭动脉瘤
Popliteal Artery Aneurysms

Efthymios D. Avgerinos　Michel S. Makaroun　著

第9章

病例报告 1

　　患者，男性，62 岁，因右脚冰凉到急诊科就诊。检查发现股动脉搏动正常，胭窝有一搏动性肿块。右脚冰凉，但运动和感觉功能完好。未扪及足背搏动，可探及微弱的多普勒信号。

问题 1：胭动脉瘤的存在与以下什么因素密切相关？

A. 对侧胭动脉瘤。

B. 肾下腹主动脉瘤。

C. 其他周围动脉瘤。

D. 以上所有。

问题 2：以下哪项是胭动脉瘤的首选诊断检查？

A. 磁共振成像。

B. 动脉造影。

C. 多普勒超声。

D. 计算机断层扫描血管造影。

　　多普勒超声提示双侧巨大的胭动脉瘤和直径为 4.5cm 的肾下腹主动脉瘤。为了进一步评估主动脉瘤和双下肢动脉，我们进行了计算机断层扫描（CT）血管造影结果显示，膝下胭动脉血栓形成（图 9–1），胫动脉通畅。由于动脉瘤局限于膝关节区域，因此决定采用开放式修复术，手术采用后入路方式。切除胭动脉瘤并用同侧大隐静脉作为间置移植物。从动脉瘤囊内结扎膝支。1 个月后采用类似的方法治疗对侧胭动脉瘤。

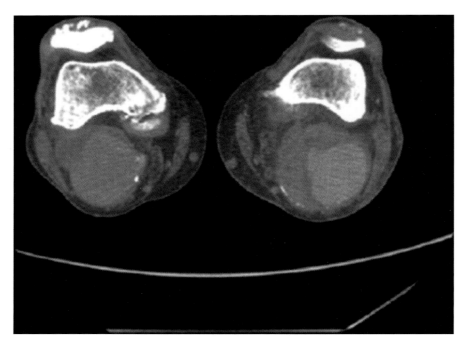

▲ 图 9-1　计算机断层扫描血管造影显示双侧巨大胭动脉瘤

问题 3：胭动脉瘤可能表现的症状是什么（选择所有可能的表现）？

A. 远端栓塞。

B. 急性血栓形成。

C. 静脉压迫性水肿。

D. 无症状。

问题 4：与择期修复相比，胭动脉瘤急诊修复在移植血管通畅性和肢体保留方面效果相似。该说法是对的吗？

A. 对。

B. 错。

病例报告 2

　　患者，女性，82 岁，转入我院诊断为右侧第二脚趾蓝趾。患者主诉：脚趾疼痛发紫，已有一段时间。经检查，患者的股动脉及右侧胭动脉搏动正常，双侧足背动脉微弱。多普勒超声显示有一 2.0cm 的胭动脉瘤，动脉瘤的近端和远端分别有 3～4cm 的正常动脉。左胭动脉大小正常，无血栓形成。CT 血管造影证实为胭动脉瘤并瘤内部分血栓形成（图 9-2）。患者有冠心病和心力衰竭病史，左心室射血分数为 25%。右下肢血管造影显示流出道情况（图 9-3）。

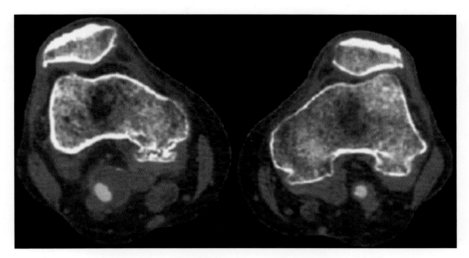

▲ 图 9-2　计算机断层扫描血管造影显示 **2.0cm** 右腘动脉瘤，部分血栓形成

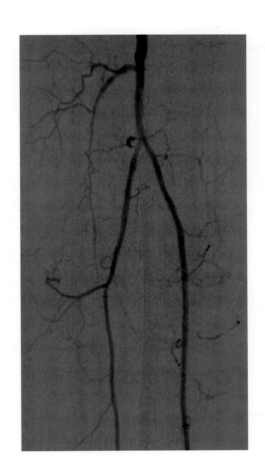

◀ 图 9-3　诊断性血管造影显示两支良好的流出道

问题 5：下列哪项是治疗腘动脉瘤较好的选择？

A. 急性血栓性动脉瘤的溶栓后修复和旁路移植。

B. 切除引起局部压迫症状的动脉瘤和间置静脉移植。

C. 78 岁严重肺心病动脉瘤患者进行血管内支架植入术。

D. 对单纯急性血栓性动脉瘤进行血栓清除术。

该患者腘动脉瘤手术修复的风险很高，而血管内介入手术具有更好的围术期生存率结果。患者动脉瘤解剖结构可以接受血管内修复，动脉瘤近端和远端有足够的锚定区，有两根良好的流出道。在腘动脉置入直径 6mm、长 10cm 的 VIABAHN 支架（Gore Medical，Flagstaff，AZ），从而隔绝动脉瘤。血管造影显示，在膝关节弯曲时，支架未发生扭曲（图 9-4）。

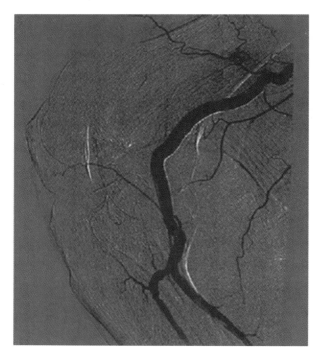

▲ 图 9-4　完成血管造影，影像显示膝关节弯曲时支架无扭曲，并保留了流出道

病例报告 3

患者，男性，67 岁，右脚及小腿突然麻木，并伴有疼痛和运动功能降低。患者是一名马拉松运动员，无异常病史。患者脚部冰凉，未扪及足背动脉搏动，对侧肢体可触及搏动。右侧腘动脉搏动突出，怀疑为腘动脉瘤，最终通过 CTA 证实。CTA 结果显示动脉瘤内有血栓形成，远端流出道可见栓塞。立即外周静脉滴注肝素治疗。

问题 6：腘动脉瘤出现远端栓塞且无足部流出道的最佳治疗方案是什么？

A. 开始溶栓，清除远端血栓，根据溶栓情况及流出道情况，对动脉瘤进行开放或血管内修复。

B. 急诊行腘窝及足部动脉血栓清除术、动脉瘤结扎术及股腘动脉搭桥术。

C. 急诊行血管内修复动脉瘤，防止进一步栓塞。

D. 急诊行足部血栓清除术，股 - 足搭桥术和动脉瘤结扎术。

将患者送入手术室，在腘动脉远端放置一根 5cm 输注长度的溶栓导管，在胫后动脉远端放置一根 12cm 输注微导丝（图 9-5）。给予组织型纤溶酶原激活物 4mg，0.5mg/h 经静脉滴注，0.5mg/h 经微导丝滴注。

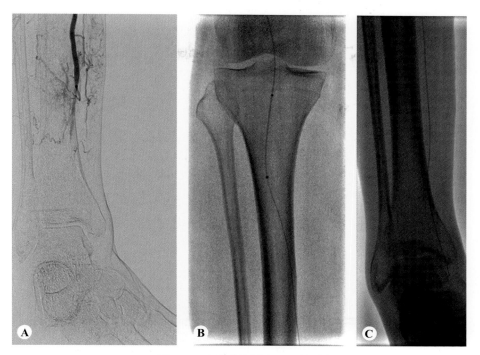

▲ 图 9-5　血管造影诊断及血栓溶解

A. 胫前动脉和腓动脉闭塞，胫后动脉远端 1/3 闭塞，无足侧流出道；B. 腘动脉放置溶栓导管进行溶栓；C. 在胫后动脉远端放置灌注微丝

需要多次对溶栓效果进行复查造影，并且根据效果对输注导管进行靶血管的调整。最终手术结果是：胫后动脉和腓动脉血流正常。在踝关节处胫前动脉通畅，但足背动脉仍有血栓形成。腘动脉瘤血管内疗法适用于这种具有"接近三个"血管、近端动脉良好（> 2cm）和锚定区合适。血管造影和 CT 扫描检查确定锚定区域约为 8.5mm，在胫前动脉起始位置的正上方放置直径 10mm、尺寸为 15cm 的 Viabahn（Gore Medical，Flagstalf，AZ）（图 9-6）。

腘动脉瘤

腘动脉瘤是最常见的（> 70%）外周动脉动脉瘤。直径 1.5cm 的腘动脉被认为是动脉瘤，动脉瘤长到 2cm 或更大时通常会出现并发症。动脉粥样硬化是大多数腘动脉瘤形成主要的病理基础，其好发人群为 60—70 岁的男性[1-4]。腘动脉瘤的罕见病因包括 Behcet 病、马方综合征、感染、腘动脉卡压综合征和外伤。腘动脉瘤的存在增加了其他动脉瘤的风险，36%~54%（约 50%）为双侧腘动脉瘤，25%~54%（约 50%）同时发生肾下腹主动脉瘤[1-6]（问题 1：D）。当体格检查发现腘窝有明显的搏动或搏动性肿块时，应怀疑腘动脉瘤。超声检查可将动脉瘤段与腘窝内其他肿块区分开来，并显示附壁血栓（问题 2：C）。血管造影可以作为一项重要的辅助检查，能够鉴别远端流出道的情况。很大比例的动脉瘤是偶然发现的，但大多数（58%~71%）腘动脉瘤诊断时是有症状的[1, 3, 5, 7]。最常见的表现是远端栓塞或急性血栓，其次是压迫症状[6]。腘窝邻近结构受压可引起静脉阻塞，并发肿胀（深静脉血栓）和疼痛（压迫邻近神经）。破裂很少发生，只有不到 5% 的患者出现这种情况[1, 6]（问题 3：A 至 D）。

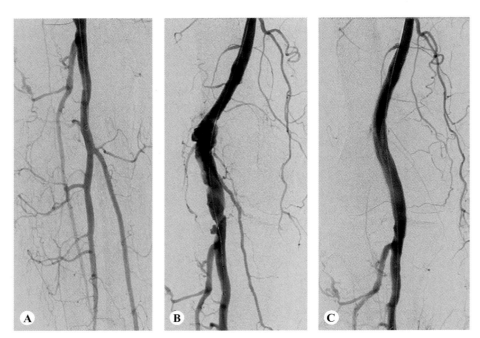

▲ 图 9-6　腘动脉瘤血栓溶解后血管造影和支架植入术
A. 三根血管血流恢复正常；B. 适当的近端和远端锚定区；C. 支架置入

远端栓塞可导致轻微或严重的组织功能障碍，但更重要的是，它影响了远端血流，降低手术修复的远期通畅率。此外，同时检查对侧和腹部血管是必要的。

修复适应证包括直径 ≥ 2cm、存在明显的附壁血栓、变形、压迫引起疼痛和（或）静脉阻塞及栓塞症状。无症状患者的移植物选择性修复可获得良好的桥血管通畅率和保肢率，5 年通畅率和肢体保存率分别为 80% 和 98%。相反，有症状患者的修复降低了移植物的通畅率和肢体挽救率，特别是急性血栓的紧急修复术和少见腘动脉瘤破裂修复术后 [1, 2, 7-9]（问题 4：B）。因此，腘动脉瘤在无症状状态下，一旦达到 2cm 或伴有明显血栓时，修复效果较好。一些人主张，如果没有明显的附壁血栓或扭曲，特别是在高危患者中，无症状的腘动脉瘤可以观察到 3cm [2]。可选择的修复方法包括开放球从内侧入路的旁路转流术、从后方入路的动脉瘤修复术或血管内支架植入术。开放式修复术是治疗腘动脉瘤的金标准。内侧入路是最常用的入路，因为它暴露远端股浅动脉、三分支和大隐静脉的效果最佳。在病情范围有限的情况下，特别是需要结扎所有动脉瘤分支以缓解压迫症状时，后路是首选。腘动脉瘤的血管内修复是一种微创的方法，在引入抗扭较支架后获得了广泛的接受和青睐。对于解剖结构合适的患者，尤其是手术耐受能力较差的患者，腔内修复是一种很好的选择。最近一项对约 5000 例患者的 Meta 分析表明，血管内修复有着较少的伤口并发症和较短的住院时间。虽然 3 年的血管通畅率相似，这是以早期通畅率较低为代价的 [3]。良好的流出道和合适的锚定区域是决定手术成功的重要因素。腘动脉瘤血管内支架植入的禁忌证包括压迫症状和流出道。

急性血栓的腘动脉瘤表现为急性肢体缺血，需要紧急治疗。应立即开始全身抗凝，在准备开放手术或血管内修复时，定向溶栓可改善远端血流（问题 5：A 至 C）（问题 6：A）。如果缺血非常严重，没有足够溶栓的时间，并且没有良好的流出道，紧急血栓清除术和手术搭桥可能是一个更好的选择，但预期结果较差。

参考文献

[1] Lichtenfels E, Frankini AD, Bonamigo TP, et al. Popliteal artery aneurysm surgery: the role of emergency setting. Vasc Endovasc Surg. 2008;42(2):159–64.

[2] Ravn H, Wanhainen A, Bjorck M. Surgical technique and long-term results after popliteal artery aneurysm repair: results from 717 legs. J Vasc Surg. 2007;46(2):236–43.

[3] Martelli E, Ippoliti A, Ventoruzzo G, et al. Popliteal artery aneurysms. Factors associated with thromboembolism and graft failure. Int Angiol. 2004;23(1):54–65.

[4] Huang Y, Gloviczki P, Noel AA, et al. Early complications and long-term outcome after open surgical treatment of popliteal artery aneurysms: is exclusion with saphenous vein bypass still the gold standard? J Vasc Surg. 2007;45(4):706–13. discussion 713–5

[5] Ascher E, Markevich N, Schutzer RW, et al. Small popliteal artery aneurysms: are they clinically significant? J Vasc Surg. 2003;37(4):755–60.

[6] Ravn H, Bergqvist D, Bjorck M. Nationwide study of the outcome of popliteal artery aneurysms treated surgically. Br J Surg. 2007;94(8):970–7.

[7] Pulli R, Dorigo W, Troisi N, et al. Surgical management of popliteal artery aneurysms: which factors affect outcomes? J Vasc Surg. 2006;43(3):481–7.

[8] Cross JE, Galland RB. Asymptomatic popliteal artery aneurysms (less than 3cm) should be ttreated conservatively. Eur J Vasc Surg. 2011;41:445–9.

[9] Leake AE, Segal MA, Chaer RA, et al. Meta-analysis of open and endovascular repair of popliteal artery aneurysms. J Vasc Surg. 2017;65:246–256.e2.

第10章

肾动脉瘤
Renal Artery Aneurysm

Lutz Reiher　Tomas Pfeiffer　Wilhelm Sandmann　著

病例报告

患者，女性，45岁，有10年高血压病史。两种降压药物可以使血压得到有效控制，但过去的几个月血压没有得到很好的控制。为了排除肾血管来源的高血压，进行了血管造影，显示右侧肾动脉纤维发育不良，有多个狭窄节段和动脉瘤（图10-1）。

问题1：以下关于肾动脉瘤的陈述哪一项是正确的？

A. 本病女性发病率明显较高。

B. 通常在腹痛时检查出此病。

C. 它可能导致动脉高血压。

D. 它通常通过压迫肾静脉而导致蛋白尿。

E. 在极少数情况下可导致血尿。

问题2：哪些关于RAA病因的陈述是正确的？

A. RAA最常见的潜在疾病是主动脉缩窄合并肾动脉疾病和肾动脉夹层。

B. 肾动脉肌纤维发育不良可表现为RAS、RAA或两者兼有。

C. 动脉硬化是RAA的常见原因。

D. 部分RAA表现为动脉壁炎症。

E. Ehlers-Danlos综合征和马方综合征中RAA的发生率增加。

问题3：RAA的自发过程中，应该向患者解释哪些风险？

A. RAA可能破裂并导致出血，危及生命。

B. 在怀孕和分娩期间，破裂的风险降低。

C. 肾动脉粥样硬化性高血压可能是由肾动脉或其分支同时狭窄引起的。

D. 在 RAA 合并高血压的病例中，肾动脉血管造影总是显示意外的肾动脉狭窄。

E. RAA 引起的血栓可能是导致肾功能丧失的根源。

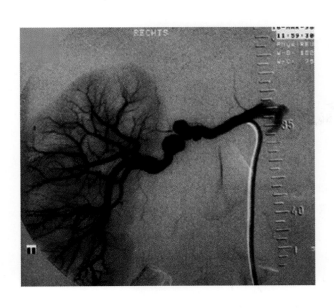

◀ 图 10-1 选择性肾动脉造影显示，肌纤维发育不良导致肾动脉瘤伴肾动脉狭窄（renal artery stenosis，RAS）

问题 4：以下关于肾动脉修复（renal artery repair，RAR）治疗 RAA 的指征的陈述哪一项是正确的？

A. RAR 仅在高血压以外的症状中有指征。

B. 如果育龄女性没有高血压，则不应进行 RAR 手术。

C. 如果同时发现 RAS，则有良好的指征。

D. 只有当 RAA > 5.5cm 时，才有良好的 RAR 指征。

E. RAA 合并高血压的患者即使没有检测到 RAS，也可具有 RAR 指征。

对于 RAR，腹部正中切口直接进入肾下主动脉，与患者大隐静脉的一段端侧吻合。Kocher 操作后，横断远端肾动脉并在肾门处的下腔静脉背侧与大隐静脉吻合，隐静脉位于下腔静脉背侧的肾门上。术后血管造影结果良好（图 10-2）。术后 3 年复查，患者血压正常，未服用降压药物。

问题 5：以下关于 RAA 管理的陈述哪一个是正确的？

A. 用假体移植替代病变肾动脉是 RAR 的首选疗法。

B. 仅在肾动脉原位重建中才能保护肾脏免受缺血损伤。

C. RAA 切除并端到端吻合或动脉瘤修补术是治疗 RAR 的有效方法。

D. 在远端分支动脉病变的病例中，可能需要肾动脉进行原位修复。

E. 切除 RAA 常导致肾动脉复发性动脉瘤扩张。

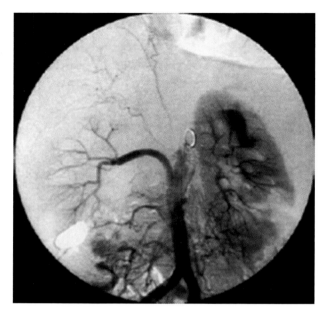

▲ 图 10-2　术后血管造影显示主动脉 - 肾静脉移植物未闭

评论

RAA 通常不会引起症状，通常是在高血压检查时被意外诊断出来的，就像病例中的患者。在少数病例中，侧腹疼痛被描述为初期症状，这可能是由于肾动脉瘤的占位或肾动脉夹层引起。动脉瘤破裂进入尿道会引起血尿（问题 1：A、C 和 E）。最常见的病因是动脉壁发育不良，其次是动脉硬化。在我们的病例中，肌纤维肉发育不良是 RAA 的病因。RAA 的罕见病因可能为非典型主动脉缩窄合并肾动脉疾病、动脉壁炎症、夹层或创伤、弹性纤维和胶原纤维紊乱（如 Ehlers-Danlos 综合征或马方综合征）（问题 2：B 至 E）。

右肾动脉 RAA 的发生率是左肾动脉的 2 倍。选择性血管造影常发现主干动脉和分支动脉，同时存在 RAS，节段动脉也可能是动脉瘤，但同时合并肾动脉夹层是少见的。

RAA 破裂，高血压的发展或恶化，以及血栓或栓塞导致的肾功能丧失，都是 RAA 的结局。

与所有动脉瘤一样，破裂是 RAA 的一个可能并发症。在平均 4.3 年的观察时间内，Tham 等在 69 例接受保守治疗的患者中没有发现 RAA 破裂[1]，而 Henriksson 等在 4 例（10.2%）中观察到 RAA 破裂[2]，破裂时只能进行肾切除术。有多篇关于妊娠和分娩过程中 RAA 破裂的病例报道[3-5]，其中一位作者发现妊娠期间 RAA 破裂的概率高达 80%[6]。

由于高血压本身是任何部位动脉瘤破裂的一个危险因素，有人认为高血压本身就可以作为切除 RAA 的指征。90% 的 RAA 破裂患者都有出现高血压[7]。

RAA 的直径越大，破裂的可能性越大，这可以用拉普拉斯定律来解释。然而，任何直径的 RAA 都可能破裂。RAA 破裂的最小直径为 1cm，最大直径为 16.5cm[8]。

约 80% 的 RAA 患者存在高血压[9, 10]。如果 RAA 在同侧或对侧同时伴有 RAS，如示例中的患者，那么切除是合理的，因为它是改善高血压并消除破裂风险的有效手段。然而，同侧狭窄可能由于动脉瘤的表现而在血管造影中被遗漏。此外，动脉瘤疾病不仅包括血管扩张，还包括血管伸长，这可能导致扭转，并伴有相应的狭窄[11]（问题 3：A、C 和 E）。

切除 RAA 对所有伴或不伴 RAS 的高血压患者及育龄女性都适用（问题 2：C）。即使血压正常，对于直径＞ 2cm 的 RAA，也应切除。自体 RAR 远期效果良好。合并 RAS、直径＞ 1cm 的 RAA 且无高血压的年轻患者具有相对手术指征（问题 4：C 和 E）。

RAR 最有潜力的治疗方法是自体重建。手术方法为用大隐静脉置换肾动脉，切除病变部分，再进行吻合。自体成形术（即动脉瘤缝合术）是另一种合适的技术。虽然动脉瘤壁只部分切除，但未见 RAA 复发。原位重建创伤较小，但是，在不累及远端主动脉且累及分支动脉的情况下，可能需要对肾动脉进行原位修复（问题 5：C 和 D）。

如果动脉修复仅限于肾动脉且不需要同时修复主动脉，那么预期术后死亡率可以＜ 1%。术后并发症主要有暂时性肾功能不全、移植物血栓、出血、血栓形成和胰腺炎。85% 以上的病例显示受累的肾脏可以得保留。通过手术治疗改善高血压患者的数量与作者提到的数量存在很大差异，分别为 5%～50% 和 25%～62%[12]。

参考文献

[1] Tham G, Ekelund L, Herrlin K, Lindstedt EL, Olin T, Bergentz SE. Renal artery aneurysms. Natural history and prognosis. Ann Surg. 1983;197:348–52.

[2] Henriksson C, Lukes P, Nilson AE, Pettersson S. Angiographically discovered, non-operated renal artery aneurysms. Scand J Urol Nephrol. 1984;18:59–62.

[3] Rijbroek A, Dijk HA, Roex AJM. Rupture of renal artery aneurysm during pregnancy. Eur J Vasc Surg. 1994;8:375–6.

[4] Smith JA, Macleish DG. Postpartum rupture of a renal artery aneurysm to a solitary kidney. Aust N Z J Surg. 1985;55:299–300.

[5] Whiteley MS, Katoch R, Kennedy RH, Bidgood KA, Baird RN. Ruptured renal artery aneurysm in the first trimester of pregnancy. Eur J Vasc Surg. 1994;8:238–9.

[6] Love WK, Robinette MA, Vernon CP. Renal artery aneurysm rupture in pregnancy. J Urol. 1981;126:809–11.

[7] Abud O, Chelile GE, Sole-Balcells F. Aneurysm and arteriovenous malformation. In: Novick AC, Scoble J, Hamilton G, editors. Renal vascular disease. London: Saunders; 1996. p. 35–46.

[8] Hupp T, Allenberg JR, Post K, Roeren T, Meier M, Clorius JH. Renal artery aneurysm: surgical indications and results. Eur J Vasc Surg. 1992;6:477–86.

[9] Martin RSD, Meacham PW, Ditesheim JA, Mulherin JL Jr, Edwards WH. Renal artery aneurysm: selective treatment for hypertension and prevention of rupture. J Vasc Surg. 1989;9:26–34.

[10] Brekke IB, Sodal G, Jakobsen A, et al. Fibro-muscular renal artery disease treated by extracorporeal vascular reconstruction and renal autotransplantation: short- and long-term results. Eur J Vasc Surg. 1992;6:471–6.

[11] Poutasse EF. Renal artery aneurysms. J Urol. 1975;113:443–9.

[12] Pfeiffer T, Reiher L, Grabitz K, et al. Reconstruction for renal artery aneurysm: operative techniques and long-term results. J Vasc Surg. 2003;37:293–300.

第11章 吻合口动脉瘤

Anastomotic Aneurysms

Jonothan J.Earnshaw　著

病例报告

患者，女性，70 岁，双侧腹股沟搏动性肿块（图 11-1）。6 年前，因患有 6cm 且累及双髂动脉的腹主动脉瘤，曾接受选择性主动脉 - 双股动脉移植手术，治疗后完全康复。4 个月前，第一次发现右侧腹股沟出现更大的肿块，并开始逐渐增大。无跛行或腿部缺血的症状。既往病史包括 18 个月前心肌梗死，但运动量不受限。经检查，患者无不适。先前手术遗留一愈合良好的中线剖腹手术瘢痕。腹部检查无异常，听诊无杂音。在腹股沟瘢痕中间 1/3 处可见两个清晰的膨胀性肿块，左边约 2cm，右边约 4cm。肿块较硬。未有远端循环受损表现，可触及所有脉搏。双侧影像学显示双侧腹股沟有吻合口假性动脉瘤，左侧 1.8cm，右侧 3.5cm。

问题 1：关于吻合口假性动脉瘤的病因，下列哪一种说法是正确的？

A. 3%～5% 的吻合口假性动脉瘤发生在腹股沟股动脉吻合处。

B. 40% 吻合口假性动脉瘤发生在腹股沟。

C. 动脉壁的原发性变性是病因之一。

D. 持续吸烟是病因之一。

E. 在再次手术时，约有 1/3 的患者感染致病菌。

问题 2：患者想了解不处理动脉瘤的风险。吻合口动脉瘤的潜在并发症按发生频率排序是怎样的？

A. 破裂。

B. 栓塞。

C. 压迫症状。

D. 疼痛。

E. 二次出血。

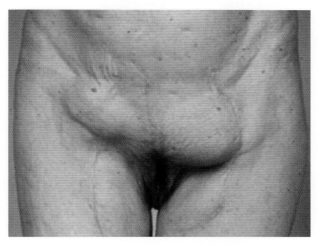

▲ 图 11-1　女性患者，双股主动脉移植后双侧吻合口动脉瘤

问题 3：下列哪一种非手术治疗可用？

A. 栓塞。

B. 超声引导下的压迫。

C. 凝血酶注射。

D. 血管内支架。

手术修复了两个动脉瘤中较大的动脉瘤。之前的手术切口被重新切开并延长。确诊为假性动脉瘤，移植物似乎已与动脉分离。没有任何感染迹象。用 8mm 的明胶涂层编织涤纶间置移植物（利福平溶液 10mg/ml 浸泡）替代动脉瘤将旧移植物的一端缝合到股总分叉侧端。将血栓和旧移植物送检。患者术后恢复良好。所有细菌培养均为阴性，因此，围术期抗生素预防在 48h 后停止。

问题 4：根据腹股沟吻合口动脉瘤的治疗价值，对以下手术方法进行手术有效性递增排序是怎样的？

A. 重新缝合或局部修复。

B. 结扎、搭桥。

C. 修复。

D. 静脉修复。

E. 植入支架。

随访 2 年，患者右侧腹股沟吻合口动脉瘤无复发迹象。左侧腹股沟的后续超声扫描显示左侧吻合口动脉瘤最大直径仍为 2cm。

问题 5：下列哪个陈述是错误的？

A. 吻合口动脉瘤手术治愈率 50%。

B. 吻合口动脉瘤手术治愈率 90%。

C. 复发性吻合口动脉瘤手术治愈率 50%。

D. 复发性吻合口动脉瘤手术治愈率 90%。

E. 腹膜后吻合动脉瘤无须长期随访。

一、评论

吻合口动脉瘤的发生率正在增加，主要是由于涉及腹股沟吻合的假体血管重建的频率增加。血管吻合后总发生率约为 2%，但当吻合涉及股动脉时，发生率增加到 3%～8%[1-4]。尽管吻合口动脉瘤在假体搭桥手术后最常见，但偶尔也会发生在静脉搭桥手术、半封闭动脉内膜切除术和静脉修补的开放式动脉内膜切除术后。吻合口动脉瘤可以发生在任何部位，但通常发生在关节附近。大约 80% 发生在腹股沟[1]，可能是由于运动相关的应变所致（问题 1：A、C、D 和 E）。

病因见图 11-2，有 3 个主要因素和一些次要因素。最早记录的原因之一是编织丝用于血管吻合时的缝合失败[5]。

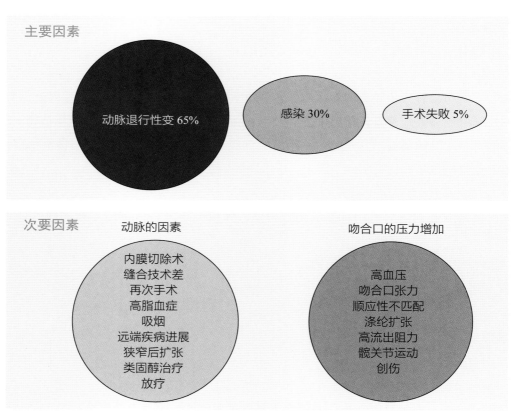

▲ 图 11-2 吻合口动脉瘤的病因

由于单丝缝合已经使用，因此缝合失败已经成为一个不太常见的因素，尽管偶尔也有报道强调小心处理缝合的重要性，来避免缝线的断裂[6]。

动脉变性是最常见的主要因素。旁路移植术后疾病发展过程仍在继续 [1, 7, 8]。组织学上，吻合处可见慢性炎症反应 [9]。次要因素有很多，能够使动脉变性过程复杂化 [10]。技术不佳、无法缝合动脉各层、涤纶的使用，以及动脉内膜切除术的需求，这些都削弱了动脉移植物的完整性 [1]。从理论上讲，高血压和高流出阻力可能会增加吻合口的张力，当移植物通过腹股沟韧带下方时 [9]，髋关节运动和狭窄后扩张会形成物理性损坏。这些因素和其他因素都可能导致不匹配，这也可能是一个因素 [8]。吻合口动脉瘤可由局部感染引起。高毒性细菌感染，如金黄色葡萄球菌，通常出现在临床移植感染的早期。晚期吻合口破裂常由低毒性微生物引起，如表皮葡萄球菌。在再次手术时，高达 30% 的吻合口动脉瘤可显示出致病菌的存在 [7]，这会影响手术修复（见下文）（问题 2：D、C、B、A、E）。

二、干预指征

吻合口动脉瘤的治疗目的在于控制症状或预防并发症的发生。疼痛症状与肿块增大或压迫邻近结构有关，如股神经。并发症可能发生于局部或远端。增大动脉瘤可能阻塞下面的血管，导致远端缺血。造成血流中断相关的栓子可能向远端传播。动脉瘤破裂最令人担心，但相对少见。并发症与动脉瘤的大小有关。因此，如果动脉瘤体积小且易于探查，并且无进行性增大或症状，则可采取保守治疗。直径 < 2cm 的动脉瘤可以安全观察。超过这个大小，并发症的发生率上升，应考虑干预。但是，对于 > 2cm 的动脉瘤也可能需要根据患者的身体情况而通过观察等待进行保守处理。

由动脉直接穿刺引起的医源性假性动脉瘤必须与吻合口动脉瘤区分开来，因为它们的治疗方法本质上是不同的。无菌性动脉穿刺后的假性动脉瘤可以在多普勒超声 [11] 下通过动脉压迫治疗。最近，在这些假性动脉瘤中注射凝血酶已被证明是安全有效的，即使在抗凝患者中也是如此 [12]。这种方法不适用于吻合口动脉瘤。其他的放射技术也可以选择性地用于难以到达的位置的假性动脉瘤，如肾动脉或锁骨下动脉，在这些位置可以使用弹簧圈栓塞来阻塞再生血管 [13]。同样，这种方法很少适用于吻合口动脉瘤。有时，覆膜支架的血管内治疗可通过隔绝吻合口动脉瘤产生动脉瘤腔血栓 [14, 15]，并维持正常的远端血流。这种技术对于腹主动脉髂吻合动脉瘤尤其有价值，因为再手术有很大的风险。重要的是，不要在有感染风险的情况下使用血管内技术。吻合口动脉瘤最常见的部位是腹股沟，尚未发现有效的非手术技术。腹股沟也很容易进行手术，所以直接手术是通常的干预措施（问题 3：A 至 D）（问题 4：A、C、B、D、E）。

三、吻合口动脉瘤的治疗

对于大的吻合口动脉瘤或有症状的吻合口动脉瘤患者，应进行手术修复。局部修复对于非感染动脉瘤通常是可行的，但也可能需要移植。如果感染是引起血管破裂的原因，则需要进行更广泛的修补，包括结扎和远端旁路或整个初始移植物的置换 [16]。

吻合口动脉瘤常发生于动脉病变患者。术前需要仔细计划，以确保患者尽可能适合。为了保证动脉瘤充分暴露，采用全身麻醉，手术应在抗生素和肝素使用下进行。一旦动脉瘤近端、远端的血管得到控制，打开动脉瘤和异常动脉。在这种情况下，使用球囊阻断有助于血管的控制。假性动脉瘤通常需要切除移植物的末端与扩张的动脉后再进行吻合。为了确保新的吻合没有张力，可能需要间置吻合术。自体大隐静脉是首选的移植血管，但聚四氟乙烯或涤纶材料能更好地匹配尺寸（问题 5：A、C 和 E）。腹膜后吻合口动脉瘤则更具挑战性。近端主动脉吻合口动脉瘤可能需要夹闭或球囊阻断[17]。与主动脉髂移植物远端相关的动脉瘤症状出现得较晚，但是灾难性的，这说明了对这些移植物进行长期监测的潜在重要性[18]。如前所述，在这种情况下越来越多地采用血管内入路。

四、吻合口动脉瘤感染

约 80% 的吻合口动脉瘤发生在腹股沟，其主要原因是感染的发生率最高；约 30% 含有致病细菌。必须保持对感染的高度临床怀疑，对所有血块和移出的移植物进行革兰染色作为例行检查。围术期应继续使用抗生素，直到有结果（图 11-3）。

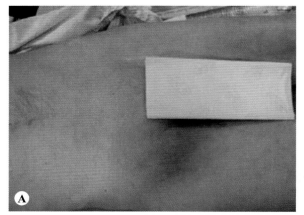 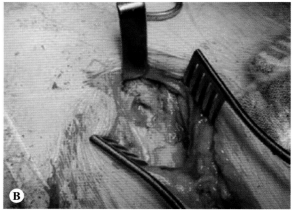

▲ 图 11-3　**A**. 该患者表现为右侧腹股沟突然疼痛。超声影像诊断为腋双股移植的假性动脉瘤。注意肿块的炎症性质，提示感染。**B**. 手术时，移植物完全与动脉分离。无脓毒症的迹象，所有细菌培养均为阴性

如果移植物周围有脓液，感染的诊断通常很明确。如果移植物明确感染，应完全切除，吻合口外旁路手术以恢复远端循环，并延长、足量抗生素使用。主动脉残端穿孔处缝合和腋股移植术可治疗感染性主动脉吻合口动脉瘤。对于感染性的股假性动脉瘤可采用闭孔旁路术，或者采用股隐静脉交叉术。发病率和死亡率都很高。如果移植物的感染程度较低，只有在微生物学检查后才能明确，那么其治疗就不那么激进。最安全的假设是所有的股动脉吻合动脉瘤都被污染了。如果修复需要假体材料，那么减少再感染机会的措施包括使用利福平浸泡、明胶涂层涤纶移植物和近距离放置庆大霉素珠。这种手术后的再感染率为 10%[19]。

五、结果

转归取决于动脉瘤的起始位置和任何混合因素[20]。作为最常见的吻合口动脉瘤的部位，股动脉的成功率最高。

约 90% 的外科手术都是成功的，那些复发的患者在第二次或后续手术中仍有 90% 的复发率。相比之下，腹腔内吻合口动脉瘤手术修复时并发症发生率较高。位于浅表位置的小动脉瘤可以通过超声监测，也可以由临床医生或有症状的患者反复检查。这些部位的手术成功率良好[21]。腹膜后动脉瘤需要长期的超声随访。如果可能，应采用微创技术进行修复，以避免与手术相关的高发病率和死亡率（在无感染的情况下）。对于适合手术的患者，切除并置入移植物有良好的远期效果。

参考文献

[1] Szilagyi DE, Smith RF, Elliott JP, Hageman JH, Dall'Olmo CA. Anastomotic aneurysms after vascular reconstruction: problems of incidence, etiology and treatment. Surgery. 1975;78:800–16.

[2] Waibel P. False aneurysm after reconstruction for peripheral arterial occlusive disease. Observations over 15–25 years. Vasa. 1994;23:43–51.

[3] Stone PA, AbuRhama AF, Flaherty SK, Bates MC. Femoral pseudoaneurysms. Vasc Endovasc Surg. 2006;40:109–17.

[4] Corriere MA, Guzman RJ. True and false aneurysms of the femoral artery. Semin Vasc Surg. 2005;18:216–23.

[5] Moore WS, Hall AD. Late suture failure in the pathogenesis of anastomotic false aneurysms. Ann Surg. 1970;172:1064–8.

[6] Berridge DC, Earnshaw JJ, Makin GS, Hopkinson BR. A ten-year review of false aneurysms in Nottingham. Ann R Coll Surg Engl. 1988;70:253–6.

[7] Wandschneider W, Bull O, Deneck H. Anastomotic aneurysms: an unsolvable problem. Eur J Vasc Endovasc Surg. 1988;2:115–9.

[8] Gayliss H. Pathogenesis of anastomotic aneurysms. Surgery. 1981;90:509–15.

[9] Sladen JG, Gerein AN, Miyagishima RT. Late rupture of prosthetic aortic grafts. Am J Surg. 1987;15:453–8.

[10] De Monti M, Ghilardi G, Sgroi G, Longhi F, Scorza R. Anastomotic pseudoaneurysm, true para-anastomotic aneurysm and recurrent aneurysm following surgery for abdominal aortic aneurysm. Is a unifying theory possible? Minerva Cardioangiol. 1995;43:367–73.

[11] Hajarizadeh H, LaRosa CR, Cardullo P, Rohrer MJ, Cutler BS. Ultrasound guided compression of iatrogenic femoral psuedoaneurysm: failure, recurrence and long term results. J Vasc Surg. 1995;22:425–30.

[12] Kang SS, Labropoulos N, Mansour MA, et al. Expanded indications for ultrasound-guided thrombin injection of pseudoaneurysms. J Vasc Surg. 2000;31:289–98.

[13] Uflacker R. Transcatheter embolisation of arterial aneurysms. Br J Radiol. 1986;59:317–24.

[14] Manns RA, Duffield RG. Intravascular stenting across a false aneurysm of the popliteal artery. Clin Radiol. 1997;52:151–3.

[15] Brittenden J, Gillespie I, McBride K, McInnes G, Bradbury AW. Endovascular repair of aortic pseudoaneurysms. Eur J Vasc Endovasc Surg. 2000;19:82–4.

[16] Clarke AM, Poskitt KR, Baird RN, Horrocks M. Anastomotic aneurysms of the femoral artery: aetiology and treatment. Br J Surg. 1989;76:1014–6.

[17] Ernst CB. The surgical correction of arteriosclerotic femoral aneurysm and anastomotic aneurysm. In: Greenhalgh RM, Mannick JA, editors. The cause and management of aneurysms. London: W.B. Saunders; 1990. p. 245–56.

[18] Treiman GS, Weaver FA, Cossman DV, et al. Anastomotic false aneurysms of the abdominal aorta and the iliac arteries. J Vasc Surg. 1988;8:268–73.

[19] Earnshaw JJ. Anastomotic/false aneurysms. In: Horrocks M, editor. Arterial aneurysms: diagnosis and management. Bath: Butterworth Heinemann; 1995. p. 209–21.

[20] Ylonen K, Biancari F, Leo E, et al. Predictors of development of anastomotic femoral pseudoaneurysms after aortobifemoral reconstruction for abdominal aortic aneurysm. Am J Surg. 2004;187:83–7.

[21] Woodburn K. False aneurysms. In: Earnshaw JJ, Parvin S, editors. Rare vascular disorders. Shrewsbury, UK: Tfm Publishing, Ltd.; 2005. p. 283–92.

第12章 冠状动脉成形术后腹股沟假性动脉瘤

False Aneurysm in the Groin Following Coronary Angioplasty

Steven S. Kang　著

病例报告

患者，女性，70岁，有高血压病史，胸痛到急诊就诊。心电图显示 ST 段抬高。给予阿司匹林、氯吡格雷和静脉注射肝素。60min 内进行冠状动脉造影，显示左前降支有严重狭窄。对病变进行血管成形术和支架植入术。留置右侧股动脉鞘过夜，继续肝素治疗。在停用肝素后的第 2 天早上取出鞘，在腹股沟放置 FemoStop（止血加压器）装置 4h 后重新使用肝素。

第 2 天，患者无任何胸痛症状，但右侧腹股沟有轻微不适。在右侧腹股沟有一大血肿。其皮肤有瘀斑。股动脉脉搏明显，腘动脉和足动脉脉搏正常。股动脉收缩期杂音。

问题 1：此时应该进行什么检查？

A. 静脉造影的计算机断层扫描。

B. 多普勒超声。

C. 磁共振血管造影。

D. 动脉造影。

经多普勒超声检查证实为假性动脉瘤。它起源于股总动脉（common femoral artery，CFA）。测量的空腔直径为 3cm（图 12-1）。

问题 2：下列哪种情况下腹股沟置管后假性动脉瘤的发生率较高？

A. 用 CFA 代替股浅动脉（superficial femoral artery，SFA）。

B. 使用更大的鞘管。

C. 术后抗凝治疗。

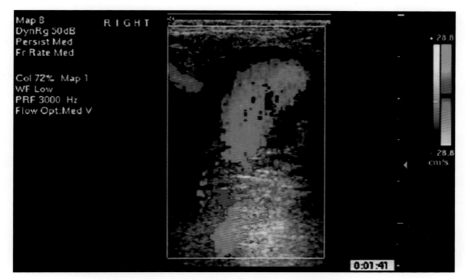

▲ 图 12-1　多普勒超声显示来自于股总动脉的假性动脉瘤

D. 高血压患者。

E. 拔管后使用 FemoStop 进行手动压迫与机械压迫。

问题 3：下列哪个关于置管后假性动脉瘤的陈述是正确的？

A. 需要紧急手术修复。

B. 如果观察到这个动脉瘤，很可能发生自发性血栓。

C. 自发性血栓在抗凝患者中较少见。

D. 它们可能导致深静脉血栓。

停用肝素，尝试超声引导压迫修复（ultrasound-guided compression repair，UGCR）。

问题 4：UGCR 有哪些缺点？

A. 动脉血栓形成是常见的并发症。

B. 大多数患者感觉疼痛。

C. 在抗凝治疗的患者中则不太成功。

D. 约 30% 有血栓形成的假性动脉瘤会复发。

由于患者不适，静脉注射吗啡和咪达唑仑。加压 60min 后，假性动脉瘤仍有血流。血管外科会诊后超声引导下注射凝血酶。

问题 5：以下关于超声引导凝血酶注射的陈述哪一项是正确的？

A. 它需要直接在假性动脉瘤的颈部注射凝血酶。

B. 它包括同时压迫假性动脉瘤。

C. 它没有 UGCR 那么痛苦，但效果不如 UGCR。

D. 它对接受抗凝治疗的患者效果良好。

E. 仅适用于股动脉假性动脉瘤。

将牛凝血酶溶液（1000U/ml）装入小型注射器，并连接 22 号穿刺针。超声引导下，将针头置入假性动脉瘤中心（图 12-2），缓慢注射 0.3ml 凝血酶。15s 内假性动脉瘤完全形成血栓（图 12-3）。患者的手术耐受良好。保留动脉血流，动脉搏动好。由于患者在其他方面情况稳定，因此很快出院。

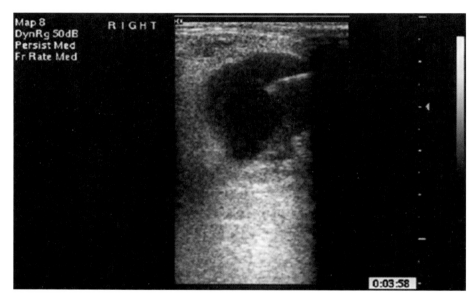

▲ 图 12-2 假性动脉瘤腔内可见针尖

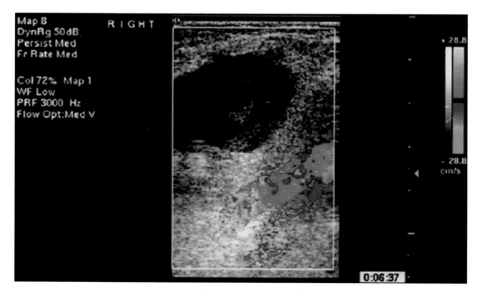

▲ 图 12-3 注射凝血酶 15s 后动脉瘤完全形成血栓

问题 6：有哪些报道的凝血酶注射并发症？

A. 过敏反应。

B. 动脉内血栓形成。

C. 持续荨麻疹。

D. 疯牛病。

评论

当导管置管术后数小时或数天穿刺部位出现血肿，尤其是血肿增大时，应怀疑假性动脉瘤。上面的皮肤常有明显的瘀斑。可能会有杂音，但持续的杂音通常与动静脉瘘有关。可能会有疼痛或神经痛，部位经常有压痛。搏动性肿块通常可扪及，但动脉上单纯性血肿也可给人同样的印象。只有少数假性动脉瘤能通过体格检查得到明确诊断。用多普勒超声很容易诊断出股动脉假性动脉瘤（问题 1：B）。

股动脉置管后发生假动脉瘤的概率为小于 0.5% 到大于 5%[1]。一些增加假性动脉瘤形成可能性的因素包括较大的鞘、较长的手术时间、多次换鞘管、手术前后抗凝等。穿刺股浅动脉或股深动脉而不是 CFA 与较高的假性动脉瘤发生率相关。拔管后直接手动加压优于 FemoStop 或 C 钳等加压装置。患者的因素可能会增加假动脉瘤的形成包括穿刺部位动脉粥样硬化、肥胖和高血压（问题 2：B 至 D）。

假性动脉瘤未经治疗的潜在并发症是众所周知的。破裂是最严重和危及生命的并发症。周围组织受压可引起疼痛、神经病变、静脉血栓形成和皮肤坏死。可能发生股动脉血栓形成或栓塞。假性动脉瘤的感染并不常见。由于这些潜在的结果，过去一直主张早期手术修复。然而，在 20 世纪 90 年代，一些系列研究表明，绝大多数小型假性动脉瘤会自发的形成血栓[2-4]。对于较大的假性动脉瘤或服用抗凝血药的患者，这种情况发生的可能性较小（问题 3：C 和 D）。血栓形成可能在几天内发生，也可能需要数周。一旦血栓形成，假性动脉瘤就变成了简单的血肿，随着时间的推移会慢慢被吸收。在大多数情况下，动脉缺损都能平安无事地愈合。

1991 年，Fellmeth 等[5] 描述了置管后股动脉假性动脉瘤和动静脉瘘的 UGCR 方法。使用超声探头对假动脉瘤颈部施加向下压力以阻断血流。压力一直维持到动脉瘤内的血液形成血栓。UGCR 引入后，大量的报道证实了该方法的有效性和总体安全性[6-9]。典型的成功率为 60%～90%。仅有少数发生并发症包括压迫引起皮下动脉或股静脉血栓形成、压迫中破裂、成功压迫后破裂、皮肤长期受压引起皮肤坏死和血管迷走反应。因此，UGCR 被证明是外科修复或观察的一种很好的替代方法，大多数中心将其作为最初的治疗方法。

这种方法有几个缺点。首先是耗时，平均需要 30～60min 的压迫。在大多数情况下，使用抗凝血药的患者[10] 结果明显较差。复发率为 4%～11%，而抗凝患者[6] 复发率高达 20%。约 10% 的患者因假性动脉瘤不能被压迫而无法接受 UGCR 治疗，或者压迫会使下方动脉塌陷，而增加动脉血栓形成的概率。对大多数患者来说，压迫是痛苦的，静脉镇静或镇痛通常是必要的。有些患者需要硬膜外麻醉或全身麻醉来进行压迫。施加压迫对操作者来说也是非常不舒服的（问题 4：B 和 C）。

对于压迫失败的假性动脉瘤，有各种各样的血管内治疗方法。通常需要腔内治疗从远端进入供血动脉或假性动脉瘤。栓塞线圈可用于封闭颈部或填充假性动脉瘤腔[11, 12]。可以在股动脉置入支架以隔绝假性动脉瘤，但晚期支架闭塞并不少见[13]。它们当然不应该成为治疗的最初方法。然而，对于来自其他不太容易到达的假性动脉瘤，这些技术可能会有作用。

由于 UGCR 的缺点，我们开发了一种超声引导下注射凝血酶治疗假性动脉瘤的新方法[14, 15]。凝血酶导致纤维蛋白原分裂成纤维蛋白，纤维蛋白随后聚合成固体。它是凝结级联反应的最终产物，这种反应在血液凝结时自然发生，局部凝血酶已用来控制手术室表面出血多年。我们的技术如下，将超声探头放于假性动脉瘤中央，将浓度为 1000U/ml 的凝血酶放入小注射器中，并接上 22G 穿刺针。针头与超声探头沿同一平面以一定角度插入假性动脉瘤，针尖位于假性动脉瘤中心附近。0.5ml 凝血酶溶液缓慢注入假性动脉瘤。几秒钟内，可以看到假性动脉瘤形成血栓。手术过程并不痛苦，患者不需要任何镇痛或镇静。我们允许患者在治疗后立即下床，门诊患者在手术后很快可出院。

到目前为止，我们已经取得了巨大的成功。我们治疗了 165 个假性动脉瘤。大多数（149 例）发生在腹股沟穿刺后。6 例肱动脉、3 例锁骨下动脉、2 例桡动脉、2 例胫骨动脉、1 例远侧 SFA、1 例颞浅动脉和 1 例上臂动静脉瘘均为假性动脉瘤。47 例患者在注射凝血酶时进行了抗凝，165 例患者中有 161 例最初成功，其余 4 例（均为股动脉）均有部分血栓形成，其中 1 人在 3 天后再次注射时出现了完全血栓形成，其中 3 人接受了手术修复。最初成功注射凝血酶的 12 例患者有早期复发，其中 7 例在诊断复发时成功地再次注射，1 例复发后数天出现自发性血栓形成，其中 4 人接受了手术修复。总的来说，165 人中只有 7 人需要手术修复，只有 3 例并发症。肱动脉假性动脉瘤在颈部直接注射凝血酶，导致肱动脉血栓形成。股动脉假性动脉瘤注射了大量的凝血酶，并在胫后动脉形成了一个小血栓。静脉注射肝素后两种血栓均消失。股动脉假性动脉瘤颈短，宽约 10mm，部分动脉瘤血栓形成。进一步注射不能使剩余的空腔形成血栓，而是导致血栓尾部在 SFA 形成。患者接受了手术切除血栓并修复动脉瘤（问题 5：D）。

我们的研究结果表明，注射凝血酶后动脉内血栓形成是不常见的。当溶液与相对停滞的血液混合时，溶液变成固体（血栓）。由于假性动脉瘤的颈部通常比动脉瘤腔窄得多，血栓无法进入动脉。只要注入的凝血酶的体积不接近或超过假性动脉瘤的体积，这可能会迫使部分溶液流出腔内，那么固有动脉血栓形成的风险就应该很小。当颈部很宽时，它可能会更高。其他已报道的并发症包括单列过敏反应[16]和迁延性荨麻疹[17]（问题 6：A 至 C）。反复接触牛凝血酶也可导致牛因子 V 抗体的产生，该抗体可能与自体因子 V 发生交叉反应，导致出血性并发症[18]。近期可用的重组人凝血酶在治疗假性动脉瘤时同样有效，并且免疫并发症更少[19]。

其他许多人也用这种方法取得了良好的效果。在最大的研究中，成功率约为 96%，并发症发生率小于 2%（表 12-1）。鉴于其简单、有效和安全，超声引导下的凝血酶注射应被认为是导管术后假性动脉瘤的首选治疗方法。

表 12-1　超声引导下凝血酶注射结果

	成功例数 / 病例数	成功率（%）	并发症例数
当前试验	158/165	96	3
Khoury[20]	126/131	96	3
Paulson[21]	110/114	96	4

（续表）

	成功例数 / 病例数	成功率（%）	并发症例数
Maleux[22]	99/101	98	0
Mohler[23]	89/91	98	1
La Perna[24]	66/70	94	0
总　计	648/672	96	11

参考文献

[1] Skillman JJ, Kim D, Baim DS. Vascular complications of percutaneous femoral cardiac interventions. Incidence and operative repair. Arch Surg. 1988;123:1207–12.

[2] Kent KC, McArdle CR, Kennedy B, Baim DS, Anninos E, Skillman JJ. A prospective study of the clinical outcome of femoral pseudoaneurysms and arteriovenous fistulas induced by arterial puncture. J Vasc Surg. 1993;17:125–31.

[3] Kresowik TF, Khoury MD, Miller BV, et al. A prospective study of the incidence and natural history of femoral vascular complications after percutaneous transluminal coronary angioplasty. J Vasc Surg. 1991;13:328–33.

[4] Toursarkissian B, Allen BT, Petrinec D, et al. Spontaneous closure of selected iatrogenic pseudoaneurysms and arteriovenous fistulae. J Vasc Surg. 1997;25:803–8.

[5] Fellmeth BD, Roberts AC, Bookstein JJ, et al. Postangiographic femoral artery injuries: nonsurgical repair with US-guided compression. Radiology. 1991;178:671–5.

[6] Cox GS, Young JR, Gray BR, Grubb MW, Hertzer NR. Ultrasound-guided compression repair of postcatheterization pseudoaneurysms: results of treatment in one hundred cases. J Vasc Surg. 1994;19:683–6.

[7] Hajarizadeh H, LaRosa CR, Cardullo P, Rohrer MJ, Cutler BS. Ultrasound-guided compression of iatrogenic femoral pseudoaneurysm failure, recurrence, and long-term results. J Vasc Surg. 1995;22:425–30.

[8] Hertz SM, Brener BJ. Ultrasound-guided pseudoaneurysm compression: efficacy after coronary stenting and angioplasty. J Vasc Surg. 1997;26:913–6.

[9] Hood DB, Mattos MA, Douglas MG, et al. Determinants of success of color-flow duplex-guided compression repair of femoral pseudoaneurysms. Surgery. 1996;120:585–8.

[10] Hodgett DA, Kang SS, Baker WH. Ultrasound-guided compression repair of catheter-related femoral artery pseudoaneurysms is impaired by anticoagulation. Vasc Surg. 1997;31:639–44.

[11] Jain SP, Roubin GS, Iyer SS, Saddekni S, Yadav JS. Closure of an iatrogenic femoral artery pseudoaneurysm by transcutaneous coil embolization. Catheter Cardiovasc Diagn. 1996;39:317–9.

[12] Pan M, Medina A, Suarez DL, et al. Obliteration of femoral pseudoaneurysm complicating coronary intervention by direct puncture and permanent or removable coil insertion. Am J Cardiol. 1997;80:786–8.

[13] Thalhammer C, Kirchherr AS, Uhlich F, Walgand J, Gross CM. Postcatheterization pseudoaneurysms and arteriovenous fistulas: repair with percutaneous implantation of endovascular covered stents. Radiology. 2000;214:127–31.

[14] Kang SS, Labropoulos N, Mansour MA, Baker WH. Percutaneous ultrasound guided thrombin injection: a new method for treating postcatheterization femoral pseudoaneurysms. J Vasc Surg. 1998;27:1032–8.

[15] Kang SS, Labropoulos N, Mansour MA, et al. Expanded indications for ultrasound-guided thrombin injection of pseudoaneurysms. J Vasc Surg. 2000;31:289–98.

[16] Pope M, Johnston KW. Anaphylaxis after thrombin injection of a femoral pseudoaneurysm: recommendations for prevention. J Vasc Surg. 2000;32:190–1.

[17] Sheldon PJ, Oglevie SB, Kaplan LA. Prolonged generalized urticarial reaction after percutaneous thrombin injection for treatment of a femoral artery pseudoaneurysm. J Vasc Interv Radiol. 2000;11:759–61.

[18] Ofusu FA, Crean S, Reynolds MW. A safety review of topical bovine thrombin-induced generation of antibodies to bovine proteins. Clin Ther. 2009;31:679–91.

[19] Chapman WC, Singla N, Genyk Y, et al. A phase 3, randomized, double-blind comparative study of the efficacy and safety of topical recombinant human thrombin and bovine thrombin in surgical hemostasis. J Am Coll Surg. 2007;205:256–65.

[20] Khoury M, Rebecca A, Greene K, et al. Duplex scanning-guided thrombin injection for the treatment of iatrogenic pseudoaneurysms. J Vasc Surg. 2002;35:517–21.

[21] Paulson EK, Nelson RC, Mayes CE, Sheafor DH, Sketch MH Jr, Kliewer MA. Sonographically guided thrombin injection of iatrogenic femoral pseudoaneurysms: further experience of a single institution. AJR Am J Roentgenol. 2001;177:309–16.

[22] Maleux G, Hendrickx S, Vaninbroukx J, et al. Percutaneous injection of human thrombin to treat iatrogenic femoral pseudoaneurysms: short- and midterm ultrasound follow-up. Eur Radiol. 2003;13:209–12.

[23] Mohler ER 3rd, Mitchell ME, Carpenter JP, et al. Therapeutic thrombin injection of pseudoaneurysms: a multicenter experience. Vasc Med. 2001;6:241–4.

[24] La Perna L, Olin JW, Goines D, Childs MB, Ouriel K. Ultrasound-guided thrombin injection for the treatment of postcatheterization pseudoaneurysms. Circulation. 2000;102:2391–5.

第二篇　急性缺血

Acute Ischemia

急性血栓

Acute Thrombosis

Zachary M. Arthurs Vikram S. Kashyap 著

病例报告

患者，女性，72 岁，出现腹部/背部疼痛及下肢疲劳病史 2 周。医生诊断她患有腰骶神经炎。初期治疗包括腰椎皮质类固醇注射。突发下肢无力，于急诊科就诊。既往有糖尿病、高脂血症、肥胖症等病史。在过去 1 个月里，她接受了心脏导管检查，这对于多支冠状动脉病变意义重大。否认手术史。

体格检查时，脉搏 75 次/分，血压 175/60mmHg。心音显示心率规律。腹部柔软无压痛。双下肢无脉，伴肌力减退。双脚麻木。足部有静脉多普勒信号，但无动脉信号。肌酐为 0.9mg/dl，白细胞计数 23 000。术前 CTA 显示肾下主动脉闭塞伴双侧肾梗死。

问题 1：先天性动脉或移植物血栓形成与栓塞性闭塞的区别是什么？

A. 对侧肢体有明显搏动。

B. 有心律失常病史。

C. 闭塞的位置。

D. 患肢严重缺血的程度。

E. 以上所有。

问题 2：该患者肢体缺血的 SVS/ISCVS 类型是什么？

A. Ⅰ型。

B. Ⅱa 型。

C. Ⅱb 型。

D. Ⅲ型。

问题 3：区分 SVS/ISCVS 类 Ⅱa 型和 Ⅱb 型缺血的标志是什么？

A. 无脉搏。

B. 感觉损失。

C. 运动损失。

D. 无静脉多普勒信号。

问题 4：在急性栓塞中，事件发生的顺序是什么？

A. 无脉搏、疼痛、面色苍白、感觉异常、瘫痪。

B. 麻痹、疼痛、感觉异常、无脉搏、面色苍白。

C. 无脉搏、疼痛、面色苍白、麻痹、感觉异常。

　　患者血管腔内治疗，在术前 CTA 的基础上，利用超声引导穿刺左侧腹股沟。血管造影显示左髂动脉闭塞和股总动脉孤立显影。导引导丝通过髂动脉进入主动脉。确认位置后，行主动脉造影（图 13-1）。

问题 5：该患者的治疗方案包括以下哪一种？

A. 主动脉 – 脉动脉旁路移植。

B. 血栓清除术。

C. 体外搭桥。

D. 机械取栓、溶栓和血管内干预。

E. 静脉溶栓。

F. 用肝素和香豆素抗凝。

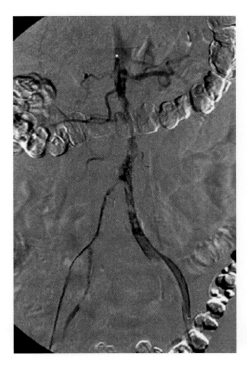

◀ 图 13-1　左股入路主动脉造影证实肾下主动脉和双侧髂闭塞

问题 6：溶栓后的长期预后取决于什么？

A. 通过血管腔内治疗或外科手段治疗病变。

B. 所用溶栓剂的剂量。

C. 溶栓时间。

D. 动脉流量。

E. 是否能够确保所有急性血栓溶解。

患者从左侧腹股沟使用一根 20cm 输注导管进行溶解。通过多侧孔输注导管进行溶栓 [组织型纤溶酶原激活物（tissue-type plasminogen activator，t-PA），剂量为 1mg/h]，第 2 天，主动脉 / 左髂总系统的血栓明显溶解（图 13–2）。结合亲水导丝和导管穿过右侧髂总系统的闭塞部位，进入股动脉系统（图 13–3）。在此闭塞部位放置第二根输注导管，继续进行溶栓治疗。经 24h 溶栓治疗后进手术室复查造影。虽然有明显改善，右侧髂外动脉及髂内动脉起始处仍有残留血栓（图 13–4）。以 0.5mg/h t-PA 剂量继续溶栓治疗 24h。

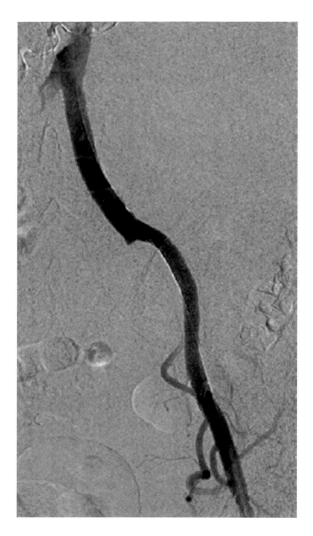

◀ 图 13–2　溶栓 24h 后，整个腹主动脉和髂总动脉血栓明显溶解，左髂内动脉闭塞

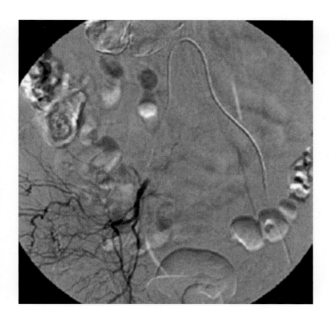

▲ 图 13-3　从左侧腹股沟处翻山通过右侧髂总血栓，血管造影证实髂外和股动脉系统通畅。第二根 10cm 的输注导管放置于该区域

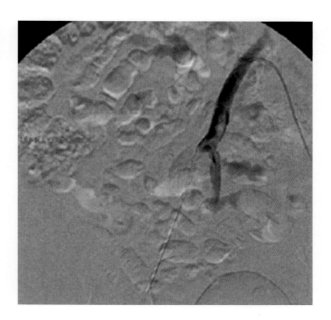

▲ 图 13-4　溶栓 48h 后，右侧髂总动脉血栓清除；然而，髂外动脉和髂内动脉仍有残留血栓。继续溶栓清除残余血栓

问题 7：外周动脉闭塞的溶栓治疗中，最常见的并发症是什么？

A. 呼吸衰竭。

B. 心肌梗死。

C. 颅内出血。

D. 血管通路出血。

溶栓 72h 后，右侧髂内动脉和髂外动脉起始处仍有残留血栓（图 13-5）。由于考虑骨盆缺血和左髂内动脉残留血栓，尽量保留右髂内动脉。从左侧腹股沟翻山通过右侧髂内动脉闭塞病变；切开右侧腹股沟，在右侧髂外动脉放置第二根导丝（图 13-6）。从这个位置开始，在髂外动脉和髂内动脉的起点放置相对的自膨式支架，右下肢灌注血流恢复，无栓塞事件发生（图 13-7 和图 13-8）。

在手术结束时，患者有明显的足背动脉搏动。术后经食管超声心动图显示主动脉的栓塞来源于心脏血栓。患者抗凝治疗后出院。

评论

急性肢体缺血的病因可分为两类。血栓事件发生在先天性动脉疾病或旁路移植血管狭窄的情况下。相反，栓塞现象通常发生在正常血管中，并倾向于在动脉分支处发生[1]。考虑血栓性闭塞是动脉粥样硬化疾病的进展，并发生在动脉树的部位，最明显的是股浅动脉内收肌管。相比之下，自体移植物在

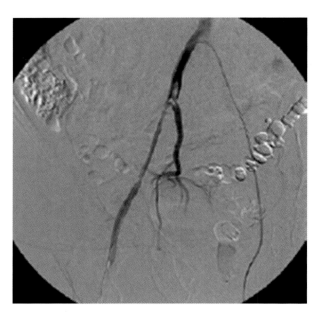

▲ 图 13-5　溶栓 72h 后，残余血栓仍存在于髂外动脉和髂内动脉起始处

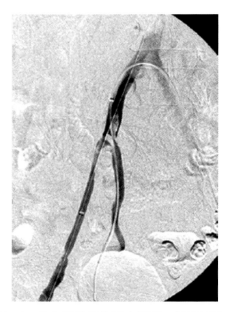

▲ 图 13-6　从右侧腹股沟建立通路，并穿过髂外血栓逆行放置导丝。从左侧腹股沟翻山选至右髂内动脉

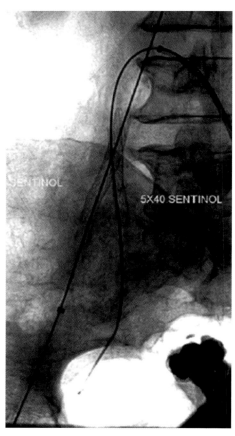

▲ 图 13-7　为了维持髂外动脉和髂内动脉的通畅，两个自膨式支架以"相反的方式"展开。由于担心盆腔缺血和可能残留的左髂内动脉血栓，对右髂内动脉进行了治疗

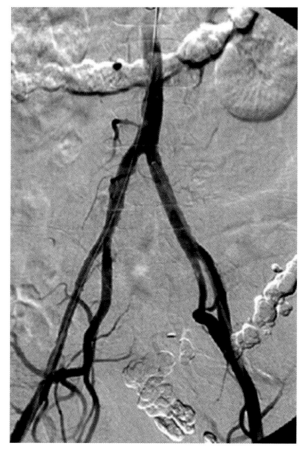

▲ 图 13-8　影像显示主动脉髂系统血流迅速，无任何残余血栓。双下肢血流通畅良好，无栓塞

内膜增生或纤维化瓣膜部位移植失败。由于存在侧支循环，自体动脉血栓很少表现为栓塞性缺血所见的严重缺血。可扪及对侧肢体的脉搏和心律失常病史有助于区分急性栓塞与血栓性闭塞 [1]。

所有列出的因素都可以帮助区分血栓性和血栓性闭塞（问题 1：E）。通常情况下，术前无法明确诊断。然而，确定急性肢体缺血的血栓来源对患者的急性治疗和长期治疗都有帮助。

急性下肢闭塞症的临床分型和诊断取决于患者的症状。症状的严重程度与阻塞程度和预先存在的血管病变有关。患有 SFA 内收肌管潜在疾病引起的血栓闭塞可能只会加重跛行，而栓塞事件由于缺乏预先存在的侧支而导致快速发作和严重缺血通常与此有关。SVS/ISCVS 特设委员会根据缺血 [2] 的严重程度将肢体缺血分为三类。Ⅰ类肢体缺血患者可存活，也不会立即危及生命，没有运动丧失或感觉丧失，足部动脉多普勒信号清晰可见。Ⅱ类包括高危缺血肢体，在及时干预下可以抢救。重要的是，这个类别分为两个亚组，a 型和 b 型可以区分治疗所需的时间间隔。Ⅱa 组需要积极治疗，而Ⅱb 组需要立即治疗以防止截肢。Ⅱ组足部有静脉多普勒信号，但无动脉信号。Ⅱa 组患者感觉损失最小，无运动损失。然而，Ⅱb 组缺血的患者除了脚趾其他部位也出现肌肉无力、感觉丧失。Ⅲ类为不可逆的局部缺血，伴有严重和永久性的神经肌肉损伤，截肢可能是唯一的方法。

该患者为Ⅱb 类肢体缺血，其特征是足部远端动脉信号缺失，感觉丧失和运动无力（问题 2：C）。运动丧失可以区分Ⅱa 类和Ⅱb 类缺血，因此决定立即进行血运重建（问题 3：C）。

下肢缺血患者临床事件的发生顺序通常是可预测的（问题 4：A）。大多数急性缺血患者，特别是栓塞性急性缺血患者，会出现无脉搏、疼痛和肤色苍白。感觉异常是指感觉神经缺血，通常发生在急性缺血发作后 1～3h。麻痹是指运动神经损伤，通常是不可逆的。在没有侧支血流的急性缺血情况下，麻痹发生在缺血 6h 后 [3]。任何运动功能障碍都应被视为一种明显的症状，并应立即进行紧急干预。温度变化表明足部或肢体的温度接近周围环境的温度。在这些不可逆的病例（Ⅲ类）中，截肢可能是唯一的选择，通常必须迅速进行，以避免全身并发症。

急性动脉闭塞的诊断和定位都是基于体格检查和影像学检查的结果。"水冲脉"表示流出阻塞，如常见的股动脉栓塞。相比之下，血管钙化常与潜在的动脉粥样硬化疾病的血栓形成有关。对于闭塞的定位有多种选择。用节段压力、脉搏量记录和测量踝肱指数的无创检测可为治疗后的比较提供基线参照。下肢 30mmHg 或以上的垂直和水平压力梯度可准确识别闭塞部位。多普勒超声也可以用来检查股动脉和腘动脉，定位闭塞区域。其他原因，如血栓性腘动脉瘤可以很容易地通过这种方法诊断。MRA 和 CTA 是动脉造影成像和血栓定位的无创技术。然而，血管造影术仍然是定位动脉闭塞的金标准。重要的是，血管造影术能够经皮进入血栓的部位，并提供一系列治疗方案以恢复肢体的血流。

肢体缺血的治疗在过去的 20 年中随着药物治疗和血管腔内治疗的发展而不断发展。在髂闭塞引起的急性肢体缺血患者中，髂系统闭塞的手术取栓是可行的（问题 5：B 至 D）。在严重缺血和髂动脉病变阻碍成功取栓的情况下，可以进行解剖外搭桥，为缺血肢体提供快速的血流。在这些情况下，根据流入道的不同，可以考虑股 - 股搭桥或腋 - 股搭桥。主动脉股动脉搭桥术对于患有慢性闭塞和肢体慢性缺血的患者是一个长效的选择。然而，对大手术准备不足的急性缺血患者，直接用主动脉重建血流有时是危险的。多种血管内装置可以在急性血栓形成的情况下使用。经皮机械取栓和溶栓，无论是通过动力脉冲技术或通过标准输注，往往能迅速解决急性缺血。血栓完全溶解需要持续溶栓输注。通常，"根本病因"会在急性血栓溶解后暴露出来，从而能够对"根本病因"治疗。全身溶栓疗法可以用于治疗周围动脉闭塞，但结果并不理想。因为出血并发症的发生率很高。目前，全身溶栓通常用于静脉血栓栓塞疾病。局部血管内灌注溶栓剂可避免一些全身并发症，主要用于外周动脉血栓形成和移植物闭塞。由于长时间局部血管内溶栓治疗可导致全身溶栓状态，因此患者的选择至关重要。绝对禁忌证包括活动性内出血、近期手术或需灌注部位外伤、近期脑血管意外或有记录的左心血栓 [3]。相关禁忌证包括近期手术、消化道出血或外伤、严重高血压、二尖瓣疾病、心内膜炎、止血障碍或妊娠。

几个多中心试验已经检查了接受外科治疗或溶栓治疗的患者群体（问题 6：A、D 和 E）。Rochester 试验将患者随机分为手术或溶栓组，溶栓组 [4] 的死亡率较低。在成功溶栓后，暴露的"罪犯血管"通过血管成形术或较小程度的手术进行治疗，从而降低干预的严重程度和总体发病率。发现导致血栓形成的病变对避免再次血栓形成至关重要。STILE 试验（对比手术和溶栓治疗下肢缺血）比较了最佳手术治疗和动脉导管定向溶栓治疗原生动脉或旁路移植闭塞的效果 [5, 6]。按照缺血症状持续时间进行分层显示，缺血时间 < 14 天的患者，溶栓后截肢率较低，住院时间更短。而患者缺血超过 14 天接受手术治疗减少了持续或复发性缺血和发病率降低的趋势。在 6 个月时，采用溶栓治疗的急性缺血患者的截肢无生存期得到改善，但慢性缺血患者的手术截肢率较低。55% 接受溶栓治疗患者的外科手术规模减小。值得注意的是，使用 rt-PA 和尿激酶 [5] 之间没有差异。

一项多中心、随机、前瞻性试验对持续时间少于 14 天的急性下肢缺血进行了溶栓治疗和手术治疗的比较。溶栓或外周动脉手术试验（Thrombolysis or Peripheral Arterial Surgery trial，TOPAS）将 757 名患者随机分为手术或溶栓治疗组 [7]。重组尿激酶的最有效剂量为 4000U/min，71%（平均治疗时间 24 ± 0.8h）患者完全溶栓。在成功的溶栓治疗后，如果发现阻塞病变，可以进行手术或血管内干预。与手术组相比，1 年肢体挽救率和死亡率没有统计学差异。然而，尽管两组在无截肢生存率方面没有统计学差异，但在 1 年的随访期内，溶栓与开放式手术干预的数量和程度的减少有关。

也许，与冠状动脉或静脉系统的溶栓不同，较大的外周动脉血栓的溶栓需要直接向血栓中注入溶栓剂。血栓形成的动脉或旁路移植必须置入导引导丝，然后将输注系统置入血栓内。

目前有尿激酶（urokinase，UK）、t-PA 和其他溶栓药物的给药方案。已经使用了大量的溶栓策略，并在共识中进行了描述 [8]。在这篇综述中，来自北美和欧洲的一组经验丰富的血液学家、放射科医生和血管外科医生提出了 33 条建议。值得注意的是，我们回顾并描述了 40 多个溶栓输液的剂量方案。这包括持续输注与逐步输注、溶栓或拉栓及术中溶栓的策略。最推荐的策略包括使用 UK4000μm/min 治疗 4h，然后降低到 2000μm/min，最长 48h，t-PA 剂量为 1mg/h，固定血栓以提高溶栓效率。我们目前的首选技术是在初次经皮机械取栓后使用低剂量 t-PA（0.5～1.0mg/h）。低剂量肝素（300～400μm/h）经动脉鞘侧臂灌注，可预防导管周血栓形成，但要避免充分抗凝。

在溶栓成功后，任何暴露的病变都可以通过球囊血管成形术和支架植入或开放性外科手术处理。即使外科手术是必要的，通常也可以选择性地进行，对于准备充分的患者，手术的规模通常比不溶栓的要小。对于急性血栓性闭塞的患者，溶栓治疗是一种有效的选择。

呼吸衰竭和心肌梗死在手术血运重建术中均较常见，溶栓治疗的并发症相对较少（问题 7：D）。出血并发症是与溶栓治疗相关的最常见并发症，通常与需要输血的通路出血有关。在 Rochester、STILE 和 TOPAS 试验中，通路相关出血率为 7%～12.5%，而颅内出血率为 0.5%～2.5%。STILE 发现低纤维蛋白原水平与出血并发症有关，而 TOPAS 发现治疗性肝素增加并发症的风险。值得注意的是，由于担心出血并发症，这些试验将治疗时间限制在 24～48h。出血、不明原因的血红蛋白下降、神经系统改变或纤维蛋白原水平低于 100mg/dl 通常需要停止溶栓治疗。本例患者采用积极的方法处理贯穿主动脉髂段的大量血栓。在本例中，为了完全溶解所有血栓，治疗延长到 72h，比我们通常的动脉溶栓治疗时间要长。

参考文献

[1] Blaisdell FW, Steele M, Allen RE. Management of acute lower extremity arterial ischemia due to embolism and thrombosis. Surgery. 1978;84:822–34.

[2] Rutherford RB, Baker JD, Ernst C, et al. Recommended standards for reports dealing with lower extremity ischemia: Revised version. J Vasc Surg. 1997;26:517–38.

[3] Kashyap VS, Quinones-Baldrich WJ. Principles of thrombolytic therapy. In: Rutherford RB, editor. Vascular surgery. 5th ed. Philadelphia, PA: W.B. Saunders; 2000. p. 457–75.

[4] Ouriel K, Shortell CK, DeWeese JA, et al. A comparison of thrombolytic therapy with operative revascularization in the initial treatment of acute peripheral arterial ischemia. J Vasc Surg. 1994;19:1021–30.

[5] The STILE Investigators. Results of a prospective randomized trial evaluating surgery versus thrombolysis for ischemia of the lower extremity, The STILE Trial. Ann Surg. 1994; 220:251–68.

[6] Weaver F, Camerato A, Papanicolau G, et al. Surgical revascularization versus thrombolysis for non-embolic lower extremity native artery occlusions: results of a prospective randomized trial. The STILE Investigators. J Vasc Surg. 1996;24:513–23.

[7] Ouriel K, Veith FJ, Sasahara AA. A comparison of recombinant urokinase with vascular surgery as initial treatment for acute arterial occlusion of the legs. N Engl J Med. 1998;338:1105–11.

[8] Working Party on Thrombolysis in the Management of Limb Ischemia. Thrombolysis in the management of lower limb peripheral arterial occlusion—a consensus document. J Vasc Interv Radiol. 2003;14(9 Pt 2):S337–49.

动脉栓塞
Arterial Embolism

Andre Nevelsteen　著

病例报告

　　患者，男性，65 岁，急性右下肢剧烈疼痛。病史显示患有 2 型糖尿病 3 年，心肌梗死 5 年。6h 内右下肢疼痛突然持续加重，无相关创伤。入院时，可见右下膝关节水平以远皮肤苍白。足部轻度感觉障碍患者足趾摆动困难，但可以屈曲与背屈。触诊小腿肌肉柔软有压痛。临床检查腹部未见异常。无搏动肿块。右侧股动脉不规则搏动。腘动脉和胫前动脉搏动消失。左侧腘动脉和胫后动脉有正常的搏动。

问题 1：动脉栓塞的病因是什么？

A. 动脉栓塞的病因通常是未知的。

B. 动脉栓塞最常见的原因是风湿性心脏病或心内膜炎造成的心脏瓣膜破坏。

C. 动脉栓塞最常见的原因是与动脉粥样硬化性心脏病相关的心房颤动。

D. 深静脉血栓形成可能是动脉栓塞的一种罕见原因。

E. 动脉栓塞最常见于血液黏度增高。

考虑到急性动脉缺血的诊断，立即静脉注射全剂量肝素。

问题 2：肝素在治疗动脉栓塞中的作用是什么？

A. 肝素可溶解动脉栓塞，不必再进行手术治疗。

B. 肝素可避免继发动脉血栓形成，继发动脉血栓可使动脉栓塞的治疗复杂化。

C. 肝素可避免继发动脉血栓形成，继发动脉血栓可使动脉栓塞的治疗复杂化。此外，肝素可以预防复发的栓塞。

D. 肝素是禁忌证，因为它可能导致动脉栓塞破裂，并诱导外周动脉的微栓塞。

胸部 X 线显示无异常。心电图显示心房颤动和陈旧性心梗的征象。实验室检查正常。多普勒超声检查显示右股分叉和股浅动脉有血栓闭塞。腘动脉血流微弱。未见明显搏动。

问题 3：动脉栓塞的首选治疗方法是什么？
A. 血管局部切除，移植重建。
B. 继续进行肝素化并观察。
C. 单纯 Fogarty 导管取栓术和手术血管造影控制。
D. 单纯 Fogarty 导管取栓术，但在特定的病例中，经皮穿刺血栓清除术可能是一个很好的选择。

中心静脉置管后，患者进入手术室，在局部麻醉下暴露右股动脉分支。横向切开股总动脉可见分叉处完全性血栓性闭塞。流入道良好。从股动脉分叉处取出血栓，股深动脉搏动性良好。

在经过 3F 和 4F Fogarty 导管后，从股浅动脉和腘动脉中取出多个血栓。术中血管造影显示股浅动脉、腘动脉和腓动脉通畅。胫前动脉完全闭塞。胫后动脉近端通畅，但远端闭塞。将微导管置入腘动脉，滴注 35 万 U 的尿激酶，持续 30min 以上。复查血管造影显示胫后动脉血流通畅至踝关节水平。胫前动脉仍然闭塞。用稀释的肝素盐溶液冲洗动脉，在涤纶补片的辅助下缝合横向的动脉切口。再次开放血流前使用碳酸氢钠静脉注射。

问题 4：关于动脉栓塞术后再灌注综合征，以下哪项是正确的选项？
A. 不会在外周动脉栓塞后出现，但仅在主动脉栓塞后出现。
B. 无法药物预防。
C. 早期下床活动会预防该症状。
D. 由代谢性酸中毒和肌红蛋白尿引起。

术后足部血管通畅，患者几乎能够正常摆动足趾。胫后动脉有搏动。继续静脉注射肝素。用甘露醇和碱化尿液维持快速利尿。重复的实验室检查显示没有酸中毒或高钾血症的证据。

问题 5：关于筋膜切开术，以下哪项是正确的选项？
A. 已经过时，肢体肿胀应该通过抬高和卧床休息来治疗。
B. 筋膜切开术是治疗下肢动脉栓塞的最佳常规治疗方法。
C. 筋膜切开术的适应证需要基于客观参数，如再灌注综合征和术后室压的测量。
D. 在日常实践中，筋膜切开术的指征通常是基于个人临床经验。

术后 6h，患者出现明显的肢体肿胀，疼痛加重，静脉高压和足部感觉障碍。在全身麻醉下进行腓骨周围筋膜切开术减压。随后，肿胀消退，筋膜切开术创面于 1 周后延迟缝合。

问题 6：关于术前和手术诊断，以下哪项是正确的选项？

A. 术后患者应接受抗血小板治疗，以防止再次发生栓塞。

B. 肝素和口服抗凝药物仍是术后治疗的选择。

C. 对于血栓来源的后续调查是没有必要的，因为这不会改变药物治疗。

D. 术后对栓塞来源的调查可仅限于心脏检查，如超声心动图和动态心电图监测。

术后腹部超声显示腹主动脉粥样硬化，但未见动脉瘤样扩张。经胸及食管超声心动图未见室壁瘤及心内血栓。动态心电图监测 24h 证实心房颤动。取出的血栓进行病理检查，显示与普通血栓组织成分一致。培养结果为阴性。对心房颤动进行医学治疗。术后开始口服抗凝血药，10 天后出院。6 个月后，无急性缺血复发。

评论

动脉栓塞引起的急性缺血是危及肢体急性事件。虽然少数病例累及颈动脉或颅内血管，但大多数（70%～80%）累及上肢或下肢[1]。下肢受累的概率是上肢的 5 倍，栓塞的部位最常与动脉分叉有关。股浅动脉是血栓栓塞最常见的部位，通常为 30%～50%[2]。总而言之，股动脉和腘动脉受累的概率是主动脉的 2 倍以上。

心脏是动脉栓塞的主要来源，见于 80%～90% 的病例[3]。约 70% 的患者存在心房颤动。在此之前，风湿性心脏病是最常见的原因。由于风湿性心脏病的发病率在过去的 50 年里稳步下降，因此心房颤动成了目前动脉粥样硬化性心脏病最常见的病因。

心肌梗死是外周栓塞的第二大常见原因。30% 的急性透壁性梗死发生左心室附壁血栓。临床上只有 5% 的患者出现明显的栓塞[4]。但是应该注意的是，有外周栓塞的患者中可能有高达 10% 的患者出现无症状心肌梗死，栓塞可能是急性梗死的表现症状。除了急性期，心肌梗死也可能在较长的间隔后引起栓塞。这通常是由于心室运动减退或心室动脉瘤的形成。虽然大多数栓塞发生在心肌梗死的 6 周内，但时间间隔可能要长得多。

其他心脏疾病与外周栓塞的相关性较低。然而，血栓可由人工心脏瓣膜二尖瓣或主动脉瓣叶上的赘生物引起。当然应该排除心内膜炎。最后，心内肿瘤，如心房黏液瘤，也可能引起临床上明显的栓塞事件。

非心源性周围性血栓较少被注意到。较大的栓子可能来自主动脉瘤，也可能来自股 - 腘动脉[5]。对于上肢血栓，应该注意锁骨下动脉的胸廓出口综合征和瘤样变性。伴卵圆孔未闭。原发性或继发性肺癌可侵犯肺静脉，引起肿瘤血栓。最后，除了罕见的原因，如异体栓塞，出现在大约 10% 的患者中[2]，比例不明显（问题 1：C 和 D）。

动脉栓塞引起的急性缺血的诊断通常是直接的。最典型的症状以 "5P" 为特征：无脉搏（pulselessness）、疼痛（pain）、肤色苍白（pallor）、感觉异常（paraesthesia）和麻痹（paralysis）。闭塞程度由可扪及的脉搏有无决定。一旦诊断为急性动脉缺血，静脉注射 5000U 肝素。虽不是一种有效的治疗方法，但它可以防止血栓蔓延及碎裂。同时也可以避免因严重动脉缺血而发生的静脉血栓形成。

肝素给药为诊断、评估和必要时治疗心功能障碍提供了时间（问题 2：B）。

　　Fogarty 导管取栓术仍然是大多数外周栓塞患者的治疗选择 [6]。手术通常在局部麻醉下进行，对于严重血栓的病例是有效的。所有取出的血栓应送病理和微生物学检查。术中应通过透视或血管镜检查检查手术结果。远端血管内的剩余血栓可在术中导管接触性溶栓 [7]。溶栓治疗或经皮穿刺血栓清除术（图 14-1）在没有运动功能障碍或严重感觉损失的特定病例中，可作为 Fogarty 导管取栓术的替代方案 [8, 9]（问题 3：C 和 D）。

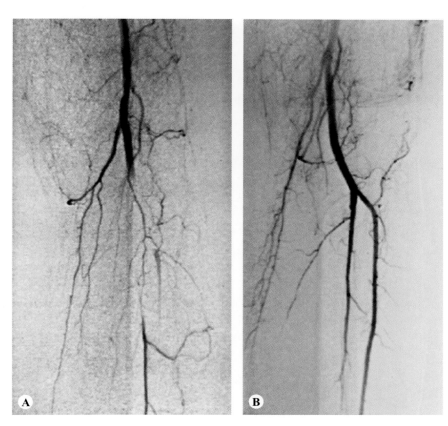

▲ 图 14-1　A. 左腘动脉血栓闭塞，治疗包括经皮穿刺血栓清除术；B. 腘动脉、胫前动脉和腓动脉通畅正常

　　所有接受急性缺血肢体血运重建的患者都有发生缺血再灌注综合征的危险。这个观点首先是由 Haimovici[10] 强调的，其最严重的形式为肌肉溶解和肾衰竭。这种再灌注综合征是肌肉缺氧和相关代谢变化的结果。长时间的缺血导致钾、乳酸、肌红蛋白和其他细胞酶的积累，导致无氧代谢、钠钾泵瘫痪和横纹肌溶解 [11]，血液 pH 显著下降。可能导致高钾血症和代谢性酸中毒，导致心肌抑制或心律失常。肌红蛋白和骨骼肌分解的其他产物可在肾脏内沉淀，导致急性肾衰竭。肌红蛋白尿是第一个症状（问题 4：D）。这些问题应该在再灌注前用碳酸氢盐和（或）碳酸氢钙静脉注射。用甘露醇诱导排尿和碱化尿液可避免急性肾衰竭。此外，甘露醇还具有清除氧自由基的作用，氧自由基是缺血再灌注损伤的重要中介 [12, 13]。因此，术后患者应仔细监测电解质变化、代谢性酸中毒的发展和尿排出量。

　　急性缺血肢体血管重建后的另一个问题可能是严重的肢体肿胀。这可能引起继发性肌肉或神经损伤，静脉受压，进一步水肿和筋膜室综合征，导致动脉受压和继发性缺血。为了避免这种情况，外科医生可能倾向于在血栓清除术[14] 的同时进行筋膜切开术。另一种方法是，可以立即对肢体进行评估，并在术后定期评估筋膜室综合征的发展。正如在不同的教科书中所描述的，有几种进行充分筋膜切开术的方法。这里最重要的一点是，所有四个间隔都应该被减压。

虽然联合筋膜切开术在一些长期急性缺血的病例中是可取的，但更保守的方法可能会避免不必要的筋膜切开术和不美观的瘢痕。由于 Fogarty 导管取栓术可以很容易地在局部麻醉下进行，这种等待观察的方法消除了系统全身麻醉的需要，特别是对于一般情况较差的[15] 患者。

尽管一些团队已经证实了术后腔室压力测量的价值[16, 17]，但关于后续筋膜切开术的决定通常依赖于个人临床经验（问题 5：D）。

术后应尽量避免血栓的复发。在清除血栓来源之前，患者应接受肝素或口服抗凝血药治疗（问题 6：B）。如果广泛检查未发现可纠正的来源，除非有重大禁忌证，否则建议长期抗凝治疗。

参考文献

[1] Panetta T, Thompson JE, Talkinton CM, Garrett WV, Smith BL. Arterial embolectomy: a 34-year experience with 400 cases. Surg Clin North Am. 1986;66:339.

[2] Thompson JE, Sigler L, Raut PS, Austin DJ, Patman RD. Arterial embolectomy: a 20-year experience. Surgery. 1970;67: 212–20.

[3] Mills JL, Porter JM. Basic data related to clinical decision making in acute limb ischemia. Ann Vasc Surg. 1991;5:96.

[4] Keating EC, Gross SA, Schlamowitz RA. Mural thrombi in myocardial infarctions. Am J Med. 1983;74:989.

[5] Reber PU, Patel AG, Stauffer E, Muller MF, Do DD, Kniemeyer HW. Mural aortic thrombi: an important cause of peripheral embolization. Vasc Surg. 1999;30:1084–9.

[6] Abbott WM, Maloney RD, McCabe CC, Lee CE, Wirthlin LS. Arterial embolism: a 44 year perspective. Am J Surg. 1982;143:460–4.

[7] Beard JD, Nyamekye I, Earnshaw JJ, Scott DJ, Thompson JF. Intraoperative streptokinase: a useful adjunct to balloon-catheter embolectomy. Br J Surg. 1993;80:21–4.

[8] Heymans S, Vanderschueren S, Verhaeghe R, et al. Outcome and one year follow-up of intra-arterial staphylokinase in 191 patients with peripheral arterial occlusion. Thromb Haemost. 2000;83:666–71.

[9] Sniderman KW, Kalman PG, Quigley MJ. Percutaneous aspiration embolectomy. J Cardiovasc Surg. 1993;34:255.

[10] Haimovici H. Muscular, renal and metabolic complications of acute arterial occlusions: myonephropathic-metabolic syndrome. Surgery. 1979;85:461.

[11] Fischer RD, Fogarty TJ, Morrow AG. Clinical and biochemical observations of the effect of transient femoral artery occlusion in man. Surgery. 1970;68:323.

[12] Rubin BB, Walker PM. Pathophysiology of acute skeletal muscle injury: adenine nucleotide metabolism in ischemic reperfused muscle. Semin Vasc Surg. 1992;5:11.

[13] Pattwell D, McArdle A, Griffiths RD, Jackson MJ. Measurement of free radical production by in vivo microdialysis during ischemia/reperfusion injury to skeletal muscle. Free Radic Biol Med. 2001;30:979–85.

[14] Padberg FT, Hobson RWII. Fasciotomy in acute limb ischemia. Semin Vasc Surg. 1992;5:52.

[15] Rush DS, Frame SB, Bell RM, Berg EE, Kerstein MD, Haynes JL. Does open fasciotomy contribute to morbidity and mortality after acute lower extremity ischemia and revascularization? J Vasc Surg. 1989;10:343–50.

[16] Whitesides TE, Heckman MM. Acute compartment syndrome: update on diagnosis and treatment. J Am Acad Orthop Surg. 1996;4:209–18.

[17] Janzing HMJ. The acute compartment syndrome, a complication of fractures and soft tissue injuries of the extremities. A clinical study about diagnosis and treatment of the compartment syndrome. Doctoral thesis. Leuven University; 1999.

下肢爆炸伤

Blast Injury to the Lower Limb

Paul H.B. Blair   Adrian K. Neil   Christopher T. Andrews   著

第15章

病例报告

　　一名 40 岁男子在遭受双下肢爆炸伤约 1.5h 后被送入急诊室。转移前他在当地急诊室接受了复苏。到达后，他的脉搏为 120 次 / 分，血压为 80/40mmHg。

　　检查显示该患者双下肢受到了严重的爆炸伤，没有明显躯干损伤。左下肢膝关节上下存在神经血管损伤，同时伴有骨骼和软组织损伤，膝关节以下组织灌注差。在右侧大腿有一个延伸到膝关节前方的大创口，伴随大量的出血，在伤口处可以看到骨碎片。患者右足皮色苍白、无脉，感觉略有减退。

问题 1：对该患者应该优先采取哪些治疗措施？

A. 保持气道开放、吸氧及建立大静脉通道。

B. 在对患者进一步治疗前完成全面检查。

C. 检验结果回示后再决定是否转出急诊室。

D. 在初步复苏过程中将患者转移到手术室进行确定性治疗。

E. 与亲属讨论治疗方案。

问题 2：以下哪些选项是血管明确损伤的体征？

A. 肢体疼痛。

B. 脉搏消失。

C. 苍白或发绀。

D. 皮温低。

E. 杂音或震颤。

问题 3：下列有关血管造影的说法中，哪些是正确的？

A. 所有患者都应进行血管造影以确定手术方案。

B. 对于没有明确血管损伤的外伤患者，血管造影术可能是一种有用的方法。

C. 血管造影只用于病情稳定的患者。

D. 血管造影只能在放射科进行。

E. 患者发病前的身体状况不影响进行血管造影。

问题 4：下肢的耐缺血时间为多久？

A. 20～30min。

B. 90～120min。

C. 6～8h。

D. 16～20h。

E. 24～36h。

医护人员根据高级创伤生命支持协议（advanced trauma life support，ATLS）对患者进行了复苏，如建立静脉通道及吸氧。对患者的开放性伤口进行了加压包扎。进一步检查表明患者除右手受伤之外，再没有其他明确的损伤。患者被转移到了手术室。

问题 5：在该病例中，手术的主要目的是什么？

A. 控制危及生命的出血。

B. 预防终末器官缺血。

C. 恢复血管连续性。

D. 保留肢体功能。

E. 检查隐匿性的损伤。

问题 6：以下哪些是截肢的影响因素？

A. 患者的年龄。

B. 损伤的机制。

C. 开始治疗的时间。

D. 创口的污染程度。

E. 以上所有。

问题 7：下列关于复杂静脉修复的叙述，哪些是正确的？

A. 复杂的静脉修复不应在创伤患者中进行。

B. 复杂的静脉修复只能在没有大动脉损伤的情况下进行。

C. 复杂的静脉修复应被用于改善不稳定患者的静脉回流。

D. 复杂的静脉修复可预防远期的肢体功能障碍。

E. 腔内静脉分流术是一种可接受的术中姑息性措施。

在手术室，患者全身麻醉后取仰卧位，暴露下腹部和双下肢，同时静脉应用广谱抗生素。仔细检查发现左腿损伤范围广泛，小腿远端和足部冰冷、苍白、发绀，伴股骨和胫骨的复合伤，股浅动脉、股浅静脉完全断裂、坐骨神经严重受损，因此初步决定一期行左下肢截肢术。检查右腿时发现，股浅动脉远端/腘动脉完全损伤，腘静脉存在不规则的撕裂伤，坐骨神经分支挫伤明显。右手拇指和中指有弹片伤。

急诊手术步骤如下：截肢之前在左腿大腿近端上止血带以阻止出血。然后将右小腿的创口充分下延以暴露神经血管。控制股浅动脉和膝下腘动脉，仔细向远端取栓。然后在右侧股浅动脉和膝下腘动脉之间放置 Javid 转流管（图 15-1）。置入转流管后，因腘静脉大面积缺损出血明显，所以对其进行侧方缝合。在对左腿进行膝上截肢之前，从左腿获取大隐静脉。在进行左侧膝上截肢手术之前，骨科医生仔细对右下肢进行评估，并放置了一个穿过右膝关节的临时固定装置（图 15-2）。使用外固定装置获得骨的稳定后，去除临时腔内分流管并应用翻转的左侧大隐静脉进行最终的血管旁路术。使用标准的外侧和内侧入路对右小腿进行筋膜切开术，右足远端动脉搏动恢复。进一步对坏死肌肉进行清创并部分缝合中间的伤口，对前外侧伤口进行清创和冲洗。以上两处伤口均使用无菌敷料进行覆盖。

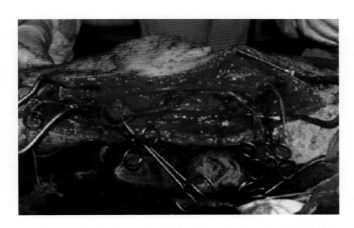

▲ 图 15-1 扩大右腿内侧伤口，在股浅动脉和膝下腘动脉之间放置临时分流管

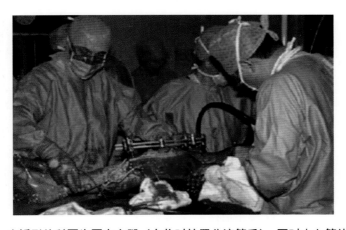

▲ 图 15-2 多学科协作，由矫形外科医生固定右腿（在临时放置分流管后），同时由血管外科医生进行左膝以上截肢

问题 8：在没有明显出血的情况下，术后什么时候重新检查伤口是合适的？

A. 1～2h。

B. 4～6h。

C. 12～16h。

D. 24～48h。

E. 5 天以上。

术后患者被转入重症监护室，右侧肢体抬高以减轻肿胀。右足暴露以便检查足部动脉搏动。继续静脉使用广谱抗生素，并进行深静脉血栓形成的标准预防，检查尿液中的肌红蛋白。患者在 48h 内重返手术室检查伤口并更换敷料。最终通过分期的皮肤移植，右下肢获得延迟一期愈合。在接下来的几个月里，患者接受了复杂的矫形手术包括使用了一个 Ilizarov 外固定架（图 15-3）。他的左腿配备了膝上假肢，现在已经能够完全独立（图 15-4）。

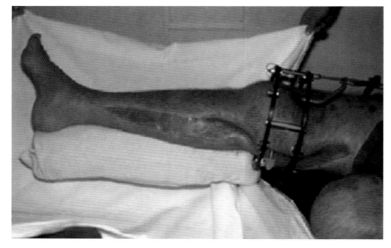

▲ 图 15-3 恢复

皮肤移植后，创伤和筋膜切开术后的伤口愈合；仍应用 Ilizarov 外固定架固定

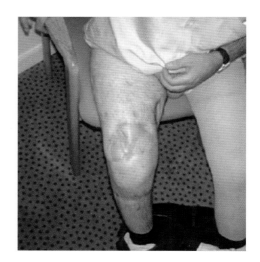

▲ 图 15-4 康复

在保肢（右腿）和学习使用假肢（左腿）方面取得了满意的效果

评论

因穿透性的创伤造成的下肢损伤可能是毁灭性的，在头部、颈部和躯干存在隐匿但可能危及生命的损伤时，会偶尔分散临床医生的注意力。遵循某种复苏方案以检测到隐匿的伤害是至关重要的，如 ATLS 系统。时间是处理血管损伤的关键所在。尽管对明显出血的患者的诊治很少发生延误，在转移到手术室进行确定性治疗的同时，迅速采取挽救生命的措施和持续的诊断，才能降低并发症发生率和死亡率（问题 1：A 和 D）。

血管损伤的临床表现通常习惯性地分为确定性和非确定性（表 15-1）（问题 2：B 和 E）。

表 15-1 血管损伤的体征（更新版）

确定性体征	非确定性体征
• 无脉 • 杂音或震颤 • 血肿（大或扩大） • 远端缺血	• 血肿（小） • 受伤现场出血史 • 周围神经损伤

　　一般来说，术前动脉造影可用于以下情况：①确认临床特征和症状不明确的稳定患者血管损伤的部位和程度；②没有确定性体征，但由于血管靠近损伤部位而考虑存在风险的患者。多数发生肢体穿透伤并有一项确定性体征的患者应直接转入手术室。这条规则的可能例外情况包括多重损伤的稳定患者、广泛的骨骼或软组织损伤、爆炸伤或枪伤、锁骨下动脉或腋动脉的潜在损伤及既往存在外周血管疾病。一些中心报道了急诊室血管造影的良好结果，同时腔内血管技术的最新进展促进了手术室的高质量成像[1]（问题 3：B 和 C）。

　　低血容量性休克及相关骨与软组织的损伤加重了因大血管破裂导致的组织灌注不足。组织 PO_2 下降导致毛细血管通透性增加和组织间隙渗出增多。受损的肌纤维在筋膜腔内膨胀，进一步加大血流阻力。当动脉修复和血流恢复导致组织发生再灌注损伤时，肿胀即成为一种创伤。再灌注损伤程度取决于缺血时间，并由自由基的产生、中性粒细胞的激活和花生四烯酸代谢物的产生所介导。最终，肢体末梢的微血管床可能会发生广泛的血栓形成[2]。一般认为，热缺血时间超过 6~8h，肢体存活的可能性不大（问题 4：C）。因此，为获得最佳的急诊血管修复效果，避免由于热缺血时间延长和再灌注损伤造成的骨筋膜室综合征或挛缩等并发症，应尽快进行手术探查。

　　当病情稳定后，如果有需要，应使合并复杂下肢损伤的患者仰卧位于适宜造影的手术台上。使用某种加温装置来保持患者足够的体温。下肢损伤的患者，因可能需要从对侧获取大隐静脉，双下肢（从脐到脚趾）应做好消毒准备，尤其是在怀疑存在同侧静脉损伤时。应特别注意纠正体温过低、失血、电解质紊乱和凝血功能障碍。

　　急诊血管手术的主要目的是控制危及生命的出血和预防终末器官缺血（问题 5：A 和 B）。助手应使用压力敷料控制出血，直至完成消毒、铺巾等准备工作。如果近端血管不能很快暴露，出血将会很难控制，在头侧无损伤区域切口以迅速控制近端血管是不错的选择。进行额外切口时要特别注意，尤其在后期可能需要整形外科手术的情况。当近远端血管难以暴露和控制时，通过仔细的插入和充盈取栓导管可以获得临时控制。手术期间外科医生和麻醉师的充分合作十分重要，因为在近端血管获得控制之前，将伤口包裹几分钟以促进静脉液体复苏非常重要。对于病情不稳定的患者应避免复杂的冗长手术，对于有明显代谢性酸中毒、凝血功能障碍和（或）体温过低的患者，应考虑进行损伤限制性手术。

　　在大多数肢体血管损伤中应考虑使用临时转流管，尤其在伴有相关的骨和软组织损伤的复杂病例中尤为重要。

　　20 世纪 70 年代末，在贝尔法斯特已采用临时转流管治疗动脉和静脉损伤[2]。大量证据支持在治疗穿透性和钝性大血管创伤时使用这些转流管是有益的[3-6]。在近端置入转流管之前，应对远端血管中的全部血栓进行细致的取栓。如果遇到静脉损伤，额外应用转流管可促进静脉回流。在没有凝血功能障碍或持续性出血时，我们可常规静脉应用肝素。最近的证据表明，在动脉和静脉复合损伤中，静脉血流的延迟恢复会导致缺血再灌注损伤及远处肺损伤[7]。动脉和静脉转流的优点是能分别早期恢复血流和改善静脉回流，从而避免长期缺血和缺血再灌注损伤带来的并发症，同时确保可以进行最佳的血管修复。

对于合并骨折的患者，在进行明确的血管修复之前，可以单手小心地固定转流管来对骨折进行准确的内部或外部固定。这避免了骨科医生和血管外科医生陷入不必要而匆忙的尴尬境地，确保静脉移植物具有最佳长度，并消除了骨折复位过程中移植物破裂的风险。在大多数病例中，因自体静脉在潜在污染伤口中的耐久性和适用性，是首选旁路血管。然而据报道，在危重、不稳定的患者中使用人工移植物获得了令人满意的结果，这可能是一个更好的选择[8]。

对于高能量肢体创伤的紧急处理具有挑战性，在尝试挽救肢体失败后会带来较高的病死率和并发症发生率。人们设计了许多评分系统以尝试帮助临床医生做出截肢或保肢手术的决定[9-13]。每个系统都会根据一系列不同的标准进行评分，如患者年龄、"损伤机制"、开始治疗的时间、休克程度、热缺血时间和局部结构损伤的存在（如大动脉、大静脉、骨骼、肌肉、神经、皮肤及污染程度）（问题 6：E）。所有这些评分系统都表现出较高的敏感性而非特异性，在强调哪些患者应该考虑保肢手术时比确定哪些患者应该直接进行大截肢时更有用。事实上，许多研究对它们的实用性发起了挑战[14, 15]。

笔者认为，评分系统可以帮助外科医生对复杂的肢体损伤进行详细的评估。然而，应对每一例患者行截肢时进行个体化判断。大范围神经损伤的预后特别差，如果条件允许，在将患者送往手术室之前应记录此类损伤，这非常重要。绝不应该对严重受损的肢体进行无用的尝试，而将患者的生命置于危险之中。在可能的情况下，其他专业如骨科和整形外科应参与决定重要肢体的截肢中，特别是在上肢损伤中。

静脉损伤处理起来很困难。第二次世界大战前，下肢静脉损伤的传统治疗方法是结扎。1946 年，Debakey 和 Simeone 通过分析了第二次世界大战中的战伤对这种习惯提出了挑战[16]。从那时起，许多临床和实验室研究证实，结扎大静脉与修复创伤性损伤动脉系统相结合会导致显著不良的临床结果，例如导致肢体功能下降甚至丧失[17, 18]。在可能的情况下，应尝试静脉修复，特别是在存在明显下肢动脉损伤的情况下，以试图降低静脉高压和相关的并发症发生率。虽然关于静脉修复的长期结果的数据很少，但在笔者的印象中，在受伤后的最初几天保持静脉通畅，可以显著减少急性损伤后肿胀。如果股浅静脉需要结扎，保持同侧大隐静脉和股深静脉的通畅则十分重要。对于持续大量失血并有严重低体温和凝血功能障碍的不稳定患者，切勿尝试复杂的静脉修复。然而，对病情较稳定的患者，临时腔内静脉转流有助于从对侧大隐静脉获取更大口径的血管移植物（问题 7：D 和 E）。

复杂肢体损伤患者的术后管理至关重要。这些患者中的大多数是被立即转入手术室的，在进入重症监护室前对隐匿性损伤进行彻底检查非常重要。因接受大量输血和可能持续的再灌注损伤，这些患者有发生多器官功能障碍的风险[19, 20]。重要的是，血管外科医生应与重症监护病房的工作人员就远端动脉搏动的存在与否进行清晰的沟通，以确保修复的血管保持通畅。血压和体温正常的年轻患者应可触及远端动脉搏动。如果对血管修复的完整性有任何疑问，应去除敷料并由血管外科医生使用手持多普勒和（或）便携式超声设备进行仔细评估。

应在初次手术后 24～48h 重新检查伤口，这时可能需要进行彻底的整形手术以覆盖软组织和皮肤（问题 8：D）。一些中心主张基于筋膜室压力对筋膜切开术采取选择性策略，而许多中心主张基于临床的更宽松的策略。较长的缺血时间、合并动静脉损伤、包括骨和软组织破坏在内的复杂损毁伤和挤压伤仍然是筋膜切开术的绝对指征。与筋膜切开的低并发症率相比，辟免骨筋膜室综合征并恢复肢体功能更加重要。这些患者存在伤口和其他医源性感染的显著风险，可能需要长期使用抗生素。

复杂损伤患者的管理可能很困难。然而，及时的手术和多学科团队的参与可以产生有益的结果。对上述病例治疗的批评可能是未能成功使用被截掉左下肢的蹿趾来代替患者的右手拇指。

参考文献

[1] Itani KM, Burch JM, Spjut-Patrinely V, Richardson R, Martin RR, Mattox KL. Emergency center arteriography. J Trauma. 1992;32(3):302–6; discussion 306–37.

[2] Barros D'Sa AA. How do we manage acute limb ischaemia due to trauma? In: Greenhalgh RM, Jamieson CW, Nicolaides AN, editors. Limb salvage and amputation for vascular disease. London: WB Saunders; 1998.

[3] D'Sa AA. A decade of missile-induced vascular trauma. Ann R Coll Surg Engl. 1982;64(1):37–44.

[4] Elliot J, Templeton J, Barros D'Sa AA. Combined bony and vascular trauma: a new approach to treatment. J Bone Joint Surg Am. 1984;66B:281.

[5] Barros D'Sa AA. The rationale for arterial and venous shunting in the management of limb vascular injuries. Eur J Vasc Surg. 1989;3(6):471–4.

[6] Barros D'Sa AA, Moorehead RJ. Combined arterial and venous intraluminal shunting in major trauma of the lower limb. Eur J Vasc Surg. 1989;3(6):577–81.

[7] Harkin DW, D'Sa AA, Yassin MM, et al. Reperfusion injury is greater with delayed restoration of venous outflow in concurrent arterial and venous limb injury. Br J Surg. 2000;87(6):734–41.

[8] Lovric Z, Lehner V, Kosic-Lovric L, Wertheimer B. Reconstruction of major arteries of lower extremities after war injuries. Long-term follow up. J Cardiovasc Surg. 1996;37(3):223–7.

[9] Howe HR Jr, Poole GV Jr, Hansen KJ, et al. Salvage of lower extremities following combined orthopedic and vascular trauma. A predictive salvage index. Am Surg. 1987;53(4):205–8.

[10] Johansen K, Daines M, Howey T, Helfet D, Hansen ST Jr. Objective criteria accurately predict amputation following lower extremity trauma. J Trauma. 1990;30(5):568–72; discussion 572–573.

[11] Helfet DL, Howey T, Sanders R, Johansen K. Limb salvage versus amputation. Preliminary results of the Mangled Extremity Severity Score. Clin Orthop Relat Res. 1990; 256:80–6.

[12] Russell WL, Sailors DM, Whittle TB, Fisher DF Jr, Burns RP. Limb salvage versus traumatic amputation. A decision based on a seven-part predictive index. Ann Surg. 1991; 213(5): 473–80; discussion 480–481.

[13] McNamara MG, Heckman JD, Corley FG. Severe open fractures of the lower extremity: a retrospective evaluation of the Mangled Extremity Severity Score (MESS). J Orthop Trauma. 1994;8(2):81–7.

[14] Bonanni F, Rhodes M, Lucke JF. The futility of predictive scoring of mangled lower extremities. J Trauma. 1993; 34(1): 99–104.

[15] Durham RM, Mistry BM, Mazuski JE, Shapiro M, Jacobs D. Outcome and utility of scoring systems in the management of the mangled extremity. Am J Surg. 1996;172(5):569–73; discussion 573–574.

[16] Debakey ME, Simeone FA. Battle injuries of arteries in World War II: analysis of 2471 cases. Ann Surg. 1946; 123:534–79.

[17] Nanobashvili J, Kopadze T, Tvaladze M, Buachidze T, Nazvlishvili G. War injuries of major extremity arteries. World J Surg. 2003;27(2):134–9.

[18] Kuralay E, Demirkilic U, Ozal E, et al. A quantitative approach to lower extremity vein repair. J Vasc Surg. 2002;36(6):1213–8.

[19] Defraigne JO, Pincemail J. Local and systemic consequences of severe ischemia and reperfusion of the skeletal muscle. Physiopathology and prevention. Acta Chir Belg. 1998;98(4):176–86.

[20] Foex BA. Systemic responses to trauma. Br Med Bull. 1999;55(4):726–43.

在腔内时代，1例合并钝性胸主动脉损伤的多发伤患者的处理

Managment of a Multiinjured Patient with Blunt Thoracic Aortic Injury in the Endovascular Era

Shiva Dindyal　Constantinos Kyriakides　著

病例报告

19 岁女性患者因道路交通事故受伤。据目击者描述，司机驾车以约 **70km/h** 的速度在湿滑道路上行驶，在急转弯时滑出路面并撞在树上，车上并没有其他乘客。昏昏欲睡的她被发现在严重受损的车辆中，并被安全带和仪表盘束缚着。在驾驶员侧挡风玻璃上有一"靶心"样碰撞后的痕迹，司机的前额有一处撕裂伤且大量出血。患者诉呼吸困难及胸、腹部疼痛，在变形的右腿上疼痛尤为严重。医护人员及消防队员到达事故现场后将其救出。在颈椎被小心固定后，她立即被直升机送往最近的急救中心，她将在那里被值班外科创伤小组救治。

问题 1：医务人员应首先采取下列哪项治疗措施？

A. 右股骨骨折复位及夹板固定。

B. 留置静脉导管并快速输注液体。

C. 给予高流量吸氧。

D. 给予镇痛药物。

在事故现场对患者进行初步检查提示：患者气道通畅但呼吸急促，气管向右侧偏移，左胸叩诊呈鼓音、听诊呼吸音消失，心率增快（109 次 / 分），血压在正常范围（120/75mmHg），腹部左季肋区压痛，右股骨中部开放性骨折。医护人员对其进行常规的血液检查。神经系统检查提示患者嗜睡，意识越来越模糊。

问题 2：下列哪项是最合适的初步检查？

A. 头、颈部 CT 检查。

B. 骨盆和右股骨 X 线检查。

C. 腹部和骨盆 CT 检查。

D. 便携式胸部 X 线检查。

　　患者心率进一步增快至 120 次 / 分，血压降低至 110/65mmHg，嗜睡症状明显加重，呼吸困难加重，同时出现腹部膨隆。在血流动力学方面，患者对大剂量静脉补液治疗存在短暂反应。

问题 3：下列哪些是首先要采取的急救措施？

A. 胸腔引流术。

B. 急诊剖腹探查和损伤控制性手术。

C. 右股骨骨折复位、夹板固定。

D. 诊断性腹腔灌洗术。

　　胸部平片显示：纵隔增宽，左侧张力性气胸。立即行左胸穿刺减压，气体从穿刺部位释放后，气管恢复居中位（图 16-1）。随后，插入左胸腔引流管。患者格拉斯哥昏迷评分（Glasgow Coma Scale）下降为 7 分，嗜睡和烦躁症状进一步加重，故给予气管插管和镇静治疗。初步血常规检查提示：血红蛋白降低。通过持续补液和全血输注，患者血流动力学恢复至正常范围。骨盆平片及体格检查未见异常。

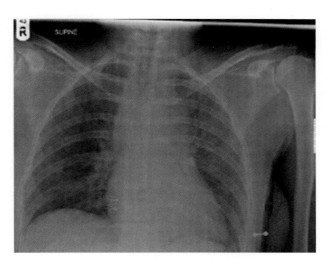

▲ 图 16-1　胸片显示纵隔增宽和左侧张力性气胸

问题 4：接下来要进行哪些检查和治疗？

A. 右股骨 X 线检查，右股骨骨折复位、夹板固定。

B. 头、颈、胸、腹部、骨盆 CT 检查。

C. 急诊剖腹探查和损伤控制性手术。

D. 诊断性血管造影。

影像结果显示：患者双侧大脑挫伤、左侧锁骨和颈椎骨折（图 16-2）、多发性肋骨骨折和双侧肺挫伤，其中左侧第 1 肋骨骨折伴左侧血气胸。患者胸主动脉破裂并在降主动脉近端形成假性动脉瘤（图 16-3 和图 16-4）。腹部影像显示：肝脏撕裂伤、脾脏血肿，以及游离腹腔积液均提示腹腔出血。骨盆正常，但右股骨开放移位性骨折。

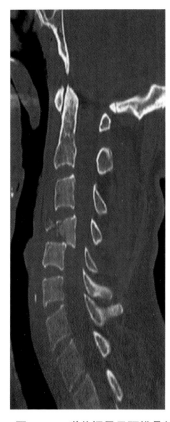

▲ 图 16-2　磁共振显示颈椎骨折

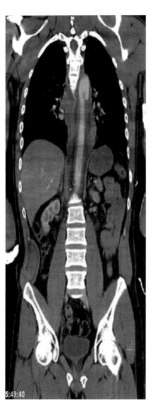

▲ 图 16-3　CT 扫描重建显示胸主动脉破裂伴降主动脉近端假性动脉瘤

在症状上，患者呼吸道通气情况进一步加重，血流动力学恶化。左胸腔引流管持续摆动并冒泡，同时持续引流出血液。患者腹部膨隆加重，处于低血容量休克状态，对输血、输液无反应。右腿伤口张力增高，肿胀加重。

动脉血气分析提示患者代谢性酸中毒、乳酸升高、血红蛋白水平进一步下降。她被紧急送往了手术室。

医师急诊行剖腹探查、脾切除和肝脏填塞。将右股骨干骨折进行清创、冲洗、复位和夹板固定，并插入颅内螺栓以监测颅内压。血管外科医师通过胸部 CT，对患者胸主动脉横断面进行了评估。

问题 5：依据图 16-5，创伤性主动脉破裂好发的解剖部位顺序依次是什么？

A. 1，2，3，4。

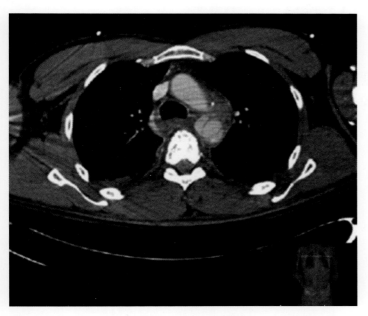

▲ 图 16-4　CT 横断扫描显示胸主动脉破裂伴降主动脉近端假性动脉瘤

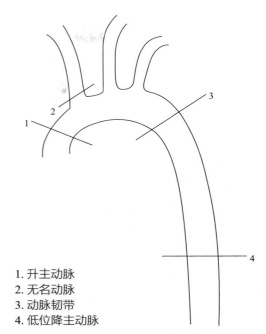

1. 升主动脉
2. 无名动脉
3. 动脉韧带
4. 低位降主动脉

▲ 图 16-5　创伤性主动脉破裂的解剖部位

B. 4，2，3，1。

C. 3，1，2，4。

D. 3，1，4，2。

E. 1，4，2，3。

问题 6：下列哪一项是胸主动脉支架置入入路的有利特征？

A. 髂动脉迂曲。

B. 髂动脉直径＜ 7mm。

C. 适合导管成形的解剖条件。

D. 股动脉通畅。

E. 髂动脉钙化。

问题 7：下列哪项是胸主动脉支架释放的有利特征？

A. 牛形主动脉弓。

B. 主动脉直径＜ 18mm。

C. 左锁骨下动脉近端的横断。

D. 椎动脉通畅。

E. 主动脉弓角度陡峭。

经评估，患者胸主动脉解剖特点符合腔内支架置入要求，医院也备有手术所需支架。应用正性肌力药物后患者情况得到显著缓解，血流动力学恢复至正常范围。血管外科医师要求患者收缩压需维持在 100mmHg 左右。

患者接受了胸主动脉腔内支架修复术（图 16-6 和图 16-7），术后转入重症监护室。经过较长时间的住院治疗，患者顺利出院，并恢复独立生活能力。出院后她加入了胸主动脉支架监测项目。

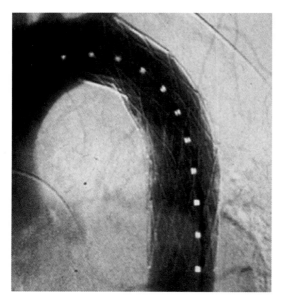

▲ 图 16-6　成功地对胸主动脉横断进行血管腔内支架修复的血管造影图像

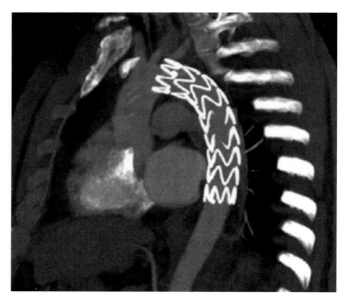

▲ 图 16-7　CT 重建显示成功地对她的胸主动脉横断进行了血管腔内支架修复

问题 8：下列哪项是胸主动脉腔内修复术的潜在并发症？

A. 脑卒中。

B. 主动脉破裂。

C. 截瘫。

D. 主动脉血栓形成。

E. 支架折叠。

F. 支架塌陷。

问题 9：下列哪项影像学检查是监测胸主动脉支架的常用方法？

A. 胸部 CT 检查。

B. 单纯胸部 X 线检查。

C. 诊断性血管造影。

D. 血管腔内超声。

E. 超声心动图。

评论

道路交通事故是年轻人创伤和死亡的常见原因。由于创伤发生在多个解剖部位和生理系统中，我们将之称为多发伤。减速伤会造成钝性损伤，是否合并穿透伤取决于撞击方式。在本章所介绍的案例中，患者与一个静止物体相撞，只是身体突然减速，身体受到剪切力，并没有遭受穿透伤。但由于车辆对树的压缩力，使患者受到了挤压伤。

患者头、颈、胸（肺和大血管）、腹部（肝和脾）和长骨（股骨干）均受损。以上任何单一部位受损均可危及生命，而本例患者多部位同时受损，死亡率将明显增高。

在院前或急诊科遇到多发伤患者时，应采取一套明确而系统的治疗方法，按照危及生命的严重程度进行有序治疗。常用治疗方法可参照美国外科医师学会（American College of Surgeons，ACS）发布的高级创伤生命支持[1]。在颈椎固定后，按照常用的"ABCDE"检查方法进行初步的基本检查，顺序按死亡率的高低依次为气道损伤（airway injuries）、呼吸（breathing）、循环（circulatory）、能力丧失 /神经损伤（disability/neurologically），最后是环境和其他一切情况（environmental/everything）。

问题 1 的正确答案是 C（问题 1：C）。高流量吸氧有利于气道和呼吸损伤的恢复，与其他选择相比，更有利于提高患者的生存率。答案 A 和 B，是解决循环系统问题的措施，应在呼吸道控制后进行。镇痛是人道的，但不应优先于对威胁生命损伤的干预。

一旦进行了初步检查并依据条件尽可能的处理完遇到的问题后，有必要将患者转移到合适机构接受最终的治疗，期间对初步检查的再评估是必要的，尤其是在患者到达合适的医疗机构时，以发现任何进展性损伤和病情恶化。本例患者到达创伤医院急诊科后被发现数种可能的损伤，其中包括气道受损、腹部损伤、长骨创伤及进展性头部损伤。这些情况应立即被治疗以挽救患者生命，这种治疗方法被称为"损伤控制"。建议组建创伤多学科协作诊疗团队，这样可以对同时存在的病症提出专家意见，有利于挽救患者生命。

接下来，需对患者行初步的影像学检查包括患者的胸部、骨盆 X 线，视情况拍摄颈椎侧位片。问题 2 的正确答案是 D（问题 2：D）。CT 检查和长骨 X 线检查应放在之后。

患者病情开始恶化，血流动力学开始呈低血容量休克迹象，心率升高而血压下降，并出现嗜睡、烦躁、意识逐渐模糊等大脑灌注不足的表现。患者意识水平下降（格拉斯哥昏迷评分＜ 8 分），因气道存在有阻塞风险而进行镇静和气管插管。

值得注意的是，该患者非常年轻。年轻患者和儿童由于有充足的生理储备以补偿丢失的血液，他们在创伤早期血流动力学常在正常范围内。相比之下，老年患者却有更多的并发症。然而，病情恶化的迹象可能表现得十分轻微，随后血流动力学会出现意想不到的崩溃。在对输液治疗有短暂的反应后，患者出现低血容量休克，表明她的容量耗尽了。该患者低血容量性休克的原因可能是由于肺部损伤和张力性气胸导致的氧气输送能力下降、持续性腹腔出血、长骨骨折导致的大量出血或头部损伤。对临床和检查的再评估提示血红蛋白降低、严重的代谢性酸中毒，这也进一步验证了活动性出血的存在。

首先要处理患者的张力性气胸，穿刺减压并插入胸腔引流管，因此问题 3 的答案是 A（问题 3：A）。

接下来需要处理腹部和长骨骨折导致的出血，以解决循环系统的损伤。

问题 4 涉及在出血原因不明时，针对这种对输液治疗有反应的低血容量性休克患者应该选择何种合适的检查。CT 通常在较大的医学中心较为普及，但并不是所有医疗中心都拥有该设备。它为我们提供了一个快速的横断面多腔成像，可以积极指导治疗决策。必须强调的是，对于病情不稳定患者应该立即接受治疗，而不是进行检查。当需要进行"损伤控制"手术时，许多患者由于不恰当地进行影像学诊断而死亡。在该病例中，患者病情稳定，但对其出血来源未能诊断明确。她的胸部病理表现为张力性气胸、纵隔增宽和血胸，同时伴有腹部触痛和膨隆。在其头、颈部亦有损伤，所以答案 B 是正确的（问题 4：B）。

CT 结果显示，患者胸、腹、头部多处受伤，同时伴有几处骨折。随后，她被推入手术室接受了腹部（肝脏和脾脏）损伤和股骨骨折的手术治疗。

进行"损伤控制"手术的同时，值班血管外科医生评估了患者胸主动脉横断图像，重点测量了血管管径及相关解剖参数。一些人主张 CTA 是最好的检查方式，但如果患者存在主动脉横断伤，血肿中外渗的对比剂会使图像模糊。

主动脉横断是累及血管壁三层的撕裂伤，不要和很少与创伤有关的主动脉夹层相混淆，它通常表现为纵向的血管壁撕裂。主动脉横断与高速道路交通事故碰撞或高空坠落导致的钝性创伤有关，这些钝性创伤常由剧烈的减速和挤压伤引起。刺伤或枪伤等不太常见的穿透性创伤也会导致主动脉横断。多数受伤者（80%～90%）因出血过多当场死亡。由于实际上只有少数患者能够被送至医院，因此大多数中心对此缺乏经验。由于患者症状不典型 [2-5]，主要依赖影像学进行诊断，导致预后不良和相应的高死亡率。如同本病例，此类患者伴随的非主动脉损伤很多，其中包括不少见的多发性肋骨骨折（78%）、肝裂伤（61%）、头部损伤（42%）、第 1 肋骨骨折（42%）、脾裂伤（36%）、心脏裂伤（34%）、胸骨骨折（28%）和颈椎骨折（26%）[3, 6]。

传统上，外科手术是治疗创伤性胸主动脉横断的金标准 [3, 7]，但目前研究显示，外科手术的死亡率和截瘫率为 15%～30% [3, 8, 9]。胸主动脉腔内修复术最早于 1991 年被提出 [10]，由于其较低的死亡率和并发症发生率，在治疗合并多发伤的主动脉横断上优于传统外科开放手术 [3, 11]。由于患者在生理方面特别脆弱，快速的非侵入性手术应是首选。目前并无开放手术与腔内修复在治疗创伤性主动脉横断方面的随机对照试验，但大量的小规模病例研究 [3, 12-29] 和相关 Meta 分析 [30-33] 均表明，与开放手术相比，腔内修复术有更低的死亡率和并发症发生率。通过一些器材，主动脉横断的腔内修复术可以迅速在局部麻醉下以仰卧位经皮进行，而开放手术则需要全身麻醉、特殊的双套囊气管插管和侧卧体位，而这些多发伤患者同时伴有肺部和颈椎损伤。常规外科开放手术需要交叉钳夹主动脉及体外循环，这样会导致脊髓缺血增加截瘫的发生率 [3, 16]，同样也会造成肾缺血时间延长及缺血再灌注综合征的发生。开放手术有较高的脑卒中和截瘫率，导致较高的死亡率和并发症发生率。开放手术后患者疼痛明显，需要的恢复时间 [15]、重症监护时间 [13] 及监测时间均会延长。

当前一致认为，通过随机对照试验来验证腔内治疗的优势是不可能的，因为该治疗目前应用广泛，并取得了良好的效果，所以这种研究是不符合伦理的 [34]。相比于传统开放手术，大量的临床病例系列报道了腔内修复术已经应用于那些不适合开放手术治疗且具有高危险评分的危重患者。一项合格的研究需要大量患者以提供足够的临床数据，但由于这种创伤性疾病具有罕见和突发的性质，很难做到较长周期的研究。

保守治疗也是一种治疗选择，被内科医生和重症医生所青睐，但在血管腔内医生中很少被讨论。采用短效 β 受体拮抗药（如艾司洛尔、拉贝洛尔）进行精确的血压控制，能使收缩压达到 100mmHg，并适当减缓心率。该治疗方法已被证实对主动脉横断、纵隔血肿和假性动脉瘤形成（被主动脉外膜或主动脉周围组织包裹的主动脉破裂）的多发伤患者有益。与胸主动脉瘤破裂或急性夹层患者类似，在处理完其他部位的损伤并制订好明确的诊疗计划后，保守治疗可以作为一种权宜之计。其原理是主动脉壁张力与压力增加成正比、与脉率成反比，通过药物保守治疗可以降低主动脉血管壁的应力和张力，从而显著降低主动脉破裂的风险。保守治疗可以持续数天、数周，很少持续数月，但在文献中亦有在少量患者持续进行数年的报道 [3, 5, 17, 23, 26, 35-37]。

问题 5 是关于创伤性胸主动脉横断的好发部位，正确答案是 C（问题 5：C）。最常见的损伤部位是主动脉峡部（93%），它是左锁骨下动脉起点和动脉韧带之间的近端降主动脉部分 [3, 30, 38]。动脉韧带的固定和束缚被认为是造成该部位高损伤风险的原因。其余 7% 的损伤发生在升主动脉和主动脉弓部，损伤频率排序为升主动脉＞无名动脉＞降主动脉 [39]。这样的损伤率排序被来院患者的临床表现所证实。如前所述，大多数伤者当场立即死亡，尸检显示死于升主动脉损伤的患者比例更高。以上列出的百分比是由美国创伤外科协会（American Association for the Surgery of Trauma，AAST）发布的，该协会首次对 274 名创伤性主动脉横断患者进行了前瞻性多中心观察性研究 [40]。

有许多因素决定了胸主动脉腔内支架修复的适用性。这些因素在问题 6 中得到了强调，正确答案是 D（问题 6：D）。

支架装置的入路非常关键。以前的支架装置需要至少 20～26F 的输送通道，因此最小髂动脉直径为 7.6～9.1mm。随着介入技术的进步和更小直径的输送装置的应用，已允许支架通过 16F 的输送鞘引入。髂动脉和股动脉通畅、平直、无迂曲和钙化是大管径支架装置腔内输送的有利条件。尽管腔内技术侵入性显著低于传统开放技术，但第一代的设备体积大、操作笨重，常需股动脉的游离和切开。由于胸主动脉管径更大、距腹股沟更远，其支架装置尺寸较腹主动脉更大。随着时间的推移和持续的技术投入，输送系统管径变得更细，经皮支架植入应用更加广泛。术前应对髂动脉进行影像学评估包括直径、迂曲程度、内容物成分、斑块和钙化，尤其是存在动脉瘤情况；这些情况会造成入路困难，且因血管顺应性较差而成为该类手术的禁忌。另外的方法未被充分利用的腔内通路成形术，在我们看来该方法会使整个过程更具有侵入性。如果解剖条件合适且病变轻微，髂总动脉、上肢动脉和大的血管均可作为支架输送的通道。

问题 7 强调了有利于胸主动脉腔内修复术中支架准确和成功释放的因素，正确答案是 A 和 D（问题 7：A 和 D）。

主动脉直径非常重要。这些创伤患者年龄较小，因此与患有其他胸部病变（如动脉瘤、急性和慢性夹层）的患者相比，主动脉弓曲率更小，主动脉和髂动脉直径也更小 [3, 15, 36, 41]。随着创新性的研究，支架尺寸越来越小，但仍存在最低限，所以该类治疗并不能适合所有患者。目前可用的最小主动脉支架直径为 21mm。然而，存在直径 18～22mm 的小尺寸支架，可用于治疗主动脉直径 16～18mm 的患者。但由于一些最新报道观察到其在治疗钝性胸主动脉损伤方面存在移植物血栓和闭塞风险，近期该类支架被市场主动召回以进一步评估更多的细节。此外，和本病例有关的情况是女性的胸主动脉普遍较男性更细，因此性别也是我们选择支架尺寸需要考量的因素。

病例也提及了是否有可用支架的问题。为了满足急诊胸主动脉腔内手术的需求，需要准备各种型号和尺寸的支架。为了锚定妥当，支架尺寸通常要比主动脉直径大 10%~15%，以增强支架在血管中的贴附性和顺应性[3]。然而，由于创伤患者的低血容量导致主动脉口径相对较小和交感神经兴奋导致的血管收缩，存在支架尺寸选择过小的可能[3, 42]。不同的制造商的设备各有优缺点。拥有合适所有患者的设备的代价很高，还涉及储存，并定期编目和更换。

胸主动脉支架可以用来治疗主动脉瘤和主动脉夹层[15, 38]。这两种疾病的病理机制不同，因此需要不同的器材进行血管腔内治疗。创伤性胸主动脉横断很少见，所以很少有专门为其研发的支架，如柔顺的 GORE TAG™ 支架。最近这款支架更新了一个主动控制系统，在支架完全释放之前，这种加强的输送系统为外科医生提供了对近端支架的可控制性分阶段释放和角度调整。我们必须利用最佳判断和对现有支架技术的深入了解，快速评估什么对患者最有利。出于这个原因，接受过腔内技术培训的血管外科专家应该对这些病例进行计划。

尽管腔内修复术的死亡率和并发症发生率明显低于传统手术，但 TEVAR 仍有并发症发生且不应被我们低估。测量和尺寸的准备规划不当可能导致支架定位不准确。支架放置不当会导致脑卒中、截瘫、支架折叠、支架塌陷、主动脉血栓形成和主动脉破裂等。因此，问题 8 中所有答案均是正确选项（问题 8：A 至 F）。

使用血管成像技术测量和精确定位横断处的解剖至关重要。为了成功释放和固定支架，需要合适的近端和远端锚定区。如前所述，最常见的横断位置毗邻动脉韧带，远端锚定区通常是充足的，所以远端锚定不是个大问题。然而，由于左锁骨下动脉和其他分支血管的存在，近端锚定区则需要特别注意。一般建议锚定区至少有 20mm，但随着临床经验的积累，适应证逐渐放宽，医生正在尝试更短的锚定区并取得了良好的临床效果。在某些情况下，当损伤部位靠近左锁骨下动脉时，可能需要将其部分或全部覆盖，这样做非常方便。年轻患者的动脉系很少存在病变，因此正常情况下供应后循环的椎动脉血供可通过基底动脉环得到灌注。然而，对于主动脉横断伤的老年患者来说可能就不合适。如果需要覆盖左锁骨下动脉，则可以同时行颈动脉 – 左锁骨下血管旁路术，以预防后循环脑卒中、脊髓缺血或锁骨下动脉盗血综合征[43]。在术中可通过球囊扩张临时阻断左锁骨下动脉开口并观察患者临床症状，从而了解覆盖该血管导致其闭塞后的生理反应。一些中心通常会预防性地对所有患者进行选择性胸主动脉瘤或胸主动脉夹层旁路手术，同期或分期进行[3, 12, 17, 36]。采用这种杂交手术方式治疗的证据主要来自于欧洲胸主动脉瘤与夹层支架移植物技术协作组（European Collaborators on Stent Graft Techniques for Thoracic Aortic Aneurysm and Dissection Repair，EUROSTAR）的数据库和英国胸主动脉移植物注册研究的推测[33, 44]，研究显示接受旁路手术患者具有较低的并发症发生率（尤其是截瘫和脑卒中发生率）。但该手术方式并未得普遍认可和实施。在多发伤患者中，左锁骨下动脉附近的主动脉横断对主要的腔内治疗构成挑战，手术时间要短，并且需要快速有效的复温和强化复苏，但类似颈动脉 – 颈动脉旁路术的杂交手术可以开展[3]。

人群中存在 20% 的"牛角弓"可能对腔内治疗造成困难。在这种变异的主动脉弓解剖结构中，左锁骨下动脉起源于无名动脉，这样支架近端锚定区长度通常会增加，但任何对无名动脉覆盖的则需要旁路手术。

最后需要考虑的解剖因素是主动脉迂曲。较小和较大的主动脉曲线带来不同的血流动力，同样近、远段、中间段支架受力也不尽相同。还应考虑升主动脉和降主动脉之间血管直径差异。更加弯曲的主动脉弓将不利于我们对创伤患者进行腔内操作，并可能会影响手术疗效。在支架释放的过程中，高压血液的冲击会影响支架的精准定位，因此建议将收缩压维持在 100mm/Hg。一些术者会使用腺苷药物来暂时停止心脏跳动，而另一些则应用快速心脏起搏。由于支架定位不准确会导致一系列的严重后果，如支架断裂、近远端移位、覆盖重要血管导致脑卒中发生、近端夹层形成、支架未完全释放、封堵不良和内漏等，因此需要在术中进行充分的影像学评估，选择适合的介入器材，并由对血管腔内技术熟悉的专业医师来操作。为了实现上述要求，许多血管外科医生提倡对腔内血管外科进行集中化管理[45-48]。

所有腹主动脉腔内支架植入患者均需要进入当地的医院监测项目中。胸主动脉支架置入患者一样，他们应进行终身监测。对患者进行长期影像学监测的目的是早期发现内漏、支架闭塞、支架移位、断裂和塌陷，从而进行早期修复治疗[49]。最后一题的答案是 A（问题 9：A），用于胸主动脉支架监测的最常见的成像技术是胸部 CT。目前胸部 CT 是最常用的监测方法，但对支架植入后的监测是研究的热门领域且发展迅速，其中包括血管内超声、超声造影、虚拟血管造影及磁共振成像等，它们可能在未来变得更加普及。

尽管让年轻患者接受这种技术非常有吸引力，但终生的暴露于辐射的潜在风险不得而知，故此存在争议。对于年轻患者来说，磁共振成像特别具有吸引力。因为相较于典型的因动脉瘤和夹层植入支架的老龄患者，他们需要终生进行监测，这种无辐射的方法更加具有吸引力。同样，这项新技术的适用时间也是未知的。这些年轻患者仍在生长发育，主动脉直径也会相应地增大。那么生长会对支架稳定性和耐用性产生影响吗？支架会随着时间而发生降解或移位吗？在获得大宗病例的长期监测结果前，这些问题答案需要我们等待。因此，对于这项仍相对较新的技术来说监测是必要的。最后，许多相关研究显示在遭受创伤性主动脉横断的患者中，年轻人群的监测依从性很差，使得数据收集更加困难[3, 16]。

本例患者因多处受伤需要长时间住院，并需要进行身体和社会心理康复。鉴于此，对于这类多发损伤的年轻患者需要进行多学科团队的投入以保证良好的临床结果。

声明

我们要感谢 Dr. Nicos Fotiadis（皇家马斯登医院介入放射科顾问）为本章提供了图片。

参考文献

[1] American College of Surgeons. Advanced trauma and life support course for physicians. 7th ed. Chicago: Committee on Trauma, American College of Surgeons; 2004.

[2] Park SM, Kim DH, Kwak YT, Sohn IS. Triple aortic root injury. Ann Thorac Surg. 2009;87(2):621–3.

[3] Bent CL, Matson MB, Sobeh M, et al. Endovascular management of acute blunt traumatic thoracic aortic injury: a single center experience. J Vasc Surg. 2007;46:920–7.

[4] Parmley LF, Mattingly TW, Manion TW, et al. Nonpenetrating traumatic injury of the aorta. Circulation. 1958;12:1086–101.

[5] Fabian TC. Advances in the management of blunt thoracic aortic injury: parmley to the present. Surgeon. 2009;75:4. Health Module.

[6] Williams JS, et al. Aortic injury in vehicular trauma. Ann Thorac Surg. 1994;57:726–30.

[7] Creasy JD, Chiles C, Routh WD, Dyer RB. Overview of

traumatic injury of the thoracic aorta. Radiographics. 1997; 17:27–45.

[8] Attar S, Cardarelli MG, Downing SW, et al. Traumatic aortic rupture: recent outcome with regard to neurologic deficit. Ann Thorac Surg. 1999;67:959–64.

[9] von Oppell UO, Dunne TT, De Groot MK, Zilla P. Traumatic aortic rupture: 20-year meta-analysis of mortality and risk of paraplegia. Ann Thorac Surg. 1994;58:585–93.

[10] Volodos NL, Karpovich IP, Troyan VI, et al. Clinical experience of the use of self-fixing synthetic prosthetics of the thoracic and the abdominal aorta and iliac arteries through the femoral artery and intraoperative endoprosthesis for aorta reconstruction. Vasa Suppl. 1991;33:93–5.

[11] Stone DH, Brewster DC, Kwolek CJ, et al. Stent-graft versus open surgical repair of the thoracic aorta: mid-term results. J Vasc Surg. 2006;44:1188–97.

[12] Canaud L, Hireche K, Berthet JP, Branchereau P, Marty-Ane C, Alric P. Endovascular repair of aortic arch lesions in high risk patients or after previous aortic surgery: midterm results. J Thorac Cardiovasc Surg. 2009;140(1):52–8.

[13] Asmat A, Tan L, Caleb MG, Lee CN, Robless PA. Endovascular management of traumatic thoracic aortic transection. Asian Cardiovasc Thorac Ann. 2009;17(5):458–61.

[14] Ryan M, Valazquez O, Martinez E, Patel S, Parodi J, Karmacharya J. Thoracic aortic transection treated by thoracic endovascular aortic repair: predictors of survival. Vasc Endovasc Surg. 2010;44(2):95–100.

[15] Caddell KA, Song HK, Landry GJ, et al. Favorable early outcomes for patients with extended indications for thoracic endografting. Heart Surg Forum. 2009;12(4):E187–93.

[16] Neschis DG, Moainie S, Flinn WR, Scalea TM, Bartlett ST, Griffith BP. Endograft repair of traumatic aortic injury—a technique in evolution: a single institution's experience. Ann Surg. 2009;250(3):377–82.

[17] Botta L, Russo V, Saini C, et al. Endovascular treatment for acute traumatic transection of the descending aorta: focus on operative timing and left subclavian artery management. J Thorac Cardiovasc Surg. 2008;136(6):1558–63.

[18] Wellons ED, Milner R, Solis M, Levitt A, Rosenthal D. Stent-graft repair of traumatic thoracic aortic disruptions. J Vasc Surg. 2004;40:1095–100.

[19] Orford VP, Atkinson NR, Thomson K, et al. Blunt traumatic aortic transection: the endovascular experience. Ann Thorac Surg. 2003;75:106–12.

[20] Demetriades D, et al. Operative repair or endovascular stent graft in blunt traumatic thoracic aortic injuries: results of an American Association for the Surgery of Traumatic Multicenter Study. J Trauma. 2008;64(3):561–70; discussion 570–571.

[21] Mohan IV, Hitos K, White GH, et al. Improved outcomes with endovascular stent grafts for thoracic aorta transections. Eur J Vasc Endovasc Surg. 2008;36:152–7.

[22] McCarthy MJ. Is endovascular repair now the first line treatment for traumatic transection of the thoracic aorta? Eur J Vasc Endovasc Surg. 2008;36:158–9.

[23] Clough RE, Taylor PR. Endovascular repair of aortic transection can be a durable treatment option. Eur J Vasc Endovasc Surg. 2009;37:120.

[24] Alsac JM, Boura B, Desgranges P, Fabiani JN, Becquemin JP, Leseche G. Immediate endovascular repair for acute traumatic injuries of the thoracic aorta: a multicenter analysis of 28 cases. J Vasc Surg. 2008;48:1369–74.

[25] Yamane BH, Tefera G, Hoch JR, Turnipseed WD, Acher CW. Blunt thoracic aortic injury: open or stent graft repair? Surgery. 2008;144(4):575–580. discussion 580–582.

[26] Go MR, Barbato JE, Dillavou ED, et al. Thoracic endovascular aortic repair for traumatic aortic transection. J Vasc Surg. 2007;46:928–33.

[27] Riesenman PJ, Farber MA, Rich PB, et al. Outcomes of surgical and endovascular treatment of acute traumatic thoracic aortic injury. J Vasc Surg. 2007;46:934–40.

[28] Agostinelli A, Saccani S, Borello B, Franceco N, Larini P, Gherli T. Immediate endovascular treatment of blunt aortic injury: our therapeutic strategy. J Thorac Cardiovasc Surg. 2006;131(5):1053–7.

[29] Ott MC, Stewart TC, Lawlor DK, Gray DK, Forbes TL. Management of blunt thoracic aortic injuries: endovascular stents versus open repair. J Trauma. 2004;56(3):565–70.

[30] Xenos ES, Abedi NN, Davenport DL, et al. Meta-analysis of endovascular vs open repair for traumatic descending thoracic aortic rupture. J Vasc Surg. 2008;48(5):1343–51.

[31] Takagi H, Kawai N, Umemoto T. A meta-analysis of comparative studies of endovascular versus open repair for blunt thoracic aortic injury. J Thorac Cardiovasc Surg. 2008;135(6):1392–4.

[32] Walsh SR, Tang TY, Sadat U, et al. Endovascular stenting versus open surgery for thoracic aortic disease: systematic review and meta-analysis of perioperative results. J Vasc Surg. 2008;47:1094–8.

[33] Tang GL, Tehrani HY, Usman A, et al. Reduced mortaility, paraplegia, and stroke with stent graft repair of blunt aortic transections: a modern meta-analysis. J Vasc Surg. 2008;47:671–5.

[34] McDonnell CO, Haider SN, Colgan MP, Shanik GD, Moore DJ, Madhavan P. Endovascular management of thoracic aortic pathology. Surgeon. 2009;7(1):24–30.

[35] Bruno VD, Batchelor TJ. Late aortic injury: a rare complication of a posterior rib fracture. Ann Thorac Surg. 2009;87(1):301–3.

[36] Hughes GC, Daneshmand MA, Swaminathan M, et al. "Real world" thoracic endografting: results with the Gore TAG device 2 years after US FDA approval. Ann Thorac Surg. 2008;86(5):1530–7; discussion 1537–1538.

[37] Tai N, Renfrew I, Kyriakides C. Chronic pseudoaneurysm of the thoracic aorta due to trauma: 30-year delay in presentation and treatment. Injury Extra. 2005;36:475–8.

[38] Akins CW, Buckley MJ, Dagget W, McIlduff JB, Austen WG. Acute traumatic aortic disruption of the thoracic aorta: a 10-year experience. Ann Thorac Cardiovasc Surg. 1981;31:305–9.

[39] Stene JK, Grande CM, Bernhard WN, et al. Perioperative anesthetic management of the trauma patient: thoracoabdominal and orthopaedic injuries. In: Stene JK, Grande CM, editors. Trauma anesthesia. Baltimore: Williams & Wilkins; 1991. p. 218.

[40] Shapiro MJ, Yanofsky SD, Trapp J, et al. Cardiovascular evaluation in blunt thoracic trauma using transesophageal echocardiography (TEE). J Trauma. 1991;31:835–40.

[41] Roche-Nagle G, de Perrot M, Waddell TK, Oropoulos G, Rubin BB. Neoadjuvant aortic endografting. Ann Vasc Surg. 2009;23(6):787. El–5.

[42] Hoornweg LL, Dinkelman MK, Goslings JC, et al. Endovascular management of traumatic ruptures of the thoracic aorta: a retrospective multicenter analysis of 28

cases in the Netherlands. J Vasc Surg. 2006;43:1096–102.

[43] Riesenman PJ, Farber MA, Mendes RR, Marston WA, Fulton JJ, Keagy BA. Coverage of the left subclavian artery during thoracic endovascular aortic repair. J Vasc Surg. 2007;45:90–4.

[44] Leurs LJ, et al. Endovascular treatment of thoracic aortic diseases: combined experience from the EUROSTAR and United Kingdom Thoracic Endograft registries. J Vasc Surg. 2004;40:86–9.

[45] Holt PJ, Karthikesalingam A, Poloniecki JD, Hinchliffe RJ, Loftus IM, Thompson MM. Propensity scored analysis of outcomes after ruptured abdominal aortic aneurysm. Br J Surg. 2010;97(4):496–503.

[46] Holt PJ, Poloniecki JD, Khalid U, Hinchliffe RJ, Loftus IM, Thompson MM. Effect of endovascular aneurysm repair on the volume-outcome relationship in aneurysm repair. Circ Cardiovasc Qual Outcome. 2009;2(6):624–32.

[47] Holt PJ, Poloniecki JD, Hinchliffe RJ, Loftus IM, Thompson MM. Model for the reconfiguration of specialized vascular services. Br J Surg. 2008;95(12):1469–74.

[48] Holt PJ, Poloniecki JD, Thompson MM. How to improve surgical outcomes. BMJ. 2008;336(7650):900–1.

[49] Kotelis D, Lopez-Benitez R, Tengg-Kobligk H, Geisbusch P, Bockler D. Endovascular repair of stent graft collapse by stent-protected angioplasty using a femoral-brachial guidewire. J Vasc Surg. 2008;48(6):1609–12.

第三篇　慢性下肢缺血的处理

Management of Chronic Ischemia of the Lower Extremities

第17章 心血管疾病危险因素及外周动脉疾病

Cardiovascular Risk Factors and Peripheral Arterial Disease

Stella S. Daskalopoulou   Dimitri P. Mikhailidis   著

病例报告

患者男性，62岁间歇性跛行，通过干预心血管疾病危险因素来治疗。该患者无心肌梗死或脑卒中病史。有吸烟史，20支/日。直系亲属既往无心血管病史。就诊时患者没有服用任何药物。曾在医生指导下服用阿司匹林75mg/d，但由于"胃部不适"，已停止用药。该患者的总胆固醇为228mg/dl（5.9mmol/L）。患者需要应用氨氯地平和噻嗪类利尿药来控制血压水平。患者转到我院戒烟诊所后最终成功戒烟。

问题1：将为上述患者做以下哪项检查？

A. 空腹血糖。

B. 尿葡萄糖。

C. 空腹血清甘油三酯。

D. 空腹血清高密度脂蛋白（high-density lipoprotein，HDL）。

E. 甲状腺功能。

问题2：以下哪种药物是治疗患者血脂异常的优先选择？

A. 他汀类药物。

B. 贝特类药物。

C. 单纯饮食控制。

D. 依泽麦布。

E. 以上都是。

F. 以上都不是。

问题 3：该患者血脂控制目标是多少？

A. LDL-C ＜ 70mg/dl（＜ 1.8mmol/L）。

B. LDL-C ＜ 100mg/dl（＜ 2.6mmol/L）。

C. 总胆固醇＜ 200mg/dl（＜ 5.2mmol/L）。

D. HDL-C ＞ 40mg/dl（＞ 1.0mmol/L）。

E. 甘油三酯＜ 150mg/dl（＜ 1.7mmol/L）。

问题 4：在本病例中，对于高危患者，您希望调整哪些危险因素 / 药物？

A. 吸烟和生活方式。

B. 抗血小板药物。

C. 血压。

D. 血糖。

E. 血脂。

F. 潜在危险因素。

G. 以上所有内容。

H. 其他因素 / 药物。

问题 5：关于肾功能，以下哪项是正确的选项？

A. 监测患者肾功能是有意义的，因为：①约 1/3 的 PAD 患者合并肾动脉粥样硬化性狭窄；②大多数 PAD 患者合并肾实质病变；③肾脏和血管疾病同步进展。

B. 监测该患者的肾功能并不重要。

C. 他汀类药物对 PAD 患者具有肾保护作用。

D. 以上选项均正确。

E. 只有 A 和 C 正确。

一、评论

控制空腹血糖水平是所有血管疾病患者的治疗基础。本例患者空腹血糖为 87mg/dl（4.8mmol/L），这是令人满意的血糖水平。

（一）空腹血糖值的解析

根据空腹血糖水平，患者可以分为三类。

- 正常：空腹血糖＜ 100mg/dl（＜ 5.6mmol/L）。
- 空腹血糖受损（impaired fasting glucose，IFG）：空腹血糖 100～125mg/dl（5.6～6.9mmol/L）。
- 糖尿病：空腹血糖≥ 126mg/dl（≥ 7.0mmol/L）或随机血糖≥ 200mg/dl（≥ 11.1mmol/L）或糖耐量试验服糖 2h 后血糖≥ 11.1mmol/L（糖耐量试验目前已很少应用）。

糖尿病也可以依据糖化血红蛋白水平（HbA1c）≥ 6.5%（48mmol/mol）诊断 [1]。

空腹血糖受损与心血管疾病和糖尿病的风险增加相关。此外，空腹血糖受损可能是代谢综合征 [2] 的特征之一（表 17-1）。

表 17-1　代谢综合征的诊断特征 [a]

1. 腹型肥胖（腰围升高） • 男性 ≥ 102cm（≥ 40 英寸） • 女性 ≥ 88cm（≥ 35 英寸） 2. 甘油三酯水平升高 • ≥ 150mg/dl（≥ 1.7mmol/L）或正在接受治疗 3. 高密度脂蛋白胆固醇（HAQ）水平降低 • 男性 < 40mg/dl（< 1.0mmol/L）或正在接受治疗 • 女性 < 50mg/dl（< 1.3mmol/L）或正在接受治疗 4. 血压升高：≥ 130mmHg（SP）/ ≥ 80mmHg（DP）或正在接受治疗 5. 空腹血糖升高：≥ 100mg/dl（≥ 5.6mmol/L）或正在接受治疗

a. 根据美国国家胆固醇教育计划（National Cholesterol Education Program，NCEP）成人治疗小组（Adult Treatment Panel，ATP）Ⅲ指南 [2]，符合上述 5 个特征中的任何 3 个及以上均可诊断代谢综合征。这些患者中可能共存的其他因素包括 2 型糖尿病家族史、南亚种族、体育活动减少、吸烟、高敏感性 C 反应蛋白水平升高、微量白蛋白尿、血清尿酸水平升高和有临床表现的脂肪肝（转氨酶水平异常、ALT/AST）。2009 年 [3] 提出了代谢综合征新的共识定义。新的定义根据种族来解释腰围

推荐大多数 1 型或 2 型糖尿病成年患者糖化血红蛋白水平要 < 7.0%，以降低心血管风险和微血管并发症 [1]。二甲双胍被认为是治疗 2 型糖尿病的一线药物，同时结合生活方式的干预 [1]。

该患者第一次门诊就诊时，接受了尿常规检查。血浆葡萄糖浓度为 180~200mg/dl（10~11.1mmol/L）。因此，尿检中的葡萄糖检测不能说明空腹血糖受损或早期 / 轻度的糖尿病。临床医生不能单纯依靠尿糖水平测定来排除空腹血糖受损或早期 / 轻度糖尿病。因此，该患者的血糖值正常（见上文），尿糖测定呈阴性就不足为奇了。然而，检测尿液还可以排除蛋白尿和微量白蛋白尿，这些也是肾功能损害和血管危险因素的指标 [1]。

该患者的空腹甘油三酯水平为 141mg/dl（1.6mmol/L），该项检查结果是令人满意的。

（二）空腹甘油三酯值的解析

关于甘油三酯的重要性，人们一直存在着比较大的困惑，主要有以下 3 方面原因。

• 与其他血脂相关指标的相互作用：血清甘油三酯和 HDL-C 水平呈负相关。HDL-C 是一种"动脉粥样硬化保护作用"的脂蛋白，尽管 HDL 的功效可能与其数量一样重要（见下文）。

• 与潜在危险因素的相互作用：血清甘油三酯水平升高可能与纤维蛋白降解受损和血浆纤维蛋白原、纤溶酶原激活抑制物 -1，以及Ⅶ因子水平升高有关。2 型糖尿病和代谢综合征均与血清甘油三酯水平升高相关。有研究表明，糖尿病患者中，辛伐他汀与依折麦布联用比单用辛伐他汀更能有效减少心血管事件发生（IMPROVE-IT trial）[4]。一项包含未确定血管疾病的 2 型糖尿病患者的试验显示，阿托伐他汀 10mg/d（与安慰剂相比）对降低包括脑卒中在内的重大心

血管事件的风险方面有良好作用[5]。糖尿病和代谢综合征在外周动脉疾病（peripheral arterial disease，PAD）[6]患者中都很常见。此外，糖尿病和 PAD 都被认为与冠心病关系密切，需要积极治疗[1, 2]。

- 甘油三酯水平存在较大的个体差异：这种差异性包括一些患者的空腹甘油三酯可能明显低于非空腹水平。有证据表明，餐后甘油三酯水平也可以预测血管风险，但这种测量方法不易标准化。甘油三酯水平的评估通常采用禁食样本检测（夜间禁食 12～14h；只不禁水）。空腹和非空腹血清甘油三酯水平可能是独立的血管危险因素[7, 8]。高甘油三酯血症通常与加重血脂异常的次要因素有关（表 17–2），这些因素同样需要解决。

表 17–2　高甘油三酯血症 / 高胆固醇血症的次要因素

- 过度饮酒
- 糖尿病
- 甲状腺功能减退症
- 一些类型的肝病
- 一些类型的肾病
- 肥胖 / 饮食
- 药物：β 受体拮抗药、噻嗪类药物、雌激素、类固醇、皮质醇、他莫昔芬、蛋白酶抑制药、类维生素 A、环孢素

NCEPATP Ⅲ 指南中空腹甘油三酯范围[1, 2]。

- 轻度的高甘油三酯血症：150～199mg/dl（1.7～2.2mmol/L）。
- 中度的高甘油三酯血症：200～499mg/dl（2.3～5.6mmol/L）。
- 重度的高甘油三酯血症：≥ 500mg/dl（≥ 5.6mmol/L）。

根据该指南[1, 2]，重度的高甘油三酯血症患者优先治疗甘油三酯，而不是纠正低密度脂蛋白，这是因为严重的甘油三酯血症[1, 2]明显增加急性胰腺炎发生风险。对于较轻的高甘油三酯血症，治疗的重点仍然是纠正 LDL-C 水平[1, 2]。

该患者的空腹 HDL-C 水平为 46mg/dl（1.2mmol/L），该指标结果令人满意（尤其是对于男性）。

（三）空腹高密度脂蛋白 –C 的解析

无论其他脂质指标水平如何，HDL-C 水平的升高都可以视作一个保护因素[1, 2, 9]。女性的 HDL-C 水平往往较高。最新指南建议，HDL-C 水平理想情况下应为 40～50mg/dl（1.0～1.3mmol/L，存在性别差异），目前尚无明确的治疗目标[1, 9]。有趣的是，提高 HDL-C 水平的重要性却在药理学方面受到了质疑，因为近期的试验表明，升高 HDL-C 并不能降低心血管事件发生；这可能是与 HDL 的保护机制有关[9, 10]。事实上，HDL-C 并不总是表现出抗动脉硬化作用，如其介导细胞胆固醇外排和促进胆固醇从外周向肝脏[10]的反向转运等机制。

该患者甲状腺功能检查均正常。

血脂异常患者应常规评估甲状腺功能。这是因为甲状腺功能减退症并不少见，而且往往合并血脂异常（表 17–2）。也有证据表明，甲状腺功能减退患者如果服用他汀类药物，更可能出现"肌肉相关"

表 17-3　根据 NCEP ATP Ⅲ 指南中冠心病同质性疾病 [1, 2]

- 外周动脉疾病
- 腹主动脉瘤
- 症状性的颈动脉疾病
- 糖尿病
- 根据多风险因素分析 10 年内心血管事件发生率 ≥ 20%

不良反应和肌酸激酶水平升高 [11]。甲状腺功能减退症除非临床症状明显否则很难被发现。甲状腺素的替代治疗通常促进脂质代谢和体重的有益致变。治疗亚临床甲状腺功能减退仍然是一个有争议的问题。相反，甲状腺功能亢进与获得性低胆固醇血症或血脂的改善有关。总的来说，为了准确评估脂质谱，应纠正甲状腺功能障碍 [11]（问题 1：A、C、D 和 E）。

该患者的空腹 LDL-C 水平为 155mg/dl（4.0mmol/L），该指标未达到治疗要求。

（四）空腹低密度脂蛋白 -C 值的解析

降脂治疗的主要目标是控制 LDL-C 水平。目前认为降脂治疗对于外周动脉疾病与冠心病是等效的 [1, 2, 12]（表 17-3），极高危患者 [1] 的目标值为 < 70mg/dl（< 1.8mmol/L），并且最新的指南提出 LDL-C 目标值为 50~55mg/dl（1.3~1.4mmol/L）[13, 14]。在治疗之前，应获得患者空腹（或非空腹）脂质变化水平。在上述病例中，空腹血脂分布情况如下：总胆固醇为 228mg/dl（5.9mmol/L）、HDL-C 为 46mg/dl（1.2mmol/L）、LDL-C 为 155mg/dl（4.0mmol/L）和甘油三酯为 141mg/dl（1.6mmol/L）。首选的药物是他汀类药物，以达到降低 LDL-C 的治疗目的。他汀类药物也能改善 HDL-C 和甘油三酯水平，尽管后者的作用可能相对较小。另外，贝特类药物是一种广泛使用的脂质调节剂，可导致血浆甘油三酯的显著降低，通常与 LDL-C 的适度降低和 HDL-C[15] 的增加有关。因此，贝特类药物并不作为外周动脉疾病的一线药物。当出现混合血脂异常时，贝特类药物可与他汀类药物联合使用。然而，由于联合用药时肌病和横纹肌溶解的风险增加，联合用药时仍应谨慎。依折麦布是另一种脂质调节剂，其作用是降低小肠对胆固醇的吸收。当与他汀类药物联合使用时，它可有效降低 LDL-C，从而进一步降低心血管事件的发生 [4]。对于 PAD 患者，健康的饮食和生活方式是非常必要的，是药物治疗的补充 [1]。

研究表明包括慢性肾病（chronic kidney disease，CKD）和自身免疫性疾病（如类风湿关节炎和银屑病）与血管事件的风险增加相关 [1, 12]。因此，评估肾脏功能是必要的。尤其是目前认为慢性肾功能不全能够加重 PAD 进展。他汀类药物的使用可改善 PAD[16] 患者的肾功能。下面将关于 CKD 进一步探讨。

有研究表明 [6, 17]，他汀类药物可降低外周动脉疾病患者的致残率和死亡率，并改善肢体症状。此外，有证据表明他汀类药物可以降低脑卒中的发生 [17-19]。瑞舒伐他汀和阿托伐他汀降低 LDL-C 最有效的他汀类药物。一些研究也表明，积极的降脂治疗能够降低颈动脉粥样硬化性疾病 [16] 相关事件发生。外周动脉疾病患者很可能患有不同程度的颈动脉疾病。外周动脉疾病也是脑卒中发生风险的一个强有力的预测因素（问题 2：A）（问题 3：A）。

二、吸烟和其他生活方式

戒烟是至关重要的。绝大多数外周动脉疾病患者都有吸烟史。此外，吸烟能够加重心血管疾病发生相关的高危因素。例如，吸烟可以降低血清 HDL-C 水平，提高血清甘油三酯水平，增加胰岛素抵抗，并升高血浆纤维蛋白原浓度[20]。吸烟也可以预测腹股沟下旁路手术[21]后 PAD 和移植物闭塞的进展。在 PAD 中，戒烟可能会改善跛行症状，降低血管事件的发生风险。有必要建立戒烟诊所来提供专业护理[22]。所有临床医生都应该强调戒烟的重要性来激励患者戒烟。

其他的行为改变也是必需的[1]。应避免过度饮酒，因为饮酒与心血管事件发病率和死亡率增加相关。健康的饮食（如 Dietary Approaches to Stop Hypertension，DASH）、控制血压和保持正常体重，以实现更好的心脏代谢概况[1]。此外，增加体育活动对于降低心血管风险至关重要；一般来说建议个人每天至少累计运动 30min，每周至少 5 天中等强度的体育活动（每周 150min）[1]。特别是对于外周动脉疾病患者，规律的运动治疗被认为是降低心血管风险、改善机体状态和提高生活质量及减少肢体缺血症状的一个重要护理因素[23]。

三、抗血小板药物

该患者不能耐受阿司匹林。据估计，服用阿司匹林的患者中，10%～15% 会出现这个问题，有以下 3 种替代治疗可以选择。

- 联合质子泵抑制药，"覆盖"阿司匹林不良反应（如奥美拉唑）。
- 检测并根治幽门螺杆菌感染。
- 应用氯吡格雷：氯吡格雷的有效性是基于一些主要研究的结果（如 CAPRIE 试验、CREDO 试验和 CURE 试验），但目前没有专门设计的研究来评估该药物在外周动脉疾病中的有效性[24]。然而，在一项 CAPRIE 试验的结果分析表明，外周动脉疾病患者应用氯吡格雷后心血管事件发生发生率明显少于应用阿司匹林者，但这一结论的证据强度因试验方案中外周动脉疾病亚组分析没有包括在试验方案中而存在限制[25]。

外周动脉疾病患者不推荐常规双抗血小板聚集治疗（阿司匹林和氯吡格雷），虽然其降低下肢血运重建[23]后下肢缺血事件再发风险可能是合理的。

由于阿司匹林不耐受，患者服用氯吡格雷 75mg/d。他能够耐受该药物，没有出现明显的药物不良反应。

由于阿司匹林或氯吡格雷治疗中存在局限性，几种新型抗血小板药物可以作为标准治疗的潜在补充或替代治疗[26]。候选药物包括普拉格雷，其作用机制类似于氯吡格雷，但具有优越的药代动力学特性；替格瑞洛，一种与血小板 P2Y 可逆结合的非噻吩吡啶药物；康瑞洛，一种静脉注射的替格瑞洛的类似物；以及多种凝血因子受体拮抗药[26]。目前的证据主要来自于对血管方面的研究。未来的研究将确定这些替代治疗方案在外周动脉疾病治疗中的作用，尽管有些研究表明替格瑞洛在外周动脉疾病患者中治疗效果较氯吡格雷没有明显优势[26, 27]。

四、血压

严格控制高危患者的血压是必要的（通常血压控制标准是＜ 140/90mmHg）[12, 28]。重要的是，如果患者患有糖尿病，血压目标就会变得更严格（＜ 130/80mmHg），尤其是存在蛋白尿的患者。为了达到这些血压目标，可能需要联用几种降压药物。联合降压治疗适用于外周动脉疾病和高血压患者，以降低心肌梗死、脑卒中、心力衰竭发生风险和心血管疾病死亡率[23]。

- 使用血管紧张素转化酶抑制剂（angiotensin-converting enzyme inhibitor，ACEI）或血管紧张素受体拮抗药（angiotensin-receptor blocker，ARB）可以有效地降低 PAD 患者发生心血管事件的风险。对于糖尿病患者，ACEI 单药控制效果不佳时，优先推荐 ACEI/ARB 为基础的联合用药。
- 使用 ACEI 或 ARB，应在开始治疗后尽快监测血浆 / 血清肌酐浓度（开始最低剂量的治疗）。这是因为 PAD 患者也可能伴有肾动脉粥样硬化狭窄。钾也应被监测，因为这些药物可能导致高钾血症。
- 在心肌梗死后的 PAD 患者中使用心脏选择性 β 受体拮抗药是合理的。
- 某些降压药对脂质水平、凝血因子可能产生有益或不利影响，尤其是患糖尿病的长期风险。

五、葡萄糖

这个指标已经在上面进行了讨论。现有研究表明，一些较新型降糖药物，如恩帕格列氟嗪（钠 – 葡萄糖共转运体 2 的抑制药）、利拉鲁肽和半格鲁肽（胰高血糖素样肽 1 类似物）可以减少心血管事件的发生，但尚未在 PAD 人群中进行特异性评估[1]。

六、脂质

这个指标已经在上面进行了讨论。

七、新出现的危险因素[1, 2, 6, 23]

- 脂蛋白（a）[Lp（a）]：有证据表明 Lp（a）是血管风险的标志物[1, 28]。Lp（a）水平的升高也可以预测 PAD[21] 术后再狭窄的风险。纠正甲状腺功能减退症与血清 Lp（a）水平的下降有关。同样，绝经后激素治疗可能会降低血清 Lp（a）浓度。到目前为止，尚无前瞻性试验表明降低血清 Lp（a）水平与血管事件发生降低相关，一些降脂药物和成分输血可以起到降低 Lp（a）水平的效果。目前正在开展相关研究，以期获得一种专门降低 Lp（a）水平的治疗方法。
- 同型半胱氨酸：血浆中同型半胱氨酸水平的升高可通过与已确定的危险因素协同作用来预测血管风险。同型半胱氨酸和 PAD 的联系似乎比其与冠心病的联系更强[6]。然而，没有前瞻性试验的证据表明降低血浆同型半胱氨酸水平（如通过使用叶酸、维生素 B_{12} 或维生素 B_6 补充剂）与降低血管事件的风险相关。

- 凝血因子和纤维蛋白溶解：血浆纤维蛋白原浓度可能是血管风险的一个预测因素。该凝血因子的水平也预测了 PAD 的进展和旁路手术后再狭窄的风险[21]。一些用于治疗血脂异常的贝特类药物可以降低血浆纤维蛋白原水平。然而，与其他新出现的危险因素一样，没有基于试验的证据表明降低纤维蛋白原水平与降低血管事件的风险相关。也没有足够的研究表明纤维蛋白溶解与血管风险有关。

- 炎症指标，高敏感性 C 反应蛋白：血清 CRP 水平可以预测血管事件的风险，即使没有明显的血管疾病因素存在或血脂水平是"正常"的[29]。然而，目前尚不清楚 CRP 是否仅仅是反映动脉粥样硬化炎症成分的标志物，或者它是否真的参与了其发病机制。然而，不管是否存在血管疾病，同时降低 CRP 和 LDL-C 水平可能比单独降低其中一种更有益[29, 30]。

八、其他注意事项

西洛他唑可能有效改善 PAD 患者的肢体缺血症状和增加步行距离[23]。

此外，建议 PAD 患者每年应接种流感疫苗[23]（问题 4：G）。

肾功能

PAD 患者都应进行肾功能监测，因为其中约 33% 的患者患有肾动脉粥样硬化狭窄，而大多数患者患有肾实质性疾病[1, 6, 23]。因此，临床上需要考虑到患者肾脏疾病的可能性，特别是肾功能检测异常或存在蛋白尿或微量白蛋白尿的情况。有研究表明，肾病和血管疾病成正相关关系[31, 32]。血浆肌酐水平的升高与血管事件风险相关，即使这些值在参考范围的上限。此外，肾功能受损可能导致高尿酸血症和高同型半胱氨酸血症[6, 33]。这些因素可能会预示着血管风险的增加。有证据表明，他汀类药物在冠心病或 PAD 患者中发挥肾保护作用，而已证实 ACEI 和 ARB 可改善蛋白尿和微量白蛋白尿[1, 14, 32]（问题 5：E）。

九、未来展望

新的治疗方法在外周动脉疾病治疗中逐渐应用，但它们的有效性需要在 PAD 人群中进行特别评估。在这些新的循证药物中，值得一提的是，两种降脂药物与他汀类药物联合使用具有显著的治疗效果，包括依折麦布（一种胆固醇吸收抑制药）[4] 和依洛尤单抗（Evolocumab，一种单克隆抗体，可以抑制前蛋白转化酶枯草溶菌素 9，PCSK9 抑制药），在这些药物的帮助下，更有可能实现 LDL-C 的治疗目标[34]。

总的来说，外周动脉疾病是一种复杂性疾病，与多种血管危险因素相关，需要积极控制各种危险因素。以患者参与为中心的多学科诊疗是获得最佳 PAD 管理的必要条件。

参考文献

[1] Piepoli MF, Hoes AW, Agewall S, et al. 2016 European Guidelines on cardiovascular disease prevention in clinical practice: The Sixth Joint Task Force of the European Society of Cardiology and Other Societies on Cardiovascular Disease Prevention in Clinical Practice (constituted by representatives of 10 societies and by invited experts) Developed with the special contribution of the European Association for Cardiovascular Prevention & Rehabilitation (EACPR). Atherosclerosis. 2016;252:207–74.

[2] Grundy SM, Cleeman JI, Daniels SR, et al. Diagnosis and management of the metabolic syndrome: an American Heart Association/National Heart, Lung and Blood Institute scientific statement. Circulation. 2005;112:2735–52.

[3] Alberti KG, Eckel RH, Grundy SM, International Diabetes Federation Task Force on Epidemiology and Prevention. Hational Heart, Lung, and Blood Institute. American Heart Association; World Heart Federation. International Atherosclerosis Society; International Association for the Study of Obesity, et al. Harmonizing the metabolic syndrome: a joint interim statement of the International Diabetes Federation Task Force on Epidemiology and Prevention. National Heart, Lung, and Blood Institute. American Heart Association. World Heart Federation. International Atherosclerosis Society. and International Association for the Study of Obesity. Circulation. 2009;120:1640–5.

[4] Cannon CP, Blazing MA, Giugliano RP, IMPROVE-IT Investigators, et al. Ezetimibe added to statin therapy after acute coronary syndromes. N Engl J Med. 2015;372:2387–97.

[5] Colhoun HM, Betteridge DJ, Durrington PN, CARDS investigators, et al. Primary prevention of cardiovascular disease with atorvastatin in type 2 diabetes in the Collaborative Atorvastatin Diabetes Study (CARDS): multicentre randomised placebo-controlled trial. Lancet. 2004;364:685–96.

[6] Daskalopoulou SS, Daskalopoulos ME, Liapis CD, Mikhailidis DP. Peripheral arterial disease: a missed opportunity to administer statins so as to reduce cardiac morbidity and mortality. Curr Med Chem. 2005;12:443–52.

[7] Kolovou GD, Mikhailidis DP, Kovar J, Lairon D, Nordestgaard BG, Ooi TC, Perez-Martinez P, Bilianou H, Anagnostopoulou K, Panotopoulos G. Assessment and clinical relevance of non-fasting and postprandial triglycerides: an expert panel statement. Curr Vasc Pharmacol. 2011;9:258–70.

[8] Kolovou GD, Mikhailidis DP, Nordestgaard BG, Bilianou H, Panotopoulos G. Definition of postprandial lipaemia. Curr Vasc Pharmacol. 2011;9:292–301.

[9] Katsiki N, Athyros VG, Karagiannis A, Mikhailidis DP. High-density lipoprotein, vascular risk, cancer and infection: a case of quantity and quality? Curr Med Chem. 2014;21:2917–26.

[10] Anastasius M, Kockx M, Jessup W, Sullivan D, Rye KA, Kritharides L. Cholesterol efflux capacity: an introduction for clinicians. Am Heart J. 2016;180:54–63.

[11] Rizos CV, Elisaf MS, Liberopoulos EN. Effects of thyroid dysfunction on lipid profile. Open Cardiovasc Med J. 2011;5:76–84.

[12] Catapano AL, Graham I, De Backer G, et al. 2016 ESC/EAS guidelines for the management of dyslipidaemias: The Task Force for the Management of Dyslipidaemias of the European Society of Cardiology (ESC) and European Atherosclerosis Society (EAS) Developed with the special contribution of the European Assocciation for Cardiovascular Prevention & Rehabilitation (EACPR). Atherosclerosis. 2016; 253:281–344.

[13] Jellinger PS, Handelsman Y, Rosenblit PD, et al. American association of clinical endocrinologists and American College of Endocrinology guidelines for management of dyslipidemia and prevention of cardiovascular disease. Endocr Pract. 2017;23(Suppl 2):1–87.

[14] American Diabetes Association. Cardiovascular disease and risk management. Sec. 9. In standards of medical care in diabetes 2017. Diabetes Care. 2017;40(Suppl. 1):S75–87.

[15] Katsiki N, Nikolic D, Montalto G, Banach M, Mikhailidis DP, Rizzo M. The role of fibrate treatment in dyslipidemia: an overview. Curr Pharm Des. 2013;19:3124–31.

[16] Alnaeb ME, Youssef F, Mikhailidis DP, Hamilton G. Short-term lipid-lowering treatment with atorvastatin improves renal function but not renal blood flow indices in patients with peripheral arterial disease. Angiology. 2006;57:65–71.

[17] De Backer G, Ambrosioni E, Borch-Johnsen K, et al. Third Joint Task Force of European and Other Societies on cardiovascular disease prevention in clinical practice. European guidelines on cardiovascular disease prevention in clinical practice. Eur Heart J. 2003;24:1601–10.

[18] Giannopoulos A, Kakkos S, Abbott A, Naylor AR, Richards T, Mikhailidis DP, Geroulakos G, Nicolaides AN. Long-term mortality in patients with asymptomatic carotid stenosis: implications for statin therapy. Eur J Vasc Endovasc Surg. 2015;50:573–82.

[19] Heart Protection Study Collaborative Group. MRC/BHF Heart Protection Study of cholesterol lowering with simvastatin in 20, 536 high-risk individuals: a randomised placebo-controlled trial. Lancet. 2002;360:7–22.

[20] Tsiara S, Elisaf M, Mikhailidis DP. Influence of smoking on predictors of vascular disease. Angiology. 2003;54:507–30.

[21] Cheshire NJW, Wolfe JHN, Barradas MA, Chambler AW, Mikhailidis DP. Smoking and plasma fibrinogen, lipoprotein (a) and serotonin are markers for postoperative infrainguinal graft stenosis. Eur J Vasc Endovasc Surg. 1996;11:479–86.

[22] Katsiki N, Papadopoulou SK, Fachantidou AI, Mikhailidis DP. Smoking and vascular risk: are all forms of smoking harmful to all types of vascular disease? Public Health. 2013;127:435–41.

[23] Gerhard-Herman MD, Gornik HL, Barrett C, et al. 2016 AHA/ACC guideline on the management of patients with lower extremity peripheral artery disease: a Report of the American College of Cardiology/American Heart Association Task Force on Clinical Practice Guidelines. Circulation. 2017;135:e726–79.

[24] Robless P, Mikhailidis DP, Stansby G. Systematic review of antiplatelet therapy for the prevention of myocardial infarction, stroke or vascular death in patients with peripheral vascular disease. Br J Surg. 2001;88:787–800.

[25] CAPRIE Steering Committee. A randomised, blinded, trial of clopidogrel versus aspirin in patients at risk of ischaemic events (CAPRIE). CAPRIE Steering Committee. Lancet. 1996;348:1329–39.

[26] Klonaris C, Patelis N, Drebes A, Matheiken S, Liakakos T. Antiplatelet treatment in peripheral arterial disease: the role of

novel antiplatelet agents. Curr Pharm Des. 2016;22:4610–6.

[27] Hiatt WR, Fowkes FG, Heizer G, EUCLID Trial Steering Committee and Investigators, et al. Ticagrelor versus clopidogrel in symptomatic peripheral artery disease. N Engl J Med. 2017;376:32–40.

[28] Tsimikas S. A test in context: lipoprotein(a): diagnosis, prognosis, controversies, and emerging therapies. J Am Coll Cardiol. 2017;69:692–711.

[29] Ridker PM, Danielson E, Fonseca FA, et al. Rosuvastatin to prevent vascular events in men and women with elevated C-reactive protein. N Engl J Med. 2008;359:2195–207.

[30] Ridker PM, Cannon CP, Morrow D, et al. Pravastatin or atorvastatin evaluation and infection therapy-thrombolysis in myocardial infarction 22 (PROVE IT-TIMI 22) Investigators. C-reactive protein levels and outcomes after statin therapy. N Engl J Med. 2005;352:20–8.

[31] Rahman M, Brown CD, Coresh J, Antihypertensive and Lipid-Lowering Treatment to Prevent Heart Attack Trial Collaborative Research Group, et al. The prevalence of reduced glomerular filtration rate in older hypertensive patients and its association with cardiovascular disease: a report from the antihypertensive and lipid-lowering treatment to prevent Heart Attack Trial. Arch Intern Med. 2003;164:969–76.

[32] Athyros VG, Mikhailidis DP, Papageorgiou AA, et al. The effect of statins versus untreated dyslipidaemia on renal function in patients with coronary heart disease. A subgroup analysis of the Greek atorvastatin and coronary heart disease evaluation (GREACE) study. J Clin Pathol. 2004;57:728–34.

[33] Daskalopoulou SS, Athyros VG, Elisaf M, Mikhailidis DP. Uric acid levels and vascular disease. Curr Med Res Opin. 2004;20:951–4.

[34] Sabatine MS, Giugliano RP, Keech AC, FOURIER Steering Committee and Investigators, et al. Evolocumab and clinical outcomes in patients with cardiovascular disease. N Engl J Med. 2017;376:1713–22.

髂动脉闭塞引起的间歇性跛行
Lower Limb Claudication Due to Iliac Artery Occlusive Disease

Marcus Brooks　Fabien Koskas　著

病例报告

63 岁老年男性，行走时左臀部、大腿和小腿疼痛，并逐渐进展。3 个月前，患者因高血压服用 β 受体拮抗药，导致以"正常"步速行走距离由 200m 减少到 100m。疼痛在停止行走即刻消失，并在行走相同距离后再次出现。系统检查结果显示，该患者近期诊断为高血压病和长期重度吸烟史。患者既往无心脑血管病史。临床检查显示：窦性心律，上肢脉搏正常，左股动脉搏动减弱，左腘动脉和足部动脉搏动消失。右下肢动脉搏动正常。双足灌注均可。腹部及腹股沟区未闻及杂音。未发现腹主动脉瘤。静息状态下，左侧踝肱指数为 0.74，右侧为 0.93。在跑步机上行走 100m 后，左侧踝肱指数降至 0.49。

问题 1：以下哪一项是需对患者采取的初步治疗手段？

A. 尼古丁替代疗法。

B. 华法林治疗。

C. 阿司匹林治疗。

D. 他汀类药物治疗。

E. 停止受体拮抗药治疗。

依据临床表现患者可确诊为外周动脉疾病。患者被告知吸烟的风险，并被转介到当地的戒烟诊所，并采用了相关的药物治疗。在给予最佳药物治疗后不进行进一步检查，3 个月后进行复查。3 个月后，患者成功戒烟并服用处方药物。虽然患者左下肢跛行症状无进展，但他现在仍受勃起功能障碍所困扰。患者即将退休且是一个热情的"猎人"，迫切希望通过有效干预措施改善跛行和勃起功能障碍症状。

问题 2：复诊时如何进行诊疗？

A. 无须进一步干预。

B. 西洛他唑治疗（Pletal™，Otsuka Pharmaceuticals Co.）。

C. 完善动脉造影，以了解血管情况。

D. 使患者参加监督性锻炼计划。

问题 3：以下哪一种不是合适的一线影像学检查？

A. 超声检查。

B. 增强 CT 扫描。

C. 增强磁共振血管造影。

D. 动脉内数字减影血管造影（intra-arterial digital subtraction contrast angiogram，IADSA）。

该患者接受了动脉多普勒超声检查，检查结果显示左髂内动脉起始处有明显的狭窄。左髂外动脉近端有短段严重狭窄。对侧髂动脉及双下肢股腘动脉检查无异常。膝下各动脉未进行超声评估，以上血管情况在随后的血管造影中得到了证实（图 18-1）。

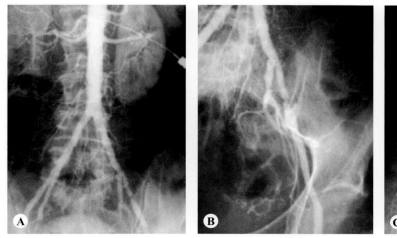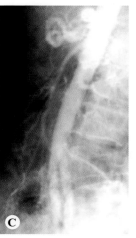

▲ 图 18-1　数字减影血管造影图像

A. 肾动脉、肾下主动脉和髂动脉分叉；B. 髂内动脉和髂外动脉近端狭窄处；C. 左髂动脉侧位图像

问题 4：在以下泛大西洋协作组织分级（TransAtlantic Inter-Society Consensus，TASC）中，同时累及髂内动脉和髂外动脉病变可归于哪一类型？

A. TASC A。

B. TASC B。

C. TASC C。

D. TASC D。

E. TASC E。

问题 5：以下哪些是可能需要的治疗措施？

A. 主动脉 – 双股动脉旁路术。

B. 主动脉 – 左髂动脉旁路转流术。

C. 股 – 股动脉转流术。

D. 经右股动脉穿刺腔内血管成形术。

E. 经左股动脉穿刺腔内血管成形术。

在局部麻醉下，从左腹股沟处穿刺左股动脉进行腔内血管成形术。首先使用 4F 鞘和猪尾导管行诊断性血管造影，如图 18-2 所示。图中造影显示左髂动脉病变，同时对未进行超声扫描的膝下动脉行造影检查。诊断性血管造影与超声检查结果一致，膝下流出道正常。交换 6F 鞘，并给予全身肝素化。采用 SOS OMNI 导管引导导丝翻山。后导引导丝先后选入髂内动脉并行球囊扩张成形术。

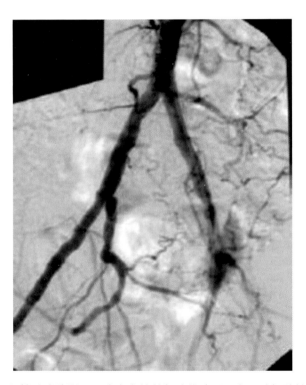

▲ 图 18-2　血管动脉造影以明确患者的勃起功能障碍及左下肢间歇性跛行的病因

问题 6：该患者可能需要多大直径的球囊扩张髂内动脉及髂外动脉？

A. 2mm。

B. 4mm。

C. 7mm。

D. 10mm。

E. 12mm。

术后造影显示手术效果良好。拔除右股动脉鞘管并用手压迫局部穿刺点。术后左下肢动脉搏动恢复。

问题 7：以下哪项是该患者的最佳随访措施？

A. 小剂量低分子量肝素皮下注射，持续 3 个月。

B. 使患者参加监督性锻炼计划。

C. 连续超声检查，在症状出现前提早发现复发性狭窄。

D. 不进行任何随访。

术后患者左侧踝肱指数为 0.97，鉴于其症状完全消失。因此，并未将其转去进行监督性功能锻炼。11 年后，患者左腿跛行复发且再次出现勃起功能障碍。11 年间，患者又开始吸烟，但期间曾因不稳定型心绞痛接受了冠状动脉搭桥术，但术后 2 年心绞痛复发。患者继续打猎，但由于偶尔出现心绞痛发作、上山时呼吸困难及最近出现的左大腿和小腿疼痛，行走变得非常困难。查体发现左股动脉搏动微弱，左下肢远端动脉搏动消失，股动脉上方可闻及柔和的杂音。

问题 8：该患者勃起功能障碍的可能病因是什么？

A. 年龄增长。

B. 心脏药物治疗的不良反应。

C. 动脉供血不足。

D. 激素水平下降。

鉴于外周动脉疾病史伴髂内动脉狭窄，动脉供血不足被认为是勃起功能障碍最可能的原因，也是这个年龄组勃起功能障碍最常见的原因。再次行血管造影，左髂内动脉再狭窄，髂外动脉进展为闭塞。左股动脉通过侧支代偿显影，流出道保持通畅。

问题 9：在以下泛大西洋协作组织分级中，新发的髂外动脉闭塞可归于哪一类型？

A. TASC A。

B. TASC B。

C. TASC C。

D. TASC D。

E. TASC E。

患者坚持积极改善其症状，并愿意承担所有治疗风险。心内科医生会诊后指出，患者近期冠状动脉造影显示，3 根静脉血管桥中的 2 根已经闭塞，左心室功能较差（射血分数为 28%）。

问题 10：以下哪项是首选的手术方案？

A. 主动脉 – 双股动脉搭桥术并两侧髂内动脉的血管重建。

B. 左主动脉 – 左髂动脉旁路转流及左髂内血管重建。

C. 股 – 股动脉转流术。

D. 经皮腔内血管成形术。

E. 无须任何干预措施。

大多数髂动脉狭窄病变，甚至是闭塞性病变，都可以用腔内技术来治疗。由于患者有心脏病史，开腹手术风险较大，腔内治疗是合理的选择。股 – 股动脉转流可以缓解跛行症状，但不能改善其勃起功能障碍症状。

问题 11：在髂动脉进行血管成形术时，以下哪些是支架植入的适应证？

A. 从不使用。

B. 血管成形术后是否有明显的残余狭窄。

C. 开通闭塞病变。

D. 总是如此。

E. 当治疗一处钙化的斑块时。

经皮成功建立入路后，首先从右侧进行诊断性血管造影。然后在超声引导下刺穿左侧股总动脉，并插入 6F 血管鞘。成功将亲水导丝通过髂外动脉闭塞段，在此处置入支架后，又行髂内动脉行血管成形术（图 18–3）。

术后患者左下肢动脉搏动良好，ABI 为 1.0。勃起功能障碍和跛行的症状都消失了。

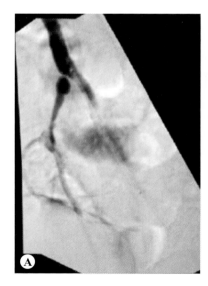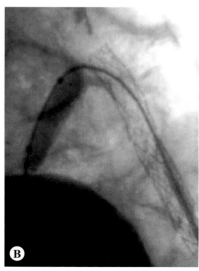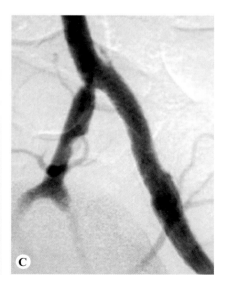

▲ 图 18–3　第二次手术的图像

A. 亲水导丝逆行穿过闭塞的髂外动脉；B. 于髂外动脉置入支架，导丝直接进入髂内动脉；C. 术后血管造影

评论

大多数外周动脉疾病患者有吸烟病史[1]。戒烟可减缓外周动脉疾病的进展，并降低心脏疾病的发病率和死亡率[2]。尼古丁替代治疗对那些难以实现戒烟行为的患者是有益的[3]。运动对改善间歇性跛行所带来的获益长期被认可[4]，带来的最大获益的运动类型和频率已在系统性回顾和考克兰协作组织的综述中被审验。仅提出建议是不够的，应监督患者完成每周至少 3 次、每次行走距离达到 30min 的锻炼计划，这可以使其步行距离增加 1.5 倍或步行时长增加 6min[5, 6]。一项系统性回顾表明受体拮抗药的应用并不会导致破行症状的加重[7]。由于治疗高血压可使脑卒中风险降低 38%、心血管事件风险降低 14%[8]、周围血管事件降低 14%[8] 因此如果需要停用 β 受体拮抗体药，则要选择其他降压药物，如钙通道阻滞药或 ACEI 进行替代。抗血小板试验协作组进行的一项系统综述证实，每日 75～325mg（译者注：原著疑有误，已修改）阿司匹林可使死亡、脑卒中或心肌梗死风险降低 25%[9]。CAPRIE 试验中对周围动脉疾病患者的五组分析显示，氯吡格雷对于预后有额外的收益[10]，但额外收益很小（196 名使用氯吡格雷的患者仅有 1 例避免死亡），除了 20% 的阿司匹林不耐受患者外，没有理由服用氯吡格雷。没有研究表明华法林对外周动脉疾病治疗有显著帮助[11]。口服他汀类药物对此类患者也非常重要，它可明显降低发病率，这点与阿司匹林相似[12, 13]（问题 1：A、C、D 和 E）。

患者在控制危险因素之后病情无好转，跛行症状仍影响其生活质量，遂再次入院，治疗选择有继续进行的无监督的运动、有监督的运动计划、药物治疗或手术（血管成形术或旁路手术）。在一项小型随机试验[14, 15]中，西洛他唑是唯一能有效缓解间歇性跛行症状的药物。然而，价格昂贵且药效持续时间短。只有明确存在狭窄病变时，才能考虑采取手术治疗。由于该患者目前的症状是间歇性跛行，患者左股动脉搏动微弱，右下肢各动脉搏动正常，考虑可能存在左髂动脉局限性狭窄。因此我们决定对病变部位进行影像学检查 [问题 2：C（B）]。

髂动脉病变的最佳成像取决于可用的设施。最好以无创成像作为首选，以便规划病变的入路，超声扫描检查已成为主髂动脉闭塞性疾病的认可的检查方法[16]。然而，主动脉髂段的超声检查精准度依赖患者的身体条件、配合程度和操作者的经验。螺旋 CT 扫描仪可以提供主动脉、髂动脉甚至足部动脉的高质量横断面图像。CT 扫描可清楚显示钙化血管壁。CTA 的缺点是对比剂存在诱发肾病的风险，患者暴露于电离辐射，以及图像重组需要时间[17, 18]。增强磁共振血管造影也可以行主髂动脉成像（图 18-4）。在对比剂肾损伤风险较大的患者中，可选择 MRA。比较 CTA 和 MRA 在主髂动脉成像，病变检测的敏感性和特异性是几乎相同的。CTA 需要更长的时间来重组图像和报告结果，多数患者倾向于选择 CTA 检查[19]。MRA 禁止用于带有起搏器和铁磁性颅内动脉瘤夹的患者。目前动脉内数字减影血管造影对主动脉髂段的诊断作用有一定的局限性。血管造影是有创的，只有在一些情况下才会应用，如既往的人工移植物（如不锈钢支架）降低了三维成像的质量，或需要直接测量狭窄处的压力，或像本例患者一样作为无创检查手段后有创介入操作的第一步（问题 3：D）。

该患者左髂内动脉起始处和髂外动脉中段病变为 TASC A 型病变（图 18-5）[20]（问题 4：A）。

依据 TASC A 型主髂动脉病变治疗共识，采用腔内治疗方案（表 18-1）。较长的狭窄（5～10cm）或闭塞病变的手术方案主要选择动脉内膜切除术或旁路转流术[20]。据报道，A 型病变血管成形术的技

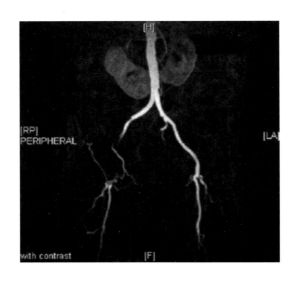

◀ 图 18-4　另一名患者的磁共振血管造影显示右侧髂外动脉闭塞

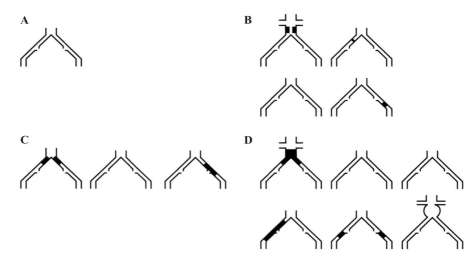

▲ 图 18-5　主动脉 – 髂动脉病变 TASC Ⅱ 分类

表 18-1　TASC Ⅱ 分级下主动脉 – 髂动脉病变治疗建议

病变类型	治疗建议
TASC A	经皮血管成形术，支架置入术治疗
TASC B	经皮血管成形术，支架置入术治疗
TASC C	经皮血管成形术，行或不行支架置入术。能够耐受手术的双侧病变患者首选手术；髂 – 股动脉转流术或股 – 股动脉转流术可替代单侧血管成形术，提供了一种创伤较小的治疗方法
TASC D	推荐开放行外科重建术（主动脉 – 股动脉旁路重建术，腋动脉 – 股动脉旁路重建术），特别是主动脉瘤或闭塞患者的主动脉 – 双股动脉转流术。然而，与 TASC D 病变一样，越来越多的 TASC D 病变逐渐采用复合手术治疗，即使是长时间的 CIA 和（或）EIA 闭塞病变也能成功开通
TASC C/D	通常血管成形术在股总动脉病变效果不佳，需要外科动脉内膜切除术，也可结合近端血管成形术或外科流入道重建术

CIA. 髂动脉；EIA. 髂外动脉

术成功率为 98%～99%，5 年通畅率为 60%～80%[21]。开放手术 5 年通畅性略好，主动脉 – 双股旁路为 90%，但患者面临死亡（2%～3%）、勃起功能障碍和术中感染的风险[22]。由于病变位于主动脉分叉和腹股沟韧带的中间位置，所以采用左或右侧入路是个人偏好问题。髂内动脉可能更容易从对侧入路（问题 5：D 和 E）。

本例患者采用对侧入路。用于血管成形术的球囊大小取决于血管的原始管径。2mm 和 4mm 的球囊用于膝下动脉，15mm 的球囊很可能使髂总动脉破裂。该患者使用了一个 7mm 的球囊（问题 6：C）。

目前关于血管成形术后最佳治疗方案还没有随机对照试验研究。术后的风险主要是血栓形成、内膜增生和疾病进展。术后患者常规口服抗血小板药物。在手术过程中进行肝素化对于这种短段狭窄病变可能已经足够了。没有证据表明术后使用低分子量肝素或有其他任何药物（如噻氯吡定）对预后是有益的[23]。常规的移植物监测已被证明可以提高腹股沟下静脉旁路移植的二次通畅率。MIMIC 试验表明，戒烟和规律运动对于髂动脉闭塞性疾病和轻至中度间歇性跛行患者的预后都是有益的[24]。由于内膜增生和疾病进展都会发生，随访患者是非常必要的。这可以通过临床检查、踝肱指数的测量来完成。临床随访具有成本效益，而且是严格控制危险因素的好方法（问题 7：B）。

该类勃起功能障碍可能是由于进展性双髂动脉闭塞导致动脉供血不足引起。1814 年，RobertGraham 首次阐述了勃起功能障碍与主动脉髂闭塞性疾病的相关性[25]。然而，直到 1940 年，Rene Leriche 才为一名 29 岁的卡车司机实施手术：两年来，该患者一直患有间歇性破行，行走数百米后腿部肌肉就会严重抽筋，夜间也是如此。在术前几周，他抱怨因勃起和射精障碍无法完成性交[26]（问题 8：C）。

术后几年，本例患者病情逐渐加重。左髂内动脉出现严重狭窄，右髂内动脉起始处狭窄，左髂外动脉完全闭塞。左侧髂外动脉闭塞为 TASC C 型病变[20]（问题 9：C）。

1990 年制订 TASC 指南所达成的共识：此类病变的最佳治疗方案仍需要更高级别的循证医学证据来支持。开放性的主髂动脉搭桥手术和动脉内膜切除术的风险已经讨论过。使用 Moll 环剥脱器进行远端髂动脉内膜剥脱术，避免了腹部入路和盆腔清扫术，具有良好的技术成功率（88%～92%），3 年通畅率略低于开放性动脉内膜剥脱术（60%）[27, 28]。腹腔镜主髂动脉手术[29] 是一个未来的潜在发展趋势。针对该患者，不建议进行股 – 股动脉转流术，因为对侧的病变可能会影响到移植物的流入道，而且该手术不能解决髂内动脉狭窄。如果患者无心血管疾病直接双侧顺行重建下肢及一侧或双侧髂内动脉将是一个很好的解决方案。然而，在无法重建的冠心病和左心室功能较差的情况下，该手术方案创伤巨大，存在极大的心源性猝死风险。另外，放弃手术虽然并非毫无道理，但却有些夸张，因为在中老年患者中，生活质量与生命同样重要（问题 10：D）。

支架植入术通常是动脉闭塞病变的首选治疗，可降低远端动脉栓塞的风险。支架置入术也用于治疗风险高的病变，如偏心钙化斑块、残留狭窄 > 50% 或压力梯度 > 10mmHg、有局部夹层的情况[30]。同时支架植入也大大增加了手术成本。在该患者中，支架放置于髂外动脉和髂内动脉，因为在血管成形术后分别出现了闭塞和残余狭窄[31]（问题 11：B、C 和 E）。

参考文献

[1] Kannel WB, Shurtleff D. The Framingham Study. Cigarettes and the development of intermittent claudication. Geriatrics. 1973;28:61–8.

[2] Mathieson FR, Larsen EE, Wulff M. Some factors influencing the spontaneous course of arterial vascular insufficiency. Acta Chir Scand. 1970;136:303–8.

[3] Joseph AM, Norman SM, Ferry LH, et al. The safety of trans-dermal nicotine as an aid to smoking cessation in patients with cardiac disease. N Engl J Med. 1996;335:1793–8.

[4] Housley E. Treating claudication in five words. BMJ. 1988; 296(6635):1483–4.

[5] Gardener AW, Poehlman ET. Exercise rehabilitation programs for the treatment of claudication pain. JAMA. 1995;274:975–80.

[6] Leng GC, Fowler B, Ernst E. Exercise for intermittent claudication. Cochrane Database Syst Rev. 2000; 2:CD000990.

[7] Radark K, Deck C. Beta-adrenergic blocker therapy does not worsen intermittent claudication in subjects with peripheral arterial disease. A meta-analysis of randomised control trials. Arch Intern Med. 1991;151:1769–76.

[8] Kannel WB, McGhee DL. Update on some epidemiological features of intermittent claudication in subjects with peripheral vascular disease. J Am Geriatr Soc. 1985;22:13–8.

[9] Anti-platelet Trialists Collaboration. Collaboration overview of randomised trials on antiplatelet therapy. 1. Prevention of death, myocardial infarction and stroke by prolonged antiplatelet therapy in various catagories of patients. BMJ. 1994;308:81–106.

[10] CAPRIE Steering Committee. A randomised, blinded, trial of clopidogrel versus aspirin in patients at risk of ischaemic events (CAPRIE). Lancet. 1996;348:1328–39.

[11] Visseren FL, Eikelboom BC. Oral anticoagulant therapy in patients with peripheral artery disease. Semin Vasc Med. 2003;3(3):339–44.

[12] Scandinavian Simvastatin Survival Group Study. Randomised trial of cholesterol lowering in 4444 patients with coronary heart disease: the Scandinavian Simvastatin Survival Study (4S). Lancet. 1994;344:1383–9.

[13] Sacks FM, Pfeffer MA, Moyle LA, et al. For the Cholesterol and Recurrent Events Trial Investigators. The effect of pravastatin on coronary events after myocardial infarction in patients with average cholesterol levels. N Engl J Med. 1996;335:1001–9.

[14] Cameron HA, Waller PC, Ramsey LE. Drug treatment of intermittent claudication: a critical analysis of the methods and findings of published clinical trials. Br J Clin Pharmacol. 1988;26:569–76.

[15] Strandness DE, Dalman RL, Panian S, et al. Effect of cilostazol in patients with intermittent claudication: a randomized, double-blind, placebo-controlled study. Vasc Endovasc Surg. 2002;36(2):83–91.

[16] Van der Zaag ES, Legemate DA, Nguyen T, et al. Aortoiliac reconstructive surgery based upon the results of duplex scanning. Eur J Vasc Endovasc Surg. 1998;16:383–9.

[17] Catalano C, Fraioli F, Laghi A, et al. Infrarenal aortic and lower-limb arterial disease: diagnostic performance of multi-detector row CT angiography. Radiology. 2004;231:555–63.

[18] Nicholson T, Downes M. Contrast nephrotoxicity and iso-osmolar contrast agents: implications of NEPHRIC. Clin Radiol. 2003;58:659–60.

[19] Willmann JK, Wildermuth S, Pfammater T, et al. Aorto-iliac and renal arteries: prospective intraindervidual comparison of contrast-enhanced three-dimensional MR angiography and multidetector row CT angiography. Radiology. 2003;226:798–811.

[20] Dormandy JA. Management of Peripheral Arterial Disease (PAD). TASC Working Group. TransAtlantic Inter-Society Consensus (TASC). Eur J Endovasc Surg. 2000;19(Suppl A):S1–S244.

[21] Rutherford RB, Durham JA, Kumpe DA. Endovascular intervention for lower extremity ischaemia. In: Rutherford RB, editor. Vascular surgery. 4th ed. Philadelphia: WB Saunders; 1995. p. 858–74.

[22] Nevelsteen A, Wouters L, Suy R. Aortofemoral Dacron reconstruction for aorto-iliac occlusive disease: a 25 year survey. Eur J Vasc Surg. 1991;5:179–86.

[23] McCarthy MJ, Olojugba D, Loftus IM, et al. Lower limb surveillance following autologous vein bypass should be life long. Br J Surg. 1998;85:1369–72.

[24] Greenhalgh RM, Belch JJ, Brown LC, et al. The adjuvant benefit of angioplasty in patients with mild to moderate intermittent claudication (MIMIC) managed by supervised exercise, smoking cessation advice and best medical therapy: results from two randomised trials for stenotic femoropopliteal and aortoiliac arterial disease. Eur J Vasc Endovasc Surg. 2008;36(6):680–8.

[25] Graham R. Case of obstructed aorta. Communicated by Sir G Blane. London: Medico-Chirurgical Transactions; 1814.

[26] Leriche R. De la résection du carrefour aortico-iliaque avec double sympathectomie lombaire pour thrombose artéritique la l'aorte: le syndrome de l'oblitération termino-aortique par artérite. La presse médicale, Paris. 1940;48:601–7.

[27] Ricco JB. Unilateral iliac artery occlusive disease; a randomised multi-centre trial examining direct revascularisation versus crossover bypass. Ann Vasc Surg. 1992;16:841–52.

[28] Smeets L, de Borst GJ, Vries JP, et al. Remote iliac artery endarterectomy: seven year results of a less invesive technique for iliac artery occlusive disease. J Vasc Surg. 2003;38:1297–304.

[29] Loggia M, Javerliat I, DiCentra I, et al. Total laparoscopic bypass for aorto-iliac occlusive lesions: 93 case experience. J Vasc Surg. 2004;40:899–906.

[30] Tetteroo E, van der Graff Y, Bosch JL, et al. Randomised comparison of primary stent placement versus primary angioplasty followed by selective stent placement in patients with iliac artery occlusive disease. Lancet. 1998;18:499–505.

[31] Norgren L, Hiatt WR, Dormandy JA, et al. Inter-society consensus for the management of peripheral arterial disease (TASC II). J Vasc Surg. 2007;45(Suppl S):S5–S67.

双侧髂动脉闭塞导致的下肢跛行：髂动脉支架与股股旁路术 1 例

Lower Limb Claudication Due to Bilateral Iliac Artery Occlusive Disease: The Case for Iliac Stenting and Femorofemoral Crossover Bypass

Jean-Baptiste Ricco　Olivier Page　著

病例报告

54 岁男性患者，因双侧足趾静息痛就诊，既往曾因行走后小腿痉挛性疼痛行药物治疗。该患者既往有 30 包 / 年的吸烟史，目前未戒烟。查体发现左侧股动脉搏动消失，右侧股动脉搏动减弱，双侧腘动脉及足背动脉搏动均未触及。双侧颈动脉可触及杂音。腹主动脉触诊正常。轻微活动后即出现中度呼吸困难，伴慢性排痰性咳嗽。心电图正常，胸部 X 线提示慢性阻塞性肺疾病。FEV_1 950ml，吸入支气管扩张药后并未改善。患者目前正服用降压及降胆固醇药物。

患者踝肱指数右侧 0.40，左侧 0.29。多普勒超声发现左侧髂外动脉闭塞，右侧髂总及髂外动脉重度狭窄，双侧股浅动脉闭塞。合并双侧颈动脉中度狭窄。

经皮数字减影血管造影明确左侧髂外动脉闭塞，右侧髂总及髂外动脉重度狭窄，双侧股总动脉闭塞（图 19-1、图 19-2 和图 19-3）。双侧股浅动脉闭塞，双小腿血管同样存在严重病变（未展示）。

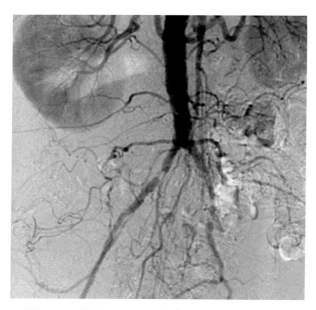

▲ 图 19-1　采用 Seldinger 技术经肱动脉穿刺置鞘后经皮血管造影：早期图像显示右侧髂总动脉重度狭窄，左侧髂总动脉闭塞，左侧髂外动脉及股动脉闭塞

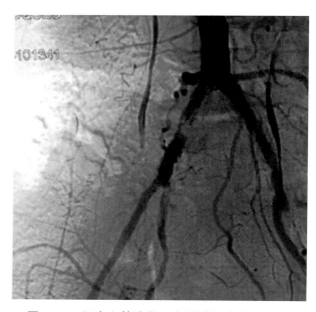

▲ 图 19-2　经皮血管造影：右侧髂外动脉中度狭窄，在彩色多普勒超声上表现更加明显，收缩期峰值流速（PSV）> 3.5m/s

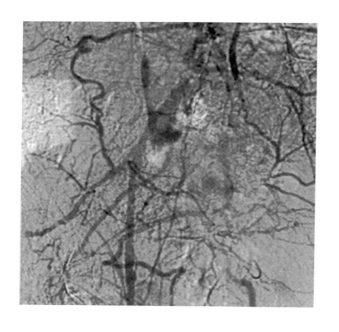

◀ 图 19-3　经皮血管造影：延迟图像显示股深动脉与闭塞的右侧股总动脉之间存在血运重建，以及左侧髂总动脉严重病变

问题 1：在讨论何种手术方式之前，哪种心脏评估方式最为合适？

A. 心电图和经胸超声心动图。

B. 负荷超声心动图。

C. 冠状动脉计算机断层造影术（coronary computed tomography angiography，CCTA）。

D. 冠状动脉造影术。

该患者既往无心肌梗死病史，也无心肌缺血临床表现。心电图和心脏回波描记结果正常。没有考虑在该病例中行进一步的心脏评估（问题 1：A）。（译者注：原书疑有误，已修改）

第 19 章　双侧髂动脉闭塞导致的下肢跛行：髂动脉支架与股股旁路术 1 例

Lower Limb Claudication Due to Bilateral Iliac Artery Occlusive Disease: The Case for Iliac Stenting and Femorofemoral Crossover Bypass

问题 2：你会选择以下哪种手术方式？

A. 腹双股搭桥术（aortobifemoral bypass，ABF），远端吻合在双侧股深动脉。

B. 经皮双侧髂动脉支架植入，同时行左侧髂外动脉重建。

C. 双侧髂动脉支架植入，左侧髂外动脉重建，然后行双侧股动脉 – 股深动脉搭桥术。

D. 右侧髂动脉支架植入，右侧股动脉 – 股深动脉搭桥，然后转流至左侧股深动脉。

E. 右侧髂动脉支架植入，右侧股总至股深动脉内膜剥脱补片成形术，然后转流至左侧股深动脉。

该病例采用杂交技术（问题 2：D），右侧髂总及髂外动脉行支架植入，右侧股动脉 – 股深动脉搭桥，然后转流至左侧股深动脉。选项 E（问题 2：E）也是一种可行方案，但该病例并未应用，是考虑到可能加大对右侧股深动脉的损伤。选项 C（问题 2：C）也被认为有可能，但不可能实现，因为髂动脉病变累及左侧股总动脉。（译者注：原书疑有误，已修改）

问题 3：以下哪项是随访管理的内容？

A. 处方阿司匹林。

B. 处方他汀类药物。

C. 将患者纳入有监督的锻炼计划。

D. 6 个月及以后每年随访，行多普勒超声和 ABI 检测。

E. 戒烟，如果有必要给予心理及特殊药物治疗。

F. 以上所有。

以上所有选项都应提供给那些已经纳入有监督的锻炼计划但尚未完全戒烟的患者。静息痛消失或 600m 的轻度跛行患者是可以接受的，远期还可逐渐改善。

一、评论

该患者因髂动脉及腹股沟以下动脉硬化性疾病导致慢性重度下肢缺血（chronic critical limb ischaemia，CLI）。这种最严重的外周动脉疾病与高风险的心血管事件相关，如主要肢体的截肢、心肌梗死和死亡[1-4]。在这些病例中，5 年的生存率大约 50%[5, 6]。考虑到 CLI 人群的高风险性，以及治疗选择的数量，在此情况下精确的风险评估是必要的。

二、临床评估

在该病例中我们采用了 PREVENT Ⅲ CLI 风险评分[7, 8]，该评分使用简便，可对外周动脉疾病患者免于截肢的生存进行风险分级。相对年轻（< 75 岁）、未进行透析治疗、无组织缺失和无冠心病的患者为低风险（评分 < 3），具有较高的无截肢 1 年期生存率。对患者心脏的评估降到最低（问题 1：A），最大的风险是合并 COPD。术前准备包括立即戒烟[1]、吸入支气管扩张药[2] 和进行深呼吸训练[3]。

三、影像技术

多普勒超声作为主髂和下肢动脉的首选检查，可以从形态及血流动力学上评估动脉病变（问题 1：**A**）。多普勒超声在解剖和生理上提供了显著的补充，这是其他检查手段无法比拟的。ABI 因其简便、有效，可在最短时间内完成，已成为评估手段之一。该病例患者 ABI < 0.5，同时合并静息痛，可以确诊 CLI。

目前精密的多普勒超声可提供三重信息：灰阶 B 模成像、彩色血流成像和脉冲多普勒超声频谱波形分析。在所有特定节段都需要测定流速。最广泛推荐的外周动脉狭窄诊断标准是收缩期峰值流速（peak systolic velocity，PSV）比邻近狭窄部位正常管腔提高 100%（流速比 > 2）。一些研究者认为这一发现与血管造影中管腔狭窄 50% 密切相关 [9]。

CT 增强扫描能够提供主动脉和髂动脉更高质量的图像。但钙化性病变及股腘动脉或胫动脉在 CTA 中难以分析。此外，CTA 使患者暴露于电离辐射和对比剂肾病的风险之中。

增强磁共振血管造影术可以提供与 CTA 同等质量的主髂动脉血管影像。MRI 的缺点在于未能广泛应用，尤其在受限于卫生保健预算的法国，此外禁忌用于安置心脏起搏器及人工不锈钢植入物的患者。

总之，CTA 常规用于主髂动脉病变患者，但是对于多普勒超声发现的累及多阶段的闭塞性病变，我们优先选择经皮血管造影来获取高质量的股动脉和远端流出道血管影像。

四、血运重建的选择

结合患者的危险因素和血管病变范围，有以下几种选择。

（一）主动脉 – 双股动脉旁路术

ABF 远端吻合于股深动脉，对该例相对年轻的 CLI 患者是一种选择。ABF 的 5 年通畅率高达 85%～90%，10 年通畅率为 70%。在血管外科，选择合适的患者，ABF 术仍然是最持久的重建术式 [10]，它的围术期死亡率仅为 2%，是可以接受的。然而该患者合并严重的 COPD，是导致主动脉手术术后并发症和死亡的主要原因。应该考虑相对微创的手术方式。

（二）髂动脉球囊扩及支架植入术

依据 TASC Ⅱ [11]，该患者右侧髂总及髂外动脉病变为 B 级，闭塞的左侧髂外动脉分级为 D 级。此外，该患者双侧股总动脉多发狭窄，双侧股浅动脉闭塞。

我们采用开放手术重建右侧股深动脉，过程如下：先行右侧髂总、髂外动脉支架植入，随后行股总 – 股深动脉旁路术。右侧髂外动脉斑块并未累及股总动脉，为髂动脉支架的远端保留了相对正常的管腔，确保支架位于腹股沟韧带之上。依据股动脉搏动消失、股总动脉处 PSV 升高 3 倍、自髂外动脉至股深动脉管腔狭窄 > 80%（B 超成像）判断左侧股总动脉 / 髂外动脉病变严重。若左侧髂动脉植入支架，其远端将位于腹股沟韧带以下的股总动脉，存在潜在扭曲风险。而采用开放手术，主髂动脉血管成形，远端需要充足的股动脉流出道。因此我们认为该患者左侧髂动脉行支架植入并不合适，所以采用股股旁路术，转流至左侧股深动脉，同期行右侧髂总及髂外动脉支架植入。

（三）髂动脉支架植入联合股深动脉血运重建

该病例采用右侧髂动脉支架植入联合双侧股动脉血运重建的杂交术式应该是最好的选择。手术是在手术室内采用硬膜外麻醉完成的。首先使用 8mm PTFE 人工血管行右侧股深动脉血运重建（图 19-4）。近端吻合在髂外动脉末端，远端吻合在距离股深动脉开口 3cm 以外的无病变部位，随后进行支架植入。

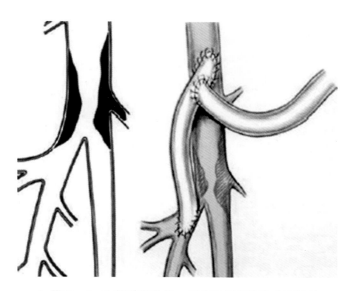

▲ 图 19-4　右侧髂股动脉 - 股深动脉旁路和交叉转流

使用 18G 穿刺针穿刺旁路血管，经导丝置入 7F 鞘，通过旁路血管和髂动脉。髂总动脉和髂外动脉分别植入 8/60mm 不锈钢支架和 7/60mm 镍钛合金支架。

右侧股深动脉的血运重建，可以选择自右侧 CFA 至股深动脉的内膜切除术。这样就从 CFA 至股深动脉做了纵向的切开。标准的动脉内膜切除术是自 CFA 直至股深动脉行内膜切除，远端呈锥形，而近端到达腹股沟韧带，然后使用标准的椭圆形涤纶补片对切口进行连续缝合关闭。

考虑到病变累及右侧股深动脉，在此情况下我们倾向于使用 PTFE 人工血管转流至股深动脉，远端吻合在无病变节段，避免内膜翻转或残余狭窄。

然后在右侧髂股旁路和左侧股深动脉之间使用 8mm 涤纶人工血管进行股股旁路转流。术后常规随访，右侧 ABI 由 0.45 升至 0.70，左侧 ABI 由 0.28 升至 0.65，术后 3 年维持稳定。CTA（图 19-5）显示了手术效果。

（四）髂动脉"供体"的血管成形术先于股 - 股旁路术的理论依据

成功的股股旁路术主要依赖于能提供满意血流动力学的"供体"髂动脉系统。对选定的髂动脉病变进行血管腔内治疗，要能提供极好的短期和长期血流动力学改善和通畅率。几位学者已经报道了

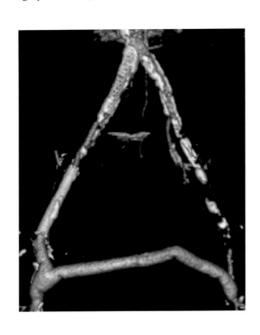

◀ 图 19-5　增强 CT 扫描清晰显示右侧髂
动脉支架，右侧股深动脉血运重建和转流
至左侧股深动脉的股股旁路

腔内球囊血管成形术与股 – 股旁路术等效，甚至优于后者 [12, 13]。这些研究结果支持了供体髂动脉球囊成形联合支架植入在特定病例中具有令人满意的血流动力学结果和通畅率的观点。球囊血管成形术的效果从先前最初的研究发表以来，可能已经有所改善。Aburahma 及其同事已经证明，如果进行扩张的供体髂动脉病变较短，且位于髂总动脉，则该方法成功的可能性将大大增加 [14]。Ricco 等 [15]发表了一项关于直接旁路和交叉旁路治疗单侧髂动脉闭塞性疾病的长期多中心随机对照研究结果。该研究的目的是在 143 例不适合血管成形术，并且具有高危风险的单侧髂动脉闭塞性疾病患者中，比较直接旁路和交叉旁路术后的远期通畅率。将单侧髂动脉闭塞伴严重跛行的患者随机分为交叉旁路术（74 例）和直接旁路术（69 例）两组。髂动脉病变 TASC 分级 [C 级 87 例（61%），D 级 56 例（39%）]，股浅动脉（superficial femoral artery，SFA）流出道在两组中类似。患者接受每年 1 次的随访检查，采用彩色血流多普勒超声扫描和 ABI 检测，中位随访时间为 7.4 年。主要终点为一期通畅率和辅助一期通常率。5 年后（图 19-6）直接旁路组的一期通畅率明显高于交叉旁路组 [（92.7 ± 6.1）% vs.（73.2 ± 10）%，P=0.001]。术后 5 年辅助一期通畅率和二期通畅率，直接旁路组同样高于交叉旁路组[分别为（92.7 ± 6.1）% vs.（84.3 ± 8.5）%，P=0.04；（97.0 ± 3.0）% vs.（89.8 ± 7.1）%，P=0.03]。交叉旁路组中，SFA 无狭窄或轻度狭窄的患者术后 5 年的通畅率明显高于重度狭窄或闭塞患者（≥ 50%）[（74.0 ± 12）% vs.（62.5 ± 19）%，P=0.04]。两组中聚四氟乙烯和涤纶移植物的通畅率相当。10 年的总体生存率为（59.5 ± 12）%。这项研究表明，对于单侧髂动脉闭塞性疾病且不能接受血管成形术的高危患者，直接旁路术后远期通畅率高于交叉旁路术。这项随机研究表明，确定供体髂动脉的状态是成功转流的关键因素（图 19-7）。

早在 1973 年，Porter 等 [16] 就认为在广泛的单侧髂动脉病变患者中存在一定程度的对侧髂动脉病变，并成为最早推荐使用供体髂动脉血管成形联合交叉旁路术的团队之一。毫无疑问，血管腔内技术在为

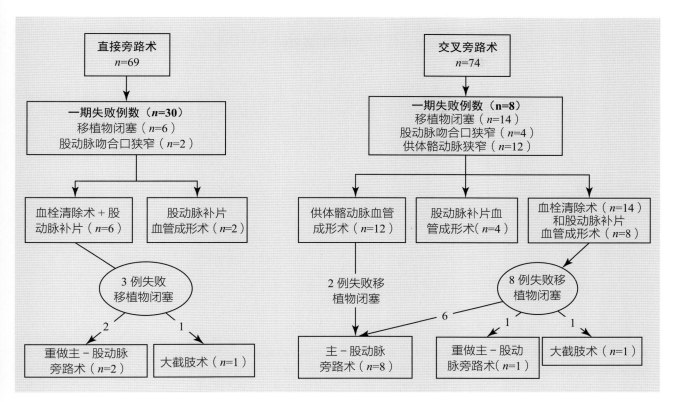

▲ 图 19-6　流程图表示交叉旁路术和直接旁路术发生一期和二期失败的患者例数。交叉旁路术一期失败 30 例，直接旁路术一期失败 8 例。其中的 20 例交叉旁路术和 5 例直接旁路术，通过供体髂动脉血管成形术、血栓清除术或股动脉补片血管成形术成功地维持或恢复了动脉血流。二期失败病例中 10 例行主 - 双股旁路术，1 例重做股 - 股旁路术。2 例患者因直接或交叉旁路失败，并且无法重建远端动脉，行大截肢手术

（经 J. B. Ricco 等许可转载，引自 J Vasc Surg. 2008；47:45-53）（译者注：原书图注疑有误，已修改）

特定的髂动脉病变提供良好的长期疗效的同时，也改善了供体髂动脉情况不理想患者的交叉旁路术的效果 [17-20]。几位学者的研究 [21, 22] 也支持了这一观点。在比较接受或不接受供体髂动脉球囊血管成形术的交叉股动脉移植的非随机对照研究中，Perler[19] 和 Schneider[20] 等认为接受预先髂动脉支架植入的患者，其交叉旁路术的通畅率与供体髂动脉正常的患者相当。这些研究明确地支持在存在供体髂动脉病变的患者中，同期进行血管成形术和交叉旁路术。ABI 的测量也可以帮助我们比较交叉旁路术和直接旁路术后的血流动力学。这一比较表明，两种手术的血流动力学结果具有可比性。

（五）股总动脉、股深开口及股浅动脉闭塞患者的髂动脉成形术

当股浅动脉闭塞时，只有当股深动脉正常或血运重建后有开放的侧支到达腘动脉，同时膝下至少存在 1～2 条流出道，髂动脉成形术才有可能成功。这个病例中股 - 股旁路转流术是必要的，因为广泛的左侧股动脉病变使得任何试图进行左侧髂动脉重建都很困难，支架远端将位于腹股沟韧带以下。如前所述，无论是血管成形术还是开放手术，都要有良好的流出道，这一点很重要。使用这种联合方法进行下肢血运重建并不新鲜，许多作者都报道了联合髂动脉血管成形术 / 支架植入术和股深或远端血运重建后，取得良好的长期效果 [23]（问题 2：D）。

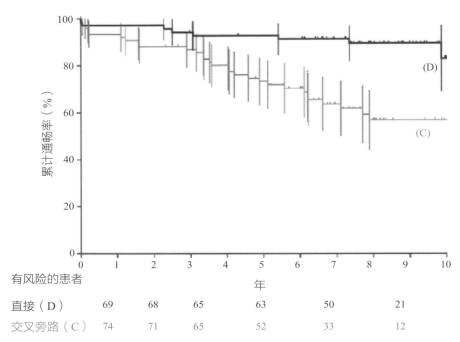

▲ 图 19-7　69 例直接（D）和 74 例交叉（C）旁路手术初始通畅率的 Kaplan-Meier 分析。图片底部是每组中处于不同时间间隔患者的数量。结果以百分比表示，置信区间为 95%（95%CI）。交叉旁路组 5 年和 10 年的一期通畅率分别为 71.8%±10% 和 55.6%±12%，而直接旁路组分别为 92.7%±6% 和 82.9%±13%（**P=0.001，HR=4.1%，95%CI 1.8～6.7**）（经 J.B.Ricco 等许可转载，引自 J Vasc Surg.2008；47:45-53）（译者注：原书图注疑有误，已修改）

五、患者的监督与随访

对于接受手术的 CLI 患者，每年进行 1 次随访，多普勒超声检查和监督性步行训练是必不可少的。有三个概念需要向患者说明：①每个患者应当量身制订步行时间（例如，每次 30～45min，每周 3～5 天）；②指导患者以舒适的步伐行走，并在腿部疼痛加剧时停下来短暂休息；③记录步行时间、长度和体重下降情况。该计划应联合戒烟、使用他汀类药物和抗血小板治疗[24]（问题 3：F）。

参考文献

[1] Criqui MH, Langer RD, Fronek A, et al. Mortality over a period of 10 years in patients with peripheral arterial disease. N Engl J Med. 1992;326:381–6.

[2] McKenna M, Wolfson S, Kuller L. The ratio of ankle and arm arterial pressure as an independent predictor of mortality. Atherosclerosis. 1991;87:119–28.

[3] Murabito JM, Evans JC, Nieto K, Larson MG, Levy D, Wilson PW. Prevalence and clinical correlates of peripheral arterial disease in the Framingham Offspring Study. Am Heart J. 2002;143:961–5.

[4] Howell MA, Colgan MP, Seeger RW, Ramsey DE, Sumner DS. Relationship of severity of lower limb peripheral vascular disease to mortality and morbidity: a six-year follow-up study. J Vasc Surg. 1989;9:691–6.

[5] Adam DJ, Beard JD, Cleveland T, et al. Bypass versus angioplasty in severe ischaemia of the leg (BASIL): multicentre, randomised controlled trial. Lancet. 2005;366:1925–34.

[6] Stoyioglou A, Jaff MR. Medical treatment of peripheral arterial disease: a comprehensive review. J Vasc Interv Radiol. 2004;15:1197–207.

[7] Schanzer A, Mega J, Meadows J, Samson RH, Bandyk DF, Conte MS. Risk stratification in critical limb ischaemia: derivation and validation of a model to predict amputation-free survival using multicenter surgical outcomes data. J Vasc Surg. 2008;48:1464–71.

[8] Schanzer A, Goodney PP, YouFu L, et al. Validation of the PIII

第 19 章　双侧髂动脉闭塞导致的下肢跛行：髂动脉支架与股股旁路术1例

Lower Limb Claudication Due to Bilateral Iliac Artery Occlusive Disease: The Case for Iliac Stenting and Femorofemoral Crossover Bypass

CLI Risk Score for the prediction of amputation-free survival in patients undergoing surgical bypass for critical limb ischaemia. J Vasc Surg. 2009;50:769–75.

[9] Rose SC. Noninvasive vascular laboratory for evaluation of peripheral arterial occlusive disease. Part II. Clinical applications: chronic atherosclerotic, lower extremity ischaemia. J Vasc Interv Radiol. 2000;11:1257–75.

[10] Brewster DC. Current controversies in the management of aortoiliac occlusive disease. J Vasc Surg. 1997;25:365–79.

[11] Norgren L, Hiatt WR, Dormandy JA, Nehler MR, Harris KA. Fowkes FGR on behalf of the TASC II working group. Inter-Society Consensus for the Management of Peripheral Arterial Disease (TASC II). Eur J Vasc Endovasc Surg. 2007;33:S54–7.

[12] Pursell R, Sideso E, Magee TR, Galland RB. Critical appraisal of femorofemoral crossover grafts. Br J Surg. 2005;92:565–9.

[13] Kim YW, Lee JH, Kim HG, Huh S. Factors affecting the long-term patency of crossover femorofemoral bypass graft. Eur J Vasc Endovasc Surg. 2005;30:376–80.

[14] AbuRahma AF, Robinson PA, Cook CC, Hopkins ES. Selecting patients for combined femorofemoral bypass grafting and iliac balloon angioplasty and stenting for bilateral iliac disease. J Vasc Surg. 2001;33:S93–9.

[15] Ricco JB, Probst H. French University Surgeons Association. Long-term results of a multicenter randomized study on direct versus crossover bypass for unilateral iliac artery occlusive disease. J Vasc Surg. 2008;47:45–53.

[16] Porter JM, Eidemiller LR, Dotter CT, Rosch J, Vetto RM. Combined arterial dilatation and femorofemoral bypass for limb salvage. Surg Gynecol Obstet. 1973;137:409–12.

[17] Walker PJ, Harris JP, May J. Combined percutaneous transluminal angioplasty and extra-anatomic bypass for symptomatic unilateral iliac occlusion with contralateral iliac artery stenosis. Ann Vasc Surg. 1991;5:209–17.

[18] Shah RM, Peer RM, Upson JF, Ricotta JJ. Donor iliac angioplasty and crossover femorofemoral bypass. Am J Surg. 1992;164:295–8.

[19] Perler BA, Williams GM. Does donor iliac artery percutaneous transluminal angioplasty or stent placement influence the results of femorofemoral bypass. Analysis of 70 consecutive cases with long-term follow-up. J Vasc Surg. 1996;24:363–70.

[20] Schneider JR, Besso SR, Walsh DB, Zwolack RM, Cronenwett JL. Femorofemoral versus aortofemoral bypass. Outcome and hemodynamic results. J Vasc Surg. 1994;19:43–57.

[21] Criado E, Burnham SJ, Tinsley EA, Johnson G, Keagy BA. Femorofemoral bypass graft: analysis of patency and factors influencing long-term outcome. J Vasc Surg. 1993;18:495–505.

[22] Brewster DC, Cambria RF, Darling RC, et al. Long-term results of combined iliac balloon angioplasty and distal surgical revascularization. Ann Surg. 1989;210:324–31.

[23] Cynamon J, Marin ML, Veith FJ, et al. Stent-graft repair of aortoiliac occlusive disease coexisting with common femoral artery disease. J Vasc Interv Radiol. 1997;8:19–26.

[24] Heart Protection Study Collaborative Group. Randomised trial of the effects of cholesterol-lowering with simvastatin on peripheral vascular and other major vascular outcomes in 20, 536 people with peripheral arterial disease and other high-risk conditions. J Vasc Surg. 2007;45:645–54.

第20章

腹股沟以下疾病所致下肢跛行的血管腔内治疗

Endovascular Management of Lower Limb Claudication due to Infra-Inguinal Disease

Robert R. Attaran   Carlos I. Mena-Hurtado   著

病例报告

　　一位 80 岁的男性患者来就诊，已知有外周动脉疾病病史，左侧股浅动脉曾行血管腔内介入治疗，主诉步行约 100m 后出现左小腿沉重。既往冠心病、高血压、糖尿病和肥胖症病史。他回忆不起细节，但大约 3 年前曾在另一家医院进行过干预。之前服用西洛他唑，但由于足部水肿和胃部不适而停药。

　　在查体中，双侧股动脉搏动都可触及，因为体质的原因腘动脉脉搏难以触及，左足背脉搏只能通过手持多普勒才能探及。多普勒超声动脉检查结果显示 SFA 再狭窄。因患者出现严重症状时，需进行侵入性血管造影（图 20-1）。

问题 1：以下哪一项陈述是不正确的？

A. SFA 支架内闭塞，通过股深动脉侧支代偿。

B. 有明确的支架断裂的证据。

C. 胫前动脉闭塞。

D. 重建重点部位位于胫腓干。

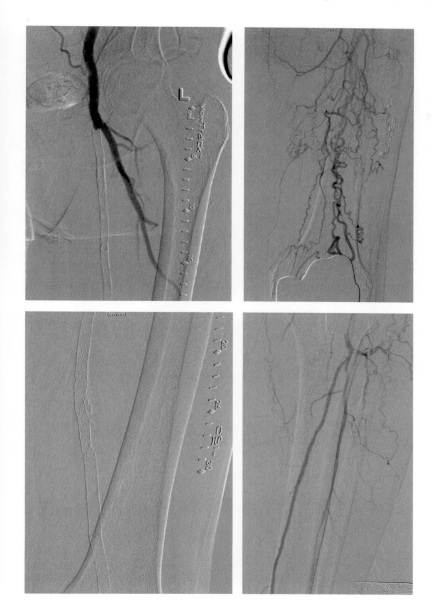

◀ 图 20-1　病例影像表现（一）

问题 2：当被叫到急诊室去评估一位腿部剧烈疼痛的女士，这是一位 74 岁的女性糖尿病患者，20 个月前因为右下肢跛行，成功地接受了右侧股浅动脉血管成形和支架植入术。今晚突发右腿疼痛，膝下较严重，否认麻木或感觉异常。

查体时足背搏动未能触及，但手持多普勒可以探及，没有虚弱或感觉丧失。未行 CT 扫描，而安排了急诊血管造影，两张血管造影图像如图 20-2 所示，其中 B 所示的微导管很容易穿过支架段。

有了这些信息，最有可能发生的情况是什么？

A. 支架血栓形成并累及胫腓干。

B. 支架内再狭窄。

C. 支架内血栓形成。

D. 支架内血栓形成，卢瑟福评分 Ⅱb。

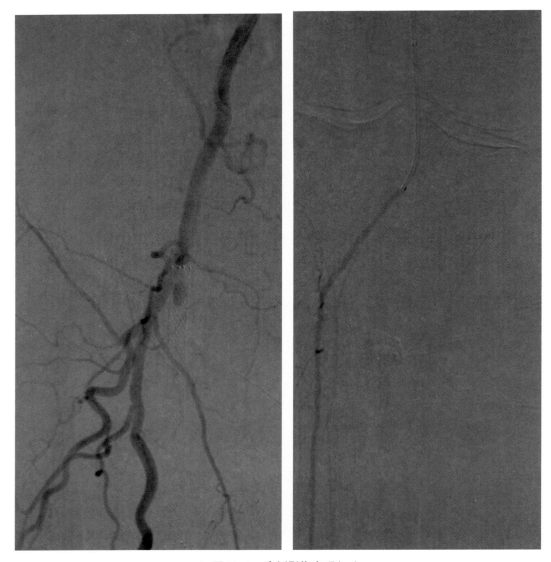

▲ 图 20-2　病例影像表现（二）

问题 3（继续问题 2 的病例）：根据发现，将超声溶栓设备推进到右侧 SFA 支架内，并通过它在夜间持续灌注组织纤溶酶原激活物，同时静脉输注肝素。第 2 天早上来到床旁评估患者，其未诉静息痛，足背脉搏有更强的多普勒信号。超声溶栓大约 16h 后，带患者返回导管室，取出导管，动脉内推注硝酸甘油后，再次血管造影（图 20-3）。

根据临床病史和血管造影结果，哪一个是最佳答案？

A. 需要进一步溶栓。

B. 无须进一步干预，继续抗血小板治疗。

C. 股浅动脉支架内高压球囊扩张。

D. 支架的远端应该处理。

E. 服用阿哌沙班，预防再次血栓形成。

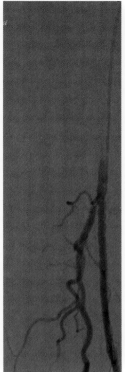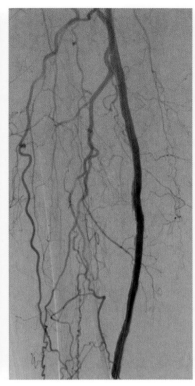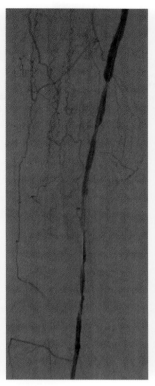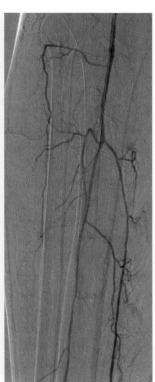

▲ 图 20-3　病例影像表现（三）

问题 4：在繁忙的血管诊所，接诊了一位身体虚弱但很积极的 82 岁老妇人，其存在既往心肌梗死、右冠状动脉支架植入、高血压、血脂异常和双小腿跛行［跛行距离 200 码（约 183m）］的病史。让她完成血管影像检查和 ABI 检测。影像结果显示左侧股浅动脉狭窄 ≥ 75%，ABI 为 0.7。

建议患者尝试步行锻炼和服用西洛他唑，但 2 个月后复诊，跛行略有加重，尤其左侧。患者同意行血管造影，只接受微创治疗。

经对侧行左侧 SFA 血管造影（图 20-4）。

左侧 SFA 弥漫性病变，但最严重的病变位于近段。在这张图像上，远端部分对比剂尚未充填。腘动脉未见明显病变，有 2 条流出道（胫后动脉闭塞）。

在此阶段该患者的最佳选择是哪一个？

A. 在股浅动脉近段行定向斑块切除。

B. 在股浅动脉近段行旋转斑块切除。

C. 球囊血管成形术包括药物涂层球囊。

D. 植入支架。

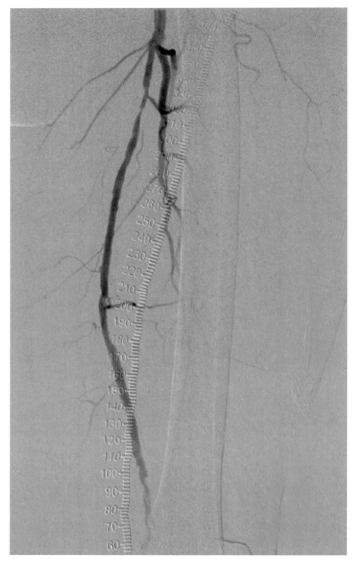

▲ 图 20-4　病例影像表现（四）

问题 5（继续问题 4 的案例）：**选择球囊血管成形术。在股浅动脉近端采用 5mm×60mm 球囊预扩张 3min，随后使用 5mm×80mm 的药物涂层球囊进行 3min 的扩张。**

在球囊扩张后行股浅动脉造影，获取图像（图 20-5），其中 A 为正位（AP），B 为左侧斜位（LAO）。造影图像提示治疗节段发生了什么？

A. 股浅动脉穿孔。

B. B 型夹层。

C. C 型夹层。

D. D 型夹层。

E. E 型夹层。

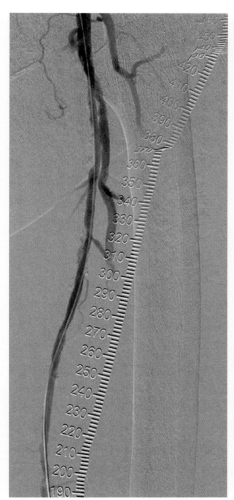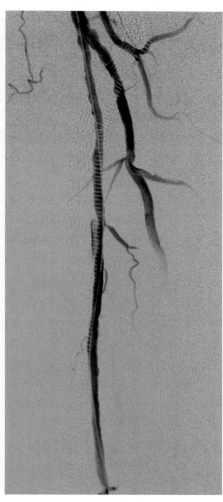

◀ 图 20-5　病例影像表现（五）

问题 6：组织了一次关于介入器械质量改进会议，讨论的主题之一是减少经静脉途径对比剂的使用。对于接受外周动脉疾病评估的患者，以下哪种方案可以减少静脉对比剂的使用？

A. 在血管造影术中选择性或超选择性放置导管。

B. 二氧化碳血管造影。

C. 血管多普勒超声。

D. 生理盐水稀释对比剂。

E. 以上都是。

问题 7：在本次质量改进会议上，一些工作人员关注支架断裂和安全性问题。关于 SFA 支架断裂，下列说法中哪一项是不正确的？

A. 支架越长越容易断裂。

B. 编织型镍钛合金支架更容易发生断裂。

C. 慢性完全闭塞性病变内的支架更容易断裂。

D. 重叠的支架可能更容易断裂。

问题 8：一位患者寻求二次治疗，这是一位 67 岁男性患者，跛行，卢瑟福Ⅲ级，右侧 SFA 中远段重度狭窄，有 3 条流出道。该患者寻求外科治疗而非腔内治疗。通过文献检索后将得出以下什么结论？

A. 股腘动脉旁路术和腔内治疗的 1 年期通畅率相当。

B. 股腘动脉旁路术和腔内治疗的 30 天并发症发生率相当。

C. 使用自体静脉移植物的股腘动脉旁路术相较使用聚四氟乙烯移植物有更好的通畅率。

D. 使用静脉移植物的股腘动脉旁路术在膝下与在膝上的通畅率相当。

答案

问题 1：正确答案 D。左侧股浅动脉已植入支架，目前血流闭塞。非血管造影图像显示多个区域的支架断裂（Ⅳ～Ⅴ型）。因金属膝关节置换术影响腘动脉显影。术者应该尝试膝关节部分屈曲后的侧位像。不过在膝关节假体外的胫腓干动脉上方，可见血流进入远端腘动脉。D 选项不是一个正确的陈述，因此选 D。

问题 2：正确答案 C。患者的急性症状和右侧股浅动脉支架的不显影都提示支架内血栓形成，而膝下导管造影并未提示血栓延伸到胫腓干。患者没有感觉障碍且多普勒可探及血流搏动信号，因此卢瑟福分级为 Ⅰ（或至多为Ⅱa）。这条腿是可存活的。

问题 3：最佳答案 D。根据病史和血管造影，由于支架远端的疾病进展，阻碍了远端流出道，导致支架内血栓形成。仅使用抗血小板或抗凝药物治疗并不是最佳方案。该病例我们使用刻痕球囊联合药物涂层球囊治疗。动脉流出道改善，患者迄今未出现跛行或复发。然而，每月进行 3 次血管多普勒超声检查，以确保患者病情没有进展。

问题 4：最佳答案 C，球囊血管成形术。目标区域相对局限，并且患者更倾向于微创治疗。即使使用远端栓子保护装置，动脉斑块旋切术仍有发生栓塞的风险，因此在这种短段病变并非必要。可以首先进行球囊血管成形术，然后通过再次血管造影来评估残余狭窄或夹层的存在。FAST 试验[1] 通过对比金属裸支架（BMS）和普通球囊，认为在较短的 SFA 病变（平均长度 4.5cm 中），球囊血管成形术有更高的 12 个月再狭窄率，但两者并无统计学差异。Tepe 等通过对普通球与药物涂层球囊头对头的研究[2]，已经证实药物涂层球囊具有更低的临床驱动靶血管血运重建率和更好的一期通畅率。

问题 5：正确答案 C，C 型夹层。球囊或药物涂层球囊血管成形术后的夹层非常常见。在 Levant2 试验中，普通球囊和药物涂层球囊血管成形术术后 SFA 夹层发生率分别为 72% 和 64%[3]。Thunder 研究的数据表明，夹层，尤其是限流性夹层，与较高的再狭窄率相关[4, 5]。

如本例所示，只有图 20-6B 显示了明显的内膜片。

PAD 中常用的夹层分级系统采用的是美国国立心肺血液研究所（National Heart Lung and Blood Institute，NHLBI）对于冠状动脉夹层的标准（图 20-6）[6]。

A 型夹层是对比剂注入后管腔内较小的可透射线区域，在管腔内对比剂清除后很少或没有对比剂滞留。

B 型夹层是对比剂注入后管腔由可透射线区域分隔成平行束或双腔，在对比剂清除后很少或没有对比剂滞留。

C 型夹层表现为对比剂外溢，管腔内对比剂消失后仍有对比剂滞留。

D 型夹层表现为螺旋形的对比剂充盈缺损，常常伴有假腔的对比剂滞留。

E 型夹层表现为血管腔内新出现的持续的充盈缺损。

F 型夹层表现为血管管腔的完全闭塞和血流中断。

该病例中的夹层可以通过延长球囊扩张时间或者植入支架处理。我们选择采用 Tack 装置（Intact Vascular，Wayne，PA），这是一个 6mm 长的镍钛合金自膨装置，沿着选定的区域锚定夹层。3 个 Tack 装置释放后使用 5mm 的球囊进行后扩张，装置植入后夹层改善（图 20–7）。

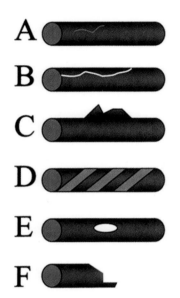

◀ 图 20–6　**NHLBI 对冠状动脉夹层的分级标准**

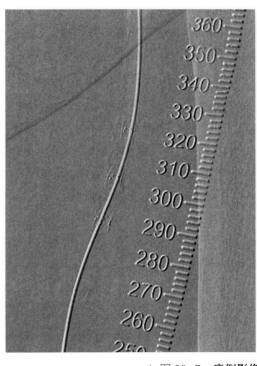
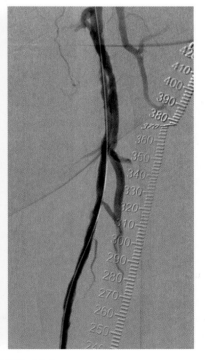

▲ 图 20–7　病例影像表现（六）

问题 6：正确答案 E。所有的方案都可以减少经静脉途径血管造影的使用。

问题 7：正确答案 B。编织镍钛合金支架似乎更抗折断。

股浅动脉在运动过程中受到多种生物力学的作用，屈曲及肌肉力量会导致压缩、扭曲、拉伸及弯曲等力学变化。股浅动脉支架断裂会导致支架内血栓形成或者再狭窄 [7-9]。自膨式记忆合金支架的发展，如镍钛合金，能够降低支架的断裂率。RESILIENT 研究显示，Lifestent（Bard）镍钛合金支架 1 年的断裂率为 3.1%（平均病变长度 7.1cm）[10]。STELLA 研究显示，在更长的病变（平均病变长度 22cm）中 Lifetent 支架 1 年的断裂率为 17.7%[11]。Zilver PTX 药物洗脱支架（COOK）1 年的断裂率为 2.1%（平均病变长度 22.6cm）[12]。

Supera 支架（Abbott）是编织型镍钛合金支架，似乎更抗折断 [13]。

随着时间推移，支架间的重叠区域会成为断裂的易损区域。Lin 等 [14] 前瞻性评估行 205 条 SFA 植入支架的肢体，术后 24 个月每条肢体支架的断裂率 26.8%。合并慢性闭塞性病变、支架的长度、血管钙化、支架的数量都是支架断裂的危险因素。然而，在这个研究并没有发现支架断裂与再狭窄之间有明显的联系。

问题 8：正确答案 C。

一项 2013 年的 Meta 分析 [15] 研究分析了 4 项随机试验和 6 项观察性研究的数据（n=2817），比较腔内治疗和开放治疗股腘动脉病变，腔内治疗有更低的 30 天并发症发生率，股腘动脉旁路术有更高的 1 年期及 3 年期通畅率。

另一项 Meta 分析 [16] 结果显示静脉移植物比聚四氟乙烯移植物有更高的 5 年期通畅率，静脉移植物在膝上及膝下的通畅率分别为 77.2% 和 64.8%。

参考文献

[1] Krankenberg H, et al. Nitinol stent implantation versus percutaneous transluminal angioplasty in superficial femoral artery lesions up to 10 cm in length: the femoral artery stenting trial (FAST). Circulation. 2007;116(3):285–92.

[2] Tepe G, et al. Drug-Coated Balloon versus Standard Percutaneous Transluminal Angioplasty for the Treatment of Superficial Femoral and/or Popliteal Peripheral Artery Disease: 12-Month Results from the IN.PACT SFA Randomized Trial. Circulation. 2015;131(5):495–502.

[3] Rosenfield K, for the LEVANT 2 Investigators, et al. Trial of a Paclitaxel-Coated Balloon for Femoropopliteal Artery Disease. N Engl J Med. 2015;373:145–53.

[4] Tepe G. Angioplasty of femoral-popliteal arteries with drug-coated balloons: 5-year follow-up of the THUNDER trial. JACC Cardiovasc Interv. 2015;8(1 Pt A):102–8.

[5] Tepe G, et al. High-grade, non-flow-limiting dissections do not negatively impact long-term outcome after paclitaxel-coated balloon angioplasty: an additional analysis from the THUNDER study. J Endovasc Ther. 2013;20(6):792–800.

[6] Coronary Artery angiographic changes after PTCA: Manual of Operations NHBLI PTCA Registry 1985-6:9.

[7] Adlakha S, et al. Stent fracture in the coronary and peripheral arteries. J Interv Cardiol. 2010;23:411–9.

[8] Iida O, et al. Effect of exercise on frequency of stent fracture in the superficial femoral artery. Am J Cardiol. 2006;98:272–4.

[9] Scheinert D, et al. Prevalence and clinical impact of stent fractures after femoropopliteal stenting. J Am Coll Cardiol. 2005;45(2):312–5.

[10] Laird JR, et al. Nitinol stent implantation versus balloon angioplasty for lesions in the superficial femoral artery and proximal popliteal artery: twelve month results from the RESILIENT randomized trial. Circ Cardiovasc Interv. 2010;3:267–76.

[11] Davaine JM, et al. One-year clinical outcome after primary stenting for trans-atlantic inter-society consensus (TASC) C and D femoropopliteal lesions (the STELLA "stenting long de l'artere femorale superficielle" cohort). Eur J Vasc Endovasc Surg. 2012;44:432–41.

[12] Bosiers M, et al. Zilver PTX Single-Arm Study Investigators. The Zilver® PTX® Single Arm Study: 12-month results from the TASC C/D lesion subgroup. J Cardiovasc Surg. 2013;54(1):115–22.

[13] Werner M, et al. Treatment of complex atherosclerotic femoropopliteal artery disease with a self-expanding interwoven nitinol stent: midterm results from the Leipzig SUPERA 500 registry. EuroIntervention. 2014;10(7):861–8.

[14] Lin Y, et al. Stent fractures after superficial femoral artery stenting: risk factors and impact on patency. J Endovasc Ther. 2015;22(3):319–26.

[15] Antoniou GA, et al. A meta-analysis of endovascular versus surgical reconstruction of femoropopliteal arterial disease. J Vasc Surg. 2013;57(1):242–53.

[16] Pereira CE, et al. Meta-analysis of femoropopliteal bypass grafts for lower extremity arterial insufficiency. J Vasc Surg. 2006;44(3):510–7.

活动性下肢溃疡的腔内治疗
Endovascular Management of Non-Healing Leg Ulceration

Jean Starr　Patrick Vaccaro　著

第21章

病例报告

　　一位 72 岁老年女性，无吸烟史，有高血压病史，糖尿病病史但血糖控制良好，稳定的冠状动脉粥样硬化性心脏病病史，自体双侧大隐静脉 – 冠状动脉搭桥术。约 4 个月前，她穿了一双新鞋后，右足第一跖骨头出现溃疡，尽管经过适当的局部伤口护理和清创治疗，伤口仍逐渐变大。经过评估，该患者为下肢动脉缺血。

　　体格检查：双侧股动脉搏动正常，脉搏相等，远端未触及。双侧大腿内侧有愈合良好的切口。脚趾呈粉红色，毛细血管迅速充盈。双侧轻触感觉减退，但运动功能正常。溃疡基部苍白，可见纤维性碎片，无异味，无明显蜂窝织炎表现。

问题 1：在对她进行评估和（或）管理时，最好且最需要措施是什么？

A. 手术清创以清除坏死组织，并在培养药敏结果的基础上口服抗生素。

B. 下肢动脉多普勒彩超。

C. 下肢的 MRA。

D. 血管造影和可能的干预。

E. 应用西洛他唑和制订步行锻炼计划。

踝肱指数＞ 1，趾肱指数为 0.6。大腿上的超声波形是多相的，腘窝和踏板波形是单相的。由于她活动受限，所以未行运动测试。

问题 2：下列哪一项是正确的？

A. ABI 与 PAD 患者的长期生存率密切相关。

B. 由于小血管钙化，ABI 是一种不可靠的糖尿病患者 PAD 测量方法。

C. 直接测量腘动脉压力大于 50mmHg 有助于预测血管成形术后的治疗效果。

D. 下肢动脉多普勒超声检查显示的慢脉冲波形与充足的动脉灌注有关。

经左侧股动脉行主髂动脉造影，显示主髂动脉段正常，左侧股浅动脉 20cm 闭塞，弥漫性胫前动脉段血管狭窄伴相邻血管血流灌注足部。右侧股浅动脉显示 3 个局灶性狭窄区域，近端和中端病灶长度为 1cm，远端病灶长度为 2cm（图 21-1）。

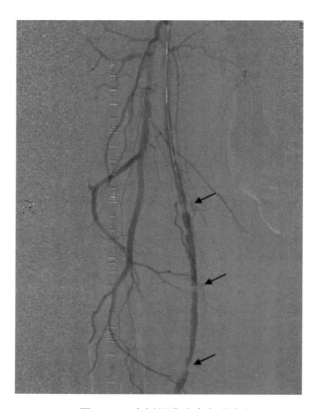

▲ 图 21-1 右侧股浅动脉串联狭窄

最远端病变终止于内收肌管的近端。腘动脉无明显狭窄。右侧胫后动脉和腓动脉完全闭塞，未提供任何侧支流入足（图 21-2）。胫骨前动脉有多个远端狭窄区域，均在踝关节近端。最严重的是踝关节上方（图 21-3）。足弓未见完整，但足部有丰富的侧支血流。

问题 3：股浅动脉段的 TASC 分型是什么？

A. TASC A 型。

B. TASC B 型。

C. TASC C 型。

D. TASC D 型。

E. TASC E 型。

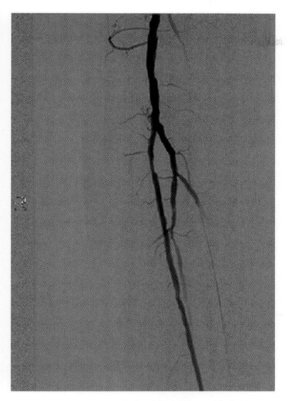

▲ 图 21-2　腘动脉远端和膝下血管造影

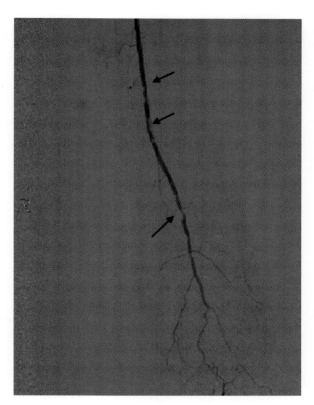

▲ 图 21-3　胫前动脉远端狭窄

问题 4：该患者最佳治疗方案是什么？

A. 使用西洛他唑、氯吡格雷进行医疗管理，并转诊到创面护理中心。

B. 股动脉病变经皮血管重建术，腘动脉至胫前动脉人工血管旁路术重建踝关节远端血流。

C. 股动脉和胫前动脉的经皮血管重建术。

D. 右股到胫前动脉复合旁路移植。

在办公室行术前讨论，在取得患者知情同意后，她将进行手术治疗。给予适当的镇静和肝素抗凝，诊断型 5F 护套被替换为 6F RDC 角导向护套，使用 SOS 导管和 0.035 硬亲水导丝在恒定的透视引导下对选入对侧髂血管，鞘被推进到右髂外动脉。采用路图技术和少量对比剂穿过右侧 SFA 病变血管。

采用亲水涂层 5Fr 导管协助跨越狭窄，导丝尖端置于腘动脉远端，一个 5mm×4cm 的冷冻球囊在每个病变区域进行扩张，扩张后血管造影显示扩张充分没有夹层或其他并发症（图 21-4）。

然后，将 0.035 导丝换成 0.014 导丝，通过分叉选入胫前动脉病变。采用 2.5mm×5cm 球囊治疗狭窄，效果良好，无并发症（图 21-5）。鞘部分撤回，左侧股动脉显影良好。左侧穿刺点使用动脉闭合装置且没有并发症。肝素化没有被逆转。

治疗后，超声提示术后胫前动脉波形为多期，溃疡直径缩小，但第一跖骨头裸露，2 周后行右第一趾经跖骨截肢，痊愈良好。6 个月后，常规四肢动脉无创检测显示右踝 PVR 平坦，患者否认新的溃疡形成和静息痛。

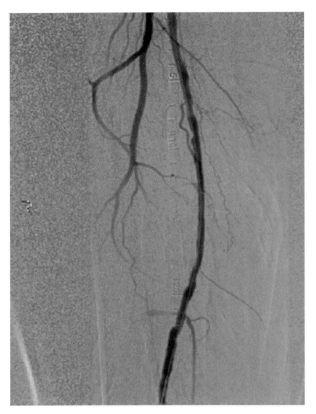

▲ 图 21-4　结果显示三处狭窄均有明显改善

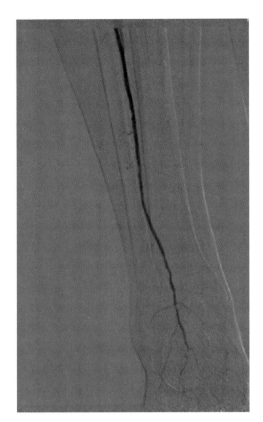

▲ 图 21-5　胫前动脉远端 PTA 后的造影结果

问题 5：这个患者应该得到什么样的治疗？

A. 如果解剖上合适，重复血管造影和手术干预。

B. 开放手术血管重建。

C. 华法林治疗和危险因素控制的内科保守治疗。

D. 危险因素控制和使用保护性矫形器。

评论

严重的肢体缺血可能包括缺血性静息疼痛、无法愈合的溃疡或坏疽，如果不治疗，所有这些都可能导致肢体丧失，至少会导致生活方式的重大改变。初步检查应包括下肢动脉多普勒超声波形，以明确病变部位和严重程度。该检查是非侵入性检查，并且价格便宜，方便操作。该检查有助于排除更多的近端闭塞性疾病，而且在血管造影和介入过程中减少对比剂的使用量[1]。此外动脉超声也可以通过靶血管病变来协助制订介入手术方法。此外，踝肱指数或动脉超声可用于评估手术干预的适当性和对患者治疗后靶血管预后的随访，特别是病情恶化时（问题 1：B）。

虽然磁共振血管造影可以帮助描述疾病的范围和位置，但不能与手术治疗同时进行。慢性肾病患者还有其他风险，与对比剂的使用有关，最严重的是肾源性系统性纤维化，其特征是皮肤和皮下组织增厚和收缩，可累及骨骼肌、肺、肝、睾丸或心肌，结果可能是致命的[2]。磁共振血管成像设备和软件不是统一的，也不能广泛使用。因为对于完全闭塞的血管，可能不够客观描述病变。优点包括，如果不适合手术干预或不适用于碘对比的检查，就可以避免进行这项检查，也避免暴露于辐射源下；此外，经皮手术的局部并发症都可以避免包括假性动脉瘤形成、局部血肿，动脉闭塞和出血。

计算机断层血管造影有时被用作评估血管疾病的一种微创诊断工具。其缺点包括不能同步进行相应的手术干预，需要与已知的固有风险进行碘化对比，以及存在辐射。CTA 的另一个缺点是，在存在严重钙化病变时难以准确成像[3]。

对于无临床表现且有其他危险因素的患者，ABI 已经证明与长期生存率相关，ABI < 0.9 的发生率是该类患者 10 年内总死亡率和主要冠状动脉事件发生率的 2 倍。对于大血管钙化的患者（如糖尿病患者），数字血管波形波形可能比 ABI 波形更可靠，数字血管通畅不会钙化，也可以无创压力测量。直接腘动脉压力可能有助于预测膝下截肢的患者的远期愈合能力[6]。延迟脉波形表明梗阻位于更近端，可能是由于狭窄后压力下降或狭窄后血管顺应性的改变引起。数字血管波形最常用于评价肾动脉狭窄[7]（问题 2：A）。

TASC 最初的建议发表于 2000 年[8]，最近在 2007 年由 16 个不同协会和所有相关专业的代表进行了修订[9]。在两份 TASC 出版文章中，根据病变血管累计的血管，诊断标准被分为 4 类，以提供基于疾病严重程度的临床管理指南。自 2000 年以来，越来越多的证据支持血管腔内治疗，并被纳入了最新的建议。专家还对审查的可用证据级别（A、B 或 C 级）进行了分析并应用。图 21-6 罗列了 2007 年的股动脉分型标准，其中治疗建议见表 21-1。髂动脉粥样硬化疾病有不同的分类标准，目前尚无关于胫前动脉闭塞性疾病的建议。该患者的 SFA 病变最好归类为 TASC B 级，建议将血管腔内入路作为首选治疗。在任何解剖分类中都没有 TASC E 级（问题 3：B）。

该患者的严重肢体缺血应得到及时干预，以防止进一步的远端肢体的截肢。血流的直接恢复对局部缺血是非常有必要的，可能提供更好的愈合率[10]。

患者可选择自体静脉移植，包括膝下大隐静脉、小隐静脉和头静脉。胫动脉和足底动脉远端血管重建采用人工血管和自体血管移植的远期通畅率比自体血管搭桥的长期通畅率差，但并没有直接与血管腔内治疗对比，而且仅针对膝下血管。有证据表明，当自体静脉无法使用时，符合解剖结构预期寿命低于 2 年的患者，经皮血管成形术可能是一个更好的首选治疗方案[11]，该治疗方法存在较高的再狭窄率，但肢体缺血患者的保肢率是可以接受的[12, 13]。该患者自体静脉受限，经皮血管重建术是最合适的治疗方法，除了该技术外，还可以选择球囊血管成形术、冷冻成形术、支架植入术和动脉粥样硬化斑块切除术（问题 4：C）。

对于动脉粥样硬化性下肢血管疾病腔内治疗类型尚未达成共识，球囊血管成形术是第一个被引入的方法，对于短节段、不复杂的病变仍被一些人提倡，镍钛金属裸支架植入术最近显示出比简单球囊血管成形术具有优越性，但争论仍在继续[14]。覆膜支架植入良好的通畅率也而得到普及[15]。不幸的是，通畅率降低和支架断裂限制了这些支架适用性。在内收肌管处股浅动脉受到压迫、扩张、扭转和屈曲的压力，对金属装置产生不利影响。目前支架机械局限性导致了新的、更长的支架设计，这可能增加长期通畅率。开发更好的药物洗脱支架和药涂球囊也可能有助于改善预后。

支架内再狭窄的处理将成为一个未来的问题，切割球囊血管成形术、冷冻球囊成形术和药物洗脱球囊技术可能提供未来的解决方案，但目前仅存在少量临床数据[16]。生物可吸收支架技术的研究可能

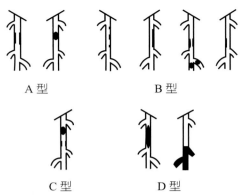

A 型   B 型

C 型   D 型

病变类型	说　明
A	单一狭窄，长度≤ 10cm 单个闭塞长度≤ 5cm
B	多发病灶（狭窄或闭塞），每个≤ 5cm 单发狭窄或闭塞≤ 15cm，未累及膝下腘动脉 单处或多处病变，胫动脉未受累并可用作旁路手术时的远端流出道 钙化严重的闭塞（≤ 5cm） 单发腘动脉狭窄
C	多个狭窄或闭塞，总计＞ 15cm，伴或不伴有严重钙化 两次腔内治疗后复发，仍需要治疗的狭窄和闭塞
D	股总动脉和股浅动脉慢性全闭塞的（＞ 20cm，累及腘动脉） 腘动脉及膝下三分支慢性完全全闭塞

▲ 图 21-6　股腘动脉病变的 TASC Ⅱ 分型

表 21-1　治疗股腘动脉病变的首选方案

病变类型	治疗建议
TASC A	血管腔内治疗是治疗的选择
TASC B	血管腔内治疗是首选治疗方法
TASC C	开放手术是高危患者的首选
TASC D	开放手术是治疗的选择

解决金属支架远期通畅率的问题，并能成为药物直接传递到病变血管的载体[17]。

　　经皮血管腔内介入治疗的其他关注领域包括位于关节处的股总动脉和腘动脉，以及主要分支血管股深动脉的起始处，在肢体缺血的情况下，股深是侧支血流的重要来源。激光、定向经皮血管斑块旋切技术已被主要用于消除病变血管的狭窄，可以减少球囊血管成形术并发症。在这些复杂病变血管区域，甚至在高度钙化的节段，动脉斑块切除术可能是一个很好的辅助选择，而球囊和支架可能效果一般。

　　患者的治疗和管理不应在介入手术完成后结束，针对每个患者进行个体化危险因素的控制包括糖尿病和高血压控制、他汀类药物治疗、戒烟和抗血小板药物应用。个性化的医疗保健将继续成为血管患者护理的一个重要方面，将临床数据与可用的健康信息技术相结合可以更积极的降低风险，从而避免许多血管疾病的晚期并发症。目前，卫生保健机构已经开始认识到个性化护理的重要性 [18]。

应制订最佳的溃疡治疗计划，并密切监测愈合状况。患者应了解血管疾病加重的临床表现包括反复间歇性跛行、静息疼痛和新溃疡的发生，如果有上述临床变化，非侵入性血管检查可能是一个有益的附加体检项目。溃疡皮肤的愈合所需的血流量较少，因此一旦创面愈合，动脉血流量减少并不一定需要手术干预。可以通过密切随访、危险因素控制、咨询和保护性矫形器使患者得到最适合的管理（问题 5：D）。

参考文献

[1] Hingorani A, Ascher E, Marks N. Preprocedural imaging: new options to reduce need for contrast angiography. Semin Vasc Surg. 2007;20(1):15–28.

[2] Deo A, Fogel M, Cowper SE. Nephrogenic systemic fibrosis: a population study examining the relationship of disease development to gadolinium exposure. Clin J Am Soc Nephrol. 2007;2:264–7.

[3] Ouwendijk R, Kock MC, van Dijk LC, et al. Vessel wall calcifications at multi-detector row CT angiography in patients with peripheral arterial disease: effect on clinical utility and clinical predictors. Radiology. 2006;241(2):603–8.

[4] Fowkes FG, Murray GD, Butcher I, et al. Ankle brachial index combined with framingham risk score to predict cardiovascular events and mortality: a meta-analysis. JAMA. 2008;300(2):197–208.

[5] Ramsey DE, Manke DA, Sumner DS. Toe blood pressure. A valuable adjunct to ankle pressure measurement for assessing peripheral arterial disease. J Cardiovasc Surg. 1983;24(1):43–8.

[6] Nicholas GG, Myers JL, WE DM Jr. The role of vascular laboratory criteria in the selection of patients for lower extremity amputation. Ann Surg. 1982;195(4):469–73.

[7] Deane CR, Needleman L. The cause of pulsus tardus in arterial stenosis. Radiology. 1995;194(1):28–30.

[8] Dormandy JA, Rutherford RB. Management of Peripheral Arterial Disease (PAD). TASC Working Group. TransAtlantic Intersociety Concensus (TASC). J Vasc Surg. 2000;31(1 part 2):S1–S296.

[9] TASC II Working Group, Norgren L, Hiatt WR, et al. Inter-society consensus for the management of peripheral arterial disease (TASC II). J Vasc Surg. 2007;45(Suppl S):S5–S67.

[10] Reichman W, Nichols B, Toner J, Jenvey W, Sobel M. Strategies in the treatment of major tissue loss and gangrene: results of 100 consecutive vascular reconstructions. Ann Vasc Surg. 1990;4(3):233–7.

[11] BASIL trial participants, Adam DJ, Beard JD, Cleveland T, et al. Bypass versus angioplasty in severe ischemia of the leg (BASIL): multicenter, randomized controlled trial. Lancet. 2005;366(9501):1925–34.

[12] Haider SN, Kavanagh EG, Forlee M, et al. Two-year outcome with preferential use of infrainguinal angioplasty for critical ischemia. J Vasc Surg. 2006;43(3):504–12.

[13] Giles KA, Pomposelli FB, Hamdan AD, et al. Infrapopliteal angioplasty for critical limb ischemia: relation of TransAtlantic InterSociety Consensus class to outcome in 176 limbs. J Vasc Surg. 2008;48(1):128–36.

[14] Schillinger M, Sabeti S, Loewe C, et al. Balloon angioplasty versus implantation of nitinol stents in the superficial femoral artery. NEJM. 2006;354(18):1879–88.

[15] Saxon RR, Dake MD, Volgelzang RL, Katzen BT, Becker GJ. Randomized multi-center study comparing expanded polytetrafluoroethylene-covered endoprosthesis placement with percutaneous transluminal angioplasty in the treatment of superficial femoral occlusive disease. J Vasc Interv Radiol. 2008;19(6):823–32.

[16] Shammas NW. Restenosis after lower extremity interventions: current status and future directions. J Endovasc Ther. 2009;16(Supp 1):170–82.

[17] Brown DA, Lee EW, Loh CT, Kee ST. A new wave in the treatment of vascular occlusive disease: Biodegradable stents—animal experience and scientific principles. J Vasc Interv Radiol. 2009;20(3):315–24.

[18] Personalized Health Care Expert Panel Meeting: Summary Report. Submitted to US Department of Health and Human Services by the Lewin Group, Inc. Sept. 10, 2007.

腘动脉旁路术

Bypass to the Popliteal Artery

Hisham Rashid　著

病例报告

　　一位 56 岁的导游抱怨说，她反复出现左小腿跛行距离约 54.86m（60 码）。需要休息 5min 才能再走路。在过去的 3 个月里，她的症状一直在恶化，现在不能继续工作了。她是已知的 2 型糖尿病患者，高血压和高胆固醇血症控制良好。否认有任何脑血管事件的病史，也不知道患有缺血性心脏病。10 年前她戒烟了，正在接受最好的药物治疗，包括阿司匹林、抗高血压药物和他汀类药物。5 年前，她在血管成形术失败后，用左侧大隐静脉接受了膝上股 – 腘动脉旁路移植术。她在完成一项双重移植物监测计划 1 年后出院。她的右大隐静脉和小隐静脉在 30 岁时因症状性静脉曲张接受了剥离和多次静脉切除术。她曾经尝试过西洛他唑，但没有临床改善。虽然继续有规律地锻炼，但她的步行距离继续减少。

　　检查时，她的颈部和手臂有完整且规则的脉搏，没有任何杂音。除了右腿的静脉曲张手术外，还可以看到她之前左大腿搭桥术留下的瘢痕。双侧可触及腹股沟股动脉搏动。左侧腘动脉或足背动脉未触及搏动。在右侧可以很容易触及腘动脉搏动，但无法触及足背动脉搏动。实验室研究排除了可能解释其移植失败的潜在血栓性疾病。

问题 1：该患者可用的影像学诊断方法是什么？

A. 数字减影血管造影。

B. 磁共振血管造影。

C. 多普勒超声血管造影。

D. 计算机断层扫描血管造影。

多普勒超声扫描显示轻度髂血管病变，无明显狭窄；左侧股动脉 – 腘动脉旁路从起源处闭塞，证实股浅动脉和腘动脉闭塞。腘动脉在膝关节以上重建，小腿血管钙化，胫后动脉闭塞，踝关节处呈单相衰减波形（图 22-1）。右下肢胫前动脉闭塞。由于明显的钙化，无法证实小腿血管通畅。

在跑步机上对患者进行了运动前后的检查，结果显示，运动后患者的小腿和脚底动脉收缩期峰值速度显著下降，动脉波形衰减，并伴有严重的小腿跛行，需要在步行约 64m 后终止试验（图 22-2）。然而，由于动脉钙化，踝肱动脉压力指数在平板运动前后持续升高。

静脉标测显示双侧大隐静脉缺如，右小隐静脉缺如，左小隐静脉曲张，有静脉炎病史。

计算机断层扫描血管造影评估证实了超声结果，仅左侧腓骨和胫前动脉通畅，右侧胫前动脉闭塞。

多种检查的讨论证实血管成形术是不可能的，如果需要的话，需要重做股 – 腘动脉搭桥术。

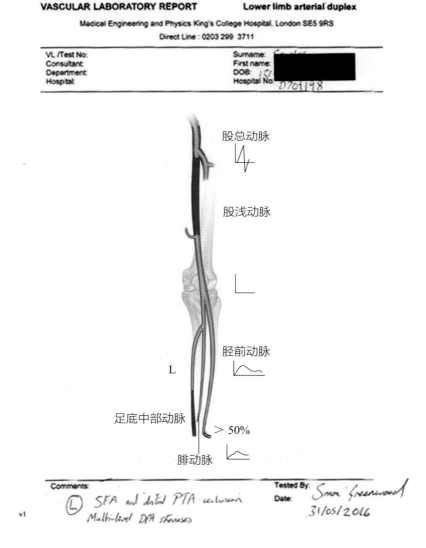

▲ 图 22-1　术前多普勒超声扫描示意图，显示股浅动脉从起始处闭塞，腘动脉重建，小腿血管呈单相衰减波形。胫后动脉也闭塞

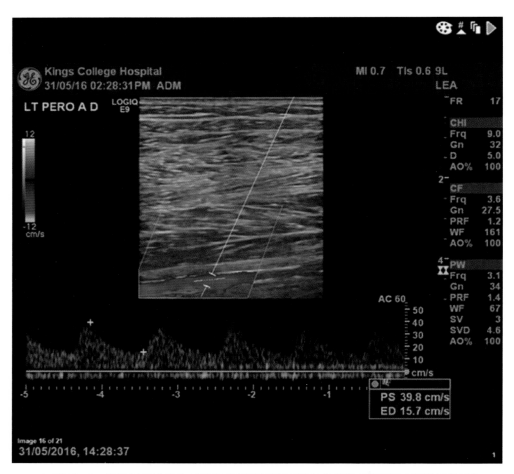

▲ 图 22-2　运动后腓动脉收缩期峰值速度显著下降的多普勒超声图和严重阻尼波形

问题 2：股旁路手术的适应证是什么？

A. 医疗干预或计划性锻炼无效的严重间歇性跛行。

B. 严重腿部缺血伴组织丢失或静息痛。

C. 轻度 / 中度小腿跛行。

D. 股腘动脉闭塞的不愈合性缺血溃疡。

3 个月后，尽管她经常锻炼，药物治疗效果一般，且左小腿持续间歇性跛行加重，患者在知道手术的风险和益处的情况下，同意重做左股腘动脉搭桥术。

问题 3：股腘动脉旁路手术，最佳的桥血管材料是？

A. 大隐静脉或小隐静脉。

B. 手臂静脉。

C. 人工血管。

D. 冷冻静脉移植。

由于患者反对使用手臂静脉，且没有其他静脉导管，患者使用肝素结合预套囊膨化聚四氟乙烯（ePTFE）进行膝上股腘动脉搭桥术。她最终在术后康复，1 周后出院回家，3 个月后随访。出院前超声扫描证实移植物功能良好，收缩期峰值速度为 75cm/s，移植物内有双相血流，但由于最近的手术，移植物无法完全显示其全长。膝下腘动脉有双相搏动血流（图 22-3 和图 22-4）。

问题 4：股腘动脉搭桥术后可以辅助使用什么抗血小板或抗凝治疗？

A. 单一抗血小板治疗。

B. 双重抗血小板治疗。

C. 口服抗凝药。

D. 抗血小板和口服抗凝药。

患者出院时服用了氯吡格雷和阿司匹林。术后随访显示，手术伤口完全愈合，腿部轻度肿胀，患者的临床效果满意。她已恢复正常活动，术后 1 个月恢复工作。患者被纳入一项移植物通畅率监测项目中。

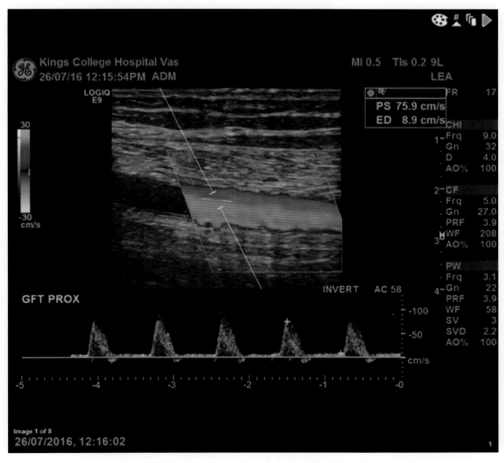

▲ 图 22-3　术后多普勒超声扫描显示移植物内有强搏动性血流，**PSV 为 75.9cm/s**

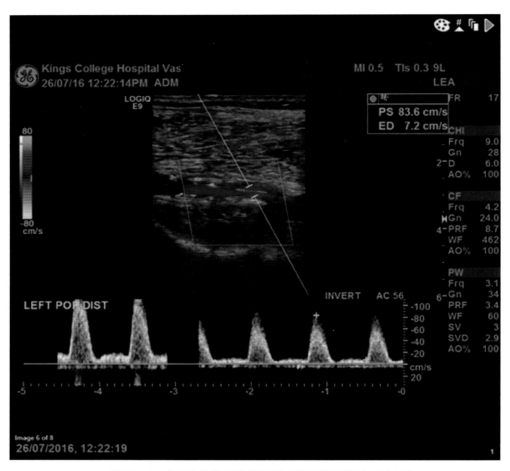

▲ 图 22-4　术后多普勒超声显示腘动脉远端有强搏动性血流

问题 5：移植物监测计划在股腘动脉旁路手术中的作用是什么？

A. 改善移植物的通畅性。

B. 改善总体临床结果。

C. 提高成本效益。

评论

　　大多数患有动脉跛行的患者将通过抗血小板治疗、他汀类药物、西洛他唑、戒烟和有监督的程序性运动得到成功的治疗[1, 2]。然而，临床医生需要区分腹股沟上和腹股沟下疾病的处理，因为在前者中，不同的血管内治疗策略都具有良好的短期和长期临床效果，与腹股沟下疾病相比具有可接受的风险。这些患者的髂动脉成像对于排除可治疗的重要疾病非常重要。

　　在评估腿部跛行患者时，有几种非侵入性诊断方法（问题 1）。然而，不同机构在选择这些模式方面仍然存在着较大差异[3, 4]。作者在检测周围血管疾病的水平和程度时，严重依赖于双功超声扫描。大多数病例都能准确地检查腹股沟上和腹股沟下疾病。这有助于制订治疗方案，特别是如果怀疑腹股沟上疾病，髂血管成形术将是治疗这些患者的第一阶段。在不确定的情况下，由于技术限制包括肥胖或严重钙化、髂动脉和膝下动脉无法清晰显示，其他非侵入性诊断方式，如 CTA 或 MRA 可能非常有用。作者认为，DSA 不应用于诊断这些患者，除非它是血流成形术的一部分，然后进行旁路手术，作为同步或分期手术（问题 1：B、C 和 D）。

尽管大多数患者在跑步机上的步行距离比实际生活中的步行距离要长，跑步机运动对评估患者症状仍然很重要。当怀疑有椎管狭窄时，这也是一个评估动脉跛行非常有用的测试。ABI 检测应谨慎应用于严重动脉钙化的患者，如糖尿病和肾衰竭患者，因为下肢动脉不可压缩，可能会产生错误结果。

腹股沟下病变跛行的外科治疗仍有争议（问题 2）。在某些情况下，最佳医疗干预和有计划的功能锻炼效果一般，可考虑旁路手术。应仔细评估患者手术风险，特别是如果不能使用自体静脉行股胴旁路手术。对于这些病例，重做旁路手术只能应用于症状非常严重的患者，并充分了解包括肢体丧失在内的风险。在适当的情况下，可考虑股浅动脉支架成形术或不带支架成形术 [5]。有支持性证据表明药物洗脱球囊或支架比标准的球囊要优越（问题 2：A、B 和 D）。

腹股沟下旁路移植的自体静脉优于任何其他可供选择的人工或冷冻保存静脉（问题 3）。自体大隐静脉的应用与小隐静脉或手臂静脉相比，具有最佳的临床效果和移植通畅效果。人工移植物会出现早期和晚期移植物感染，以及移植物和断流动脉突然血栓形成的风险。但是在膝上股胴动脉旁路移植中，有很好的证据支持使用人造移植物显示出与静脉相当的结果。

在股胴旁路手术的远端吻合口，使用静脉项圈、人工补片显示出改善的结果，并在急性移植物闭塞的情况下具有保护流出动脉免受血栓形成的额外好处 [6-12]。英国联合血管研究小组（Joint Vascular Research Group，JVRG）的研究显示了这一益处。然而，斯堪的纳维亚米勒项圈研究（Scandinavian Miller Collar Study，SCAMICOS）在使用静脉项圈的 PTFE 旁路术的长期结果中没有显示出类似的益处。SCAMICOS 的作者在重新分析他们的研究时推测，这两项随机研究结果的差异可能与患者的性别和年龄有关。然而，他们得出结论是，这种结果的差异不太可能取决于研究人群的性别和年龄差异。

预套肝素结合 ePTFE 移植物在膝下搭桥中也显示出良好的临床效果，类似于带静脉套的人工移植物。其他人工合成移植物包括环增强、锥形化、抗生素浸渍和肝素结合 [13]，在降低移植物闭塞和感染的风险方面增加了额外的价值。作者尽一切努力使用自体静脉（如果可用）[14]，但是，作者如果需要人造移植物，即使在股胴旁路手术中，也会使用改良的预套式移植物（问题 3：A 和 B）。

腹股沟下搭桥手术患者继续抗血小板治疗至关重要 [15]（问题 4）。这是一个很好的医疗实践，以排除潜在的血栓形成性疾病，特别是在患者接受重建手术。接受腹股沟下搭桥手术的患者使用双重抗血小板治疗是常见的做法，然而，没有强有力的证据支持这一点。作者的做法是在接受以下手术的患者中使用双重抗血小板治疗：①使用静脉或合成导管的远端胴下转流术；②使用合成移植物的远端胴下转流术；③全部重做腹股沟下转流手术。对于有复杂病变或重做远距离旁路术的特定患者，尤其是有潜在血栓形成障碍证据的患者，使用华法林和单一抗血小板治疗。不幸的是，目前还没有证据支持这些患者术后使用新的口服抗凝药（问题 4：A 至 D）。

移植物监测程序的使用仍有争议（问题 5）。合理的方法是确定移植失败有急性血栓形成的风险，并及时治疗以避免完全闭塞。这是通过收缩期峰值流速的变化来判断的，要么下降到 45cm/s 以下，要么在狭窄区域内流速显著增加超过 300cm/s [16]。尽管有几项研究支持在腹股沟下搭桥手术中使用该方案，但 Davies 等 [17] 的一项随机对照试验表明，监测方案并不优于单独的临床检查随访，而且这种做法增加了成本。作者对所有接受腹股沟下静脉或合成移植物搭桥手术的患者都使用移植物监测程序，虽然合成移植物通常不会在移植物中部出现狭窄，但由于新生内膜增生和疾病进展导致的动脉流入或流出，这些移植物仍可能在吻合部位出现明显狭窄（问题 5：A）。

美国放射科学院对有症状和无症状患者使用不同成像方式进行静脉搭桥监测的建议[18]总结在图 22-5 中。

不幸的是，由于大多数国家卫生服务机构的财政限制，作者仅在搭桥术后 1 年内提供该方案，此时发生移植失败的风险最高。如果患者在没有放射学或外科手术干预的情况下完成了整整 1 年的治疗，则只能退出该计划。在远端和超远端旁路手术中，由于手术的复杂性，这个程序仍需要扩展。

美国放射学院
ACR 适宜性标准®
临床情况：下肢动脉搭桥术的随访

表 1 自体静脉移植：无症状患者的随访

放射学程序	评级	评论	RRL*
踝肱指数与单水平脉搏容积记录	9		○
下肢多普勒超声	8		○
下肢无静脉造影和静脉造影的 MRA	3		○
下肢 MRA 无静脉造影	2		○
下肢静脉造影 CTA	2		☢☢☢
下肢动脉造影	1		☢☢☢
评分量表：1、2、3 通常不合适；4、5、6 可能合适；7、8、9 通常合适			* 相对辐射水平

表 2 自体静脉移植：疼痛和（或）肿胀和（或）缺血和（或）踝肱指数异常

放射学程序	评级	评论	RRL*
踝肱指数与单水平脉搏容积记录	9		○
下肢动脉造影	9		☢☢☢
下肢多普勒超声	8		○
下肢无静脉造影和静脉造影的 MRA	8		○
下肢 MRA 无静脉造影	8		☢☢☢
下肢静脉造影 CTA	5		○
评分量表：1、2、3 通常不合适；4、5、6 可能合适；7、8、9 通常合适			* 相对辐射水平

▲ 图 22-5 美国放射学会对腹股沟下静脉搭桥术后无症状和有症状患者的随访建议

参考文献

[1] van den Houten MM, Lauret GJ, Fakhry F, Fokkenrood HJ, van Asselt AD, Hunink MG, Teijink JA. Cost-effectiveness of supervised exercise therapy compared with endovascular revascularization for intermittent claudication. Br J Surg. 2016;103(12):1616–25.

[2] Bedenis R, Stewart M, Cleanthis M, Robless P, Mikhailidis DP, Stansby G. Cilostazol for intermittent claudication. Cochrane Database Syst Rev. 2014;10:CD003748.

[3] de Vos MS, Hawkins AT, Hevelone ND, Hamming JF, Nguyen LL. National variation in the utilization of alternative imaging in peripheral arterial disease. J Vasc Surg. 2014;59(5):1315–22.

[4] Luján S, Criado E, Puras E, Izquierdo LM. Duplex scanning or arteriography for preoperative planning of lower limb revascularisation. Eur J Vasc Endovasc Surg. 2002;24(1):31–6.

[5] TASC Steering Committee, Jaff MR, White CJ, Hiatt WR, Fowkes GR, Dormandy J, Razavi M, Reekers J, Norgren L. An update on methods for revascularization and expansion of the TASC lesion classification to include below-the-knee arteries: a supplement to the inter-society consensus for the management of peripheral arterial disease (TASC II). Vasc Med. 2015;20(5):465–78.

[6] Panneton JM, Hollier LH, Hofer JM. Multicenter randomized prospective trial comparing a pre-cuffed polytetrafluoroethylene graft to vein cuffed polytetrafluoroethylene graft for infra-genicular arterial bypass. Ann Vasc Surg. 2004;18(2):199–206.

[7] Stonebridge PA, Prescott RJ, Ruckley CV. Randomized trial comparing infrainguinal polytetrafluoroethylene bypass grafting with and without vein interposition cuff at the distal anastomosis. The Joint Vascular Research Group. J Vasc Surg. 1997;26(4):543–50.

[8] SCAMICOS, Lundgren F, Bergquist D, Norgren L, Schroeder T, Carstensen J, Hälsa T, Almstrom C, Almgren B, Drott C, Jansson I, Hallstensson S, Jivegard L, Ortenwall P, Tuvesson T, Plate G, Potemkowski A, Lundqvist B, Emtersjo G, Jonsson B, Jonung T, Lindblad B, Almstrom C, Wingren U, Svensson M, Fornander B, Bjorck M, Brunes L, Johansson G, Karlstrom L, Tornell PE, Ljungman C, Aldman A, Forsberg O, Bjorkman H, Arfvidsson B, Bohlin T, Nielsen JS, Schroeder T, Madsen M. PTFE bypass to below-knee arteries: distal vein collar or not? A prospective randomised multicentre study. Eur J Vasc Endovasc Surg. 2010;39(6):747–54.

[9] SCAMICOS, Lundgren F, Bergquist D, Norgren L, Schroeder T, Almström C, Almgren B, Drott C, Jansson I, Hallstensson S, Jivegård L, Ortenwall P, Tuvesson T, Plate G, Potemkowski A, Lundqvist B, Emtersjö G, Jönsson B, Jonung T, Lindblad B, Almström C, Wingren U, Svensson M, Fornander B, Björck M, Brunes L, Johansson G, Karlström L, Tornell PE, Ljungmann C, Aldman A, Forsberg O, Björkman H, Arfvidsson B, Bohlin T, Sloth Nielsen J, Schroeder T, Stahl Madsen M. Does patency after a vein collar and PTFE-bypass depend on sex and age? Re-analysis of a randomised trial. Int Angiol. 2012;31(2):156–62.

[10] Green RM, Abbott WM, Matsumoto T, et al. Prosthetic above-knee femoropopliteal bypass grafting: five-year results of a randomized trial. J Vasc Surg. 2000;31:417–25.

[11] Pappas PJ, Hobson RW, Meyers MG, et al. Patency of infrainguinal polyte-trafluoroethylene bypass grafts with distal interposition vein cuffs. Cardiovasc Surg. 1998;6:19–26.

[12] Taylor RS, Loh A, RJ MF, Cox M, Chester JF. Improved technique for polytetrafluoroethylene bypass grafting: long-term results using anastomotic vein patches. Br J Surg. 1992;79:348–54.

[13] Lindholt JS, Houlind K, Gottschalksen B, Pedersen CN, Ravn H, Viddal B, Pedersen G, Rasmussen M, Wedel C, Bramsen MB. Five-year outcomes following a randomized trial of femorofemoral and femoropopliteal bypass grafting with heparin-bonded or standard polytetrafluoroethylene grafts. Br J Surg. 2016;103(10):1300–5.

[14] Arvela E, Söderström M, Albäck A, Aho PS, Venermo M, Lepäntalo M. Arm vein conduit vs prosthetic graft in infrainguinal revascularization for critical leg ischemia. J Vasc Surg. 2010;52(3):616–23.

[15] Geraghty AJ, Welch K. Antithrombotic agents for preventing thrombosis after infrainguinal arterial bypass surgery. Cochrane Database Syst Rev. 2011;6:CD000536.

[16] Bandyk DF, Cato RF, Towne JB. A low flow velocity predicts failure of femoropopliteal and femorotibial bypass grafts. Surgery. 1985;98(4):799–809.

[17] Davies AH, Hawdon AJ, Sydes MR, Thompson SG, VGST Participants. Is duplex surveillance of value after leg vein bypass grafting? Principal results of the Vein Graft Surveillance Randomised Trial (VGST). Circulation. 2005;112(13):1985–91.

[18] Bill S. Majdalany, Frank J. Rybicki, Karin E. Dill, Dennis F. Bandyk, Christopher J. Francois, Marie D. Gerhard-Herman, Michael Hanley, Sanjeeva P. Kalva, Emile R. Mohler III, John M. Moriarty, Isabel B. Oliva, Matthew P. Schenker, Clifford Weiss. Follow-up of lower extremity arterial bypass surgery. Expert Panel on Vascular Imaging: American College of Radiology ACR Appropriateness Criteria. https://www.guidelinecentral.com/summaries/acrappropriateness-criteria-follow-up-of-lower-extremityarterial- bypass-surgery/#section-442.

第23章 膝下动脉旁路移植术治疗严重慢性肢体缺血

Bypass to the Infrapopliteal Arteries for Chronic Critical Limb Ischemia

Enrico Ascher   Anil P.Hingorani   著

病例报告

　　患者 85 岁男性，主诉右足蹞趾坏疽伴静息痛。既往患有糖尿病、高血压、高胆固醇血症病史。12 年前曾行"冠状动脉搭桥术"，有吸烟史，否认外伤史。体格检查：一般情况可，胸骨有一切口瘢痕，愈合良好。心脏听诊示心率正常，无杂音。腹部检查未触及明显包块。双侧股动脉和腘动脉搏动可触及，双侧足背动脉搏动未触及。双侧大隐静脉采集部位切口愈合良好，右足蹞趾呈干性坏疽，未见感染征象。

问题 1：关于慢性下肢缺血，下列哪一种说法是错误的？

A. 如果患者拒绝任何干预，那么单独抗凝可能会见效。

B. 无症状的对侧下肢也应进行血管造影，因为其也可能存在严重的动脉粥样硬化性狭窄或闭塞。

C. 如果患者只出现静息痛、缺血性溃疡或跛行，治疗方案保持不变。

D. 由于没有其他替代方法，如果没有血管造影，患者无法进行血运重建。

　　患者的血管多普勒超声表现为右股浅动脉远端中度狭窄。踝肱指数和脉搏体积记录显示，小腿水平的中度灌注减少和踝关节严重灌注减少相一致。心脏检查无明显异常，6 个月前行心肌灌注显像未见明显灌注异常。心电图、胸部平片及术前常规血检均正常。四肢静脉超声显示：双侧上下肢静脉显示不清（硬化且太细）。

　　问题 2：根据随机的前瞻性数据，应在患者的治疗方案中增加术前药物 / 生活方式改变，以降低总体心血管风险，其中包括下列哪些药物？

A. 阿司匹林。

B. 他汀类药物。

C. 血管紧张素转化酶抑制药。

D. 戒烟。

E. β 受体拮抗药。

经皮选择性右下肢动脉造影显示右股浅动脉中远段狭窄伴远段闭塞。腘动脉病变较重，胫腓干动脉、胫前动脉近端闭塞。胫前动脉中段经侧支循环达足背动脉。没有其他侧支血管供血似乎是不够的。

问题 3：这种下肢情况考虑以下哪种治疗方法？

A. 膝关节以下的截肢术。

B. 截趾术。

C. 应用 ePTFE 人工血管进行胫前动脉搭桥术。

D. 自体静脉的旁路移植。

E. 交感神经切除术。

F. 螯合治疗。

G. 内膜下血管成形术。

患者接受了一个成功的人工血管胫前动脉搭桥术，并于术后戒烟。患者的右姆趾干性坏疽自行脱落，其他的疼痛症状也已缓解。在他接受搭桥手术后，随访 2 年。

问题 4：在成功的旁路手术后，患者的死亡率、移植物通畅率和保肢率等方面的远期预后如何？

A. 远期死亡率、通畅率和保肢率约为 20%，因此很差，不应进行干预。

B. 4～5 年内的远期死亡率和血管通畅率为 50%，4 年内保肢率 70%。如果患者有合理的预期寿命和功能状态，他应该进行血管重建。

C. 这一年龄组的死亡率、通畅率和保肢率是不相关的。

问题 5：哪些患者不能手术？这一类患者可以提供哪些治疗方案？

评论

胫动脉血管重建的适应证仅限于缺血性溃疡、坏疽和静息痛。继续吸烟直接影响旁路的长期通畅率，应督促患者戒烟。抗凝不作为该患者的唯一治疗方案。即使患者可能有无症状的对侧疾病，也没有进一步检查的必要。血管造影可用于流入道和流出道的可视化检测。一般来说，最远端的可用流入道可被用来缩短血管移植物的长度。造影过程中，由于血流减少，可能需要延长成像时间来观察膝下及足部血管情况。磁共振血管造影的使用已被证明对于识别下肢动脉是有作用的，特别是考虑到目前成像软件和硬件的最新进展 [1-3]。最后，高分辨率多普勒超声现在已经成为可视化血管流入道和流出道的一种可行的选择，其优点是降低了成本，减少了血管造影的相关并发症，并能够识别最少钙化的动脉段[4-8]。然而，MRA 和多普勒超声技术应在每个医疗中心验证后才能作为术前成像方式（问题 1：A 至 D）。

在越来越多对周围动脉疾病患者的围术期和长期管理的关注过程中，已确定问题 2 中列出的所有因素都能显著降低这些患者心血管事件的发生率。这些数据得到了大型多中心随机前瞻性试验的支持[9, 10]。因此，血管外科医生在评估周围动脉疾病患者时，也有必要将这些药物作为治疗计划的一部分（问题 2：A 至 E）。

在过去的 10 年里，随着血管外科技术的发展，结合足够的静脉血管的可用性，可采取一种自由和积极的方法来挽救由晚期动脉粥样硬化引起的肢体缺血性疾病。这种方法是以构建血管旁路到膝下动脉的末端分支为代表的[11]。然而，介于没有足够的静脉来完成到膝下动脉的自体旁路手术，大量的患者仍然面临重大截肢的威胁。在这些情况下，如果要试图挽救肢体，必须使用由假体制成的较不耐用的人工血管移植物。因此，设计了几种辅助技术来尝试改善因人工血管带来的通畅性差的结果。这些措施包括术后立即、长期应用抗凝药物[12]，在远端吻合处构造静脉贴片或袖带以防止内膜增生引起的闭塞[13, 14]，以及构建动静脉瘘来增加在高流出阻力血管系统的移植物血流量[15, 16]。尽管最初很热衷此类手术，但使用尸体静脉的疗效仍然很差，并导致其使用非常有限[17, 18]。如果腘动脉病变并非非常严重，也可考虑尝试用血管造影或多普勒超声引导下进行内膜下血管成形术[19, 20]（问题 3：C）。

该患者的 4~5 年内预期远期死亡率为 24%~50%，这主要是由心肌缺血所致[21]。上文中提到的这些技术在 3~4 年内的预期血管通畅率为 50%~60%[21-24]。3~4 年内预期保肢率为 70%~80%[21-24]（问题 4：B）。

根据这些数据，我们认为对这类特定的患者进行截肢或交感神经切除术没有作用。然而，如果患者有令人望而却步的心脏风险，有无法血运重建的疾病，或者严重的神经损伤以致肢体失用，那么观察、基本的截肢、高压氧治疗或可能涉及血管生成因素的实验方案可能是合理的（问题 5）。

参考文献

[1] Carpenter JP, Owen RS, Baum RA, et al. Magnetic resonance angiography of peripheral runoff vessels. J Vasc Surg. 1992; 16:807.

[2] Cambria RP, Kaufman JA, L'Italien GJ, et al. Magnetic resonance angiography in the management of lower extremity arterial occlusive disease: a prospective study. J Vasc Surg. 1997;25:380–9.

[3] Hingorani A, Ascher E, Markevich N, et al. Magnetic resonance angiography versus duplex arteriography in patients undergoing lower extremity revascularization: which is the best replacement for contrast arteriography? J Vasc Surg. 2004;39(4):717–22.

[4] Ascher E, Mazzariol F, Hingorani A, Salles-Cunha S, Gade P. The use of duplex ultrasound arterial mapping as an alternative to conventional arteriography for primary and secondary infrapopliteal bypasses. Am J Surg. 1999;178:162–5.

[5] Mazzariol F, Ascher E, Salles-Cunha SX, Gade P, Hingorani A. Values and limitations of duplex ultrasonography as the sole imaging method of preoperative evaluation for popliteal and infrapopliteal bypasses. Ann Vasc Surg. 1999;13:1–10.

[6] Mazzariol F, Ascher E, Hingorani A, Gunduz Y, Yorkovich W,

Salles-Cunha S. Lower-extremity revascularisation without preoperative contrast arteriography in 185 cases: lessons learned with duplex ultrasound arterial mapping. Eur J Vasc Endovasc Surg. 2000;19: 509–15.

[7] Ascher E, Markevich N, Schutzer RW, et al. Duplex arteriography prior to femoral-popliteal reconstruction in claudicants: a proposal for a new shortened protocol. Ann Vasc Surg. 2004; 18(5): 544–51.

[8] Ascher E, Hingorani A, Markevich N, Schutzer R, Kallakuri S. Acute lower limb ischemia: the value of duplex ultrasound arterial mapping (DUAM) as the sole preoperative imaging technique. Ann Vasc Surg. 2003;17(3):284–9.

[9] Hackam DG. Cardiovascular risk prevention in peripheral artery disease. J Vasc Surg. 2005;41(6):1070–3.

[10] Yusuf S, Sleight P, Pogue J, Bosch J, Davies R, Dagenais G. Effects of an angiotensin-converting-enzyme inhibitor, ramipril, on cardiovascular events in high-risk patients. The Heart Outcomes Prevention Evaluation Study Investigators. N Engl J Med. 2000 Jan 20;342(3):145–53.

[11] Ascer E, Veith FJ, Gupta SK. Bypasses to plantar arteries

and other tibial branches: an extended approach to limb salvage. J Vasc Surg. 1988;8:434–41.

[12] Flinn WR, Rohrer MJ, Yao JST, McCarthy WJ, Fahey VA, Bergan JJ. Improved long-term patency of infragenicular polytetrafluoroethylene grafts. J Vasc Surg. 1988;7:685.

[13] Siegman FA. Use of the venous cuff for graft anastomosis. Surg Gynecol Obstet. 1979;148:930.

[14] Miller JH, Foreman RK, Ferguson L, Faris I. Interposition vein cuff for anastomosis of prosthesis to small artery. Aust N Z J Surg. 1984;54:283.

[15] Dardik H, Sussman B, Ibrahim IM, et al. Distal arteriovenous fistula as an adjunct to maintain arterial and graft patency for limb salvage. Surgery. 1983;94:478.

[16] Ascer E, Veith FJ, White-Flores SA, Morin L, Gupta SK, Lesser ML. Intraoperative outflow resistance as a predictor of late patency of femoropopliteal and infrapopliteal arterial bypasses. J Vasc Surg. 1987;5:820.

[17] Albertini JN, Barral X, Branchereau A, et al. Long-term results of arterial allograft below-knee bypass grafts for limb salvage: a retrospective multicenter study. J Vasc Surg. 2000;31:426–35.

[18] Harris L, O'Brien-Irr M, Ricotta JJ. Long-term assessment of cryopreserved vein bypass grafting success. J Vasc Surg. 2001;33:528–32.

[19] Hingorani A, Ascher E, Markevich N, et al. The role of the endovascular surgeon for lower extremity ischemia. Acta Chir Belg. 2004;104(5):527–31.

[20] Ascher E, Marks NA, Schutzer RW, Hingorani AP. Duplex-guided balloon angioplasty and stenting for arterial occlusive disease: an alternative in patients with renal insufficiency. J Vasc Surg. 2005;42(6):1108–13.

[21] Neville RF, Dy B, Singh N, DeZee KJ. Distal vein patch with an arteriovenous fistula: a viable option for the patient without autogenous conduit and severe distal occlusive disease. J Vasc Surg. 2009;50(1):83–8.

[22] Ascher E, Gennaro M, Pollina RM, et al. Complementary distal arteriovenous fistula and deep vein interposition: a five-year experience with a new technique to improve infrapopliteal prosthetic bypass patency. J Vasc Surg. 1996;24:134–43.

[23] Kreienberg PB, Darling RC 3rd, Chang BB, Paty PS, Lloyd WE, Shah DM. Adjunctive techniques to improve patency of distal prosthetic bypass grafts: polytetrafluoroethylene with remote arteriovenous fistulae versus vein cuffs. J Vasc Surg. 2000;31:696.

[24] Hingorani AP, Ascher E, Markevich N, et al. A ten-year experience with complementary distal arteriovenous fistula and deep vein interposition for infrapopliteal prosthetic bypasses. Vasc Endovasc Surg. 2005;39(5):401–9.

腘动脉陷迫

Popliteal Artery Entrapment

Luca di Marzo   Norman M. Rich   著

病例报告

1 名 26 岁女性，在高强度体育训练后，出现 6 年的冷足、感觉异常和双腿抽筋的病史。她是一名休闲健美运动员，主要在运动后抱怨自己的症状。症状随后变得更加严重，运动后抽筋需要 20min 才能缓解。

问题 1：腘动脉陷迫的临床表现是什么？

A. 患者经常运动，小腿肌肉发达。

B. 患者经常抱怨休息时疼痛或坏死。

C. 在高强度的体育训练后，患者经常抱怨轻微的症状，有感觉过敏，脚冷和抽筋。

D. 经常遇到静脉问题。

E. 动脉栓塞引起的症状经常出现。

患者每天抽 20 支烟。既往史：12 岁曾患胰腺炎，19 岁曾行扁桃体切除术。在体检中，她看起来很健康，两条腿看起来都很健壮。下肢动脉搏动正常，但小腿肌肉收缩后双足搏动减弱。因此怀疑为腘动脉陷迫（popliteal artery entrapment，PAE），患者被送去进行非侵入性血管评估。多普勒和彩色多普勒显示胫骨后部和腘窝的记录正常，小腿肌肉收缩时双腿的信号消失。多普勒检查是在患者仰卧时记录胫后动脉的情况下进行的（图 24-1）。在患者俯卧状态下进行彩色多普勒检查，并记录腘动脉内的波普。小腿肌肉收缩在彩色血流显像上显示动脉闭塞（图 24-2）。

诊断为双侧 PAE。动脉造影证实了这一诊断：显示正常的腘动脉，在小腿肌肉收缩时，右侧有严重狭窄，左侧有闭塞（图 24-3）。尝试磁共振血管成像血管造影术，结果显示在操作过程中出现了双侧腘动脉闭塞（图 24-4）。

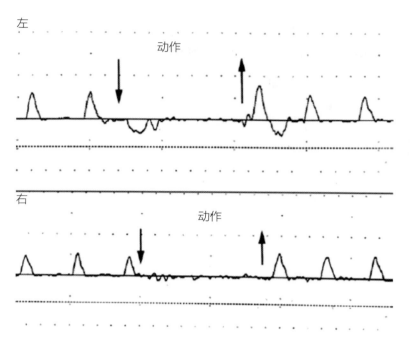

▲ 图 24-1　动作时连续波多普勒记录的胫后动脉

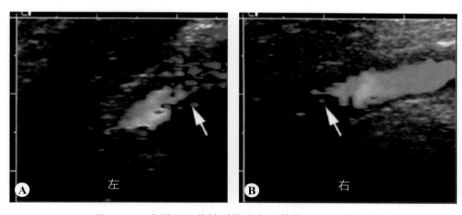

▲ 图 24-2　小腿肌肉收缩时的彩色多普勒，显示动脉闭塞

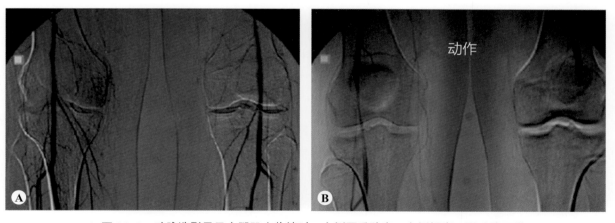

▲ 图 24-3　动脉造影显示小腿肌肉收缩时，右侧严重狭窄，左侧闭塞，腘动脉正常

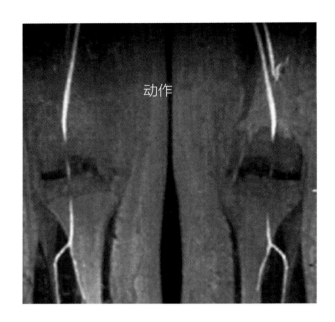

◀ 图 24-4 **MRA** 显示动作时双侧腘动脉的闭塞

问题 2：如何诊断 PAE？

A. 多普勒可以发现 PAE。

B. 动脉造影只在手术前进行，以确认超声扫描的结果。

C. MRA 在经验丰富的医生手中可能具有诊断性。

D. 多普勒超声可以检测到 PAE。

E. Angio-CT 结合最新一代仪器可检出 PAE。

问题 3：关于 PAE 患者的血管造影，以下哪一项陈述是正确的？

A. 腘动脉陷迫静息状态下血管造影多正常。

B. 血管造影显示小腿肌肉收缩时出现闭塞或严重狭窄。

C. 在 PAE 中经常会遇到三支流量减少的情况。

D. 确诊 PAE 后期出现动脉闭塞。

E. 可能会遇到狭窄后动脉瘤。

考虑对患者进行双侧手术治疗。后入路 Z 形切口至腘窝。腓肠肌内侧头有一个较大的附着点，以侧面和头部插入，导致双侧腘动脉、腘静脉受压。这个附着点在双腿被切除，不需要任何肌肉重建。

问题 4：关于 PAE 的治疗，以下哪一项陈述是正确的？

A. 对于腘动脉正常的患者，肌腱切断术是首选的治疗方法。

B. 血管重建应仅限于动脉稳定性受损的病例。

C. 如果计划进行血管重建，则必须使用自体静脉。

D. 建议后入路显露所有引起压迫的结构。

E. 引起 PAE 的结构必须完全剖切，因为不完全剖切可能会导致复发。

问题 5：关于腘动脉陷迫的发生率，以下哪一项陈述是正确的？

A. 近 80% 的 PAE 病例累及腓肠肌内侧。

B. 腘静脉陷迫比腘动脉陷迫更常见。

C. 20% 的 PAE 患者伴有深部腘动脉陷迫。

D. 腘动脉陷迫的原因可能不止一种结构。

E. 腘动脉陷迫的分类包括 12 种不同的类型。

术后病程平稳，术后 5 天出院，3 周后恢复正常活动。随访显示症状完全消退。术后 1 个月超声检查（多普勒、彩色多普勒）显示 PAE 治疗反应阴性，腘动脉血流正常。患者现在又开始运动（游泳）了，没有任何进一步的不适。

评论

第 1 例 PAE 于 1959 年接受手术治疗，患者为一名 12 岁男孩，主诉步行 300m 后跛行。在手术探查中，荷兰莱顿大学的 Hamming[1] 发现一条闭塞动脉，其走行异常位于腓肠肌内侧。他横切了肌肉，并成功地进行了腘动脉血栓内膜切除术。早在 1879 年，Stuart[2] 就曾报道过这种疾病，爱丁堡大学的一名医学生在解剖一位 64 岁男子的截肢腿时，他观察到在腓肠肌内侧头周围走行的腘动脉，以及外肌压迫点远端的腘动脉的动脉瘤样改变。

自那以后，许多案例报道相继发表。一些作者发表了相关病例报道 [3-6]。不幸的是，收集到的论文缺少细节，显示患者随访情况不佳 [7]。

1998 年，在罗马成立了静脉压迫论坛。来自世界各地在这一领域拥有最丰富经验的外科医生被邀请为论坛的创始成员。我们竭尽全力收集具有可比性标准的不同系列。审查并接受了血管外科学会（Vascular Surgery，SVS）制订的标准，但做了一些微小的修改。普遍的观点是认为动脉和静脉压迫都是一种常见的疾病，定义为血管压迫。讨论了腘动脉陷迫的功能形式。这首先是由 Rignault 等描述的 [8]，描述了腘窝解剖正常的病例。症状通常由肌肉肥大引起，确定为骨筋膜隔室综合征 [8, 9]。功能性腘动脉陷迫被归入 F 型（表 24-1）。

表 24-1　腘动脉陷迫分类

Ⅰ 型	腘动脉内侧至腓肠肌内侧头
Ⅱ 型	腓肠肌内侧头外侧附着
Ⅲ 型	腓肠肌副滑脱
Ⅳ 型	腘动脉在腓肠肌和腓肠肌内侧头下方穿行
Ⅴ 型	原发性静脉受累
Ⅵ 型	变异
F 型	功能性腘动脉陷迫

　　腘动脉陷迫不再是一种罕见的疾病。这种情况越来越常见，尤其是在年轻人中。运动训练导致四肢肌肉肥大的运动员有更高的风险，因为腘动脉及其周围肌腱结构的异常关系。每次腿部运动时，动脉都会受到压迫，在高强度运动时会导致外周缺血。随着时间的推移，这种间歇性动脉损伤可能会导致稳定的动脉损伤，并伴有闭塞或狭窄后的动脉瘤。早期诊断和治疗对于将外科治疗局限于切开导致动脉压迫的结构具有重要作用（问题 1：A 和 C）。

　　PAE 的诊断主要依靠超声检查。连续波多普勒和彩色多普勒都能检测到因腘动脉陷迫造成的动脉压迫。要采取的措施描述得很好，能够发现疑似病例[7]。在有轻微症状（感觉异常、脚冷、剧烈运动后抽筋）的患者中，应非常小心怀疑早期的 PAE 病例。动脉造影仅限于超声检查阳性的病例，而且需要非常小心地重复动作以确认踝部受压。Angio-CT 和 MRA 都可能是诊断性的，但它们需要最新一代的仪器和在疾病与成像方法方面都有丰富经验的放射科医生的投入（问题 2：A 至 E）（问题 3：A 至 E）。

　　外科治疗包括切开引起腘动脉陷迫的肌腱结构。异常结构需要完全切开，以避免因剩余的异常肌肉肥大而导致的腘动脉陷迫复发。重要的是要记住，后入路可以完全暴露腘动脉。内侧入路限制了腓肠肌内侧的视野。在我们看来，这种内侧入路应该局限于动脉损伤延伸到胫骨血管，需要计划远端重建的病例。然而，早期诊断允许手术治疗仅限于肌肉切开，这应该被认为是首选治疗方法。当存在严重的动脉狭窄、闭塞或动脉瘤时，需要进行动脉重建。在这种情况下，我们建议使用自体材料重建动脉，这提高了长期通畅率。在大隐静脉不可用的情况下，应努力进行替代静脉的准备（问题 4：A 至 E）。

　　腓肠肌内侧头是引起腘动脉压迫的主要原因。然而，已有 20 多种不同的解剖变异被描述，有时多个复杂的结构可能与内侧腓肠肌有关，导致 PAE。20% 的 PAE 受累于腘静脉压迫。此外，越来越多的文献报道了孤立性腘静脉受压（问题 5：A、C 和 D）。

参考文献

[1] Hamming JJ. Intermittent claudication at an early age due to anomalous course of the popliteal artery. Angiology. 1959; 10:369–70.

[2] Stuart PTA. Note on a variation in the course of the popliteal artery. J Anat Physiol. 1879;13:162.

[3] Bouhoutsos J, Daskalakis E. Muscular abnormalities affecting the popliteal vessels. Br J Surg. 1981;68:501–6.

[4] Rich NM, Collins GJ, McDonald PT, Kozloff L, Claget PG, Collins JT. Popliteal vascular entrapment. Its increasing interest. Arch Surg. 1979;114:1377–84.

[5] Di Marzo L, Cavallaro A, Mingoli A, Sapienza P, Tedesco M, Stipa S. Popliteal artery entrapment syndrome: the role of

early diagnosis and treatment. Surgery. 1997;122:26–31.

[6] Levien L, Veller MG. Popliteal artery entrapment syndrome: more common than previously recognized. J Vasc Surg. 1999;30:587–98.

[7] Di Marzo L, Cavallaro A, Sciacca V, Mingoli A, Stipa S. Natural history of entrapment of the popliteal artery. J Am Coll Surg. 1994;178:553–6.

[8] Rignault DP, Pailler JL, Lunel F. The "functional" popliteal entrapment syndrome. Int Angiol. 1985;4:341–3.

[9] Turnipseed WD, Pozniak M. Popliteal entrapment as a result of neurovascular compression by the soleus and plantaris muscles. J Vasc Surg. 1992;15:285–94.

腘动脉外膜囊病

Adventitial Cystic Disease of the Popliteal Artery

Bernard H. Nachbur Jon Largiadèr 著

第 25 章

病例报告

49 岁女性患者，3 周前无明显诱因突发左下肢间歇性跛行，跛行距离 150m。患者无吸烟史，无高血压、糖尿病或高脂血症等危险因素。她经常参加体育活动，全年都打网球，冬天滑雪。起初，她认为这可能是肌肉拉伤，会自然消退的。但这并没有发生，于是她去看医生。

临床检查：左侧腘动脉和足背动脉可触及轻微搏动，运动后消失。右侧血管检查正常。右侧踝关节收缩压为 128mmHg，运动后轻度升高至 132mmHg。左侧踝关节休息时收缩压为 88mmHg，运动后降至 58mmHg。多普勒超声检查发现左腘动脉闭塞，其原因是周围被 5cm 长的多囊性肿物包裹。股浅动脉和膝下动脉没有动脉粥样硬化疾病的迹象。超声检查显示囊肿内容物清晰均匀，没有其他原因导致腘动脉闭塞。

问题 1：这种情况的病因是什么？

血管造影（图 25-1）显示腘动脉近端出现一个 3cm 长的次全闭塞，内侧压迫是一种偏心型的闭塞，提示沙漏型狭窄（"弯刀"征）。同时进行的计算机断层扫描横切面顶部框架显示一个直径约 1.5cm 的外膜囊肿，靠近动脉，实际上在动脉壁内。

问题 2：下列关于外膜囊性疾病的陈述哪一项是正确的？

A. 它只影响腘动脉。

B. 它也可能发生在其他地方，如髋关节、手腕或踝关节附近的动脉。

C. 最初表现为急性闭塞性疾病。

D. 它临床表现通常是从间歇性跛行开始。

E. 它可由腿过伸时，足背动脉消失引起。

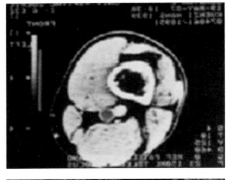
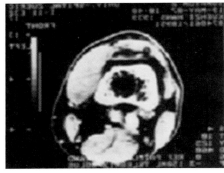
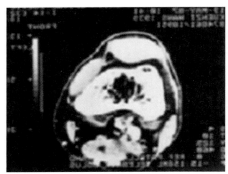
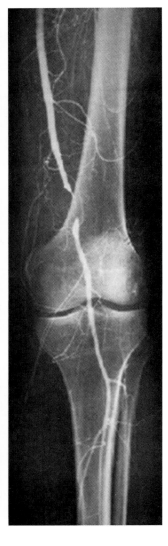

◀ 图 25-1　动脉壁囊肿压迫引起的腘动脉中段沙漏状次全闭塞（"弯刀"征），可见于 CT 横断面上方

F. 囊肿钙化并含有动脉粥样硬化物质。

G. 囊肿含有黏稠的胶状液体。

通过"S"形切口，腘动脉从后方游离，动脉壁包含一个充满黄色胶状黏液物质的囊肿。腘动脉的闭塞段被切除，并移植自体一段大隐静脉代替。图 25-2 显示手术前及手术后腘动脉通畅完全正常。

一位 49 岁的女性主诉：偶发不同程度的间歇性跛行，未发病时，她可以正常行走；在膝关节弯曲运动后或步行 200～300m 后出现间歇性跛行。血管造影仅显示腘动脉中段离散性半月板狭窄，见图 25-3（"弯刀"征）。在检查的时候，患者未诉特殊不适。

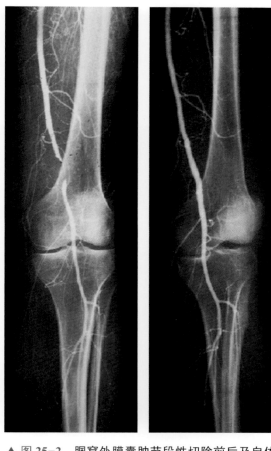

▲ 图 25-2　腘窝外膜囊肿节段性切除前后及自体静脉段移植

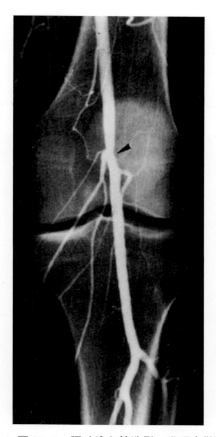

▲ 图 25-3　腘动脉血管造影，发现离散的半月畸形（箭头指向"弯刀"征），患者于短暂的临床缓解期时进行血管造影

问题 3：腘动脉外膜囊性疾病的可靠诊断方法是什么？

A. 多普勒超声。

B. 注射 ^{111}In 和闪烁显像。

C. 血管造影见半月征（"弯刀"征）或沙漏征。

D. 血管造影显示半月征近端闭塞。

E. T_2 加权磁共振成像。

F. 膝关节内侧有收缩期杂音。

G. 血管内超声成像。

H. CT 扫描。

问题 4：治疗方案有哪些？

通过腘动脉切口游离腘动脉后部，可见腘动脉壁被一个长 5cm 的多囊肿物包围，囊性肿物的中心的宽度是 3mm，该肿物远端至膝关节，囊肿为腘窝囊肿，表现为囊内充满黄色胶状黏液样物质。囊肿位于血管外膜的外层，可在不对动脉造成任何损伤下切除（图 25-4 和图 25-5）。

在该病例中，患者表现为不同程度的间歇性跛行，与在不同的体力活动期间导致在囊肿内的压力变化有关[1]。在组织学上，囊肿壁由胶原结缔组织组成，其内部覆盖着一层或几层类似于滑膜间皮的长方体细胞[2]（图 25-6），与膝关节连接囊茎也有类似的结构。囊腔和囊干均含有黏性嗜碱性粒细胞液体；综上所述，该囊肿的组织结构跟神经节相似。

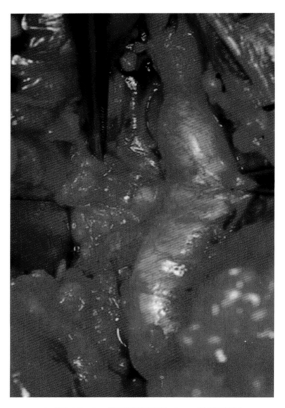

▲ 图 25-4　胭动脉周围 6cm 长的囊肿

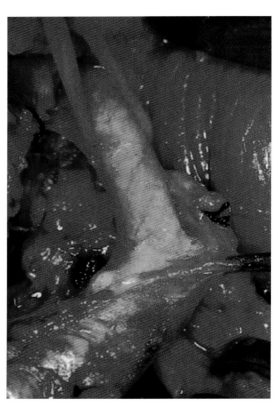

▲ 图 25-5　切除血管周围囊肿，动脉保持完整

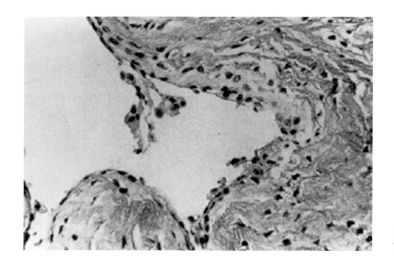

◀ 图 25-6　囊肿壁由一层或几层长方体细胞覆盖在内侧，类似于滑膜间皮

评论

该疾病主要发生在从事竞技体育的人身上，但不能排除创伤这一病因。文献报道的所有外膜囊性疾病都发生在肢体分化和发育过程中的非轴向血管中。因此假设在肢体发育过程中，形成膝关节、髋关节、手腕或踝关节的间充质组织冷凝形成的细胞停止发育，在发育的同一阶段被纳入血管丛附近或邻近的非轴向血管，并且与相邻的关节结构非常接近 [3]。进一步假设，这些细胞停止发育，黏液样物质分泌导致在动脉或静脉壁血脑屏障内的肿块病变，导致了成年后外膜囊性疾病的形成 [3]。图 25-7 显示已切除且完全闭塞的腘动脉段的横切面。本例中，囊肿明显位于动脉壁中间，而非外膜。

根据 Levien 和 Benn 的假设 [3]，腘动脉外膜囊性疾病在成人中表现出来。早期病例出现在生命的第30 年，但大多数病例发生在第 40 年和第 50 年；在生命的晚期阶段发生的频率较低 [4]。男女比例约为5：1。综上所述，毫无疑问腘动脉囊性病变是先天性的（问题 1）。

腘动脉外膜囊肿多发生在外侧，如腘动脉外膜，但也可发生在以下部位：沿髂股轴靠近髋关节的股总动脉、肘部或腕部附近、静脉内 [5]。根据研究，在报道过的 45 例腘动脉外囊肿病例中，囊肿发

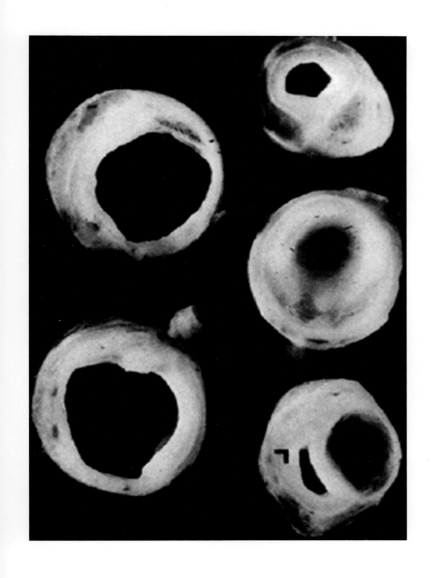

◀ 图 25-7　一个切除的外膜囊肿压迫动脉管腔的腘动脉横切面

生在腘动脉外侧占所有外膜囊性病例的 20%～25%。Carlsson 等在股总动脉也发现了外膜囊性疾病[6]（问题 2：**B**、**D** 和 **G**）。

由于间断出现不同程度的间歇性跛行或症状偶尔消失，本病可被误诊为腘动脉陷迫综合征。非侵入性检查大大提高了诊断率。多普勒超声扫描和 T_2 加权 MRI 是目前最好的选择。这两种方法都能观察到腘动脉周围的囊肿，并排除腘动脉陷迫[4]。Koppensteiner 等[7] 的研究表明，血管内超声成像也可以明确地诊断外膜囊性病变。

数字减影血管造影是必须做的检查，以明确狭窄的程度和闭塞的长度。狭窄性病变可呈沙漏状或呈半月形印痕（"弯刀"征）[4]（问题 3：**A**、**C**、**E**、**G** 和 **H**）。治疗方式的选择取决于腘动脉的狭窄程度和是否闭塞。在完全闭塞的情况下，大多数作者采用自体静脉或膨体聚四氟乙烯移植物来代替受影响的腘动脉段。据文献报道，最初的成功率接近 90%[4]。

如果囊肿位于外膜内，包围并压迫动脉，但没有造成完全闭塞，就像我们的第二个病例那样，那么如果可以完全切除囊肿，动脉就不必切除[1]，部分切除囊肿存在复发的风险[1]。如果有囊肿有囊茎与膝关节相连，通常伴有小侧支动脉，则应在膝关节包膜水平切除，以避免复发[2]。68 例经治疗后的初始成功率为 94%[4]。根据我们的经验，上述第二个病例是成功的。

治疗时有可能只切除部分动脉，如承受囊肿的内侧血管，然后用静脉补片替换壁缺损。该方法已在少数患者中使用，成功治疗了 4 例患者中的 3 例[4]。经皮腔内血管成形术只进行过一次，并且失败了。因此，PTA 作为一种治疗不是最佳选择。

Do 等报道了一系列有趣的 7 例病例，他们在实时超声引导下，将一根 14 号针经皮肤直接进入囊肿，并在仅出现狭窄的病例中抽取囊肿内容物（但不是在完全遮挡的情况下）。这是在门诊操作完成的，成功率为 100%，术后 1～32 个月多普勒超声检查无复发性狭窄。

虽然超声引导下经皮穿刺腘动脉囊肿的方法很有吸引力，因为它可以在门诊进行，而且是微创的，但由于囊肿仍然存在，仍有形成黏液物质的能力，并存在复发的可能性。虽然 Do 等[8] 的病例随访 1～32 个月没有复发，但确实需要更系统的长期随访，并且对于所有未切除囊肿的病例都应进行随访。

曾有文献报道在闭塞的腘动脉经皮溶解血栓，随后吸出囊肿内容物。该方法已被 Samson 和 Willis[9] 报道是成功的，但其可靠性尚未被其他文献证实。对于闭塞的腘动脉行手术切除，几乎没有禁忌证，而且该方法能最大可能完全恢复血流。

有文献报道腘动脉囊肿自行消退[10, 11]。但是必须考虑囊肿会破裂或其内容物进入关节周围空间。这种机制已被 Soury 等[10] 进行过报道。

总之，无论是单独的囊肿引起的狭窄还是完全闭塞发生了同位血栓形成，治疗的选择仍然是手术切除，同时行自体静脉移植。在专家的手中，经皮腔内抽吸囊肿已被证明是有效的（问题 4）。

声明

特别感谢 Jon Largiader 教授，他提供了他在苏黎世大学医院手术的 2 名患者的文件。

参考文献

[1] Largiadèr J, Leu HJ. Sogenannte zystische Adventitiadegeneration der Arteria poplitea mit Stielverbindung zum Kniegelenk. Vasa. 1984;13:267–72.

[2] Leu HJ, Largiadèr J, Odermatt B. Pathogenesis of the so-called adventitial degeneration of peripheral blood vessels. Virchow Arch A. 1984;404:289–300.

[3] Levien LJ, Benn CA. Adventitial cystic disease: a unifying hypothesis. J Vasc Surg. 2000;28:193–205.

[4] Tsolakis IA, Walvatne CS, Caldwell MD. Cystic adventitial disease of the popliteal artery: diagnosis and treatment. Eur J Vasc Endovasc Surg. 1998;15:188–94.

[5] Chakfe N, Beaufigeau M, Geny B, et al. Extra-popliteal localizations of adventitial cysts. Review of the literature. J Mal Vasc. 1997;22:79–85.

[6] Carlsson S, Sandermann J, Hansborg N. Adventitial cystic disease in the common femoral artery. Ann Chir Gynaecol.

2001;90:63–4.

[7] Koppensteiner R, Katzenschlager R, Ahmadi A, et al. Demonstration of cystic adventitial disease by intravascular ultrasonic imaging. J Vasc Surg. 1996;23:534–6.

[8] Do DD, Braunschweig M, Baumgartner I, Furrer M, Mahler F. Adventitial cystic disease of the popliteal artery: percutaneous guided aspiration. Radiology. 1997;2303:743–6.

[9] Samson RH, Willis PD. Popliteal artery occlusion caused by cystic adventitial disease: successful by urokinase followed by non-resectional cystotomy. J Vasc Surg. 1990;12:591–3.

[10] Soury P, Riviere J, Watelet J, Peillon C, Testart J. Spontaneous regression of a sub-adventitial cyst of the popliteal artery. J Mal Vasc. 1995;20:323–5.

[11] Owen ER, Speechly-Dick EM, Kour NW, Wilkins RA, Lewis JD. Cystic adventitial disease of the popliteal artery—a case of spontaneous resolution. Eur J Vasc Surg. 1990;4:319–21.

第26章

闭孔旁路术
The Obturator Foramen Bypass

Jørgen J. Jørgensen Andries J. Kroese Lars E. Staxrud 著

> **病例报告**
>
> 62 岁男性，主诉左下腹持续性疼痛并放射至腹股沟 2 周。几个星期以来，自觉全身不适包括疲倦、食欲不振，腹泻每天 1～2 次。全科医生触诊检查，左腹股沟可触及有压痛的搏动性肿块，遂转至附近大学医院的血管外科。3 年前，曾分别因左、右下肢严重缺血和间歇性跛行而行腹主动脉 - 双股动脉涤纶人工血管旁路术。入院时，患者体温 38.5℃，脉搏 96 次 / 分，血沉升高，C 反应蛋白升高，白细胞计数升高，但总体状况较好。触诊左髂窝有轻微疼痛，腹股沟部位肿胀，皮肤发红，直径约 4cm。

问题 1：现阶段可诊断为什么疾病？

A. 假性动脉瘤。

B. 涤纶人工血管感染。

C. 淋巴结炎。

D. 嵌顿性腹股沟疝或股疝。

E. 嵌顿性闭孔疝。

F. 动静脉瘘。

根据临床症状和体征，开始使用广谱抗生素治疗。

问题 2：应考虑以下哪项检查来确认诊断，顺序是什么？

A. 多普勒超声。

B. 动脉造影。

C. 计算机断层扫描并抽吸人工血管周围液体进行革兰染色和培养。

D. 磁共振成像。

E. 白细胞标记显像术。

F. 外科探查。

超声检查显示，涤纶人工血管和股动脉没有病理扩张，但吻合口周围有液性渗出。抽出人工血管周围部分液性渗出，细菌培养发现含有凝固酶阴性葡萄球菌（coagulase-negative staphylococci，CNS），进行相应的抗生素治疗。

问题 3：在哪种情况下，腹股沟部血管移植物感染可以不切除移植物而进行最基本的治疗？

A. 没有假性动脉瘤形成的迹象。

B. 吻合口感染，但没有出血。

C. 人工血管血栓形成。

D. 没有败血症。

E. 吻合口感染伴出血。

MRI 和 CT 扫描显示，只有分叉人工血管的左侧分支受到感染，很可能仅在腹股沟，涉及吻合部位。

问题 4：除了抗生素外，对于腹股沟部的血管移植物感染还有哪些治疗选择？

A. 切除术伴或不伴血运重建术。

B. 反复广泛的伤口清创，并置入庆大霉素垫。

C. 清创、皮肤闭合和插入封闭的冲洗系统。

D. 清创和肌瓣转位。

E. 无，仅使用长期抗生素治疗。

由于人工血管感染的近端界限不能确定，决定对患者进行部分人工血管切除手术。由于初次手术的适应证指征是多节段动脉粥样硬化性疾病导致的严重缺血，因此计划进行血管重建。术前血管造影显示，动脉粥样硬化比既往有所加重，左股浅动脉近端闭塞，远端通畅。在小腿动脉中，只有胫后动脉通畅。股深动脉通畅，但远端狭窄。右下肢股浅动脉闭塞，股深动脉和三条小腿动脉通畅，但局部狭窄。根据病情评估，计划行左侧闭孔旁路术（obturator foramen bypass，OFB）。

在全身麻醉下，植入 8mm 带环强支撑的聚四氟乙烯（polytetrafluoroethylene，PTFE）人工血管，一端位于已植入的"Y"形人工血管分支近端，另一端位于股浅动脉远端，同时切除感染人工血管的远端。

问题 5：OFB 手术最常见的适应证是什么？

A. 感染性股动脉（假性）瘤。

B. 大面积局部创伤的血管重建。

C. 肿瘤根治手术、放疗或烧伤后腹股沟组织瘢痕形成。

D. 坐骨动脉瘤切除术。

E. 感染局限于主动脉 – 股动脉旁路移植的远端。

问题 6：简要描述将如何进行 OFB 手术。

经过术后第 1 天低血压时期后，左下肢出现缺血加重的临床症状。踝部血压为 60mmHg，踝肱指数为 0.4，略低于术前。多普勒超声扫描不能排除 OFB 的技术缺陷，如扭曲。因此，经右侧腹股沟行血管造影，未发现任何重大技术缺陷。随后开始抗凝治疗。

问题 7：OFB 最不常见的并发症是什么？
A. 膀胱损伤。

B. 闭孔神经和血管损伤。

C. 错误的穿行肌肉隧道造成人工血管扭曲。

D. 闭孔人工血管感染。

E. 出血、血栓形成。

F. 髂内动脉损伤。

术后患者恢复良好。2 周后，患者出院，主诉左下肢跛行，步行距离约 50 码（约 45.72m）。口服抗生素 3 个月，无限期抗凝。

问题 8：在切除腹股沟受感染的人工血管后，可以考虑哪些替代的血运重建手术？
A. 自体髂动脉内膜下血管成形术。

B. 半开放式髂动脉内膜剥脱术（环剥）。

C. 侧路腋 – 股动脉旁路术。

D. 外阴下旁路术。

E. 阴囊下旁路术。

F. 自体静脉搭桥术。

一、评论

对于应用人工血管在髂外动脉或股总动脉部位吻合的患者，腹股沟可触及疼痛性肿块，首要诊断应为人工血管感染。其他诊断包括非感染性假性动脉瘤、嵌顿性腹股沟疝、股疝或闭孔疝、淋巴结炎和动静脉瘘（问题 1：B）。

二、术前措施

即使缺乏阳性培养结果，静脉注射广谱抗生素，其中包括抗厌氧微生物的抗生素，是临床怀疑移植物感染的首选方法。晚期血管移植物感染可能是由中枢神经系统引起的，这种低毒性细菌通常难以用标准技术诊断 [1]。

术前尽可能多地获得移植物感染程度的信息是至关重要的。多普勒超声检查是评估移植物周围或其他腹股沟肿块的首选方法。CT 扫描对主动脉移植物感染的诊断更为有效，尤其是结合移植物周围采集液进行革兰染色和需氧及厌氧培养时 [2]。MRI 检查可能更可靠 [3]。然而，将 CT 或 MRI 与铟标记白细胞显像相结合，可以获得最佳的诊断准确性 [4]。多普勒超声扫描和动脉造影在确定血管移植物感染的诊断上不起重要作用，但它们用于诊断移植物闭塞、假性动脉瘤形成和吻合口出血，以及用于设计血运重建手术。在某些特定的腹股沟人工血管感染病例中，造影可能有利于确定其感染范围。最后，当诊断结果为阴性但怀疑有血管血移植物感染时，有必要对移植物进行手术探查，以检测移植物周围液体的存在或确认移植物是否与组织结合。一般认为移植血管周围组织的牢固生长能够排除移植物感染的存在。虽然 CT 扫描和 MRI 对术前确定感染界限非常有帮助，但通常是术中对感染程度做出最终判断（问题 2：A、C、D、E 和 F）。

如果只有人工血管的远端受到感染，除了抗生素，还有几种治疗选择（问题 3：A、B 和 D）。如果人工血管的近端也受到感染，则应将其完全切除。如果有必要进行血运重建手术，最好是在整个感染人工血管切除前建立解剖外双侧或单侧腋股旁路。

一般情况下，假如人工血管阻塞但肢体无坏疽可能，则不需要血管重建 [5]。如果感染局限，没有吻合口出血或败血症的迹象，则可以尝试不切除移植物的局部治疗：伤口清创、冲洗、使用庆大霉素胶原蛋白垫和肌肉转位，可能是治疗腹股沟血管移植物感染的替代方法（问题 4：A 至 D）。

如果只需要切除主股动脉人工血管的远端部分，并且需要进行血运重建，那么 OFB 是一个非常好的选择。它不是一种常见的手术，只占所有动脉重建的不到 0.5% [7]。自从 Shaw 和 Baue [8] 介绍了这一手术以来，已发表的 OFB 结果很少包含超过 10～15 例患者 [7, 9-14]。然而，血管外科医生在解决棘手的腹股沟部位具有挑战性的血管重建问题时，应该熟悉它的适应证和技术。

三、闭孔旁路术的概念

这种手术的基本原理是在避开受到污染、感染或破坏的腹股沟组织的同时，根据流出道条件建立一个从主髂段到股浅动脉、腘动脉或股深动脉的动脉管道。移植血管穿过闭孔，背向髋关节，在大收肌和长收肌之间，绕过股三角区域。自体大隐静脉降低了人工血管二次感染的风险，临床效果满意 [15]。然而，由于隐静脉可能太窄、太短，在大多数情况下，临床采用外部增强的涤纶或聚四氟乙烯人工血管，具有更强的抗压和抗扭曲能力。特殊情况下，闭孔旁路术可以改变为以对侧髂动脉为流入点，人工血管通过 Retzius 的膀胱前间隙，跨越髂深部的术式 [16]。

OFB 的主要适应证（占 80%）是局限于主动脉 – 股动脉搭桥人工血管的髂远段和腹股沟部分的

感染[1]。其他适应证包括在感染性股动脉瘤、广泛局部创伤[17]、根治性肿瘤手术后腹股沟组织瘢痕和（或）放疗、烧伤的情况下需要进行血管重建手术[18-20]。近几年，吸毒者逐渐成为腹股沟假性动脉瘤感染的高发群体。在需要血运重建的情况下，可以考虑进行 OFB[21]。此外，在过去数十年中，随着经皮股动脉入路血管腔内手术量的逐年增加，未来越来越多的腹股沟并发症更加常见[14]。闭孔旁路术也在极少数情况下用于坐骨动脉瘤切除术的血运重建[22]（问题 5：A 和 E）。

四、闭孔旁路术方法

患者仰卧位，髋关节和膝关节轻微弯曲，保持外展、外旋。部分外科医生更喜欢髋关节过伸一点，以便于通过闭孔进行隧道操作。手术一般在全麻下进行，有时联合硬膜外麻醉以减轻术后疼痛。因为膀胱损伤是进行此手术的潜在危险，所以所有患者都应留置导尿（问题 6）。

如果闭孔旁路术的手术指征是腹股沟人工血管的感染，提前确定是否需要血运重建是必要的。因此，可以首先完成手术的无菌部分，建立一个新的血管通路[1]。腹股沟感染部位铺巾封闭覆盖，通过腹旁正中纵切口或下腹弧形斜切口，分别经腹膜或腹膜后接近人工血管的近端。如果确定感染仅限于腹股沟区域，腹膜后入路是一个很好的选择。解剖受累的人工血管近端，靠近分叉处。人工血管与周围组织粘连牢固，移植物周围渗出液革兰阴性染色，表明人工血管近端可以保留[23]。然后切断移植血管分支，用缝线缝合远端，并向下推至腹股沟韧带。缝合上覆腹膜，将人工血管近端与感染区分开。直径 6mm 或 8mm 的带环聚四氟乙烯人工血管与分叉人工血管的近端分支以端 – 端（图 26–1）或端 – 侧的方式吻合。在大叶自固定牵开器辅助下，通过钝性或锐性分离，游离出输尿管和膀胱。骨盆器官被轻轻地推向中线，呈现出进入闭孔的通路。闭孔筋膜开口的锐利边缘通常很容易在孔的前内侧用手指触诊来识别。

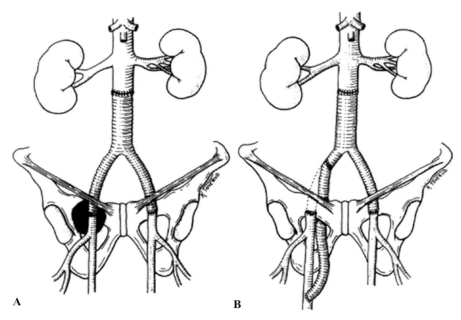

A　　　　　　　　　　　　**B**

▲ 图 26–1　OFB 原理

经 Elsevier 许可转载，引自 Kroese AJ and Rosen L [1] © 1996

用细长、头端较钝的弯钳扩张闭孔开口，不要损伤闭孔后外侧边缘的闭孔动脉、静脉和神经，也可以使用其他设计的钝式分离器械。因此，谨慎的做法是通过触摸钳子的尖端与筋膜开口的接合处，双手引导钳子通过该孔。我们更习惯于在大收肌前面，耻骨肌、长收肌和短收肌后面的平面从下方穿过闭孔。一些外科医生选择从腹膜后间隙向下进行这一操作[11]。聚四氟乙烯人工血管可以用肝素化的生理盐水逆行灌注，以确保血流畅通。

通过缝匠肌内侧的大腿切口，对暴露的股腘动脉或股深动脉进行远端吻合，通常采用端侧吻合方式。股深动脉位于大收肌和短收肌的前部，部分被长收肌覆盖。股浅血管和股内侧肌侧向牵开后，长收肌和股内侧肌之间的致密筋膜显露出来。切开筋膜，切断长收肌的附着，露出股深血管。通常将上覆的股深静脉分开结扎，以简化进入股深动脉的方法[24, 25]。Rudich 等报道了 1 例术后大腿坏死的病例，说明为了避免侧支循环不足，不应该在远端吻合口上方结扎近端腘动脉[26]。

在关闭腹部和大腿切口后，重新铺巾，将感染的腹股沟暴露出来，取拭子进行细菌培养。必要的清创后切除感染的吻合口，并用单丝缝线连续缝合股动脉。通过腹股沟韧带下的腹膜后间隙取出感染的人工血管。最后，反复冲洗后，放置抽吸导管，闭合伤口。

约 7% 的患者会出现围术期并发症[8, 12, 27]。如果坚持合理的外科原则，闭孔血管出血是可以预防的。

人工血管通过闭孔的错误操作会导致膀胱、阴道或乙状结肠穿孔等一系列严重的并发症，甚至可能导致肢体丧失[28, 29]。

由于闭孔旁路术有感染的潜在危险，建议术后长期使用抗生素治疗。尽管使用期限有争议，但通常认为需要 6～12 周。人工血管内血栓形成可能导致严重的缺血症状，甚至可能威胁下肢的生存，因为既往手术中，腹股沟区域的重要侧支血管可能已经破坏。臀肌坏死也可能加剧这一危急情况。因此，对于血栓形成的 OFB 人工血管，应立即进行血栓切除或溶栓治疗（问题 7：F）。

闭孔旁路术似乎是处理人工血管感染的一种有价值的方法[12, 30]。然而，这种手术在通畅率、保肢率和存活率方面的长期结果很难评估，因为研究病例通常较少，其中包括闭孔旁路手术适应证不同的病例。然而，大多数患者存在有症状的外周动脉疾病。在文献回顾中，围术期死亡率为 0%～14%。术后 1 年和 5 年生存率分别为 81% 和 61%。PTFE 人工血管 1 年和 5 年的二次通畅率分别为 71% 和 52%。短期保肢率高达 76%～85%[1]，5 年保肢率为 55%[12]。Patel 等报道术后 5 年人工血管通畅率为 80%，保肢率为 60%[14]。结果取决于手术指征，无动脉粥样硬化的患者手术效果更好。在动脉粥样硬化患者中，人工血管的通畅取决于诸如流出道条件和潜在动脉粥样硬化的进展等因素。

在切除腹股沟感染的人工血管后，还有其他几种血运重建方式可供选择，包括半开放式髂动脉内膜切除术（环剥）、髂动脉球囊成形术、避开感染腹股沟的外侧径路腋 - 股分流术[31, 32]和阴囊下旁路术[33]。然而，OFB 比这些替代的解剖外途径的旁路手术效果更好。如果腹股沟没有严重感染，那么自体的隐静脉[34]、股静脉[35]或去栓的髂、股动脉等作为移植血管可以放置在原位行旁路术，而不会造成重大问题[36]，尽管将来存在移植血管破裂的风险。此外，用含利福平浸润的人工血管原位血运重建可获得满意的结果[37]（问题 8：A、B、C、E 和 F）。

虽然闭孔旁路手术不经常使用，但它应该是血管外科必不可少的治疗手段。如果运用适当，它可能有效解决腹股沟血管重建难题。

参考文献

[1] Kroese AJ, Rosen L. What is the optimal treatment for the infected vascular graft? In: Greenhalgh RM, Fowkes FGR, editors. Trials and tribulations in vascular surgery. London: WB Saunders; 1996. p. 17–34.

[2] Low RN, Wall SD, Jeffrey RB Jr, Sollitto RA, Reilly LM, Tierney LM Jr. Aorto-enteric fistula and perigraft infection: evaluation with computed tomography. Radiology. 1990;175:157–62.

[3] Spartera C, Morettini G, Petrassi C, et al. The role of MRI in the evaluation of aortic graft healing, perigraft fluid collection and graft infection. Eur J Vasc Surg. 1990;4:69–73.

[4] Prats E, Banzo J, Abos MD, et al. Diagnosis of prosthetic vascular graft infection by technetium-labelled leukocytes. J Nucl Med. 1994;35:1303–7.

[5] Lorentzen JE, Nielsen OM, Arendrup H, et al. Vascular graft infection: an analysis of 62 graft infections in 2411 consecutively implanted synthetic vascular grafts. Surgery. 1985;98:81–6.

[6] Kretschmer G, Niederle B, Huk I, et al. Groin infections following vascular surgery: obturator bypass versus biologic coverage—a comparative analysis. Eur J Vasc Surg. 1989;3: 25–9.

[7] Sautner T, Niederle B, Herbst F, et al. The value of obturator bypass. A review. Arch Surg. 1994;129:718–22.

[8] Shaw RS, Baue AE. Management of sepsis complicating arterial reconstructive surgery. Surgery. 1963;53:75–86.

[9] Prenner KV, Rendl KH. Indications and techniques of obturator bypass. In: Greenhalgh RM, editor. Extra-anatomic and secondary arterial reconstructions. London: Pitman Books; 1982. p. 201–21.

[10] Erath HG Jr, Gale SS, Smith BM, Dean RH. Obturator foramen grafts: the preferable alternate route? Ann Surg. 1982;48:65–9.

[11] Pearce WH, Ricco JB, Yao JS, Flinn WR, Bergan JJ. Modified technique of obturator bypass in failed or infected grafts. Ann Surg. 1983;197:344–7.

[12] Nevelsteen A, Mees U, Deleersnijder J, Suy R. Obturator bypass: a sixteen year experience with 55 cases. Ann Vasc Surg. 1987;1:558–63.

[13] Geroulakos G, Parvin SD, Bell PRF. Obturator foramen bypass, the alternative route for sepsis in the femoral triangle. Acta Chir Scand. 1988;154:111–2.

[14] Patel A, Taylor SM, Langan EM, et al. Obturator bypass: a classic approach for the treatment of contemporary groin infection. Am Surg. 2002;68:653–8.

[15] Panetta T, Sottiurai VS, Batson RC. Obturator bypass with nonreversed translocated saphenous vein. Ann Vasc Surg. 1989;3:56–62.

[16] Atnip RG. Crossover ilioprofunda reconstruction: an expanded role for obturator foramen bypass. Surgery. 1991;110:106–8.

[17] Stain SC, Weaver FA, Yellin AE. Extra-anatomic bypass of failed traumatic arterial repairs. J Trauma. 1991;31:575–8.

[18] Donahoe PK, Froio RA, Nabseth DC. Obturator bypass graft in radical excision of inguinal neoplasm. Ann Surg. 1967;166:147–9.

[19] Wood RFM. Arterial grafting through the obturator foramen in secondary haemorrhage from the femoral vessels. Angiology.

1982;33:385–92.

[20] Ferreira U, Reis LO, Ikari LY, et al. Extra-anatomical transobturator bypass graft for femoral artery involvement by metastatic carcinoma of the penis: report of five patients. World J Urol. 2008;26:489–91.

[21] Matoussevitch V, Aleksic M, Gawenda m BJ. Primary extraanatomical revascularization for groin infections in drug addicts. Vasa. 2007;36:210–4.

[22] Urayama H, Tamura M, Ohtake H, Watanabe Y. Exclusion of a sciatic artery aneurysm and an obturator bypass. J Vasc Surg. 1997;26:697–9.

[23] Padberg FT, Smith SM, Eng RHK. Accuracy of disincorporation for identification of vascular graft infection. Arch Surg. 1995;130:183–7.

[24] Nunez AA, Veith FJ, Collier P, Ascer E, Flores SW, Gupta SK. Direct approaches to the distal portions of the deep femoral artery for limb salvage bypasses. J Vasc Surg. 1988;8:576–81.

[25] Millis JM, Ahn SS. Transobturator aorto-profunda femoral artery bypass using the direct medial thigh approach. Ann Vasc Surg. 1993;7:384–90.

[26] Rudich M, Gutierrez IZ, Gage AA. Obturator foramen bypass in the management of infected vascular prostheses. Am J Surg. 1979;137:657–60.

[27] Det RF, Brands LC. The obturator foramen bypass: an alternative procedure in iliofemoral artery revascularisation. Surgery. 1981;89:543–7.

[28] Sheiner NM, Sigman H, Stilman A. An unusual complication of obturator foramen arterial bypass. J Cardiovasc Surg. 1969;10:303–14.

[29] Szilagyi DE, Smith RF, Elliott JP, Vrandecic MP. Infection in arterial reconstruction with synthetic grafts. Ann Surg. 1972;176:321–6.

[30] Lai TMD, Huber D, Hogg J. Obturator foramen bypass in the management of infected prosthetic vascular grafts. Aust N Z J Surg. 1993;63:811–4.

[31] Leather RP, Karmody AM. A lateral route for extra-anatomical bypass of the femoral artery. Surgery. 1977;81:307–9.

[32] Trout HH, Smith CA. Lateral iliopopliteal arterial bypass as an alternative to obturator bypass. Ann Surg. 1982;48:63–4.

[33] Baird RN. Subscrotal bypass for the infected groin. In: Greenhalgh RM, editor. Vascular and endovascular techniques. London: WB Saunders; 1994. p. 257–9.

[34] Scriven MW, Oshodi TO, Lane IF. Saphenous vein grafting in aortic graft infection: a new answer to and old challenge. Eur J Vasc Endovasc Surg. 1995;10:258–60.

[35] Nevelsteen A, Lacroix H, Suy R. Autogenous reconstruction with the lower extremity deep veins: an alternative treatment of prosthetic infection after reconstructive surgery for aortoiliac disease. J Vasc Surg. 1995;22:129–34.

[36] Ehrenfeld WK, Wilbur BG, Olcott CN, Stoney RJ. Autogenous tissue reconstruction in the management of infected prosthetic grafts. Surgery. 1979;85:82–92.

[37] Young RM, Cherry KJ Jr, Davis PM, et al. The results of in situ prosthetic replacement for infected aortic grafts. Am J Surg. 1999;178:136–40.

糖尿病足
Diabetic Foot

Mauri J.A. Lepäntalo　Milla Kallio　Anders Albäck　著

第27章

病例报告

　　一名 54 岁吸烟者，2 型糖尿病病史 7 年，伴左足第 5 趾外侧有轻微破损。该患者既往有高血压、肾病和视网膜病变、超重史。近期在口服降糖药基础上增加胰岛素后，血糖控制良好。因足部的浅表溃疡未造成明显影响，患者最初是在当地的保健中心进行随访。2 个月后，由于感染和怀疑骨髓炎，患者被转到社区医院。出院时可见第 5 跖骨头部外侧合并有感染性溃疡。普通 X 线显示可疑骨髓炎。足背和胫后动脉搏动存在。C 反应蛋白水平为 31mg/L，白细胞 14.8×10^9/L，血糖 12mmol/L。

问题 1：哪些因素会造成足部目前状况？

A. 感染。

B. 动脉粥样硬化性大血管病变。

C. 糖尿病微血管病变。

D. 神经病变。

问题 2：在外科或门诊检查骨髓炎最简单的工具是什么？

A. 普通 X 线。

B. 钝头探针进行体格检查。

C. 磁共振扫描。

D. CT。

问题 3：外科门诊有哪些简单的工具来评估血管病变？

A. 足部动脉搏动触诊。

B. 便携式连续波多普勒听诊检查。

C. 踝部血压测定。

D. 下肢动脉多普勒超声扫描。

问题 4：在外科或门诊有哪些简单的工具可供评估神经病变？

A. 单丝感觉测试。

B. 跟腱反射。

C. 音叉测试。

D. 神经肌电图（electroneuromyography，ENMG）。

这个患者被收入内科病房治疗足部感染。尽管静脉注射抗生素，而且后来根据细菌培养结果调整治疗方案，但是感染仍然在加重。入院 1 周后，在第 5 跖骨头侧面、第 4 和第 5 跖骨头之间进行手术切开引流。可见第 5 跖骨头变软，局部大量脓液渗出。创面处于开放状态。经过 16 天的住院治疗，患者感染减轻并出院，给予口服克林霉素及局部创面护理。

问题 5：此时有哪些主要问题被忽略了？

A. 骨髓炎的存在。

B. 缺血的存在。

C. 创面仍然存在，未用中厚皮瓣移植进行覆盖。

D. 足部负重区域未应用石膏进行保护。

尽管持续应用抗生素治疗和对足部外侧开放创面进行局部处理，2 个月后患者症状仍然出现恶化，被重新收入院。患者出现发热，CRP 水平为 123mg/L，血清肌酐为 1.6mg/dl。立即进行伤口清创和第 4 趾截趾，然后患者被送进血管外科病房（图 27-1）。腘动脉可触及微弱搏动，其他远端动脉搏动未触及。踝肱指数（ankle brachial indice，ABI）分别为 1.35 和 1.21。患者第 1 足趾或第 1、第 5 跖骨头表面感觉不到尼龙单丝的触碰。

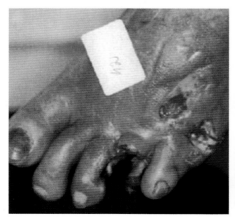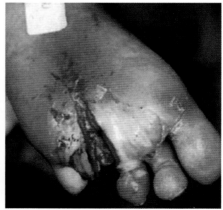

▲ 图 27-1　在血管科住院时的足部情况

问题 6：如何应用无创或有创的手段进一步评估循环状况？

A. 趾端压力测定。

B. 踝部压力测定和脉搏波记录。

C. 带压力测量的平板运动试验。

D. 远端动脉多普勒超声扫描。

E. 磁共振血管成像。

F. 数字减影血管成像。

右侧趾压为 73mmHg，左侧为 29mmHg。第 2 天为该患者进行选择性血管造影（图 27-2）。

问题 7：能看到什么典型的糖尿病血管造影表现？

A. 主 – 髂动脉段正常。

B. 小腿段血管在血流动力学方面无明显的闭塞性表现。

C. 小腿段血管有明显的闭塞性表现。

D. 全足血管严重闭塞。

E. 足部可见明显的血管影像。

问题 8：会选择什么治疗策略呢？

A. 没有血运重建的可能性。选择最好的内科治疗，然后进行观察。

B. 没有血运重建的可能性。足部水平截肢至出血组织。

C. 膝下截肢。

D. 可能要急诊清创，重建足部动脉，再进一步行创面清创。

E. 创面恢复清洁状态后再进行创面清创和重建足部动脉。

问题 9：如果考虑血管重建，对于这个患者会选择哪个部位作为流入道？

A. 股总动脉。

B. 股浅动脉。

C. 腘动脉。

患者入住血管外科病房 5 天后进行了腘 – 足背动脉的血运重建。应用大隐静脉从膝上段腘动脉原位吻合作为流入道。尽管获得了 51ml/min 的可以接受的初始血流量，但是第 2 天移植物仍发生了血栓形成，对移植物进行血栓清除及修复。在血管镜下对膝下狭窄部分应用倒置的近端大隐静脉进行替换。术后血流计测得 110ml/min 的血流量。

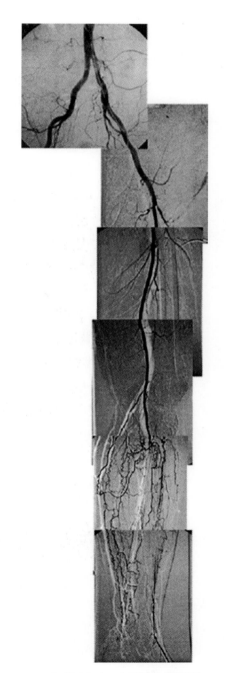

▲ 图 27-2　左下肢血管造影

问题 10：下列哪些方法适合术中监测？

A. 单独血管造影。

B. 单独多普勒。

C. 单独的血流计。

D. 带有提供形态信息方式的血流计。

E. 单独的术中多普勒超声扫描。

术后 ABI 是 0.97。血运重建术后 2 天进行创面清创并对外侧足趾截趾。患者入院 2 周后出院，转社区医院。在那里进行刃厚皮片移植。在社区进行 1 周的抗生素治疗及局部创面处理，穿减压鞋（体重主要由足跟部承担）出院。创面愈合进展顺利。血运重建 6 周后，推荐患者使用鞋垫。同时还用一块硅片矫正其第 2 个脚趾的位置（图 27-3）。

随访 1 年，ABI 大于 1.3/0.91，趾压 65/55mmHg。多普勒超声监测结果提示静脉移植物可能有狭窄。

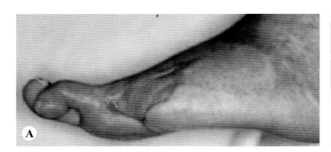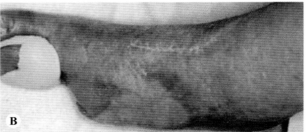

▲ 图 27-3 患足 1 年随访

问题 11：在多普勒检查中有哪些发现提示移植物狭窄？

A. 移植物收缩期峰值流速（peak systolic velocity，PSV）低于 45cm/s。

B. $V_2:V_1 > 3$（V_2，最大狭窄部位的 PSV；V_1，PSV 在狭窄旁正常移植物中的 PSV）。

C. 最大 PSV 大于 300cm/s。

D. 舒张末期流速（end-diastolic flow velocity，EDV）大于 20cm/s。

随访 1 年后复查血管造影，但未发现严重狭窄（图 27-4）。

评论

这个案例说明了与糖尿病性神经缺血性足的延迟诊断和治疗有关的问题。糖尿病足溃疡和感染的病因是多方面的。这个患者显然有足部感染和神经病变。神经病变经常造成感觉减退，难闻的气味和分泌物可能是患者感染的首发征象，特别是当感染发生于足跖部。微血管病变在糖尿病足中的作用尚未证实，但动脉粥样硬化血栓病变引起的缺血往往起主要作用[1]（问题 1：A、B 和 D）。

最简单的方法是用钝性探针检查溃疡。如果能够探到骨头，那么很有可能是慢性骨髓炎。糖尿病伤口应根据系统的标准进行分类，如 Armstrong 分类（表 27–1），其中考虑到病变的深度和缺血、感染的因素 [2]。普通 X 线价值有限，磁共振成像是诊断骨髓炎最可靠的工具 [3]（问题 2：B）。

表 27–1　由 Armstrong 等提出 [2]，根据病变的深度、缺血和感染的存在对糖尿病足进行分级和分期【更新】

深　度	
0 级	未溃破或已经愈合的溃疡
I 级	浅表溃疡，未累及肌腱、筋膜和骨质
II 级	溃疡累及肌腱或筋膜
III 级	溃疡累及骨和关节
感染和缺血	
A 期	清洁创面
B 期	无缺血但合并感染
C 期	缺血但无感染
D 期	缺血合并感染，并累及肌腱、筋膜和骨质

据诉，患者曾经有一次能摸到明显的足背动脉搏动，但再次检查却消失了，而且腘动脉搏动明显、ABI 正常。足背动脉的触诊并不是一个完全可靠的观察指标，如果足背、胫后动脉都能触及搏动才能说明是正常的 [4]。如果两者都无法触及，非侵袭性的评估是必需的。触诊腘动脉搏动要困难得多，有人认为，如果没有经验的检查者能触及腘动脉，这意味着存在的可能性。应用多普勒装置在踝关节水平上测量收缩压是评估动脉粥样硬化性疾病最常见的无创方法。然而，对于 15%~40% 的糖尿病患者来说，由于动脉中膜硬化的存在，结果可能会有偏差 [5]。不可压缩的硬化动脉可能使在患者能够忍受的最大袖带压力下仍能听到血流信号。动脉中膜硬化的患者，其 ABI 通常会超过 1.15[6]。可听的多普勒信号可能有助于检查者，因为开放的流入通道会发出高音调双相信号，但在闭塞动脉周围的侧支血流通常只会发出低音调的单相杂音（问题 3：A 至 C）。

神经病变的症状包括感觉丧失、感觉过敏、灼热感及酸痛，夜间尤甚 [7]。许多严重神经病变患者并无症状。跟腱反射、单丝感觉测试和 128Hz 音叉测试也是被推荐的临床检查方法 [8]（问题 4：A 至 C）。

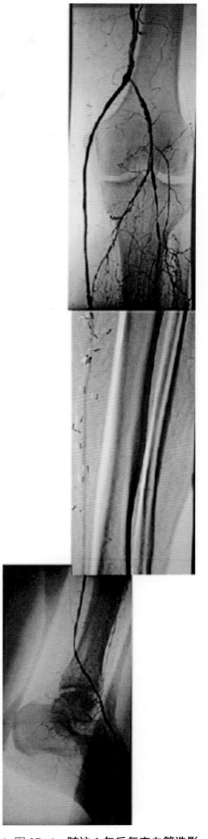

▲ 图 27–4　随访 1 年后复查血管造影

本病例的基本诊断检查明显不足。患者显然患有骨髓炎，需要及时引流和截趾。此外，缺血的状况也应该在适当的引流后 3~5 天内进行评估和纠正（问题 5：A 和 B）。

由于动脉壁僵硬，多普勒测得的压力明显为假性高血压。假性高血压对趾动脉的影响要小得多，因此趾端压力测定更可靠。踝关节的脉冲容积记录也有助于检测动脉中膜硬化。另外的方法是用多普勒而不使用袖带测量足踝部的收缩压 [9]。患者仰卧位，足部逐渐抬高，检查者用多普勒听取信号，直到信号消失。此时测量出足踝高度的数值（相当于流体静压，cm）可以换算为足踝处的血压 [0.75× 流体静压（cm）= 收缩压（mmHg）]。在由受过培训并获取证书的检查者进行远端动脉双工扫描的中心，这种方法更适合作为复查手段。特别是当患者患有严重的肾病时，如果能获得高质量的图像，磁共振血管造影也是一种可选择的方法。另外，就这个病例来说，在那些可以完成较高技术要求的血管腔内手术的中心，应用血管造影是主要的诊断成像方式（问题 6：A、B、D、E 和 F）。

糖尿病的动脉粥样硬化改变通常位于股动脉和小腿段动脉，或仅在小腿段动脉，与非糖尿病患者相比，后者更倾向以大动脉分叉闭塞为首发症状。尽管近端小腿动脉闭塞，但足背动脉可能显影明显，就像这个患者的足背动脉一样（问题 7：A、C 和 E）。

治疗策略受到感染状态和严重程度的影响较大。浅表的溃疡可能只是冰山一角，表面上难以察觉，感染可能已渗透到深层组织。必须进行彻底清创以明确感染渗透的程度，并清除所有坏死组织 [3]。如果是暴发性感染可能需要手术截肢 / 趾。清创 3~5 天后可行血管旁路术。如果缺血的因素占主导地位，感染处于稳定期，如本例患者，可以首先进行血管重建。对多达 90% 的糖尿病合并周围动脉疾病患者可以进行血管重建 [10]。应选择通向足部连继性最好的流出道 [11]。有报道称女性糖尿病患者在移植物通畅率和保肢方面预后较差，但是糖尿病并不被认为是影响通畅率的因素 [12]。对于大面积组织缺损的肢体，可以在长段血管旁路术后结合带微血管游离肌瓣覆盖缺损伤面 [13]（问题 8：D）。

如果流入道动脉没有受累，就像我们本例患者，那么短段的血管旁路就会很好。虽然在我们自己的系列观察中 [14]，膝上腘动脉作为流入道比膝下腘动脉有更好的效果，但结论并未统一（问题 9：C）。

血管造影是术中监测的金标准。血流计测量的准确性受到该方法可重复性的强烈影响。同旧的方法相比，这种不需要测量血管直径的血流通过时间测定，已经证明是非常准确的 [15]。尽管如此，它只给出了流速数值，并没有提示血管形态。本病案清楚地表明，在术后最初的血液灌注期间，尽管血流良好，但膝下大隐静脉的明显狭窄仍然被漏诊。在这个地方，有一个被瓣膜刀导管造成的内膜撕裂。不幸的是，在第一次手术中没有使用血管镜。血管镜能够观察到血管内表面的情况，而血管内超声更好地检测血管壁内的变化。多普勒和多普勒超声也可用于术中监测。多普勒只提供血流动力学信息，而多普勒超声可以同时提供解剖和血流动力学两方面的信息。目前术中监测还没有最佳方法，但理想的方法应是同时具备血流动力学和形态学信息（问题 10：A、D 和 E）。

由于在术后第 1 年有 30% 的风险发生内膜增生和移植物狭窄，多普勒超声监测被认为是术后护理的重要组成部分。所有推荐的多普勒超声指标都能反映静脉移植物狭窄，但没有一个指标对狭窄的检测是 100% 敏感的 [16]。我们的病例表明，使用不太确切的多普勒超声评判指标，假阳性结果很容易遇到，而血管造影被认为是通常的标准（问题 11：A 至 D）。

参考文献

[1] LoGerfo FW, Coffman JD. Vascular and microvascular disease in the diabetic foot: implications for foot care. N Engl J Med. 1984;311:1615–9.

[2] Armstrong DG, Lavery LA, Harkless LB. Validation of a diabetic wound classification system. Diabetes Care. 1998;21:855–9.

[3] Levin ME, O'Neal LW. The diabetic foot. St Louis: Mosby; 1983.

[4] Lundin M, Wiksten JP, Peräkylä T, et al. Distal pulse palpation: is it reliable? World J Surg. 1999;23:252–5.

[5] Lehto S, Niskanen L, Suhonen M, Rönnemaa T, Laakso M. Medial artery calcification. A neglected harbinger of cardiovascular complications in non-insulin-dependent diabetes mellitus. Arterioscler Thromb Vasc Biol. 1996;16:978–83.

[6] Takolander R, Rauwerda JA. The use of non-invasive vascular assessment in diabetic patients with foot lesions. Diabet Med. 1996;13:S39–42.

[7] Veves A, Sarnow MR. Diagnosis, classification and treatment of diabetic peripheral neuropathy. Clin Podiatr Med Surg. 1995;12:19–30.

[8] International Working Group on the Diabetic Foot. International consensus on the diabetic foot. Netherlands: International Working Group on the Diabetic Foot; 1999.

[9] Smith FCT, Shearman CP, Simms MH, Gwynn BR. Falsely elevated ankle pressures in severe leg ischaemia: the pole test—an alternative approach. Eur J Vasc Surg. 1994;8:408–12.

[10] Reiber GE, Lipsky BA, Gibbons GW. The burden of diabetic foot ulcers. Am J Surg. 1998;176(2A):5S–10S.

[11] LoGerfo FW, Gibbons GW, Pomposelli FB, et al. Trends in the care of the diabetic foot. Expanded role of arterial reconstruction. Arch Surg. 1992;127:617–21.

[12] Lepäntalo M, Tukiainen E. Combined vascular reconstruction and microvascular muscle flap transfer for salvage of ischaemic legs with major tissue loss and wound complications. Eur J Vasc Endovasc Surg. 1996;12:1–5.

[13] Luther M, Lepäntalo M. Femorotibial reconstructions for chronic critical leg ischaemia: influence on outcome by diabetes, gender and age. Eur J Vasc Endovasc Surg. 1997;13:569–77.

[14] Biancari F, Kantonen I, Albäck A, Ihlberg L, Lehtola A, Lepäntalo M. Popliteo-to-distal bypass grafts for leg ischaemia. J Cardiovasc Surg. 2000;41:281–6.

[15] Albäck A, Mäkisalo H, Nordin A, Lepäntalo M. Validity and reproducibility of transit time flowmetry. Ann Chir Gynaecol. 1996;85:325–31.

[16] Sladen JG, Reid JD, Cooperberg PL, et al. Color flow duplex screening of infrainguinal grafts combining low and high velocity criteria. Am J Surg. 1989;158:107–12.

第四篇 膈下主动脉主要分支的手术

Surgery of the Major Branches of the Infradiaphragmatic Aorta

第28章

慢性内脏缺血
Chronic Visceral Ischemia

George Geroulakos　著

病例报告

女性，68 岁，近 19 个月有弥漫性腹痛病史。最初，主要表现为饭后腹痛，但是后来腹痛呈持续性。期间体重减轻 12kg。在入院前的最后几个月里，她开始每天腹泻 1~2 次，没有血便或黏液便。既往 17 年前因良性疾病行胃部分切除术。检查发现患者呈恶病质，腹部轻度膨隆，肠鸣音增强。可闻及高调上腹部杂音。常规血液化验结果正常。

问题 1：结合该患者现有的信息，哪一项是最可能的诊断？

A. 胰腺癌。

B. 消化性溃疡。

C. 继发于粘连的亚急性肠梗阻。

D. 肠系膜性绞痛。

E. 大肠癌。

粪便脂肪测定为 17.6g/d（正常值＜ 6g/d）。胃镜显示特征与萎缩性胃炎一致。随后进行腹部 CT 扫描，结果提示胰腺界定欠佳（腹膜后脂肪缺乏）。此外，CT 显示小肠袢的非特异性增厚。行内镜逆行胰胆管造影（endoscopic retrograde cholecystopangreatography，ERCP），排除了胰腺疾病。小肠灌肠没有任何有意义的发现。结肠镜显示在升结肠部位有两个孤立性溃疡（图 28-1），增大了缺血性结肠炎的可能性。图 28-2 该患者侧位主动脉造影显示，腹腔子动脉、肠系膜上动脉狭窄 95%。因此诊断为慢性内脏缺血。

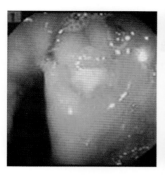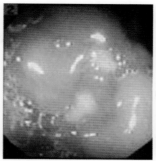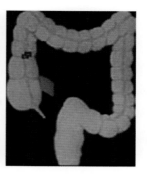

▲ 图 28-1 慢性内脏缺血患者升结肠孤立性溃疡的结肠镜观察

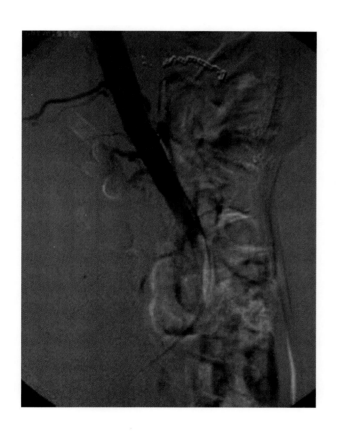

◀ 图 28-2 侧位主动脉造影显示腹腔
干动脉，肠系膜上动脉狭窄 95%

问题 2：下列哪一种关于慢性内脏缺血的说法是正确的？

A. 男性发病率高。

B. 正如患者所述，从症状的第一次出现到最终诊断通常需要 1 年以上。

C. 临床表现类似某种未明确的恶性肿瘤。

D. 当三条内脏动脉中至少有一条有明显病变时，就会出现症状。

E. 可能导致吸收不良。

患者通过第 9 肋腹膜外胸腹入路行腹腔动脉和肠系膜上动脉血管重建术。采用 8mm 涤纶人工血管作为旁路血管。

问题 3：关于这个患者的治疗，下列哪一种说法是错误的？

A. 静脉移植物通畅率最高。

B. 腹腔动脉的重建是不必要的，重建肠系膜上动脉也能获得同样的效果。

C. 由于该患者年老虚弱，所以不应该考虑手术血运重建，因为在大部分病例中，其围术期死亡率高达 30%。

D. 长期慢性肠外营养的保守治疗最适合该患者。

患者术后恢复顺利，术后 8 天出院回家。6 个月后，她没有症状出现，体重增加了 5kg。然而，在 12 个月时，患者因再次出现反复餐后腹痛而来到门诊。多普勒超声检查表明，肠系膜上动脉吻合口狭窄 60% 以上，腹腔动脉吻合口闭塞。

问题 4：需给患者什么建议？

A. 再次手术，目的是重建腹腔动脉，并在肠系膜上动脉移植血管上进行补片成形。

B. 肠系膜上动脉移植血管吻合口的腔内成形与支架植入。

C. 保守治疗建议患者少食多餐。

D. 开始让患者服用西洛他唑 100mg，每天 2 次。

患者行肠系膜上动脉移植物吻合口的血管成形和支架植入，手术顺利且临床效果良好。术后 24 个月随访无临床相关症状。

评论

正如我们的患者所描述的，慢性内脏缺血的临床症状包括腹痛、伴或不伴腹泻和体重减轻。如果患者总体重没有明显减少，那么慢性内脏缺血的诊断是有疑问的。腹痛偶尔向背部放射。内脏缺血的疼痛与胃癌、胰腺癌和消化性溃疡有相似之处。腹泻可能是由缺血引起的肠道蠕动增加所致，也可能是继发于吸收不良（问题 1：A、B、D 和 E）。

其他可能出现的症状包括恶心和呕吐，这与缺血引起的胃动力障碍有关[1]。上腹部杂音可能存在也可能不存在。我们团队和其他研究人员发现这种情况在女性人群中发病率明显增高[2-4]。这种特殊的性别分布的原因仍未确定。然而，有人认为这可能是由于在动脉粥样硬化性慢性内脏缺血的报告中纳入了多发性大动脉炎的病例[5]。多发性大动脉炎与腹主动脉粥样硬化非常相似，且明显以女性为主。从有症状开始到确诊的时间通常超过 12 个月[6]。慢性内脏缺血的诊断是一种临床诊断。正如我们的案例所清楚显示的，造影检查、腹部超声、内镜和 CT 对诊断并不是必需的，但在排除造成腹部不适的其他原因方面是重要的。在以上所有检查中，双平面主动脉造影的侧位图像可以证实与诊断相符的内脏闭塞性病变。由于丰富的侧支血管网络，当三条内脏动脉中至少有两条有明显的病变时，才会出现临床症状。目前已知有所有三条动脉血栓形成的无症状病例，因此强调慢性内脏缺血不能仅根据 X 线结果诊断（问题 2：B、C 和 E）。

血管重建技术包括切断再植术、旁路移植术、内膜切除术、单纯球囊扩张或球囊扩张加支架植入。目前还没有关于治疗慢性内脏缺血的最佳手术方法的共识。这种情况很少遇到，而且一个单一的中心不太可能治疗足够的患者，并积累足够的经验，通过显示各种肠系膜血管重建策略之间的显著差异来制订治疗原则。旁路移植术是最常见的内脏血管重建术，它可能起自几个不同的位置，如上段腹主动脉、肾下段腹主动脉和髂总动脉。无论采用何种旁路技术，供体动脉的状态对手术的成功至关重要[7]。胸主动脉远端通常没有动脉粥样硬化性疾病，对于肠系膜上动脉来说是一个很好的短段顺行通路的起源点。旁路按正常血流方向放置，从而减少吻合口湍流。此外，这种设计消除了由于肠系膜的压迫或牵引所造成的移植物的扭曲或血栓形成的可能性，而这种情况可以从起自肾下腹主动脉或髂动脉的逆行移植物观察到。胸主动脉的远端部分可以通过分开膈脚从腹部进入[8]。

移植物材质的选择没有统一的规定。在早期的报道中，静脉移植物的通畅率低于合成材料[9, 10]。最近的报道描述了使用自体静脉或人工材料移植物都具有良好的长期功能，通畅率没有差异[11, 12]。在我们的这个病例中，使用的是人工合成涤纶血管作为旁路，因为它易于获得，避免增加一个或多个手术切口来获取移植静脉，同时提供了良好的初期和长期结果。因为有广泛的侧支循环，即使所有三条内脏动脉被阻塞，仅主动脉 – 肠系膜上动脉旁路通畅就足以缓解临床症状。Hollier 等[13]认为，多支病变的完全血管重建会有 11% 的晚期复发，而当三个内脏狭窄血管中的一个血管重建时，复发率为50%。他们的结论是，最好是重建尽可能多的血管为长期症状缓解提供更多的机会。最近的一系列报道显示，可接受的手术死亡率为 3%～8%。

我们的患者可以考虑选择肠系膜上动脉的血管成形术。在过去的 10 年中，肠系膜血管重建术的数量增加了 10 倍，在大多数中心，血管成形术和支架植入术已成为主要治疗方式，只对腔内治疗失败的患者采用开放的外科旁路手术。一项比较慢性肠系膜缺血的外科和腔内血管重建术的综述认为，外科手术具有更好的长期通畅性，需要较少的再次干预。然而，与血管腔内治疗相比，它有较大的创伤和较高的死亡率[14]。最近发表在欧洲血管外科学会 2017 年临床实践指南中的一项开放和腔内血管重建术后死亡率的 Meta 分析显示，血管腔内治疗有较低的死亡率（OR=0.48，CI 0.28～0.81）[15]。尽管有营养不良和体重减轻的症状，但没有证据表明肠内或肠外营养能让慢性内脏缺血患者获益[15]（问题 3：A至 D 错误）。

对于慢性内脏缺血来说，一期血管重建治疗后再次复发并不罕见。在旧金山加利福尼亚大学为期38 年的一组 109 例接受一期内脏血管重建术后的患者中，有 19 例再次复发内脏缺血，其中 12 例（11%）再次发生慢性内脏缺血，7 例（6.4%）发生急性内脏缺血[16]。血管腔内技术的微创性和再次手术并发症的增加，使得腔内途径成为那些经过合理选择的症状复发患者的治疗首选[17]（问题 4：B）。

参考文献

[1] Babu SC, Shah PM. Celiac territory ischemic syndrome in visceral artery occlusion. Am J Surg. 1993;166:227–30.

[2] Geroulakos G, Tober JC, Anderson L, Smead WL. Antegrade visceral revascularisation via a thoracoabdominal approach for chronic visceral ischaemia. Eur J Vasc Endovasc Surg. 1999;17:56–9.

[3] Zelenock G, Graham LM, Whitehouse WM, et al. Splanchnic arteriosclerotic disease and intestinal angina. Arch Surg. 1990;115:497–501.

[4] Geelkerken RH, van Bockel JH, De Ross WK, Hermans J, Terpstra JL. Chronic mesenteric vascular syndrome. Results of reconstructive surgery. Arch Surg. 1991;126:1101–6.

[5] Lande A. Abdominal Takayasu's aortitis, the middle aortic syndrome and atherosclerosis. Int Angiol. 1998;17:1–9.

[6] Schneider PA, Ehrenfeld WK, Cunningham CG, Reilly LM, Goldstone J, Stoney RJ. Recurrent chronic visceral ischaemia. J Vasc Surg. 1992;15:237.

[7] Rheudasil JM, Stewart MT, Schellack JV, Smith RB, Salam AA, Perdue GD. Surgical treatment of chronic mesenteric arterial insufficiency. J Vasc Surg. 1988;8:495–500.

[8] Kazmers A. Operative management of chronic mesenteric ischaemia. Ann Vasc Surg. 1998;12:299–308.

[9] Rob C. Surgical diseases of the celiac and mesenteric arteries. Arch Surg. 1966;93:21–30.

[10] Stoney RJ, Ehrenfeld WK, Wylie EJ. Revascularization methods in chronic visceral ischaemia caused by atherosclerosis. Ann Surg. 1977;186:468–76.

[11] Bauer GM, Millay DJ, Taylor LM, Porter JM. Treatment of chronic visceral ischaemia. Am J Surg. 1984;148:138–44.

[12] McMillan WD, McCarthy WJ, Bresticker MR, et al. Mesenteric artery bypass: objective patency determination. J Vasc Surg. 1995;21:729–41.

[13] Hollier LH, Bernatz PE, Pairolero PC, Spencer Payne W, Osmundon PJ. Surgical management of chronic intestinal ischaemia. A reappraisal. Surgery. 1981;90:940–6.

[14] Biebl M, Oldenburg WA, Paz-Fumagalli R, McKinney JM, Hakaim AG. Surgical and interventional visceral revascularization for the treatment of chronic mesenteric iscahemia-when to prefer which? World J Surg. 2007;31:562–8.

[15] Writing Committee, Björck M, Koelemay M, Acosta S, Bastos Goncalves F, Kölbel T, Kolkman JJ, Lees T, Lefevre JH, Menyhei G, Oderich G, Esvs Guidelines Committee, Kolh P, de Borst GJ, Chakfe N, Debus S, Hinchliffe R, Kakkos S, Koncar I, Sanddal Lindholt J, Vega de Ceniga M, Vermassen F, Verzini F, Document Reviewers, Geelkerken B, Gloviczki P, Huber T, Naylor R. Editor's choice-Management of the diseases of the mesenteric arteries and veins: Clinical practice guidelines of the European Society of Vascular Surgery (ESVS). Eur J Vasc Endovasc Surg. 2017;53(4):460–510.

[16] Schneider DB, Schneider PA, Reilly LM, Ehrenfeld WK, Messina LM, Stoney RJ. Reoperation for recurrent chronic visceral ischaemia. J Vasc Surg. 1998;27:276–86.

[17] Robless P, Belli AM, Geroulakos G. Endovascular versus surgical reconstruction for the management of chronic visceral ischaemia: a comparative analysis. In: Geroulakos G, Cherry K, editors. Diseases of the visceral circulation. London: Arnold; 2002. p. 108–18.

急性肠系膜缺血
Acute Mesenteric Ischemia

Jonathan S. Refson　George Geroulakos　著

第 29 章

病例报告

女性，78 岁，因突发腹痛 12h 被送至急诊。该患者腹痛发生后伴呕吐症状及两次腹泻。既往有心房颤动病史，每日服用 0.125mg 的地高辛（译者注：原书剂量似有误，已修改），余无特殊情况。

检查可见表情痛苦，疼痛明显。脉搏 110 次 / 分、节律不齐，血压 95/60mmHg，呼吸 28 次 / 分，体温 37.3℃。听诊胸部呼吸音清晰，心律不齐，颈静脉压无升高。尽管剧烈疼痛，但腹部检查无明显阳性体征，腹部柔软，轻微压痛，肠鸣音正常。

表 29-1 所示的调查由外科住院医生进行。

心电图显示有心房颤动，无其他急性改变。直立位胸部 X 线显示正常肺野，膈下无游离气体。腹平片除了有小肠轻度扩张外，无明显异常。

问题 1：下列哪一项是最不可能的诊断？

A. 急性溃疡性结肠炎。

B. 胰腺炎。

C. 肠系膜静脉血栓形成（mesenteric venous thrombosis，MVT）。

D. 急性肠系膜缺血（acute mesenteric ischaemia，AMI）。

E. 糖尿病酮症酸中毒。

问题 2：急性肠系膜缺血最常见的原因是什么？

A. 肾衰竭。

B. 心房颤动。

C. 多器官功能衰竭。

表 29-1　由外科住院医生进行的下列调查

调　查	结　果
尿常规	• 无异常
生化指标	• 钠 139mmol/L • 钾 4.6mmol/L • 肌酐 112mmol/L • 血糖 6.1mmol/L • 淀粉酶 2000U/L
血常规	• 血红蛋白 12.3g/dl • 白细胞计数 27×10^9/L • 血小板 235×10^9/L
动脉血气分析	• pH 7.2L • PCO_2 3.2kPa • PO_2 9.4kPa • HCO_3^- 17mmol/L • BE −8

D. 抗磷脂综合征。

E. 动脉粥样硬化病变。

问题 3：以下哪些检查可以作为 AMI 患者的急诊检查措施？

A. 心脏超声。

B. 侧位的肠系膜血管造影。

C. 甲状腺功能检查（thyroid function tests，TFT）。

D. CT 平扫。

E. 肠系膜血管多普勒超声检查。

患者被送到加护病房并采取了以下措施：面罩高流量吸氧（15L/min），持续心电监护，中心静脉压监测（central venous pressurs，CVP），留置导尿管并监测每小时尿量，输入 4L 的液体用以复苏。静脉注射广谱抗生素及应用普通肝素抗凝。经过 2h 的复苏后，患者血压为 130/85mmHg，心率 100 次 / 分，中心静脉压为 +8cmH$_2$O。尽管使用了 10mg 吗啡，患者疼痛依然明显，呼吸过速。复查血气分析和血细胞计数如表 29-2 所示。

由于持续代谢性酸中毒、白细胞计数升高及剧烈疼痛，患者被送到手术室进行急诊剖腹探查手术。虽然几乎整个小肠和大部分大肠都被发现有缺血性改变，但仍然存活。肠系膜上动脉（superior mesenteric artery，SMA）近端有搏动存在，但在结肠中动脉起始部以远未能触及搏动。

问题 4：以下哪些措施对恢复肠道血流有效？

A. 完全肝素化。

B. 导管取栓术。

C. 腋 – 股动脉旁路术。

D. 自体静脉移植肠系膜动脉旁路术。

E. 人工血管肠系膜动脉旁路术。

血栓被成功地从肠系膜上动脉中取出。然而，尽管大部分的肠道得到了良好的血液供应，但肠管的部分区域外观仍然颜色发暗。

表 29-2　复查血气分析和血细胞计数

检查项目	结　果
血常规	• 血红蛋白 10.2g/dl • 白细胞计数 37×10^9/L（译者注：原文似有误，已修改） • 血小板 235×10^9/L
动脉血气分析	• pH 7.19 • PCO_2 3.1kPa • PO_2 49.4kPa • HCO_3^- 11mmol/L • BE −15

问题 5：肠道的哪些外观特征决定了它是否还有存活的可能性？

A. 肠蠕动的存在。

B. 腹膜腔没有臭味。

C. 浆膜有光泽。

D. 肠系膜动脉有搏动。

E. 切除时肠道切面有活动性出血。

问题 6：确定了肠道的某个部位是不能存活的，应该采取什么措施？

A. 重建肠道血运，然后切除失活组织。

B. 切除不能存活的肠管，然后重建剩余肠管的血运。

C. 切除所有不能存活的肠管并初步吻合末端，然后闭合腹部。

D. 关闭腹腔给患者静脉注射吗啡。

E. 切除所有失活肠管并将可存活肠管末端外置，计划再次剖腹手术。

评论

在英国和美国，AMI 的发病率约为 1/10 万 [1, 2]。急性肠系膜缺血是危及生命的血管性急症。占急诊入院的 0.1%[3]，根据几个大样本的临床观察，它的死亡率为 60%～100%[3-7]。女性发病率是男性的

2 倍，发病的中位年龄是 70 岁 [6]。

临床表现往往不像上述病例中描述的那样明确。然而，描述的部分特征（即使不是全部）也将会出现。年龄在 55 岁以上的人，如果出现与腹部检查引出的体征不成比例的腹痛，必须提高临床怀疑级别 [8]。已知有外周动脉疾病和腹痛的患者也应考虑该诊断。就像 Klass [9] 描述的那样，如果出现腹痛、心源性栓子和肠道排空的三联征，AMI 则是最有可能的诊断。除了此三联征，白细胞明显增多，代谢性酸中毒，D– 二聚体（a）升高和高淀粉酶血症也提示 AMI。D– 二聚体被认为是一种一致性的、高度敏感的早期标记，但是特异性低。接近 100% 的高灵敏度，使它成为一个极好的排除检测，但许多其他条件与高 D– 二聚体值有关。因此，正常的 D– 二聚体结果很可能排除 AMI [38]。人们普遍认为，无论什么原因，乳酸是全身恶化、系统低灌注和死亡的标志。根据 2017 年 ESVS 推荐的肠系膜动脉和静脉疾病管理指南，L 乳酸升高不推荐用于诊断或排除急性闭塞性肠系膜缺血 [38]。患者具有既往历史栓塞事件的情况并不少见 [8]。胰腺炎很难与急性肠系膜缺血鉴别，如果怀疑有急性肠系膜缺血，则需行开腹探查（问题 1：E）。

确定 AMI 的病因很重要，因为不同的病因有不同的治疗方法。如本病例所述，最常见的原因是肠系膜上动脉栓塞，约占所有病例的 50%[3, 5-7]。这些栓子的通常来源是房颤患者的心房，或者是患者最近发生心肌梗死的心室。另一个可能的栓子来源是来自主动脉壁的动脉粥样硬化斑块，由于放射介入手术过程中导管和导丝通过主动脉造成的。这种情况的后果可能是灾难性的，因为肠系膜血管还没有时间形成侧支循环。

其次最常见的病因是肠系膜上动脉血栓形成，占病例的 25%～50%[3, 5-7]。这是 SMA 超始部位动脉粥样硬化疾病进展的结果。需要注意的是，长期的肠系膜动脉狭窄可能在最终闭塞之前的几个月就已引起了慢性肠系膜缺血症状 [10]。因此，对于已有肠系膜缺血症状的患者，突发腹痛，在证明有其他原因之前，应视为急性肠系膜缺血。

非阻塞性肠系膜缺血（non-occlusive mesenteric ischaemia，NOMI）首次由 Ende 在 1958 年 [11] 进行了描述，其次的常见情况是约发生在 20% 的病例中 [3, 5, 6]。患者通常由于其他原因出现危重情况，肠系膜缺血则是由于血管收缩导致内脏循环血流减少所致，可能是由心源性休克、低血容量或有血管收缩作用的正性肌力药物引起。即使在休克逆转后，肠系膜灌注不足仍可能持续数小时 [12, 13]。

MVT 是最少见的原因，约占 AMI 的 5%[14-16]。血栓形成过程被认为是从肠系膜上静脉开始并蔓延到门静脉，肠系膜下静脉通常不受影响。症状的发作更为隐匿，可能会有数天的病史。引起的原因与其他所有血栓形成的情况相同：血流缓慢，凝血异常，血管壁损伤（Virchow 三联征）。最常与高凝状态，腹部创伤或腹腔内脓毒症有关 [17-20]。诊断通常是在剖腹探查手术中做出的，严重程度可以包括节段性肠系膜静脉血栓一直到整个门静脉血栓形成（问题 2：B 和 E）。

AMI 的明确诊断提出了一个两难的问题。是否应该为了明确诊断而拖延时间，并且冒险将一个可挽回的局面转变成一个不可挽回的局面 [21]？没有什么证据可以作为推荐的依据。但是，如果患者心血管稳定，症状轻微，并且能及时进行血管造影，就可以进行明确的诊断（图 29-1）。一些作者建议在复苏阶段进行床边彩超检查 [22, 23]；这种方法比血管造影术耗时少，但需要相当的技术，而且并不总能实现。此外，影像还常常由于肥胖和（或）肠道内气体受到影响。

胸部超声心动图可用于鉴别心源性栓塞，并有助于做出术后抗凝的决定。然而，它不如经食管超

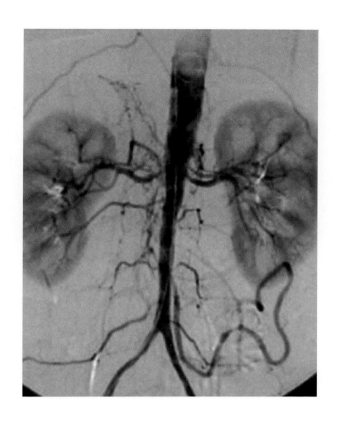

◀ **图 29-1**　主动脉粥样硬化狭窄，腹腔干、肠系膜上动脉未见显影

声检查左心房栓子敏感，还可能会浪费宝贵的时间。CT 增强扫描可用于鉴别肠系膜静脉血栓[24]。这与剖腹探查并不矛盾，因为很可能需要肠切除术。如果有明确的腹膜炎的证据和对 AMI 的高度怀疑，那么患者应该迅速复苏，然后紧接着进行急诊开腹手术（问题 3：**B** 和 **E**）。

为了回答第 4 个问题，我们必须确定 AMI 的病因。在我们的病例中，肠系膜上动脉有栓子形成。沿腹部中线行纵行长切口，这样可以很好地暴露病变。进入腹部后，对内脏及其缺血程度进行一个快速检查，可以为我们提供一些有关 AMI 病因方面的信息（见下文）。此时，手术的主要目的是恢复可能存活的缺血内脏的血流。要做到这一点，需要提起横结肠系膜，确认十二指肠悬韧带，并牵开十二指肠的第四部分。触诊肠系膜的根部来感受肠系膜上动脉搏动。如果像我们的病例一样，AMI 是由于栓塞引起的，那么应该可以触及近端的搏动，十二指肠空肠弯曲和近端几厘米的空肠应该是存活的。栓子通常停留在距离 SMA 起点 3～8cm 的不同部位，通常出现在结肠中动脉的位置[6, 8, 21]（图 29-2）。

为了暴露肠系膜上动脉，可沿 SMA 血管路径切开横结肠系膜下缘，暴露长约 5cm 的动脉，用硅胶带悬吊。此时，如果患者以前没有肝素化，那么他们应该一次性静脉注射 5000U 的普通肝素。将游离后的动脉纵行切开（在血管的左侧缘，如果需要旁路的话以便于放置移植物）[21]，用 3F 或 4F 的 Fogarty 取栓导管分别向上、下进入血管腔内取出栓子。一旦达到足够的反向和顺向血流，应该用肝素化生理盐水冲洗血管，然后使用 6-0 或 7-0 Prolene 血管缝线单纯缝合动脉或进行补片（取决于切口大小）。

此刻应提醒麻醉师内脏即将再灌注。缺血性内脏积聚的代谢物会迅速从肠系膜静脉循环进入体循环，引起突然的循环衰竭，并在数小时内导致全身炎症反应综合征（systemic inflammatory response syndrome，SIRS）的发生。重建坏死肠管的血运没有意义，事实上，这很危险。毫无疑问，已经坏死的肠管应该在

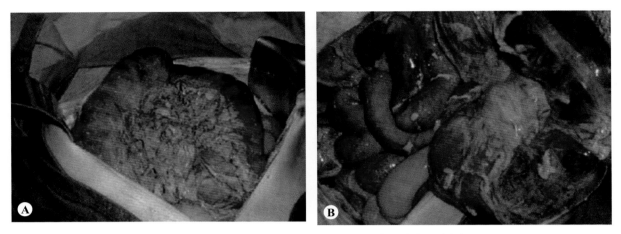

▲ 图 29-2　肠系膜上动脉动脉粥样硬化性闭塞所致中肠片状梗死

血运重建之前切除。需要注意的是，如果在打开腹部时，整个小肠呈黑色，并且有不可逆转缺血，那么最合适的做法就是关闭腹部，让患者在吗啡的作用下保持舒适：死亡通常会在几个小时内发生。

如果在肠系膜上动脉起始处没有触及搏动，那么血运重建策略与慢性内脏缺血相似（见第 25 章）。在这种情况下，尝试取栓会失败，因为导管不能通过闭塞段。可选择的方法是从肾下主动脉逆行转流至 SMA、从上段腹主动脉顺行转流（如果腹腔动脉闭塞，可以同时重建）、主动脉肠系膜动脉内膜切除术或腹主动脉与 SMA 之间的侧 - 侧吻合术。因为细菌的跨壁迁移可能会污染移植物，所以应该避免使用假体材料。此外，如果下段腹主动脉和髂动脉系统严重钙化，那么最好选择上段腹主动脉作为旁路的流入道。在搭桥手术中采用临时转流管进行即时远端灌注是较为明智的选择[21]。

在这个过程中，需要再次检查内脏，切除任何可疑的肠道。如果患者年轻健康，那么最好切除所有坏死的肠道，将剩余部分外置，并考虑长期全肠外营养或小肠移植。如果没有证据显示动脉损害，而 SMA 可触及搏动，那么就应该怀疑 NOMI 或者 MVT。

NOMI 通常会导致广泛的片状缺血。治疗方面包括切除明显不能存活的肠道，尽可能保守治疗。剩下的肠管必须在 24～48h 后再次检查。在手术中，有几种策略可以用来改善肠系膜血流：多巴胺全身用药联合阿片类药物硬膜外给药[25]，罂粟碱（30～60mg/h）通过直接穿刺给药或经血管造影放置导管注入 SMA[13, 26, 27]。再次剖腹手术时，需要重新评估缺血的程度，如果坏死加重，可能需要放弃治疗。尽管采取了上述的治疗措施，令人沮丧的是，这种情况的死亡率仍然高达 70%～80%[13]。

MVT 剖腹探查典型表现是腹水、大网膜肿胀伴肠梗死。和 NOMI 一样，MVT 是通过切除不能存活的肠管来处理的，这种情况通常在小肠有明显的分界线。再次强调，二次剖腹探查是必需的，肝素和后续的华法林抗凝是必须要求，因为 MVT 的复发率很高。对所有潜在血栓前状态的病变进行筛查并长期抗凝能够提高生存率[28, 29]。

在关于 MVT 的两项研究中已证实了溶栓治疗的成功性，在这两项研究中应用非侵袭性手段明确诊断，而且腹膜刺激征没有再进一步发展[30, 31]。静脉血栓清除术也被报道在少数病例中成功实施[19, 32–34]。这个过程可能会很困难，因为腹膜通常是水肿的（问题 4：B 和 D）。

缺血的典型特征是水肿、肠蠕动丧失、表面无光泽、浆膜染色、肠系膜动脉搏动消失、伴或不伴穿孔的坏疽（图 29-3）。手术要确定的是，在血运重建（如果是合适或可行的）之后，需要切除多少

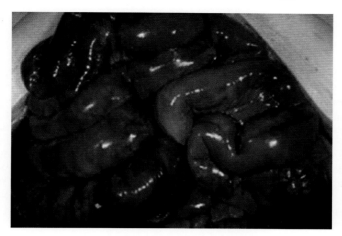

▲ 图 29-3　肠道显示固定染色特征

小肠。一旦脏器得到良好的血供，然后可逆的缺血部分应该能够存活，其余部分需要切除。除观察和触诊外的辅助检查还有连续波多普勒超声、脉搏血氧仪和荧光素染料[35]。下面的问题是，将肠管的断端外置还是进行吻合？反对外置造瘘的理由是，许多情况下造瘘可能是必要的，而这并不能保证中间的节段不会随后出现缺血。然而，这是非常安全的，避免了吻合端坏死的并发症，可以进行初步吻合，腹部敞开，用一个透明的袋子（切开盐水袋）[36]覆盖，使脏器在任何时候都能直接显示出来；然后根据肠道的外观计划进行二次剖腹探查[37]。如果 72h 后一切正常，患者情况稳定，就可以回到手术室按计划进行腹腔闭合术（问题 5：A、C 和 E）（问题 6：B 和 E）。

　　这些病例的短期管理需要人手和时间，但如果要取得最好的结果，就不能走捷径。

　　AMI 是可以治疗的血管急诊事件。它需要高度的临床怀疑，快速积极的复苏和诊断检查，以确定具体的潜在原因。在心脏功能好转或高凝状态纠正后，迅速、有针对性地进行血运重建。这种努力的目的在于最大限度地增加可抢救肠管的数量，这些策略是在这场危及生命的血管灾难事件中取得成功的基础。

参考文献

[1] Marston A. Diagnosis and management of intestinal ischaemia. Ann R Coll Surg Engl. 1972;50:29–44.

[2] Stemmer EA, Connolly JE. Mesenteric vascular insufficiency. Identification and management. Calif Med. 1973;118:18–29.

[3] Stoney RJ, Cunningham CG. Acute mesenteric ischemia. Surgery. 1993;114:489–90.

[4] Klempnauer J, Grothues F, Bektas H, Pichlmayr R. Long-term results after surgery for acute mesenteric ischemia. Surgery. 1997;121:239–2343.

[5] Montgomery RA, Venbrux AC, Bulkley GB. Mesenteric vascular insufficiency. Curr Probl Surg. 1997;34:941–1025.

[6] McKinsey JF, Gewertz BL. Acute mesenteric ischemia. Surg Clin North Am. 1997;77:307–18.

[7] Schoots IG, Koffeman GI, Legemate DA, Levi M, van Gulik TM. Systematic review of survival after acute mesenteric ischaemia according to disease aetiology. Br J Surg. 2004;91(1):17–27.

[8] Bergan JJ. Diagnosis of acute intestinal ischaemia. Semin Vasc Surg. 1990;3:143–8.

[9] Klass AA. Embolectomy in acute mesenteric ischaemia. Ann Surg. 1951;134:913–7.

[10] Dunphy JE. Abdominal pain of vascular origin. Am J Med Sci. 1936;192:109–12.

[11] Ende N. Infarction of the bowel in cardiac failure. N Engl J Med. 1958;258:879–81.

[12] Fry RE, Huber PJ, Ramsey KL, Fry WJ. Infrarenal aortic occlusion, colonic blood flow, and the effect of nitroglycerin afterload reduction. Surgery. 1984;95:479–86.

[13] Boley SJ, Sprayregan S, Siegelman SS, Veith FJ. Initial results from an aggressive roentgenological and surgical approach to acute mesenteric ischemia. Surgery. 1977;82:848–55.

[14] Rhee RY, Gloviczki P. Mesenteric venous thrombosis. Surg

Clin North Am. 1997;77:327–38.

[15] Bassiouney HS. Non-occlusive mesenteric ischaemia. Surg Clin North Am. 1997;77:319–26.

[16] Krupski WC, Selzman CH, Whitehill TA. Unusual causes of mesenteric ischaemia. Surg Clin North Am. 1997;77:471–502.

[17] Clavien PA, Durig M, Harder F. Venous mesenteric infarction: a particular entity. Br J Surg. 1988;75:252–5.

[18] Grewal HP, Barrie WW. Congenital antithrombin III deficiency causing mesenteric venous infarction: a lesson to remember—a case history. Angiology. 1992;43:618–20.

[19] Vates P, Cumber PM, Sanderson S, Harrison BJ. Mesenteric venous thrombosis due to protein C deficiency. Clin Lab Haematol. 1991;13:137–9.

[20] Tossou H, Iglicki F, Casadevall N, Delamarre J, Dupas JL, Capron JP. Superior mesenteric vein thrombosis as a manifestation of a latent myeloproliferative disorder. J Clin Gastroenterol. 1991;13:597–8.

[21] Whitehill TA, Rutherford RB. Acute intestinal ischaemia caused by arterial occlusions: optimal management to improve survival. Semin Vasc Surg. 1990;3:149–56.

[22] Nicoloff AD, Williamson WK, Moneta GL, Taylor LM, Porter JM. Duplex ultrasonography in evaluation of splanchnic artery stenosis. Surg Clin North Am. 1997;77:339–55.

[23] Jager K, Bollinger A, Valli C, Ammann R. Measurement of mesenteric blood flow by duplex scanning. J Vasc Surg. 1986;3:462–9.

[24] Clavien PA, Huber O, Mirescu D, Rohner A. Contrast enhanced CT scan as a diagnostic procedure in mesenteric ischaemia due to mesenteric venous thrombosis. Br J Surg. 1989;76:93–4.

[25] Lundberg J, Lundberg D, Norgren L, Ribbe E, Thorne J, Werner O. Intestinal hemodynamics during laparotomy: effects of thoracic epidural anesthesia and dopamine in humans. Anesth Analg. 1990;71:9–15.

[26] Aldrete JS, Han SY, Laws HL, Kirklin JW. Intestinal infarction complicating low cardiac output states. Surg Gynecol Obstet. 1977;144:371–5.

[27] Rivers SP. Acute non-occlusive intestinal ischaemia. Semin Vasc Surg. 1990;3:172–5.

[28] Jona J, Cummius GM, Head MB, Govostis MC. Recurrent primary mesenteric venous thrombosis. JAMA. 1974;227:1033–5.

[29] Matthews JE, White RR. Primary mesenteric venous occlusive disease. Am J Surg. 1971;122:579–83.

[30] Al Karawi MA, Quaiz M, Clark D, Hilali A, Mohamed AE, Jawdat M. Mesenteric vein thrombosis, non-invasive diagnosis and follow-up (US + MRI), and non-invasive therapy by streptokinase and anticoagulants. Hepato-Gastroenterology. 1990;37:507–9.

[31] Robin P, Gruel Y, Lang M, Lagarrigue F, Scotto JM. Complete thrombolysis of mesenteric vein occlusion with recombinant tissue-type plasminogen activator. Lancet. 1988;1:1391.

[32] Inahara T. Acute superior mesenteric venous thrombosis: treatment by thrombectomy. Ann Surg. 1971;174:956–61.

[33] Mergenthaler FW, Harris MN. Superior mesenteric vein thrombosis complicating pancreatoduodenectomy: successful treatment by thrombectomy. Ann Surg. 1968;167:106–11.

[34] Daune B, Batt M, Graglia JC, et al. Mesenteric ischemia of venous origin. The value of early computed tomography. Phlebologie. 1990;43:615–8.

[35] Tollefson DF, Wright DJ, Reddy DJ, Kintanar EB. Intraoperative determination of intestinal viability by pulse oximetry. Ann Vasc Surg. 1995;9:357–60.

[36] Agrawal T, Refson J, Gould S. Telly Tubby Tummy, a novel approach to the management of laparostomy. Ann R Coll Surg. 2001;83(6):440.

[37] Hanisch E, Schmandra TC, Encke A. Surgical strategies—anastomosis or stoma, a second look—when and why? Langenbeck's Arch Surg. 1999;384:239–42.

[38] Björck M, Koelemay M, Acosta S, et al. Editor's choice–management of the diseases of mesenteric arteries and veins clinical practice guidelines of the European Society of vascular surgery (ESVS) writing committee. Eur J Vasc Endovasc Surg. 2017;53:460–510.

肾血管性高血压
Renovascular Hypertension

Constantina Chrysochou　　Philip A. Kalra　著

第30章

病例报告

55 岁，男性患者，因间歇性跛行来院进一步检查。既往长期高血压，3 年前因心肌梗死行冠状动脉成型及支架植入。长期抽烟，极少饮酒。跛行距离约为 200m。2 个月前遵全科医生建议口服血管紧张素转化酶抑制药，同时口服利尿药和钙通道阻滞药来控制血压。查体发现双侧髂股动脉杂音，足背动脉可触及。血压仍然控制在 170/90mmHg。已经开始服用 α 受体拮抗药（多唑嗪）。

化验结果显示，自诊所就诊开始，其肾功能已经开始恶化，血清肌酐水平从 120μmol/L 上升到 180μmol/L，肾小球滤过率从 58ml/min 下降到 36ml/min。

问题 1：以下哪项陈述支持怀疑患者患有肾血管性疾病，导致他的血压控制不良？

A. 长期高血压。

B. 用三种不同的抗高血压药物控制血压仍有困难。

C. 从转诊到第一次临床就诊之间，肾功能出现了相对快速的恶化。

D. 他是有下肢间歇性跛行表现的动脉患者。

问题 2：明确肾血管源性高血压最合适的检查是什么？

A. 直接动脉内血管造影。

B. 卡托普利肾图。

C. 磁共振血管造影。

D. 计算机断层扫描血管造影。

E. 肾动脉的多普勒超声。

该患者磁共振成像显示弥漫性主髂动脉病变。左肾动脉开口处狭窄 90%，狭窄后扩张，肾脏长度为 10cm。右肾有两条肾动脉，较小的肾动脉狭窄率为 50%，肾脏长度 11cm。鉴于肾功能恶化和高血压控制较差，我们决定停止使用 ACEI，并继续进行干预。

问题 3：治疗肾动脉狭窄的最合适的血运重建方法是什么？

A. 主动脉肾动脉旁路。

B. 血栓性动脉内膜切除术。

C. 经皮腔内血管成形术和支架。

D. 经皮腔内血管成形术。

E. 肾切除。

问题 4：哪些是肾动脉 PTA 术后最常见的严重并发症？

A. 动脉破裂。

B. 闭塞。

C. 胆固醇微栓塞。

D. 对比剂相关的急性肾损伤。

E. 腹股沟血肿。

患者接受了经皮血管成形术，左肾动脉植入金属裸支架。右肾动脉不适合血管内治疗干预。手术顺利，无并发症发生，患者治疗后第 2 天被送回家，情况良好。

2 周后复查，血肌酐降低到 140μmol/L（eGFR49ml/min）。血压也有一定程度改善（165/90mmHg）。

问题 5：以下哪一项最适合他未来的管理？

A. 定期复查，注意控制血压和保护血管。

B. 肾动脉显像复查及可能的左肾动脉支架再置入。

C. 右肾动脉 PTA 和支架。

D. 左肾外科手术血运重建。

一、评论

肾血管性疾病很常见，在西方人群中动脉粥样硬化性肾血管性疾病（atheromatous renovascular disease，ARVD）占肾动脉狭窄（atheromatous renovascular disease，RAS）的 90%。其余的主要是由于肌纤维发育不良（fibromuscular disease，FMD），在年轻患者中通常表现为高血压。

过去 20 年中，ARVD 患者数量稳步增加[1]。同其他传统的大血管动脉粥样硬化病一样，ARVD 是一种年龄相关性疾病，其与冠状动脉疾病、充血性心力衰竭、主动脉 – 髂动脉和远端外周血管疾病（peripheral vascular disease，PVD）和脑血管疾病密切相关。在检查和治疗这些其他血管疾病中发现 ARVD 常提示预后不佳 [2, 3]。例如，15%～30% 的 CAD 患者合并 ARVD，其中约 5% 的患者 RAS ＞ 50%[4]。CAD 病变血管的数量和 RAS 的严重程度密切相关 [4]，反过来，前瞻性研究表明 RAS 的存在和严重程度，对这些 CAD 患者的生存产生了负面影响 [5]。由于解剖位置临近，主髂动脉疾病经常与 ARVD 相伴，研究表明，40%～45% 的 PVD 患者患有此病 [6]。

高血压人群 ARVD 发生率约为 2%[7]。相反的，约 90% 的 ARVD 患者合并高血压，但是，很难明确高血压是由 ARVD 直接导致的，还是只是两者相关。严格意义的肾血管性高血压，必须是纠正 RAS（通常通过血运重建）后治愈或显著改善的高血压。肾血管性高血压已被列为美国 5.2%[8] 透析人群终末期肾病（end stage renal disease，ESRD）的主要原因。随着人口老龄化的加剧，ARVD 的发病率可能会继续上升，心脏和肾脏疾病相关的医疗保健系统负担也将继续增加。

引起临床医生怀疑 ARVD 的临床特征如下所示。

- 有心血管危险因素的患者，如吸烟者、2 型糖尿病患者、其他血管床有动脉粥样硬化证据者。
- 高血压快速发病的年轻人（FMD）。
- 先前控制良好的原发性高血压的快速恶化。
- 恶性 / 加速性高血压或高血压危象。
- 三种（或更多）药物的抵抗的高血压。
- 高血压和肾功能恶化。
- 肾素血管紧张素阻滞药（renin angiotensin blocking，RAB）（ACEI、血管紧张素受体拮抗药或肾素抑制药）开始治疗时肾功能受损。
- 一过性肺水肿。
- 上腹部、侧腹或背部杂音。
- 影像学上肾脏大小相差＞ 1.5cm。

在我们的患者中，伴随血管疾病和明显的吸烟史者高度怀疑 ARVD。RAB 应用后患者肾功能的突然恶化和高血压控制不良均支持进一步检查肾血管性高血压（问题 1：B 至 D）。

许多放射学技术已被用于研究 RAS 的存在。这些方法都有其优点和缺点。磁共振血管造影、计算机断层血管造影和多普勒超声是最常用的三种放射学方法，因为它们无创，可以合理估算 RAS 的程度。最合适的放射治疗方法取决于患者的可用性和肾功能水平，这是由于严重肾功能障碍患者存在的肾源性系统性纤维化（nephrogenic systemic fibrosis，NSF）和对比剂肾病的风险（见下文）。以下简要介绍各种调查方法。

二、磁共振血管造影

优点：钆增强的 MRA（Gd）可无创、快速、准确地检测 RAS 的程度 [9-11]，并且具有高特异性和敏感性（图 30-1）。磁共振成像有评估肾脏实质功能和形态学特征的潜力。

缺点：钆增强 MRI 与中重度肾功能损害患者 NSF 的发生有关 [12, 13]，该病以皮肤增厚、全身纤维化甚至死亡为特征。英国人类药物委员会（UK Commission on Human Medicines）的指南建议，某些类型的含 Gd 药物不应用于晚期 CKD 患者，对 CKD4 期和 5 期患者谨慎进行 MRA 检查 [14]。磁共振成像的

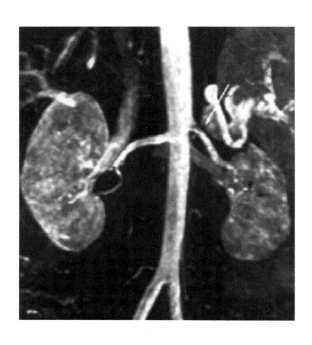

◀ 图 30-1　磁共振血管造影图像显示左肾动脉狭窄（白箭），狭窄处远端肾脏萎缩

其他禁忌证包括有金属植入物（如心脏起搏器）和幽闭恐惧症的患者。

三、计算机断层血管造影

优点：CTA 可以在较短的时间内获得大量数据。它有与 MRA 检测 RAS 相似的敏感性 / 特异性（图 30-2）。

缺点：CTA 的缺点是需要使用大量潜在肾毒性的碘化对比剂，这可能会导致 GFR 较低的患者出现对比剂肾病。患者也暴露在相对高剂量的电离辐射中，RAS 的存在和程度往往会被严重的钙化所掩盖。

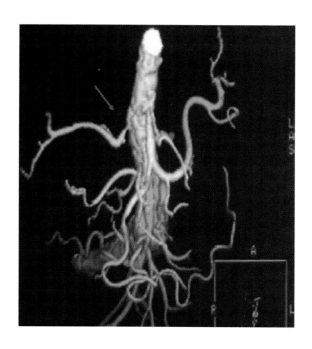

◀ 图 30-2　CTA 红箭显示狭窄区域

图片由 Dr. Alistair Cowie，Radiology Department，Salford Royal Hospital 提供

四、动脉内血管造影术

优点：准确评估 RAS 的程度。通常只用于证实肾血管成形术中存在 RAS。

缺点：这是一种侵入性操作，是评估 ARVD 最贵的方法。它只能提供二维图像，而且存在对比剂肾病的风险。

五、多普勒超声（Duplex ultrasonograph，DU）

优点：DU 对 RAS 的检测很敏感，并且多普勒波形可以提供远端和肾内动脉硬化的指示。彩色或功率多普勒超声对比剂的使用在功能评估中更有前景，但仍是实验性的创新。

缺点：研究耗时，依赖于操作员，已被证明受到观察者自身和不同观察者广泛的影响。

动脉内多普勒：允许使用肾内血流速度测量值来评估远端血管疾病[15]。然而，这是一种有创操作，临床不常规使用。

卡托普利肾图：现在来讲是一种过时的技术，很少用于检测功能显著的 RAS，除非在肾功能正常的真正的肾血管性高血压。它对 CKD 的诊断作用有限。Meta 分析显示，卡托普利肾造影术在检测 RAS 方面已被证明不如 CTA 和 MRA[16]。

问题 2 最合适的放射技术的选项是 C、D 或 E。我们的患者接受了 MRA 检查。

六、治疗

ARVD 治疗的重点之一是改善血压，以减轻心血管负担和预防肾功能下降。然而，近年来 ARVD 的治疗一直是争论的焦点，特别是因为肾血运重建治疗可能改善患者的预后。在过去，关于血运重建后的结果，缺乏高质量的证据，但在 2009 年下半年，ASTRAL 试验的初步结果发表了，该研究招募了 800 多名患者[17]。

（一）药物治疗

ARVD 是弥漫性血管疾病过程的一部分，肾外血管病理是不良预后的主要原因。心血管保护是主要的治疗手段。生活方式的改变包括戒烟。患者应该接受抗血小板药物和他汀类药物[18]。应用并调整抗高血压药物，以达到血压小于 130/80mmHg，尽管这可能是一个很难实现的目标，因为就像在某些情况下看到的，高血压和动脉僵硬是一种长期的关系。患者通常需要几种降压药物的组合才能有效控制血压。如有可能，建议增加 RAB。这可能会引起争议，因为指南建议在双侧 RAS 患者或独肾合并 RAS 患者中谨慎使用 ACEI/ARB，由于其可诱导肾小球静水压降低并导致 GFR 的急性降低。然而，通过仔细调整剂量和检测肾功能（ACEI/ARB 应用 7～10 天后和每次剂量增加后），可以早期发现这种严重的并发症。当肌酐升高大于 25% 时应该停止用药。当出现肾脏功能恶化时，血管重建正在成为允许这些有益药物继续使用的一种手段，尽管这方面仍有待研究。RAB 的其他好处包括减少蛋白尿[19] 和左心室肥厚[20]，这两种都是 ARVD 死亡率的重要独立预测因子（如同其他原因的 CKD 患者）。

（二）血管重建

在新诊断的 ARVD 病例中，16% 的患者进行肾血管重建手术[1]。在过去 20 年中，血管腔内技术的应用增加患者行血管重建的能力，现在外科手术的比例＜ 2%（相比 1992 年为 35%[21]）。肾血管重建的指征有广泛的共识支持（尽管非证据为基础）。

- 预防或治疗危及生命的一过性肺水肿[22-24]。
- 缓解严重狭窄以保留肾体积。
- 导致急性肾损伤的急性闭塞[25, 26]（图 30-3）。
- 对多种药物抵抗的肾血管性高血压[27]。

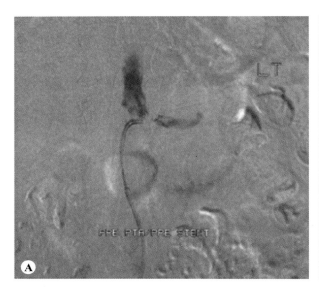
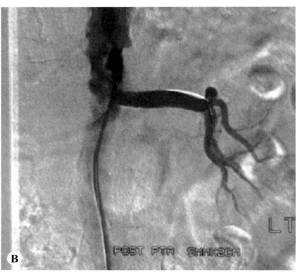

▲ 图 30-3　**A.** 左肾动脉主干血管重建前；**B.** 血管成形 / 支架植术后，肾动脉通畅性和血流恢复
图片由 Dr. Nicholas Chalmers，Radiology Department，Manchester Royal Infirmary 提供

除了这些适应证之外，研究表明，在高血压的控制，尤其是肾功能的结果方面，血运重建的效果优于保守药物治疗。到目前为止，尚缺乏有力证据的随机对照试验来检测差异，而且在其他研究中，患者结果也是不一致的。血管成形术和支架治疗肾动脉病变（Angioplasty and Stent for Renal Arterial Lesions，ASTRAL）[17]试验在 2009 年报告了其初步发现，它是迄今为止最大的来自英国的随机对照试验，比较了 806 例具有明显解剖学意义的 ARVD 患者的药物治疗与血管重建治疗结果。在平均 34 个月的随访期内，同临床相关但相对无症状的 ARVD 人群相比，血运重建在肾功能（主要终点）、收缩压或舒张压、心血管事件或死亡率等方面没有明显获益。以美国为基础的肾动脉粥样硬化病变患者的心血管结果试验（Cardiovascular outcomes in Renal Atherosclerotic lesions，CORAL），随机选择了 947 例患者，其中或行支架植入加药物治疗，或者单独药物治疗。该实验最初的设计旨在克服 ASTRAL 中缺陷，只有血流动力学证实严重肾动脉狭窄和收缩期血压在至少两种降压药物控制下仍为 155mmHg 或更高的患者才能入组。狭窄程度通过血管造影和跨病变段压力差来评估测量，严重狭窄为狭窄率＞ 80% 狭窄或

狭窄率 60%～80% 之间但跨病变段压力差 ≥ 20mmHg。然而，由于患者入组缓慢，纳入标准不得不放宽。到研究结束时，血管造影平均狭窄率为 67%，与 ASTRAL 相似，只有 20% 的患者狭窄率 ＞ 80%。在 CORAL 实验中，患者的平均 eGFR 为 58ml/(min・1.73m²)，有些患者高血压控制不加，肾功能迅速恶化，一过性肺水肿复发，这些患者并不具有代表性。在中位随访期 43 个月后，结果发现血管重建并没有明显的临床获益[28]。

在该人群中，毫无疑问，一些患者的肾功能和血压控制将得到明显改善，进一步的分析将用于评估一系列临床和研究特征是否可靠地确定这一亚群。少数在血运重建术后得到改善的患者被归类为"功能显著"RAS，但更重要的是，他们的肾实质并未因先前的缺血和高血压应激而造成不可挽回的损害。

我们的患者接受了经皮左肾动脉血管成形术和支架置入术（问题 3：C）。在 RAS 患者中，支架血管成形术已广泛取代了普通球囊血管成形术，因为支架置入术有良好的短期和长期血管造影结果[25, 29-31]，尤其是很低的再狭窄率，再狭窄在开口处动脉硬化性病变中常见，可能是因为弹性回缩和斑块抵抗所致。其他好处还包括减少了肾素和血管紧张素的产生[31]和更大的管腔扩张。此外，腔内技术降低了开放手术相关的发病率和死亡率[32]。技术的发展如药物洗脱支架[33]和远端保护装置（如球囊或滤器，操作时在远端放置，用以在脱落的动脉粥样硬化和血栓碎片到达肾毛细管床之前将其捕获）的应用可能会提高血管重建的安全性和有效性。同时接受糖蛋白 IIb/ IIIa 抑制药和栓塞保护装置的患者在远置过滤器中富含血小板栓塞的发生率较少[34]。这些措施尚未被广泛使用，但即使使用，肾功能仍有可能继续恶化[35]。

即使是血管内血运重建术也是可能存在很大风险的操作。文献报道高达 25% 的[36]患者可能会发生并发症[36]，其中大多数是轻微的，如腹股沟区挫伤和穿刺点血肿，或者暂时性肾功能恶化，可能由对比剂引起。然而，在 ASTRAL 实验中，有 6.8% 的患者出现严重的并发症包括主要的肾动脉异常（假性动脉瘤的形成、血栓形成和闭塞和肾动脉夹层）、胆固醇栓塞甚至死亡（问题 4：D 和 E）。

治疗 RAS 有一系列的外科手术选择包括主动脉移植和肾动脉搭桥术、主动脉肾动脉旁路术、主动脉肾动脉内膜切除术和解剖外旁路术。至少 70% 的接受手术修复的患者患合并有主动脉病，大多数临床医生在面对伴有复杂主动脉 – 肾动脉疾病的 RAS 患者时，都会建议进行外科手术治疗。由于文献中阳性报道偏倚和许多相对较小的病例，手术血运重建后的结果不确定。然而，一项在 1974—1987 年对 222 例患者进行的回顾性研究，平均随访 7.4 年，显示手术死亡率 2.2%，高血压改善 72.4%，肾功能保留 71.3%[37]。

七、预后

ARVD 的存在提示预后谨慎。合并有明显临床表现的心血管疾病时往往表现为高心血管事件发生率[38, 39]和死亡率。事实上，死亡的风险几乎是进行肾替代疗法（renal replacement therapy，RRT）的 6 倍[1]。确实需要使用 RRT 的患者的预期寿命较短[8, 40]。然而，随着管理的改善（如血压的控制和他汀类药物的使用），RAS 病变随着时间推移而进展的自然趋势是可控的[18]。ASTRAL 研究观点表明心血管危险因素的控制对降低 ARVD 死亡率有影响。在 ASTRAL 实验中，所有患者总的年死亡率约为 8%

（平均年龄为 70 岁），是之前最大的 ARVD 患者流行病学队列研究（美国医疗保险人群包括 67 岁以上患者 5% 的随机样本）死亡率 16.3% 的一半，该研究实施于 2001—2002 年 [1]。在 ASTRAL 实验中，1 年随访期内 85% 的患者接受他汀类药物，80% 的患者接受抗血小板药物治疗。这类患者随访期间管理的重点包括生活方式改变的建议，血压的控制和肾功能的检测（问题 5：A）。

参考文献

[1] Kalra PA, Guo H, Kausz AT, et al. Atherosclerotic renovascular disease in United States patients aged 67 years or older: risk factors, revascularization, and prognosis. Kidney Int. 2005; 68(1):293–301.

[2] Gray BH, Olin JW, Childs MB, Sullivan TM, Bacharach JM. Clinical benefit of renal artery angioplasty with stenting for the control of recurrent and refractory congestive heart failure. Vasc Med. 2002;7(4):275–9.

[3] Zeller T, Muller C, Frank U, et al. Survival after stenting of severe atherosclerotic ostial renal artery stenoses. J Endovasc Ther. 2003;10(3):539–45.

[4] Harding MB, Smith LR, Himmelstein SI, et al. Renal artery stenosis: prevalence and associated risk factors in patients undergoing routine cardiac catheterization. J Am Soc Nephrol. 1992;2(11):1608–16.

[5] Conlon PJ, Little MA, Pieper K, Mark DB. Severity of renal vascular disease predicts mortality in patients undergoing coronary angiography. Kidney Int. 2001;60(4):1490–7.

[6] Missouris CG, Buckenham T, Cappuccio FP, MacGregor GA. Renal artery stenosis: a common and important problem in patients with peripheral vascular disease. Am J Med. 1994;96(1):10–4.

[7] Derkx FH, Schalekamp MA. Renal artery stenosis and hypertension. Lancet. 1994;344(8917):237–9.

[8] Guo H, Kalra PA, Gilbertson DT, et al. Atherosclerotic renovascular disease in older US patients starting dialysis, 1996 to 2001. Circulation. 2007;115(1):50–8.

[9] van den Dool SW, Wasser MN, de Fijter JW, Hoekstra J, van der Geest RJ. Functional renal volume: quantitative analysis at gadolinium-enhanced MR angiography—feasibility study in healthy potential kidney donors. Radiology. 2005; 236(1):189–95.

[10] Bakker J, Olree M, Kaatee R, et al. Renal volume measurements: accuracy and repeatability of US compared with that of MR imaging. Radiology. 1999;211(3):623–8.

[11] Coulam CH, Bouley DM, Sommer FG. Measurement of renal volumes with contrast-enhanced MRI. J Magn Reson Imaging. 2002;15(2):174–9.

[12] Grobner T. Gadolinium—a specific trigger for the development of nephrogenic fibrosing dermopathy and nephrogenic systemic fibrosis? Nephrol Dial Transplant. 2006; 21(4): 1104–8.

[13] Marckmann P, Skov L, Rossen K, Heaf JG, Thomsen HS. Case-control study of gadodiamide-related nephrogenic systemic fibrosis. Nephrol Dial Transplant. 2007;22(11): 3174–8.

[14] Commission on Human Medicines. Nephrogenic systemic fibrosis (NSF) with gadolinium-containing magnetic resonance imaging (MRI) contrast agents: update. Medicines and Healthcare Products Regulatory Agency Web site. http://www.

mhra.gov.uk/Safetyinformation/Safetywarningsalertsandrecalls/ Safetywarningsandmessagesformedicines/CON2030229. Accessed 1 Feb 2010. 26-7-0007. Ref Type: Internet Communication.

[15] Mounier-Vehier C, Cocheteux B, Haulon S, et al. Changes in renal blood flow reserve after angioplasty of renal artery stenosis in hypertensive patients. Kidney Int. 2004;65(1): 245–50.

[16] Vasbinder GB, Nelemans PJ, Kessels AG, Kroon AA, de Leeuw PW, van Engelshoven JM. Diagnostic tests for renal artery stenosis in patients suspected of having renovascular hypertension: a meta-analysis. Ann Intern Med. 2001;135(6): 401–11.

[17] Wheatley K, Ives N, Gray R, et al. Revascularization versus medical therapy for renal-artery stenosis. N Engl J Med. 2009;361(20):1953–62.

[18] Cheung CM, Patel A, Shaheen N, et al. The effects of statins on the progression of atherosclerotic renovascular disease. Nephron Clin Pract. 2007;107(2):c35–42.

[19] Treatment of adults and children with renal failure: standards and audit measures. 3rd ed. London: RCP London and the Renal Ass, 2002. 2007. Ref Type: Generic.

[20] Shekelle PG, Rich MW, Morton SC, et al. Efficacy of angiotensin-converting enzyme inhibitors and beta-blockers in the management of left ventricular systolic dysfunction according to race, gender, and diabetic status: a meta-analysis of major clinical trials. J Am Coll Cardiol. 2003;41(9): 1529–38.

[21] Kalra PA, Guo H, Gilbertson DT, et al. Atherosclerotic renovascular disease in the United States. Kidney Int. 2010;77(1): 37–43.

[22] Bloch MJ, Trost DW, Pickering TG, Sos TA, August P. Prevention of recurrent pulmonary edema in patients with bilateral renovascular disease through renal artery stent placement. Am J Hypertens. 1999;12(1 Pt 1):1–7.

[23] Pickering TG, Herman L, Devereux RB, et al. Recurrent pulmonary oedema in hypertension due to bilateral renal artery stenosis: treatment by angioplasty or surgical revascularisation. Lancet. 1988;2(8610):551–2.

[24] Messina LM, Zelenock GB, Yao KA, Stanley JC. Renal revascularization for recurrent pulmonary edema in patients with poorly controlled hypertension and renal insufficiency: a distinct subgroup of patients with arteriosclerotic renal artery occlusive disease. J Vasc Surg. 1992;15(1):73–80.

[25] Harden PN, MacLeod MJ, Rodger RS, et al. Effect of renal-artery stenting on progression of renovascular renal failure. Lancet. 1997;349(9059):1133–6.

[26] Scoble JE. Atherosclerotic nephropathy. Kidney Int Suppl. 1999;71:S106–9.

[27] Goldsmith DJ, Reidy J, Scoble J. Renal arterial intervention and angiotensin blockade in atherosclerotic nephropathy.

Am J Kidney Dis. 2000;36(4):837–43.

[28] Cooper CJ, Murphy TP, Cutlip DE, et al. Stenting and medical therapy for atherosclerotic renal-artery stenosis. N Engl J Med. 2014;370(1):13–22.

[29] Van de Ven PJ, Kaatee R, Beutler JJ, et al. Arterial stenting and balloon angioplasty in ostial atherosclerotic renovascular disease: a randomised trial. Lancet. 1999;353(9149):282–6.

[30] Iannone LA, Underwood PL, Nath A, Tannenbaum MA, Ghali MG, Clevenger LD. Effect of primary balloon expandable renal artery stents on long-term patency, renal function, and blood pressure in hypertensive and renal insufficient patients with renal artery stenosis. Catheter Cardiovasc Diagn. 1996;37(3):243–50.

[31] Zeller T, Frank U, Muller C, et al. Predictors of improved renal function after percutaneous stent-supported angioplasty of severe atherosclerotic ostial renal artery stenosis. Circulation. 2003;108(18):2244–9.

[32] Alhadad A, Ahle M, Ivancev K, Gottsater A, Lindblad B. Percutaneous transluminal renal angioplasty (PTRA) and surgical revascularisation in renovascular disease—a retrospective comparison of results, complications, and mortality. Eur J Vasc Endovasc Surg. 2004;27(2):151–6.

[33] Granillo GA, van Dijk LC, McFadden EP, Serruys PW. Percutaneous radial intervention for complex bilateral renal artery stenosis using paclitaxel eluting stents. Catheter Cardiovasc Interv. 2005;64(1):23–7.

[34] Cooper CJ, Haller ST, Colyer W, et al. Embolic protection and platelet inhibition during renal artery stenting. Circulation. 2008;117(21):2752–60.

[35] Holden A, Hill A. Renal angioplasty and stenting with distal protection of the main renal artery in ischemic nephropathy: early experience. J Vasc Surg. 2003;38(5):962–8.

[36] Tan J, Filobbos R, Raghunathan G, et al. Efficacy of renal artery angioplasty and stenting in a solitary functioning kidney. Nephrol Dial Transplant. 2007;22(7):1916–9.

[37] Steinbach F, Novick AC, Campbell S, Dykstra D. Long-term survival after surgical revascularization for atherosclerotic renal artery disease. J Urol. 1997;158(1):38–41.

[38] Edwards MS, Craven TE, Burke GL, Dean RH, Hansen KJ. Renovascular disease and the risk of adverse coronary events in the elderly: a prospective, population-based study. Arch Intern Med. 2005;165(2):207–13.

[39] Wright JR, Shurrab AE, Cheung C, et al. A prospective study of the determinants of renal functional outcome and mortality in atherosclerotic renovascular disease. Am J Kidney Dis. 2002;39(6):1153–61.

[40] Conlon PJ, Athirakul K, Kovalik E, et al. Survival in renal vascular disease. J Am Soc Nephrol. 1998;9(2):252–6.

第31章

中主动脉综合征

Midaortic Syndrome

James C. Stanley   Jonathan L. Eliason   著

病例报告

一名 15 岁患有神经纤维瘤病 –1（neurofibromatosis-1，NF-1）的男孩在接受学校运动队的筛查时被确认患有严重的高血压。他的血压是 225/110mmHg。他唯一的主诉是中度的体力活动出现下肢疲劳感。上腹部可闻及持续收缩期杂音，不随呼吸运动改变。足背动脉可触及，足趾毛细血管充盈良好。左心浊音界位于胸骨中线左侧 8cm，可触及心尖搏动。未闻及心脏杂音。心电图提示轻度左心室肥厚。他的胸片提示轻度心脏增大。无肋骨切迹，提示存在由于胸主动脉缩窄形成的侧支血管。他基本的血液化验和尿检正常。在他被转到我院之前，曾尝试右肾动脉的经皮血管内腔成形术。PTA 手术失败和难治性高血压导致他入院接受进一步的研究和治疗。

问题 1：他的主动脉及其分支成像最确切的方式是什么？

A. 超声造影。

B. 计算机断层动脉造影。

C. 磁共振血管造影。

D. 常规动脉造影（数字减影血管造影）。

因为 DSA 对小动脉能更好地显示，我们选择了常规血管造影来确定他的血管结构。DSA 发现腹主动脉狭窄，起始于腹腔干动脉水平，延伸至肾动脉下方，同时发现双肾动脉、腹腔干动脉及肠系膜上动脉开口处狭窄（图 31–1）。

之前的腹部超声发现腹主动脉中部、双肾动脉、CA、SMA 血流增快，超过 300cm/s，相比肾下主动脉流速为 125cm/s。超声显示的内脏和肾循环的解剖细节有限。同样，在 PTA 失败前获得的 MRA 也没有清楚地显示其主动脉分支狭窄的可疑解剖范围。

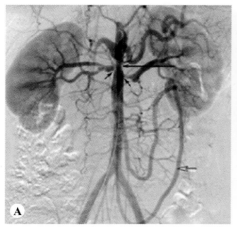
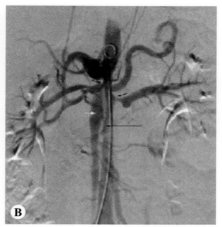
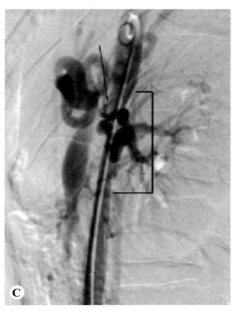

◀ 图 31-1　**A.** 血管造影图像提示肾上主动脉狭窄（长箭）和肾动脉近端异常（短箭），大的中结肠血管（空心箭）提示 SMA 或主动脉狭窄或两者兼而有之；**B.** 放大图像明确具有不规则附壁动脉瘤的双侧肾动脉开口处狭窄（短箭），中腹主动脉狭窄（长箭）和 SMA 近端扩张（白箭），假定是狭窄后扩张；**C.** 侧位血管造影证实主动脉（方括号）和近端 SMA 狭窄（箭）

问题 2：管理这个患者的主动脉疾病首选的治疗方案是什么？

A. 胸腹旁路手术。

B. 主动脉补片成形术。

C. 积极使用多种药物治疗，如 ACEI 和利尿药。

D. 经皮球囊血管成形术伴支架植入术。

E. 采用 16mm 聚四氟乙烯移植物进行胸腹旁路术。

问题 3：如何治疗这个患者的双肾和内脏动脉狭窄？

A. 狭窄段以外正常肾动脉和肠系膜动脉的主动脉植入。

B. 肾或肠系膜自体动脉移植物旁路。

C. 肾或肠系膜静脉移植物旁路术。

D. 球囊血管成形术。

左肾动脉和 SMA 端近端狭窄段被横切，修剪，并重新植入到相邻的肾下主动脉。右肾动脉采用髂肾动脉旁路术重建。

问题 4：如何治疗肾和内脏动脉疾病？

A. 在修复主动脉缩窄的同时。

B. 主动脉修复之外的时间。

C. B 和抗炎药（免疫抑制药）。

D. 与抗血栓药物（ASA、氯吡格雷）。

主动脉修复的同时治疗了肾动脉和 SMA 狭窄。

问题 5：主动脉缩窄修复后合适的随访研究有哪些？

A. 超声和运动踝肱指数。

B. CTA。

C. MRA。

D. 常规导管动脉造影。

患者在术后第 6 天出院前接受了常规的主动脉造影，以确认重建是否充分（图 31-2）。术前异常的双下肢灌注压力（双侧 ABI 为 0.75）术后变为正常（双侧 ABI 为 1.1）。

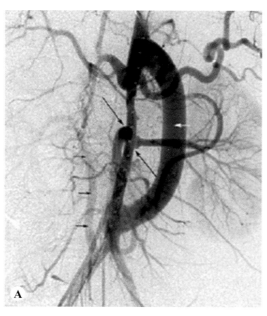
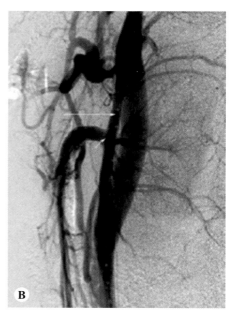

▲ 图 31-2　**A.** 术后前后位血管造影显示胸腹旁路术（白箭）、主动脉与 SMA 重建（长箭）和左肾动脉重建（长箭）及右髂肾动脉旁路（短箭）的通畅性满意；**B.** 侧位主动脉造影证实 SMA（短箭）在中腹主动脉（长箭）发育不全段的植入令人满意

评论

腹主动脉缩窄是一种罕见的疾病，可导致高血压，其中包括许多不同的病因和不同的治疗方法[1-22]。鉴于儿童原发性高血压实际并不存在，简单药物干预难以控制的持续高血压应该怀疑存在继发性高血压的可能。NF-1 和其相关的动脉狭窄的存在应该被怀疑为中主动脉综合征，这些患者后期通常合并内脏和肾动脉闭塞。

主动脉缩窄特征：早期对 119 例患者的回顾研究发现，肾上缩窄占 11%，肾动脉区内缩窄占 54%，肾下缩窄占 25%，弥漫性主动脉发育不全占 12%[8]。一项来自密歇根大学的现代系列研究显示，69% 为肾动脉上，23% 肾动脉区内，8% 肾动脉下的腹主动脉缩窄。后者反映了更现代的主动脉狭窄的分类，基于更好的狭窄水平[17]。事实上，该疾病中，决定主动脉重建复杂性最重要的是病变范围，同单独的肾动脉狭窄相比，累及腹腔干动脉和肠系膜上动脉具有很大的差别。大部分主动脉缩窄是微小的血管，通常是代表发育性病变生长不足的沙漏型缩窄，或大动脉炎样的环周缩窄。这种形态学变化最好通过详细的成像来识别（问题 1）。

相关的肾动脉和内脏动脉疾病：据报道，约 80% 的腹主动脉进展性病变合并肾动脉狭窄[8]，这与最近的一项密歇根大学系列研究中报道的 87% 合并肾动脉狭窄或闭塞是一致的[17]，内脏动脉闭塞性疾病既往报道影响 22% 的腹主动脉缩窄患者[8]。内脏动脉受累的真实发生率可能要高得多，因为这些患者在评估时，并没有常规地行侧位动脉造影。最近的密歇根大学的系列研究中包含更完整的影像，显示 62% 患者合并有 CA 或 SMA 狭窄和闭塞，其中合并两根血管病变的占 82%[17]。同腹主动脉中心段狭窄相比，肾上或肾下缩窄远离 CA 或 SMA 时，较少合并分支狭窄。这些分支动脉的狭窄的存在需要详细的影像来确定（问题 1）。

发病机制：许多腹主动脉缩窄与胎儿发育第 25 天左右发生的事件有关。当时，两个胚胎背侧主动脉融合并失去它们的中间壁，形成一个单一的血管。两个胚胎背侧主动脉的过度融合或它们不融合伴其中一个血管的闭塞都将导致主动脉狭窄[23]。两个原始背侧主动脉的发育过度融合在主动脉直径减小的患者中得到支持，这些患者有单一腰椎动脉起源[17, 24]。

在近一半的肾上和肾内腹主动脉缩窄的患者中，单侧或双侧肾有多支肾动脉，超过了一般人群中的 25%～35%，同时也支持了这些狭窄的发展病因[8, 16]。正常的主动脉发育发生在相同的胚胎时期，多个后肾动脉逐渐消失，只留下一个肾动脉。这一肾动脉被认为是由于其相对于邻近后肾血管的血流动力学优势所控制。如果主动脉变窄，这一主要肾动脉附近可能会发生血流障碍，削弱其血流动力学优势，使邻近的后肾通道持续存在。远离肾动脉的主动脉变窄较少与多个肾动脉有关，也进一步证实了这一发育假说[8, 16, 17, 25]。

病毒介导的事件可能阻碍胎儿间充质组织向血管平滑肌过渡或改变子宫组织和生长，并导致主动脉狭窄。例如，风疹病毒可以杀灭细胞和抑制细胞复制，因此发生内膜纤维发育不全和主动脉发育不全[26-29]。事实上，16.5% 的先天性风疹综合征患者的主动脉和大弹性动脉中有纤维增生性内膜疾病[28]。

NF-1 患者表现出异常高频率的动脉异常即发育性腹主动脉缩窄和肾动脉狭窄[30]。由于 NF-1 的性质多变，并且在腹主动脉缩窄患者中很少进行基因分析，因此这种疾病的确切发病率尚不清楚。然而，最近密歇根系列研究中 29% 的患者诊断为 NF-1[17]。神经纤维瘤病的主要病理似乎与异常的平滑肌生长有关，而并非是神经元压迫或侵犯动脉壁 [31, 32]。类似的事件可能会影响 Alagille 综合征 [33] 和 Williams 综合征患者 [34]。

主动脉炎伴外膜或外膜周纤维化及相关炎症细胞浸润，提示为活动性或慢性大动脉炎，是腹主动脉缩窄的另一公认原因。关于大多数腹主动脉缩窄是炎症性大动脉炎的一种变体，就像多发性大动脉炎一样，这种观点是相当有争议的，组织学结果并不支持这一观点 [21, 35]。这种原因导致的主动脉狭窄，在最近的密歇根系列研究中 [17]，只有 8% 的患者可疑，在亚洲和南美洲的次大陆人口中可能更常见。

临床表现：大多数主动脉综合征患者由于肾上或肾段主动脉缩窄而出现不受控制的高血压，常合并肾动脉狭窄。跨肾动脉狭窄或主动脉狭窄段血流量和压力的变化导致肾素 – 血管紧张素系统激活和随后的血压升高。这种形式的肾血管性高血压通常难以通过简单的药物来控制。偶尔有患者报告与运动相关的下肢疲劳，但真正的跛行是罕见的。大多数患者合并相关的内脏动脉闭塞性，但症状性肠缺血是非常罕见的 [17, 36]。在最近的密歇根系列研究中，超过 50% 的患者表现为内脏闭塞性病变，但只有 6% 的患者经历了肠绞痛 [17]。

腹主动脉缩窄通常在生命的第 10 年或第 20 年引起症状，但早期的综述指出，在实际确诊 [8] 之前，患者的平均年龄已达到 22 岁。未经治疗，该疾病常常与脑卒中、进行性左心室肥大伴充血性心力衰竭和短暂肺水肿有关，与肾功能不全相关性 [37] 较少见。在一项综述中，55% 的未治疗患者平均死亡年龄为 34 岁 [8]。

清晰的解剖成像对于建立正确诊断至关重要（问题 1）。深腹超声检查可以提供血管狭窄和血流速度增加的证据。超声检查可能对筛查有用，但它不足以提供关于小动脉中狭窄疾病的特征和位置的精确信息（问题 1：A）。MRA 是无创的，可以准确地判断主动脉分支和主动脉分支疾病。然而，当不存在严重的狭窄时，因为与湍流相关的失相现象，MRA 可能会提示严重的狭窄。这通常发生在动脉扭曲面，而实际并不存在狭窄（问题 1：C）。因此，在评估主动脉综合征患者的疾病模式时，多层 CTA 或导管相关的传统数字减影动脉造影都是优选的检查（问题 1：B 和 D）。

治疗方案：治疗主动脉缩窄最常见的两种方法仍然是开放手术 [17]。主动脉补片成形术，在技术上可行，最近已成为治疗孤立性腹主动脉缩窄的常用手段（问题 2：B）。胸腹旁路术在某些严重狭窄或缩窄段太长而不易放置补片的患者中可能是有利的，对合并肾动脉和内脏动脉的复杂患者也是如此（问题 2：A）。

胸腹旁路移植物通常起于膈上方的远端胸主动脉或膈肌裂孔处的腹腔干动脉上方，在左肾后面到远端主动脉 [17]。在某些患者中，主动脉暴露可能是通过胸腹切口经左侧第 6 肋或第 7 肋间隙，从腋后线延伸到肋缘、腹部，斜向到脐的右侧，或中线切口到耻骨上方。在年轻的儿童和青少年中，最常用的是脐上腹部横切口，横向延伸到腋后线，结合内脏的内侧旋转，可暴露腹腔干动脉至髂动脉起始部的腹主动脉（问题 2：A）。

涤纶移植物针织或编织胸腹移植物在很久以前使用，而膨体特氟隆移植物在近年来更常用，因为它们在植入后扩张性方面具有更大的稳定性 [17]。移植物直径应选择尽可能大，但不能过大以至于血栓积聚。在儿童中，其目标直径扩大要与主动脉相比并考虑预期生长情况，否则将导致移植物太小，无法维持正常的远端压力和流量。在理想的情况下，应该选择的移植物，其大小在患者成长为成人后不能表现为动能消耗收缩，这意味着移植物大小至少是成人主动脉直径的 60%～70%，这转化为在使用中移植物直径，幼儿 8～12mm，早期青少年 12～16mm，晚期青少年和成人 14～20mm[17]。在很小的孩子中，使用大的管道是不可能的。在年龄较大的儿童和青少年中，移植物长度被认为是一个不重要的问题，因为从膈肌到骨盆的轴向生长在 9 岁或 10 岁后的儿童晚期是最小的（问题 2：A）。

主动脉补片成形术通常是在缩窄段较短且直径足够大的情况下进行的，以允许完成吻合，而不需要从补片[17] 的对侧重叠缝合。在可能的情况下，儿童的补片应足够大，类似于胸腹移植物的大小，以便在成年后生长时不会收缩；但也不要太大，以免产生不稳定广泛的血栓。相比涤纶编制材料，膨体特氟隆材料再次被青睐，因为后者在植入后扩张的特性（问题 2：B）。

有些患者可考虑选择腹主动脉缩窄的腔内支架（问题 2：C）。目前的血管内技术似乎允许安全治疗远离 CA、SMA 和肾动脉局灶性狭窄，不包括紧密的纤维狭窄。腹主动脉缩窄的经皮腔内成形术于 1983 年[13] 首次报道。随后的病例报道描述了[1, 6] 这些病例向支架植入的过渡。事实上，单纯球囊成形术的早期和晚期失败就表明，支架植入是必要的，以克服这些通常是低塑性和高度纤维化的主动脉狭窄[7, 10, 17, 38] 的显著弹力回缩。作者仍然谨慎地接受所有患者均进行腔内治疗的长期益处，但成人的远离肾动脉的局限性狭窄除外。鉴于肾动脉和内脏动脉在腹主动脉缩窄中受到影响的频率很高，特别是处于生长期的年轻患者，可用于血管内修复数量可能有限（问题 2：C）。

腹主动脉缩窄修复术后再手术并不常见，但如果吻合口狭窄或患者随着年龄增加，初次手术的效果不足时，可能需要再次手术。目前密歇根系列中近 10% 的病例需要晚期辅助手术，这一事实支持了终身随访的重要性[17]。在该系列中的一个患者中出现补片区主动脉瘤样病变，发生在血管重建多年后，即她唯一一次怀孕的 2 年后，这值得引起注意。这可能和妊娠期激素和血压升高有关，因为在近 10% 接受胸主动脉收缩[39] 的患者中，胸主动脉收缩修复部位的妊娠相关主动脉直径增加了 1.5cm 或更多。虽然这一发现可能不能直接适用于腹主动脉缩窄修复中，但它确实证明了对那些随后怀孕的患者进行密切监测是合理的（问题 5）。

将入口狭窄处以远的肾动脉切除并吻合到邻近的主动脉，成为这些患者[17, 37] 肾血管重建的重要手段（问题 3：A）。在这种情况下，横断的肾动脉通常修剪成蹼状，以创造一个大的吻合口。主动脉最好行椭圆形的切开直径比植入的肾动脉直径 2 倍多一点。这将提供一个足够大的吻合口，不会随着孩子的成长而出现吻合口狭窄。年轻患者的吻合通常采用间断缝合。对于肾动脉直径较大的大龄青少年可采用连续缝合。肾动脉的植入多选择肾下腹主动脉。肾动脉的适当游离可能是必要的，以确保植入的肾动脉没有张力。将肾动脉分支或副肾动脉植入非病变的相邻主或节段肾动脉也包括血管的修剪和间断缝合。肾动脉肠系膜上动脉移植在其他地方被认为是危险的时可以将肾动脉植入肠系膜上动脉（问题 3：A）。

当需要旁路手术时，髂内动脉作为游离移植物的主肾动脉旁路已成为首选[17, 37]。髂内动脉通常包括下支，下支被切开，形成一个大的主动脉吻合口。从肾动脉到移植物的远端吻合是在髂动脉和肾动脉修剪后完成的，以增加吻合口的周长。这种卵圆形吻合较少发展为晚期狭窄，通常在很小的孩子行间断缝合，尽管连续缝合可用于较大直径的肾动脉。在这一经历的前 10 年，动脉旁路术的静脉移植物是标准的，但由于超过一半的移植物经历动脉瘤样变化，在过去的 25 年，它们没有得到青睐[17, 36]。然而，当没有其他替代方案存在时，静脉可以与放置在它们周围的针织涤纶套筒一起使用，以限制可能的移植物扩张（问题 **3**：**C**）。

不可修复的肾脏疾病往往是肾切除术的原因。当放射性核素肾显像证实肾功能明显丧失到总肾功能的 10% 以下时，就存在不可挽回的肾脏，这与由于实质组织丢失而长度 2～3cm 的小肾有关。不可修复的肾脏疾病也包括肾脏表现出多个肾内动脉瘤，不适合任何形式的原位或体外开放重建。在上述情况下，如果存在正常的对侧肾，肾切除术是合理的。

PTA 在小儿肾血管性高血压治疗中的作用仍存在争议。进展性疾病 PTA 后的失败是可预期的，因为狭窄处过多的弹性组织，可以预测将导致早期的弹性回缩，以及病变血管的直径较小，扩张可能导致血管损伤 [37]。然而，最近的少数报道表明导管干预获得了成功 [17, 36]，值得注意的是，如果正在治疗的疾病是静止期的主动脉炎，那么 PTA 治疗的结果可能比发育不良肾动脉接受治疗的结果更有益。然而，即使在前一种情况下，再发狭窄也很频繁（问题 **3**：**D**）。

同期或分期的主动脉和内脏动脉重建取决于非主动脉疾病的临床相关性及主动脉重建与受影响的主动脉分支的接近程度（问题 **4**）。当然，肾动脉狭窄和继发性肾血管性高血压需要积极的血管重建。CA 或 SMA 的中间仅适用于症状性病例。然而，主动脉成形术或肾血管重建将使随后的 CA 或 SMA 血管重建非常困难时，就存在预防性重建这些血管的指征（问题 **4**：**A**）。当主动脉重建远离 CA 或 SMA 时，如胸腹旁路术，同时进行内脏血运重建的可能性较小（问题 **4**：**B**）。

需要对接受腹主动脉缩窄手术治疗的患者进行长期随访。建议使用踝肱指数对下肢血流进行无创评估（问题 **5**：**A**）。如果存在血流减少的证据，应进行 MRA 或 CTA 检查（问题 **5**：**B 和 C**）。如果进行了肾动脉重建或肾血流依赖于主动脉重建的患者血压升高，则可以用常规动脉造影进行更详细的评估（问题 **5**：**D**）。

腹主动脉缩窄是一种复杂的血管疾病，通常并发肾动脉和内脏动脉疾病。个体化的治疗取决于解剖病变的模式、患者年龄和预期的生长潜力。90% 以上的患者经过细致的手术治疗后都将获得有益的结果。

参考文献

[1] Ballweg J, Liniger R, Rocchini A, Gajarski R. Use of palmaz stents in a newborn with congenital aneurysms and coarctation of the abdominal aorta. Catheter Cardiovasc Interv. 2006;68: 648–52.

[2] Bergamini TM, Bernard JD, Mavroudis C, Backer CL, Muster AJ, Richardson JD. Coarctation of the abdominal aorta. Ann Vasc Surg. 1995;9:352–6.

[3] Connolly JE, Wilson SE, Lawrence PL, Fujitani RM. Middle aortic syndrome: distal thoracic and abdominal coarctation, a disorder with multiple etiologies. J Am Coll Surg. 2002;194: 774–81.

[4] DeBakey ME, Garrett HE, Howell JF, Howell JF, Morris GC Jr. Coarctation of the abdominal aorta with renal arterial stenosis: surgical considerations. Ann Surg. 1967;165:830–43.

[5] Delis KT, Gloviczki P. Middle aortic syndrome: from presentation to contemporary open surgical and endovascular treatment (Editorial comment by JC Stanley included). Perspect Vasc Surg Endovasc Ther. 2005;17:187–206.

[6] Eliason JL, Passman MA, Guzman RJ, Naslund TC. Durability of percutaneous angioplasty and stent implantation for the treatment of abdominal aortic coarctation: a case report. Vasc Surg. 2001;35:397–401.

[7] Fava MP, Foradori GB, Garcia CB, Cruz FO, Aguilar JG, Kramer JG, Valdés FE. Percutaneous transluminal angioplasty in patients with Takayasu Arteritis: five year experience. J Vasc Interv Radiol. 1993;4:649–52.

[8] Graham LM, Zelenock GB, Erlandson EE, Coran AG, Lindenauer SM, Stanley JC. Abdominal aortic coarctation and segmental hypoplasia. Surgery. 1979;86:519–29.

[9] Hallett JW Jr, Brewster DC, Darling RC, O'Hara PJ. Coarctation of the abdominal aorta: current options in surgical management. Ann Surg. 1980;191:430–7.

[10] Lin Y-J, Hwang B, Lee P-C, Yang L-Y, Meng CCL. Mid-aortic syndrome: a case report and review of the literature. Int J Cardiol. 2007;123:348–52.

[11] Messina LM, Reilly LM, Goldstone J, Ehrenfeld WK, Ferrell LD, Stoney RJ. Middle aortic syndrome. Effectiveness and durability of complex arterial revascularization techniques. Ann Surg. 1986;204:331–9.

[12] Mickley V, Fleiter T. Coarctations of descending and abdominal aorta: long-term results of surgical therapy. J Vasc Surg. 1998;28:206–14.

[13] Nanni GS, Hawkins IF, Alexander JA. Percutaneous transluminal angioplasty of an abdominal aortic coarctation. AJR Am J Roentgenol. 1983;140:1239–41.

[14] Schechter C, Angelini P, Treistman B. Percutaneous balloon catheter angioplasty of coarctation of the abdominal aorta: report of two cases. Catheter Cardiovasc Diagn. 1985;11: 401–7.

[15] Stadlmaier E, Spary A, Tillich M, Pilger E. Midaortic syndrome and celiac disease: a case of local vasculitis. Clin Rheumatol. 2005;24:301–4.

[16] Stanley JC, Graham LM, Whitehouse WM Jr, Zelenock GB, Eriandson EE, Gronenwell IL, Lindenauer SM. Developmental occlusive disease of the abdominal aorta and the splanchnic and renal arteries. Am J Surg. 1981;142:190–6.

[17] Stanley JC, Criado E, Eliason JL, Upchurch GR Jr, Berguer R, Rectenwald JE. Abdominal aortic coarctation: surgical treatment of 53 patients with a thoracoabdominal patch aortoplasty, or interposition aortoaortic graft. J Vasc Surg. 2008;48:1073–82.

[18] Stiller B, Weng Y, Berger F. Images in cardiology. Mid aortic syndrome: a rare cause of reversible cardiomyopathy. Heart. 2006;92:640.

[19] Terramani TT, Salim A, Hood DB, Rowe VL, Weaver FA. Hypoplasia of the descending thoracic and abdominal aorta: a report of two cases and review of the literature. J Vasc Surg. 2002;36:844–8.

[20] Tummolo A, Marks SD, Stadermann M, Roebuck DJ, Mclaren CA, Hamilton G, Dillon MJ, Tullus K. Mid-aortic syndrome: long-term outcome of 36 children. Pediatr Nephrol. 2009;241: 2225–32.

[21] Vaccaro PS, Myers JC, Smead WL. Surgical correction of abdominal aortic coarctation and hypertension. J Vasc Surg. 1986;3:643–8.

[22] Wada J, Kazui T. Long-term results of thoracoabdominal bypass graft for atypical coarctation of the aorta. World J Surg. 1978;2:891–6.

[23] Wd'A M. Congenital stenosis of the abdominal aorta. Am Heart J. 1937;13:633–46.

[24] Arnot RS, Louw JH. The anatomy of the posterior wall of the abdominal aorta. Its significance with regard to hypoplasia of the distal aorta. S Afr Med J. 1973;47:899–902.

[25] Stanley JC, Zelenock GB, Messina LM, Wakefield TW. Pediatric renovascular hypertension: a thirty-year experience of operative treatment. J Vasc Surg. 1995;21:212–27.

[26] Esterly JR, Oppenheimer EM. Vascular lesions in infants with congenital rubella. Circulation. 1967;36:544–54.

[27] Siassi B, Glyman G, Emmanouilides GC. Hypoplasia of the abdominal aorta associated with the rubella syndrome. Am J Dis Child. 1970;120:476–9.

[28] Singer DB, Rudolph AJ, Rosenberg HS, Rawls WE, Boniuk M. Pathology of the congenital rubella syndrome. J Pediatr. 1967;71:665–75.

[29] Stewart DR, Price RA, Nebesar R, Schuster SR. Progressive peripheral fibromuscular hyperplasia in an infant: a possible manifestation of the rubella syndrome. Surgery. 1973;73:374–80.

[30] Halperin M, Currarino G. Vascular lesions causing hypertension in neurofibromatosis. N Engl J Med. 1965;273:248–52.

[31] Finley JL, Dabbs DJ. Renal vascular smooth muscle proliferation in neurofibromatosis. Hum Pathol. 1988;19:107–10.

[32] Greene JF, Fitzwater JE, Burgess J. Arterial lesions associated with neurofibromatosis. Am J Clin Pathol. 1974;62:481–7.

[33] Quek SC, Tan L, Quek ST, Yip W, Aw M, Quak SH. Abdominal coarctation and Alagille syndrome. Pediatrics. 2000;106:e9.

[34] Radford DJ, Pohlner PG. The middle aortic syndrome: an important feature of Williams' syndrome. Cardiol Young. 2000;10:597–602.

[35] Lande A. Takayasu's arteritis and congenital coarctation of the descending thoracic and abdominal aorta: a critical review. AJR Am J Roentgenol. 1976;127:227–33.

[36] Upchurch GR Jr, Henke PK, Eagleton MJ, Grigoryants V, Sullivan VV, Wakefield TW, Jacobs LA, Greenfield LJ, Stanley JC. Pediatric splanchnic arterial occlusive disease: clinical relevance and operative treatment. J Vasc Surg. 2002;35:860–7.

[37] Stanley JC, Criado E, Upchurch GR Jr, Brophy PD, Cho KJ, Rectenwald JE. Pediatric renovascular hypertension: 132 primary and 30 secondary operations in 97 children. J Vasc Surg. 2006;44:1219–29.

[38] Siwik ES, Perry SB, Lock JE. Endovascular stent implantation in patients with stenotic aortoarteriopathies: early and medium-term results. Catheter Cardiovasc Interv. 2003;59:380–6.

[39] Vriend WJ, Drenthen W, Pieper PG, Ross-Hesselink JW, Winderman AN, vanVeldhulsen DS, Mulder BJM. Outcome of pregnancy in patients after repair of aortic coarctation. Eur Heart J. 2005;26:2173–8.

第32章

肠系膜上动脉夹层

Superior Mesenteric Artery Dissection

Seon-Hee Heo　Young-Wook Kim　著

病例报告

一名 56 岁的男性因突然发作的严重腹痛去了急诊科。他在 4 天前出现腹痛，曾在另一家医院住院治疗。腹痛剧烈（数字评分量表，8/10），包括持续 5h 的持续性上腹痛（医院服用止痛药之前）。此后他患上了上腹部不适，尤其是饭后。他是一个社交酒徒，吸烟 30 年、戒烟史 4 年。既往无消化性溃疡症状史、酗酒、腹部钝性创伤、心律失常或腹部手术史或主动脉造影史。

初次就诊时的生命体征是血压 135/93mmHg（不使用降压药），脉搏率为 73 次 / 分，呼吸频率为 20 次 / 分，体温为 38.1℃。体格检查没有黄疸的迹象，腹部柔软且不膨胀，但在上腹部有轻度压痛。血液检查显示心肌酶、血清胆红素、淀粉酶、脂肪酶和血清电解质未见异常，但白细胞增多（WBC 为每微升 15 520 个，分段中性粒细胞 83%）和 C 反应蛋白水平增加（18.48mg/dl）。尿液分析、胸部 X 线检查和超声心动图未见明显异常。腹部平面 X 线检查（图 32-1）显示，除了小肠的轻微、节段性扩张外，并无显著异常。

问题 1（答案 C）：推荐哪些其他诊断方式来帮助诊断这个患者？

A. 胃镜检查。

B. 结肠镜检查。

C. 增强腹部 CT。

D. 肝胆超声检查。

E. 经导管主动脉造影。

在其他医院进行了初步的腹部 CT 增强扫描。我们发现近端肠系膜上动脉的长段狭窄和 SMA 中段

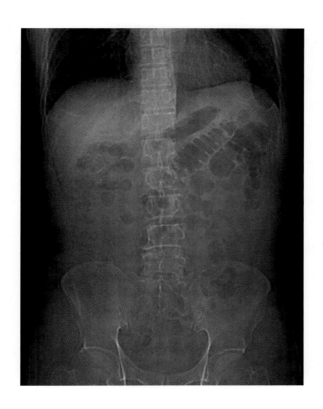

◀ 图 32-1　患者单纯腹部仰卧 X 线，
除小肠轻微节段膨胀外无明显异常

闭塞（图 32-2）。在医院，患者接受了禁食、静脉输液、静脉肝素抗凝和抗生素（头孢曲松和甲硝唑）治疗。经过 3 天的禁食和治疗后，腹痛明显改善，患者被允许摄入液体。

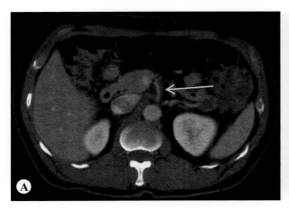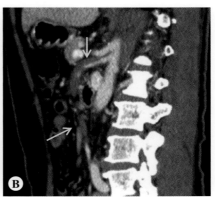

▲ 图 32-2　腹部增强 CT 图像显示，近端 SMA 狭窄和中段 SMA 闭塞
A. 轴向视图上近端 SMA 狭窄（箭）；B. CT 扫描矢状面图中 SMA 的部分闭塞（箭）

问题 2（答案 C）：什么情况是 SMA 长节段变窄和闭塞的最可能原因？

A. SMA 栓塞。

B. SMA 血栓形成。

C. SMA 夹层。

D. SMA 痉挛性狭窄。

E. 涉及 SMA 的血管炎。

问题 3（答案 D）：关于 SMA 解剖的临床特征，哪一个是不正确的？

A. 最常见的临床特征是突然发作的严重腹痛。

B. 症状可能很轻微。

C. 腹痛通常在禁食几天后消退。

D. 在女性患者中更为普遍。

E. 虽然肠坏疽的风险很低，但腹痛可能持续 1 周或更长时间。

问题 4（答案 E）：自发性 SMA 夹层最可能的潜在原因是什么？

A. 高血压。

B. 吸烟。

C. 高脂血症。

D. 结缔组织疾病。

E. 不明确但 SMA 的解剖可能导致自发性 SMA 夹层的发展。

问题 5（答案 D）：关于自发性 SMA 夹层的最佳处理，哪一个是正确的？

A. 大多数 SISMAD 患者最终需要 SMA 干预。

B. 在预后方面，开放手术治疗优于腔内治疗。

C. 在大多数情况下，建议进行剖腹探查以证实肠坏疽。

D. 大多数 SISMAD 患者可以保守治疗，而 SMA 干预仅适用于特定的患者。

E. 所有 SISMAD 患者都需要抗凝或抗血小板治疗。

问题 6（答案 D）：对症状性自发性 SMA 夹层患者进行保守治疗后，腹部症状多久复发一次？

A. 几乎全部。

B. 70%～80%。

C. 30%～40%。

D. 20%。

E. 低于 10%。

出院 2 个月后，患者出现复发性腹痛、呕吐。随访腹部 CT 血管造影显示 SMA 闭塞段再通。经 3 天保守治疗，复发腹痛得到解决。此后，在 42 个月的随访期间，没有复发的腹部症状。在随访 CT 图像中，CT 图像，SMA 夹层病变显示重塑，残留最小变窄（图 32-3）。

问题 7（答案 D）：以下是症状性 SISMAD 主要的介入治疗的适应证。哪一个是不正确的？

A. 持续性腹痛。

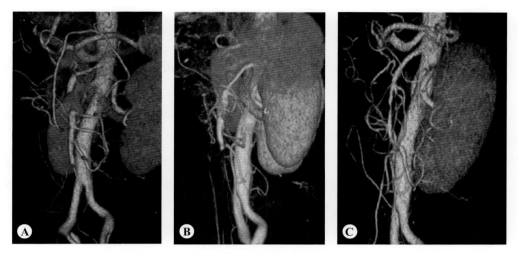

▲ 图 32-3　随访 CT 血管造影显示 SMA 部分重塑

A. 初始 CT 血管造影显示近端 SMA 狭窄，中段 SMA 闭塞（SISMAD Ⅲ型）；B. 2 个月随访 CT 血管造影显示闭塞 SMA 再通；C. 4 个月 CT 血管显示 SMA 重塑

B. 因共存疾病导致预期寿命短的症状患者。

C. 肠缺血的临床特征。

D. 带有 SMA 闭塞的 SMA 夹层（SISMAD Ⅲ型）。

E. 抗凝的禁忌证。

问题 8（答案 C）：以下关于 SISMAD 患者保守治疗的晚期结果的描述中，哪一个是不正确的？

A. 肠坏疽即使在 SMA 闭塞的患者中也很罕见。

B. 迟发性腹部症状可由缺血性肠狭窄引起。

C. 动脉瘤样改变是 SISMAD 患者常见的并发症。

D. 约 1/4 的 SISMAD 患者可发生 SMA 的完全重塑。

E. 在 SMA 闭塞患者中可发生 SMA 重塑。

评论

（一）概述

由于栓塞、动脉粥样硬化狭窄和血栓形成、动脉痉挛、血管炎或 SMA 夹层，SMA 可发生狭窄或闭塞。自发性孤立性肠系膜上动脉夹层（spontaneous isolated superior mesenteric artery dissection，SISMAD）是导致急性腹部疼痛的罕见原因[1-6]。先进成像技术的发展，特别是腹部计算机断层扫描，似乎增加了对 SISMAD[7] 的检测（问题 1：C）。

图 32-1 显示了在增强 CT 扫描上近端 SMA 的长段狭窄和中段 SMA 的闭塞。虽然这张 CT 图像没有显示典型的 SMA 双腔征象，但相关的 SISMAD 和临床特征及随访 CT 图像都被综合考虑了（问题 2：C）。

（二）病因学

关于 SISMAD 的病因知之甚少。一个中国团队报道了具有遗传异质性的 SISMAD 家族病例，其染色体位点 5q13-14[7]。

当我们比较主动脉合并 SMA 夹层与 SISMAD 患者动脉粥样硬化危险因素的频率时，高血压等动脉粥样硬化风险因素在 SIAMAD 患者中明显不太常见。

一些作者认为动脉壁病理，如纤维肌发育不良、囊性中膜坏死、动脉介质溶解、外膜炎症、内弹力层破坏、穿透性动脉溃疡是 SISMAD[8] 的病因，其他作者将各种结缔组织疾病描述为 SISMAD 的可能病因。然而，导致 SISMAD 的具体潜在病因尚未明确。

"剪切力损伤"假说可以解释 SISMAD[9] 的发展。这一假说认为异常剪切力可以在近端 SMA 产生，例如在固定的（在胰腺体下）节段和相对不固定的（在肠系膜根部）节段之间。利用计算机模拟模型，我们发现从固定到相对不固定段 [10] 的过渡区 SMA 前壁的机械应力异常（问题 4：E）。

1. 诊断

大多数 SISMAD 患者通常表现为双腔征（图 32-4），增强 CT 扫描是 SISMAD 的首选诊断工具。目前的 CT 图像重建技术使评估动脉夹层的长度、位置、管腔狭窄或闭塞及进入和再入部位成为可能。该成像技术可用于跟踪 SMA 夹层的形态学特征，并对 SISMAD[3, 10] 的血管造影特征进行分类。SISMAD 的血管造影学分类通常是基于真假腔的通畅，入口和再入口的存在及夹层段 [3, 7, 10] 假腔血流的存在。我们最近提出了一种改进的 SISMAD 血管造影分类（图 32-5）。并测试他们是否能预测 SISMAD 患者的临床病程。与 I 型相比，有症状患者在 II 型和 III 型中更常见，但不同的血管造影类型在腹痛的严重程度或持续时间、腹痛复发的频率或介入治疗需求方面没有显著性差异。

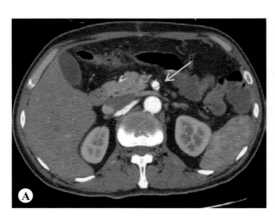
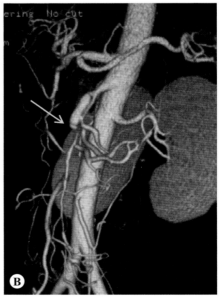

▲ 图 32-4　诊断肠系膜上动脉夹层，并在增强 CT 图像（A）和（或）在 CT（B）图像矢状面上发现 SMA 的"双腔征"

类型	示意图	血管造影发现		
		管腔开放	入口 / 再入口	假腔血流
Ⅰa	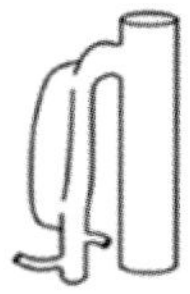	开放的真假腔	开放的入口及再入口	存在，流向再入口
Ⅰb	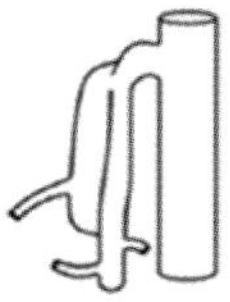	开放的真假腔	开放的入口，没有再入口	存在，流向肠系膜上动脉侧支
Ⅱa	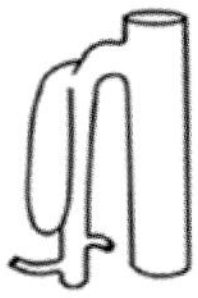	开放的真假腔	开放的入口，没有再入口	无
Ⅱb	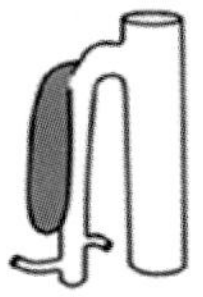	开放的真腔和血栓化的假腔	没有入口及再入口	无
Ⅲ	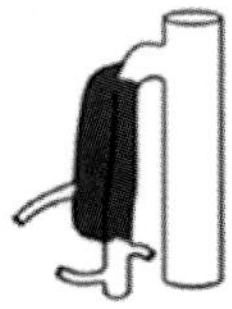	血栓化的真假腔	没有入口及再入口	无

▲ 图 32-5　自发性 SMA 血管造影类型

引自 Heo SH et al. Journal of Vasc Surg.Apr. 2017

在实践中，经导管动脉造影不推荐用于诊断 SISMAD。它非常有选择性地用于 SMA 介入治疗。

2. 临床特征

SISMAD 在 50 岁的男性 [3, 4] 中更为普遍，仅在 30% 的 SISMAD 患者 [3, 4] 中发现动脉粥样硬化危险因素。最常见的 SISMAD 临床特征是突然发作的剧烈腹痛。这种腹痛被认为是由于肠系膜夹层继发的肠系膜神经刺激或压迫，而不是肠系膜缺血。疼痛通常发生在上腹部或脐周区域。89.5% 的患者中，最初的腹部症状在发作后 7 天（中位数 4，范围 1～7）内消退。约 80% 的患者出现严重腹痛（视觉模拟评分为 > 7 或 8/10），但 84% 的患者与饮食无关 [4]（问题 3：D）。

3. 治疗

SISMAD 患者的治疗方案包括保守治疗、血管内治疗（SMA 支架）和开放手术治疗。在目前的实践中，除非肠坏疽已经发生，否则不推荐开放手术治疗。SMA 支架治疗和保守治疗作为 SISMAD 患者的主要治疗方式仍存在争议。虽然一些作者 [4, 5, 11] 提出了保守治疗，但另一些 [12, 13] 则建议进行 SMA 支架治疗症状性 SISMAD 患者。目前还没有进行前瞻性研究来比较保守和血管内治疗对 SISMAD 患者来说，哪个更有效、更持久和更安全。

保守治疗需要密切关注患者肠缺血的发展，方案包括禁食、静脉液体治疗或全肠外营养治疗，直到可以进食，包括静脉注射 NSAID 或麻醉性镇痛药应用以控制疼痛。疼痛缓解后，允许患者逐步从喝水过渡到进食常规食物。

多种治疗方案被推荐用于 SISMAD 患者的治疗 [5, 11, 14, 15]。Li 等 [14] 建议对具有真腔血流的稳定患者进行保守治疗，对真腔狭窄和闭塞的患者进行血管内治疗，在血管内治疗失败或有肠梗死或动脉破裂迹象时进行手术治疗。Cho 等 [15] 建议对有症状的 SISMAD 和管腔 SMA 狭窄的患者进行抗凝治疗。Kim 等 [5] 也建议进行保守治疗，除非有持续的腹痛或腹膜炎的迹象。大多数学者均建议对简单的 SISMAD 进行保守治疗，而介入治疗一般推荐在持续腹痛、夹层进展、动脉病变的动脉瘤样改变、破裂或肠坏疽的情况下实施（问题 5：A 和 B）。

每种治疗策略都有具体的优缺点。例如，保守治疗是无创的，不会在动脉中留下异物；然而，保守治疗存在动脉夹层进展、SMA 闭塞导致肠坏疽、动脉瘤样改变和 SMA 破裂的潜在风险。此外，与植入 SMA 支架相比，保守治疗可能需要更长的时间来缓解症状。植入 SMA 支架可以迅速改善 SMA 血流，降低夹层进展的风险。然而，SMA 支架植入术存在的风险包括手术相关的并发症，可能阻塞 SMA 的侧支，并可能导致支架相关晚期并发症的发生，如支架血栓形成或支架再狭窄 [12, 13, 16, 17]（问题 5：D）。

动脉夹层患者抗凝治疗的概念起源于颈动脉自发性夹层患者的经验，但在 SISMAD 的治疗中，抗凝治疗尚未达成共识。SISMAD 患者抗凝治疗的主要目的是降低远端低血流的病变 SMA 段因血栓闭塞导致肠环死的风险。根据我们的经验，在接受保守治疗的患者中，有 27 人（32%）接受了抗血栓治疗和抗凝血药或抗血小板药物的治疗。相比之下，有 56 例患者（68%）没有接受抗血栓治疗。两组之间在临床或形态学变化上无显著差异。此后，考虑到抗凝存在 SMA 夹层部位内膜下出血的风险，我们没有常规使用抗血栓药物，而是仅对闭塞或 SMA 血流严重受损的患者使用治疗剂量的低分子肝素。

各种手术治疗，如 SMA 联合血栓切除、内膜切除和补片血管成形术、SMA 交叉移植和主动脉 –SMA 旁路手术已被报道 [18-22]。在 SISMAD 患者中，开放手术在技术上要求很高，因为 SMA 夹层管壁菲薄，夹层向近远端进展的风险，以及近端控制困难。在我们目前的实践中，开放手术不适用于 SISMAD 患者，除非存在肠坏疽或晚期肠狭窄（问题 7：D）。

4. 保守治疗的长期结果

在我们的 116 例 SISMAD 患者中，当发现 SMA 夹层时，76% 的患者有症状，24% 的患者无症状。在有症状的患者中，4% 腹部症状长期未缓解，96% 在保守治疗后腹部症状改善（图 32-6）。

在保守治疗的 83 例有症状的患者中，96% 表现出疼痛缓解，4% 经历了长期疼痛，其中包括 1 名肠坏疽患者。在最初疼痛缓解的患者中，20% 的患者出现腹痛晚期复发。88% 的患者通过保守治疗缓解了腹部复发症状，而 2 例（12%）的患者需要通过手术来治疗晚发性肠狭窄（问题 6：D）。后续通过 SMA 的 CT 血管造影检查（$n=102$）显示 34% 无改变，63% 为部分或完全重塑，2% 为动脉瘤样改变，1% 为夹层进展。随访期间未发生 SMA 破裂。通过分析不同血管造影分型的临床特征和形态学

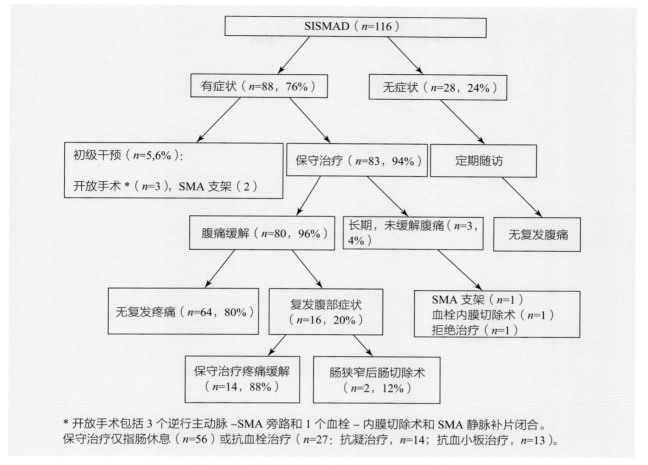

▲ 图 32-6　自发性肠系膜上动脉夹层治疗的长期结果
引自 Heo SH et al. Journal of Vasc Surg. Apr. 2017

变化，发现有症状的患者，更有可能是 Ⅱ 型或 Ⅲ 型。然而，腹部症状复发在不同类型中无显著差异。
Ⅲ 型更易血管重塑，而在 Ⅰ 型常无变化（问题 **8：C**）。

参考文献

[1] Takayama T, Miyata T, Shirakawa M, Nagawa H. Isolated spontaneous dissection of the splanchnic arteries. J Vasc Surg. 2008;48:329–33.

[2] Cho YP, Ko GY, Kim HK, Moon KM, Kwon TW. Conservative management of symptomatic spontaneous isolated dissection of the superior mesenteric artery. Br J Surg. 2009;96:720–3.

[3] Yun WS, Kim YW, Park KB, Cho SK, Do YS, Lee KB, et al. Clinical and angiographic follow-up of spontaneous isolated superior mesenteric artery dissection. Eur J Vasc Endovasc Surg. 2009;37:572–7.

[4] Park YJ, Park KB, Kim DI, Do YS, Kim DK, Kim YW. Natural history of spontaneous isolated superior mesenteric artery dissection derived from follow-up after conservative treatment. J Vasc Surg. 2011;54:1727–33.

[5] Kim HK, Jung HK, Cho J, Lee JM, Huh S. Clinical and radiologic course of symptomatic spontaneous isolated dissection of the superior mesenteric artery treated with conservative management. J Vasc Surg. 2014;59:465–72.

[6] Kim Y-W. Current understandings of spontaneous isolated superior mesenteric artery dissection. Vasc Specialist Int. 2016;32:37–43.

[7] Jia ZZ, Zhao JW, Tian F, Li SQ, Wang K, Wang Y, et al. Initial and middle-term results of treatment for symptomatic spontaneous isolated dissection of superior mesenteric artery. Eur J Vasc Endovasc Surg. 2013;45:502–8.

[8] Hashimoto T, Deguchi J, Endo H, Miyata T. Successful treatment tailored to each splanchnic arterial lesion due to segmental arterial mediolysis (SAM): report of a case. J Vasc

Surg. 2008;48:1338–41.

[9] Park YJ, Park CW, Park KB, Roh YN, Kim DI, Kim YW. Inference from clinical and fluid dynamic studies about underlying cause of spontaneous isolated superior mesenteric artery dissection. J Vasc Surg. 2011;53:80–6.

[10] Sakamoto I, Ogawa Y, Sueyoshi E, Fukui K, Murakami T, Uetani M. Imaging appearances and management of isolated spontaneous dissection of the superior mesenteric artery. Eur J Radiol. 2007;64:103–10.

[11] Min SI, Yoon KC, Min SK, Ahn SH, Jae HJ, Chung JW, et al. Current strategy for the treatment of symptomatic spontaneous isolated dissection of superior mesenteric artery. J Vasc Surg. 2011;54:461–6.

[12] Li N, QS L, Zhou J, Bao JM, Zhao ZQ, Jing ZP. Endovascular stent placement for treatment of spontaneous isolated dissection of the superior mesenteric artery. Ann Vasc Surg. 2014;28:445–51.

[13] Gobble RM, Brill ER, Rockman CB, Hecht EM, Lamparello PJ, Jacobowitz GR, et al. Endovascular treatment of spontaneous dissections of the superior mesenteric artery. J Vasc Surg. 2009;50:1326–32.

[14] Li DL, He YY, Alkalei AM, Chen XD, Jin W, Li M, et al. Management strategy for spontaneous isolated dissection of the superior mesenteric artery based on morphologic classification. J Vasc Surg. 2014;59:165–72.

[15] Cho BS, Lee MS, Lee MK, Choi YJ, Kim CN, Kang YJ, et al. Treatment guidelines for isolated dissection of the superior mesenteric artery based on follow-up CT findings.

[16] AbuRahma AF, Stone PA, Bates MC, Welch CA. Angioplasty/ stenting of the superior mesenteric artery and celiac trunk: early and late outcomes. J Endovasc Ther. 2003;10:1046–53.

[17] Ozaki T, Kimura M, Yoshimura N, Hori Y, Takano T, Kamura T, et al. Endovascular treatment of spontaneous isolated dissecting aneurysm of the superior mesenteric artery using stent-assisted coil embolization. Cardiovasc Intervent Radiol. 2006;29:435–7.

[18] Krupski WC, Effeney DJ, Ehrenfeld WK. Spontaneous dissection of the superior mesenteric artery. J Vasc Surg. 1985;2:731–4.

[19] Solis MM, Ranval TJ, McFarland DR, Eidt JF. Surgical treatment of superior mesenteric artery dissecting aneurysm and simultaneous celiac artery compression. Ann Vasc Surg. 1993;7:457–62.

[20] Kochi K, Orihashi K, Murakami Y, Sueda T. Revascularization using arterial conduits for abdominal angina due to isolated and spontaneous dissection of the superior mesenteric artery. Ann Vasc Surg. 2005;19:418–20.

[21] Sparks SR, Vasquez JC, Bergan JJ, Owens EL. Failure of nonoperative management of isolated superior mesenteric artery dissection. Ann Vasc Surg. 2000;14:105–9.

[22] Picquet J, Abilez O, Penard J, Jousset Y, Rousselet MC, Enon B. Superficial femoral artery transposition repair for isolated superior mesenteric artery dissection. J Vasc Surg. 2005;42:788–91.

Eur J Vasc Endovasc Surg. 2011;41:780–5.

第五篇 门静脉高压症的治疗

Management of Portal Hypertension

<table>
<tr><td>第
33
章</td><td># 门静脉高压症的治疗
Management of Portal Hypertension</td></tr>
</table>

Yolanda Y. L. Yang　　J. Michael Henderson　　著

病例报告

　　一名 37 岁女性，有丙肝、肝硬化和食管静脉曲张病史，表现为呕血和黑粪。该患者在 7 年前有食管静脉曲张出血史，输注了 4 个单位的浓缩红细胞，并接受了内镜下硬化治疗。从那时起，她开始服用纳多洛尔。

问题 1：如果患者在任何出血事件之前被发现有静脉曲张，她将从以下哪一项中获益？

A. 内镜治疗：硬化疗法或套扎术。

B. 经颈静脉肝内门体分流术（transjugular intrahepatic portal systemic shunt，TIPS）。

C. 非选择性心脏 β 受体拮抗药。

D. 外科分流术。

患者在目前入院前的 1 年再次出现静脉曲张出血，有内镜检查记录，输注了 5 个单位的浓缩红细胞。急性出血在门诊通过静脉曲张套扎术治疗。她当时没有脑病，但在短期内确实出现了一些腹水，腹水对限制盐的摄入、螺内酯和呋塞米治疗有反应。在过去的 1 年里，她的肝功能检查稳定，胆红素为 1.0，白蛋白为 3.5，凝血酶原时间正常。

问题 2：急性静脉曲张破裂出血通常需要以下哪一项？

A. 入重症监护室进行血流动力学监测、血液、血液制品和液体复苏。

B. 紧急的门腔分流术。

C. 经颈静脉肝内门静脉系统分流术。

D. 硬化和（或）套扎的内镜治疗。

E. 药物治疗。

在目前的入院情况下，患者意识清，没有脑病的迹象。经检查，没有肌肉萎缩，临床上没有黄疸。她的腹部显示少量腹水，没有肝大，但有脾大的迹象。实验室检查显示血红蛋白为 7g/dl，谷草转氨酶为 24，碱性磷酸酶为 84，白蛋白为 2.6，胆红素为 3.4，国际标准化比值为 1.6。检查时她正在输血和以 50μg/h 的速度泵入奥曲肽。食管胃十二指肠镜检查显示食管静脉曲张上有血凝块，并有证据表明食管远端和胃底有其他非出血性静脉曲张。

问题 3：以下哪些研究对评估和管理决策很重要？

A. Child 评分。

B. MELD 评分。

C. 内镜检查。

D. 多普勒超声。

E. 血管造影。

问题 4：在预防复发性静脉曲张破裂出血方面，以下哪一项陈述是准确的？

A. 所有患者都需要门静脉减压。

B. 一线治疗是通过内镜套扎和 β 受体拮抗药。

C. 静脉曲张减压只能通过外科分流术来实现。

D. 肝移植是晚期肝病患者静脉曲张出血的良好治疗方法。

问题 5：关于胃食管静脉曲张的减压，以下哪一项陈述是准确的？

A. 用外科分流术或 TIPS 同样可以实现。

B. 仅适用于静脉曲张出血内镜和药物治疗失败的患者。

C. 与内镜治疗相比，可提高静脉曲张出血患者的存活率。

D. 对于所有静脉曲张出血的患者，最好通过肝移植来实现。

该病例中的患者通过一线治疗仍反复出血，因此具有减压指征。血管造影和超声评估显示脾静脉和门静脉通畅，左肾静脉正常（图 33-1 至图 33-4）。患者接受了选择性远端脾肾分流术（distal splenorenal shunt，DSRS）进行曲张静脉减压。她住院 7 天，在分流道导管置入（图 33-5）和证实通畅后出院。接下来 4 年的随访中表明她的丙肝有所进展，但没有再出现曲张静脉出血。

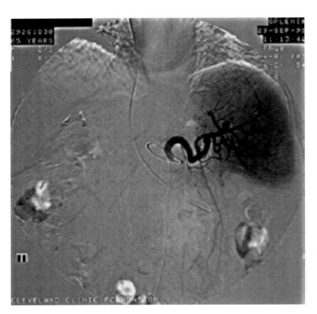

▲ 图 33-1　脾动脉注射

导管在脾动脉内，并注射对比剂

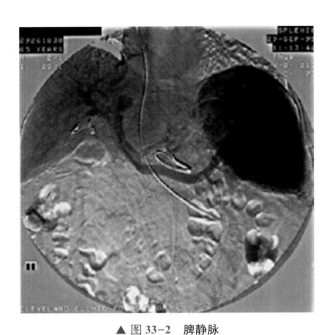

▲ 图 33-2　脾静脉

对比剂从脾静脉流出，然后流向门静脉。在这项研究中，有一个明显的脐静脉（门静脉的双重阴影）和一个小的左胃静脉（脾静脉以外）充盈。第二个更尾侧的导管位于左肾静脉内，以帮助术前确定脾静脉和左肾静脉之间的空间关系

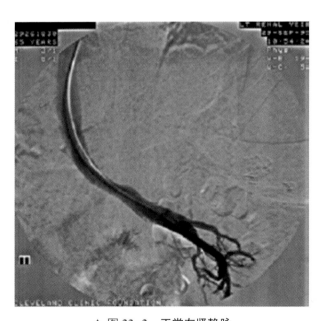

▲ 图 33-3　正常左肾静脉

这项研究是通过右颈静脉进行的，显示了左肾静脉向下腔静脉的头端移动

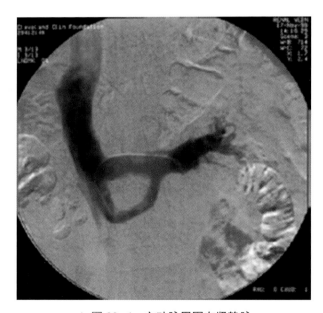

▲ 图 33-4　主动脉周围左肾静脉

存在于 20% 人群中的环绕主动脉左肾静脉并不妨碍 DSRS 的构建。上面和前面的部分总是更大，可以用于分流。问题更大的是完全主动脉后静脉，在 4% 的人群中发现，它横向延伸，在腹膜后固定，使吻合口更难暴露。这些患者最好采用脾腔分流术

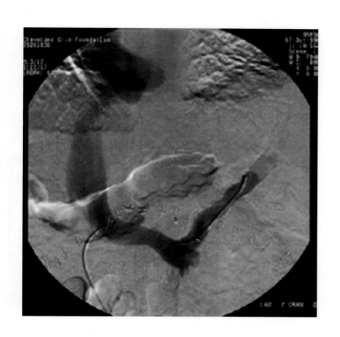

◀ 图 33-5 远端脾肾分流术后导管插入术
导管的尖端位于活动的脾静脉内,第一个弯曲标志着脾肾吻合。皮钉标记了延伸的左肋下切口

一、评论

该案例说明了几个要点。

- 严格来说,胃食管静脉曲张的预防性治疗是在首次出血发作之前。肝硬化患者出血的风险约为 30%。一旦他们有一次出血事件,如果没有积极的治疗,再出血的风险上升到 75%。普萘洛尔或纳多洛尔等心脏非选择性 β 受体拮抗药是中等或大面积静脉曲张真正预防的首选治疗方法(问题 1:C)。

- 急性静脉曲张出血是一种紧急情况,如果处理不当,死亡率很高。适当的监测、药物治疗、内镜诊断和治疗是治疗急性出血事件的主要手段。只有很小比例的患者没有通过上述措施控制出血,而是进行了紧急减压(问题 2:A 和 D)。

- 急性出血发作后对患者的评估应评估静脉曲张(内镜检查)、血管解剖(超声和血管造影术)(图 33-1、图 33-2、图 33-3 和图 33-4)和肝病(Child 评分和 MELD 评分)(问题 3:A、B、C、D、E)。

- 当患者出现急性出血发作时,如果没有特殊治疗,他们再次出血的风险超过 70%。最初的治疗方法是用心脏非选择性 β 受体拮抗药降低门静脉高压,并直接用内镜治疗处理静脉曲张出血。大多数患者在这个阶段不需要静脉曲张减压。如果患者明显已经发展到晚期肝病,就需要进行移植评估,合适的候选人应该继续进行治疗(问题 4:B 和 D)。

- 当患者通过一线治疗反复出血时,他们可能需要对胃食管静脉曲张进行减压。外科治疗将在 95% 的患者中很好地做到这一点,而文献中放射学分流的成功率并不高。与其他一线治疗方案相比,静脉曲张减压并不能提高患者的生存率。肝移植提供了极好的静脉曲张减压,但它的使用是由终末期疾病决定而并非静脉曲张出血决定的(问题 5:B)。

- 增编(2017)。自本章首次发表以来,作为门静脉高压症并发症的静脉曲张破裂出血的治疗有所进展。DSRS 描述的患者的成功管理在现在具有历史意义,因为现在很少进行这种手术[1]。对门静脉高压症的病理生理学、药理学、内镜学和放射学治疗认识的提高，以及有时逆转肝损伤的能力，给许多患者带来了新的选择[2]。这些改善，通常预示着肝移植的道路，极大地改变了这些患者的管理[3]。

二、一般考虑

门静脉高压的主要并发症是静脉曲张出血、腹水和进行性肝功能异常。腹水和脑病是失代偿的迹象，作为一般指南，只有通过肝移植才能有效管理。并非所有具有这些临床终点的患者都适合移植。相比之下，静脉曲张出血可能发生在肝功能保存良好的患者身上，因此有更广泛的治疗选择。

门静脉高压的病因可能是肝前性，如门静脉血栓形成；肝性，如肝硬化；以及罕见的肝后性，如布 - 加综合征（Budd-Chiari syndrome）。在美国和欧洲，最常见的病因是肝硬化，大约 90% 的患者都有这种病因。对疑似门静脉高压症患者的评估包括内镜检查，以评估具有出血风险因素的静脉曲张的大小和程度。具有红色征的较大静脉曲张出血或再出血的风险增加。实验室检查应评估肝功能和整体疾病状况。非特异性检测包括胆红素、凝血酶原时间、白蛋白和肝酶。最近记录的是血清肌酐在评估疾病总体严重程度和预后中的重要性。评估这一点的两种标准方法是 Child-Pugh 评分（表 33-1）和终末期肝病模型（MELD 评分）（表 33-2）。其他重要的实验室研究涉及肝炎组的病原学，甲胎蛋白作为肝细胞癌的标志物，以及代谢疾病（如血色病和肝豆状核变性）的特异性标志物。

表 33-1　Child-Pugh 分类

参　数	1 分	2 分	3 分
血清胆红素（mg/dl）	< 2	2～3	> 3
白蛋白（g/dl）	> 3.5	2.8～3.5	< 2.8
凝血酶原时间（↑）	1～3	4～6	> 6
INR	< 1.7	1.71～2.24	> 2.25
腹水	无	医疗控制	控制不良或不受控制
脑病	无	1～2	3～4

分类：A，5～6 分；B，7～9 分；C，10～15 分。INR. 国际标准化比值

表 33-2　肝病严重程度分层的 MELD 评分

$$得分 = 0.957 \times \log_e 肌酐（mg/L）$$
$$+ 0.378 \times \log_e 胆红素（mg/L）$$
$$+ 1.120 \times \log_e INR$$

INR. 国际标准化比值

影像学研究在评估中很重要，超声用于评估肝脏形态，多普勒用于评估肝脏脉管系统。多普勒超声可以很好地评估主要血管的通畅性和血流方向。血管造影术仍然适用于考虑手术的患者。对脾静脉、

门静脉和左肾静脉的准确评估对 DSRS 很重要，并可进一步阐明超声未发现的细节。在一些患者中，偶尔需要进行肝脏活组织检查，以明确病因并描述肝病过程的活动性。

门静脉高压症的治疗分为三大类：①预防性治疗；②急性静脉曲张出血的处理；③复发性静脉曲张出血的预防。

预防性治疗适用于中型或大型静脉曲张，以降低初始出血的风险。30%～60% 的肝硬化患者存在静脉曲张。30% 的静脉曲张患者会出血。在首次出血后，20%～50% 的患者将在第 1 周再次出血，75%～80% 的患者将在 1 年内再次出血。急性出血事件的死亡率约为 25%。为了降低这种初始出血的风险，目标是将门静脉压力降低至 < 12mmHg 或从基线降低 20%。这最好通过心脏非选择性 β 受体拮抗药（普萘洛尔、纳多洛尔）来实现[4]。其他治疗方法，如内镜治疗、TIPS 或外科分流术，不适用于预防。目前有进一步的正在进行的试验着眼于大静脉曲张患者的结扎，这可能是一种合适的预防方法[5]（问题 1：C）。

急性静脉曲张出血的处理包括复苏、静脉曲张压力的药物降低和内镜治疗[6]。复苏需要仔细的监测和足够的血容量及输血来维持血压，但不能过度输血以免引发进一步出血的恶性循环。奥曲肽是药物减压的首选药物，以 50μg/h 的持续输注速度给药。内镜治疗与内镜评估相结合，如果能见度足够，最好在静脉曲张结扎术中进行。偶尔，可能需要直接注射硬化剂来阻止急性出血。在 < 10% 的患者中，这些措施不能控制急性出血，或早期出现明显再出血，偶尔需要早期减压。目前，这可以通过 TIPS 来实现。

预防复发性静脉曲张出血必须考虑再出血的风险和潜在的肝病。预防再出血的一线治疗是一个结合药物治疗的内镜套扎疗程，用非选择性心脏 β 受体拮抗药降低门静脉压力[6]。这种组合将把再出血的风险降低到大约 20%。就控制出血和减少并发症而言，套扎术已被证明比硬化疗法好得多。然而，死亡率在随机试验中没有显著差异，这些试验将套扎术与硬化疗法进行了比较。在进行一线治疗的同时，对潜在肝病的评估和管理非常重要。此时，评估患者是现在还是在可预见的将来进行移植是很重要的。如果是这种情况，则更多侵入性治疗被排除，应完成移植评估，并适当列出患者。在这一人群中，移植显著改善了患有终末期疾病和静脉曲张出血的 Child 评分 C 的肝硬化患者的预后。

对于通过一线治疗反复出血的高危患者，可能需要静脉曲张减压术。目前的选择是放射分流术（TIPS）[7]。或者使用如 DSRS[8] 的外科分流术，或者某种类型的门腔静脉分流术。文献数据表明 TIPS 的再出血率在 15%～20%。手术分流导致的再出血在 5% 的范围内。然而，与外科分流术所需的大手术相比，TIPS 可以以侵入性小得多的方式实现。两项随机试验比较了 TIPS 和外科分流术。Rosemurgy 等[9] 将 TIPS 与 8mm 高移植物间置门腔分流术进行了比较。结果显示手术分流组的再出血明显减少，移植的需要明显减少，但死亡率没有差异。他们得出结论，外科分流术优于 TIPS。Henderson 等[10] 在 Child 评分 A 和 B 中将 TIPS 与 DSRS 进行了比较。在这项试验中，DSRS（6%）和 TIPS（9%）之间的再出血没有显著差异；然而，TIPS 组有 82% 的再干预率来维持减压和对出血的良好控制。两组的脑病发生率无显著差异，存活率也无显著差异。该试验的结论是，使用 TIPS 或 DSRS 同样可以有效地控制出血，在存活率或脑病方面均没有差异。然而，在接受 TIPS 治疗的患者中，需要进行更多的再干预。该试验总结在表 33-3 中。

覆膜支架是否改善了 TIPS 结果？欧洲的一项多中心前瞻性随机试验[11] 显示覆膜支架的功能异常显著降低，在控制腹水方面具有特殊优势。覆膜支架和未覆膜支架的存活率没有显著差异（表 33-4）。

表 33-3　DSRS 与 TIPS 随机试验的数据 [10]

结　果	DSRS（$n=73$）	TIPS（$n=67$）	P 值
再出血	4（5.5%）	6（9%）	NS
重新干预	8（11%）	55（82%）	< 0.0001
脑病			
单一事件	36（50%）	34（50%）	NS
多个事件	18（25%）	17（25%）	NS
生存			
2 年	81%	88%	NS
5 年	64%	60%	NS

TIPS. 经颈静脉肝内门静脉系统分流；DSRS. 远端脾肾分流

表 33-4　覆盖与未覆盖 TIPS- 欧洲试验的数据 [11]

结　果	聚四氟乙烯	无遮盖	P 值
"功能障碍"	5（15%）	18（44%）	< 0.001
出血	2/19（11%）	4/29（14%）	NS
腹水	1/20（5%）	8/12（67%）	< 0.05
重新干预	6/39（15%）	22/41（54%）	< 0.05
生存	27/39（69%）	22/41（54%）	NS

TIPS. 经颈静脉肝内门静脉系统分流

三、结论

本章概述的患者管理路径反映了 10 多年前静脉曲张出血的管理。一些原则仍然适用。

• 团队合作很重要：肝病学家、内镜医生、放射科医生和外科医生都在这些患者的管理中发挥作用。外科医生的角色现在几乎只限于移植手术。

• 患者评估和检查的基本原则仍然适用：一些技术已经进步，如在血管成像方面。

• 对于许多患有潜在进行性疾病的患者来说，渐进的分阶段管理方法仍然是常规。但是，随着丙型肝炎现在成为一种可治愈的疾病，这种情况也在改变。

参考文献

[1] Costa G, Cruz RJ Jr, Abu-Elmagd KM. Surgical shunt versus TIPS for treatment of variceal hemorrhage in the current era of liver and multivisceral transplantation. Surg Clin North Am. 2010 Aug; 90(4):891–905.

[2] Garcia-Tsao G, Abraldes J, Berzigotti A, et al. Portal hypertensive bleeding in cirrhosis: risk stratification, diagnosis and management- 2016 Practice Guidance by the American Association for the Study of Liver Diseases. Hepatology 2017; 65: 310–335.

[3] Patidar KR, Sydnor M, Sanyal AJ. Transjugular intrahepatic portosystemic shunt. Clin Liver Dis. 201;18(4):853–76.

[4] Schepke M, Kleber G, Nurnberg D, et al. Ligation versus propanolol for the primary prophylaxis of variceal bleeding in cirrhosis. Hepatology. 2004;40:65–72.

[5] Sarin SK, Lamba GS, Kumar M, Murthy NS. Comparison of endoscopic ligation and propanolol for the primary prevention of variceal bleeding. N Engl J Med. 1999;340:988–93.

[6] Grace ND, Groszmann RJ, Garcia-Tsao G, et al. Portal hypertension and variceal bleeding: an AASLD single topic symposium. Hepatology. 1998;28:868–80.

[7] Boyer TD, Haskal ZJ, AASLD Pract Guidel. The role of transjugular intrahepatic portosystemic shunt in management of portal hypertension. Hepatology. 2005;41:386–400.

[8] Henderson JM. Distal splenorenal shunt. In: Blumgart LH, editor. Surgery if the liver, biliary tract, and pancreas. 4th ed. Sect XV, Chap 98. 2005, in press.

[9] Rosemurgy AS, Serafini FM, Zweibel BR, et al. Transjugular intrahepatic portosystemeic shunt vs. small-diameter prosthetic H-graft portacaval shunt: extended follow-up of an expanded randomized prospective trial. J Gastrointest Surg. 2000;4:589–97.

[10] Henderson JM, Boyer TD, Kutner MH, et al. and the DIVERT study group. DSRS vs. TIPS for refractory variceal bleeding: a prospective randomized controlled trial. Gastroenterology. 2006;130:1643–51.

[11] Bureau C, Garcia-Pagan JC, Otal P, et al. Improved clinical outcome using PTFE coated stents for TIPS: results of a randomized study. Gastroenterology. 2004;126:469.

第六篇　颅外脑血管病的治疗

Management of Extracranial Cerebrovascular Disease

265

<table>
<tr><td>第 34 章</td><td>

颈动脉分叉疾病的治疗
Management of Carotid Bifurication Disease

Wesley S. Moore　著
</td></tr>
</table>

病例报告

　　一名 72 岁的白种人男性，在发现无症状颈动脉杂音后转诊进行评估和治疗，这是由他的初级保健医生在常规体检中发现的。患者无眼部或大脑半球缺血症状。他的危险因素包括 30 年来每天 1 包烟的抽烟史，现已戒烟 1 年。他有高血压，两种药物控制得很好。没有冠心病、糖尿病或外周血管疾病的症状。查体时，双侧颞动脉搏动可。颈动脉脉搏完整而均匀，但右侧颈动脉分叉处有很大的杂音。双侧均可正常触及股动脉、腘动脉、足背动脉和胫后动脉脉搏。

问题 1：这位患者的下一步评估应该是什么？

A. 就颈动脉区域缺血性发作的性质提供咨询。

B. 开始给患者服用抗血小板药物，如阿司匹林和他汀类药物。

C. 劝诫患者戒烟和严格控制血压的重要性。

D. 进行双侧颈动脉多普勒超声扫描。

E. 所有上述检查。

患者接受了双侧颈动脉多普勒超声扫描（问题 1：D）。扫描显示 60%～79% 的右颈动脉球部狭窄。斑块的特征是混合密度的一种，表面轻微不规则，钙化程度极低。左侧颈动脉球部显示 20%～59% 的狭窄。双侧椎动脉均以正常顺行血流速度成像。

问题 2：对这位患者应该采取什么适当的治疗措施？

A. 选择性颈动脉内膜切除术。

B. 全香豆素（华法林）抗凝。

C. 阿司匹林抗血小板、他汀类药物治疗和危险因素控制。

患者接受阿司匹林抗血小板治疗，开始服用他汀类药物[1]，咨询良好血压控制的重要性，包括使用 β 受体拮抗药或 ACEI，并预约在 6 个月后复诊，进行颈动脉多普勒超声扫描复查，看看是否有进展的证据。患者被告知，如果他在返回预约复查前的 6 个月内出现眼部或大脑半球短暂性脑缺血发作，打电话给血管服务中心非常重要（问题 2：C）。

在接下来的 4 个月，患者有所好转；一天下午，患者左手出现麻木和无力。左手并未完全瘫痪但明显出现麻木、无力、不协调的症状。在 10min 内可完全恢复。该患者认为与其手臂位置有关，在后几天出现相同症状时未作进一步处理。此时，患者咨询了其主管医生，医生建议立即回院复诊。紧急进行了颈动脉多普勒超声。扫描显示，狭窄进展到 80%～99%，可见与之前一致的混合性斑块。

问题 3：这位患者最好的治疗方法是什么？

A. 氯吡格雷抗血小板治疗。

B. 全香豆素（华法林）抗凝。

C. 从现在起 1 个月后安排选择性颈动脉内膜切除术。

D. 紧急右颈动脉内膜切除术。

患者现在有两个明确的指征进行颈动脉内膜切除术：颈动脉病变合并症状出现，以及病变进展到 80%～99% 的狭窄。另外两个决定也必须考虑：手术的时机和是否有脑部成像的指征。鉴于患者明确的颈动脉病变，而且在颈动脉病变的分布中，大脑半球短暂性缺血事件的症状是典型的，从脑成像如计算机断层扫描或磁共振成像获得的信息将是有限的。因此，脑成像的成本 / 收益比显然是不利的。

颈动脉内膜切除术时机紧迫。患者出现新的短暂性脑缺血发作，并有斑块进展的证据。因此，患者现在患大脑半球脑卒中的风险最高。如果患者的心脏情况可以耐受手术，对这名患者的最佳处理是紧急入院和快速评估手术[2, 3]。在这种情况下，开始给患者静脉注射肝素抗凝是合适的。一旦排除心脏方面因素，就应该制订计划，在当天或第 2 天早上继续手术（问题 3：D）。

患者急诊入院，开始静脉注射肝素，负荷量为 5000U，持续剂量为 1000U/h，进行心内科会诊、心电图负荷超声和心动图检查。在没有任何冠心病症状，心电图相对正常，负荷超声心动图检查显示射血分数为 55% 的情况下，患者被批准接受手术。

问题 4：这位患者下一步的治疗应该是什么？

A. 有选择的颈动脉造影的主动脉弓血管造影。

B. 磁共振血管造影。

C. CT 血管造影。

D. 在诊断质量经认可的实验室进行多普勒超声扫描的基础上进行手术。

第 2 天早上，患者被送到了手术室。术前，放置脑电图电极用于术中监护。动脉留置导管进行血压监测，全身麻醉。沿胸锁乳突肌前缘作垂直切口。游离面静脉，颈总动脉、颈动脉分叉部、颈内动脉、颈外动脉充分暴露。术中探查，在颈总动脉后部可触及一个非闭塞的斑块。斑块主要积聚在颈内动脉的球部，从球部远端进入颈内动脉的距离很短。跨越此处外，血管周边都是柔软的。颈内动脉远端稍有塌陷，未触及远端脉搏。由于患者只经历了短暂的症状，而不是完全性脑卒中，我们的计划是只有在尝试夹闭时脑电图发生变化的情况下才使用颈动脉转流管进行转流。注射 5000U 肝素，夹闭颈内、外动脉和颈总动脉。观察脑电图，无明显变化。维持脑电图波形的幅度和频率不变。在颈总动脉做了纵向动脉切开，向颈动脉最窄处延伸。颈动脉球部内的斑块显示最近斑块内有出血的证据。超越斑块后，探查颈内动脉远端未受阻碍。随后行分叉动脉内膜切除术，清理颈内动脉、颈外动脉和颈总动脉的端点。最后用肝素化的生理盐水冲洗内膜切除的表面，并仔细地清除残存碎片。内膜固定于中膜上。直到没有内膜片翻起，并且所有松散的内侧碎片都被移除，关闭切口。

问题 5：动脉切开术的缝合应该是什么？

A. 用 6–0 Prolene 一次仔细地缝合。

B. 补片血管成形术缝合。

患者的动脉切开术以补片血管成形术缝合，血管成形术使用胶原浸润的针织涤纶补片，该补片被剪成一定长度，而且两端都是斜面的。缝合完成后，血流首先流向颈外动脉，然后流向颈内动脉。所有血管需要有良好的搏动。然后，进行了完整的血管造影，方法穿刺补片，并使用便携式电影 – 荧光机将对比剂注入颈动脉分叉处。对颈动脉分叉进行了成像，结果手术效果很好，没有残留狭窄或内膜瓣的迹象。随后进行了颅内成像，证实有良好的血流进入颈动脉虹吸管和大脑前动脉和大脑中动脉。充分止血后，在伤口内放置 7.0mm 长的 Jackson Pratt 引流管，并通过皮肤穿刺口引流。颈阔肌层用可吸收缝线缝合，皮肤用皮下可吸收缝线缝合。将黏合剂涂在皮肤上，患者被送回恢复室。患者术后正常清醒，没有大脑及脑神经缺血表现，术后注意监测血压，维持在 150/80mmHg。

问题 6：在恢复室适当停留后，患者应该被转移到哪里？

A. 24h 持续监护的重症监护病房。

B. 具有 3∶1 护理覆盖率和监护能力的降级式病房。

C. 患者应留在恢复室过夜。

D. 常规病房。

由于患者的神经学状况完好无损，并维持着正常的血压，他被转移到常规的医院房间进行常规过夜护理。患者在普通病房安全过夜后，第 2 天早上，进行换药拔出引流管。患者可以自由活动，有规律的饮食，术后第 1 天就出院了[4]。这种管理是所谓的颈动脉分叉疾病"快通道"管理的典型病例。患者通常在手术当天上午择期入院，接受颈动脉内膜切除术，在恢复室进行 2～3h 的观察，转到普通病房，第 2 天早上就出院了。

因此，在整个医疗经济环境中，颈动脉内膜切除术变得经济实用。患者被告知在 3 周后回来进行例行检查。当时，复查主要进行右侧颈动脉多普勒超声扫描，以确认颈动脉内膜切除术的结果，并为未来的比较建立新的基线。下一次随访将在 6 个月后进行，届时将进行双侧颈动脉多普勒超声扫描。目的是寻找手术侧内膜增生和复发性狭窄的证据，并记录对侧非手术侧是否有任何疾病进展。如果这项测试无异常，那么下一项研究将在 1 年后进行。当然，每年随访，进行双侧颈动脉多普勒超声扫描作为随访的一部分。

评论

许多关于建议实施颈动脉内膜切除术都是基于患者的症状状态和颈动脉的狭窄程度（以百分比衡量）而定。NASCET 和 ECST 试验清楚地证明了颈动脉内膜剥脱术在有症状的、血流动力学异常的颈动脉狭窄患者中比内科治疗更有价值。同时更多的证据表明，脑卒中的风险在大脑半球 TIA 发作后的即刻时间范围内最大，并在 1 年中逐渐降低。出于这个原因，应该建议患者和他们的医生将 TIA 的发作视为检查和干预的紧急指征（如果不是紧急指征的话）。通过随机试验报道的数据，并建立了一个狭窄基线阈值作为颈动脉内膜切除术适当的适应证。虽然这似乎是一种较为量化颈动脉狭窄的方法，但仍然存在问题，因为至少需要有两种不同的技术来测量颈动脉狭窄的百分比：北美方法和欧洲方法。北美的方法最早是在 Hass 等的一份出版物中描述的，作为 20 世纪 60 年代颅外动脉闭塞性疾病研究的一部分[5]。该方法被用于美国退伍军人管理局无症状颈动脉狭窄试验和无症状颈动脉粥样硬化研究（Asymptomatic Carotid Atherosclerosis Study，ACAS），随后被北美颈动脉内膜切除术试验（North American Carotid Endarterectomy Trial，NASCET）采用为他们的测量方法。北美方法使用以下公式：狭窄百分比 =1−R/D，其中 R 是以毫米为单位的最小残余管腔直径，D 是正常颈内动脉的直径，在球部的远端，动脉壁变得平行的地方。相比之下，已经在欧洲试验中使用的欧洲方法，包括欧洲颈动脉手术试验（European Carotid Surgery Trial，ECST），使用以下公式：百分比狭窄 =1−R/B，其中 R 再次是以毫米为单位的最小残余管腔直径，B 是颈动脉球部的投影直径。由于在颈动脉狭窄患者的颈动脉造影上看不到球部，所以绘制了一条理论上的线来勾勒出球部，强调球部内的动脉粥样硬化的程度，由于这两种不同的方法，欧洲文献中表达的狭窄百分比不等于北美方法测量的狭窄百分比。例如，60% 狭窄的欧洲人等于 18% 的北美人，70% 的欧洲人等于 40% 的狭窄程度的北美人，80% 的狭窄的欧洲人等于 61% 的北美人，90% 的狭窄的欧洲人等于 80% 的狭窄的北美人。因此，当阅读与颈动脉狭窄相关的特定文章时，确定使用哪种测量方法是很重要的，以便适当地遵循作者提出的建议。对于无症状中度颈动脉狭窄患者的保守治疗包括使用他汀类药物和 ACEI 或 β 受体拮抗药。SPARCL 的研究清楚地表明了医疗管理在脑卒中一级预防中的作用。

无症状重度颈动脉狭窄患者的治疗一直存在争议。然而，随着 ACAS 的发表和 ACST 研究随后的验证，治疗无症状患者的方法得到了更广泛的接受。ACAS 试验的结果表明，与单纯药物治疗相比，对于直径缩小至少 60% 的病变，通过造影，接受颈动脉内膜切除术的患者脑卒中的相对风险降低 53%[6]。本文还指出，血管造影缩径 60% 的狭窄与多普勒超声扫描测量的 60% 狭窄是不同的，因为多普勒超声扫描的狭窄标准是颈动脉球部的测量，而不是颈内动脉远端直径的狭窄。一般认为，血管造影显示颈内动脉直径缩小 60% 通常对应于 80%～99% 狭窄的多普勒超声扫描结果 [6]。在英国进行的 ACST 研究发现了几乎相同的结果 [7]。随着他汀类药物的使用，这些患者的医疗管理得到了改善，这是有关血流动力学显著狭窄的无症状患者管理的一个新出现的问题。虽然他汀类药物在 ACAS 试验的后期和 ACST 试验期间可用，但无论是对照组还是干预组，他汀类药物的使用都没有被强制作为医疗管理的一部分。他汀类药物与 β 受体拮抗药或血管紧张素转化酶抑制药联合使用，已被明确证明在降低单独接受药物治疗或接受手术治疗的颈动脉分叉部疾病患者的脑卒中发病率和死亡率方面具有明显改善的效果。虽然 ACST 试验中的一项特殊分析未能显示服用和未服用他汀类药物的患者在颈动脉内膜切除术的益处方面的结果有任何差异，但显然有必要重复在对照组和干预组中使用现代医疗管理的无症状试验。然而，有观察证据表明，在最佳医疗管理下，无症状患者发生脑卒中的风险正在下降，强化医疗管理可能与颈动脉内膜切除术一样有效，而且风险可能更低 [8]。由此，启动了颈动脉再血管化和治疗无症状颈动脉狭窄的医疗管理试验（CREST2）[9]。我们鼓励无症状高度颈动脉狭窄的患者参加 CREST2 试验。如果患者不愿意或不能成为试验参与者，那么目前的 1 级数据将表明颈动脉内膜切除术在仔细筛查的患者中仍然是一个合理的选择。

虽然这种方法将导致许多可能从未患过脑卒中的患者接受 CEA 治疗，但仍然没有可靠的方法提前区分哪些患者会脑卒中，哪些患者将来不会脑卒中。显然，这些信息需要与患者讨论，并根据患者的意愿和舒适度选择治疗方案。

出现大脑半球或单眼短暂性脑缺血症状的颈动脉疾病患者，或者脑卒中后恢复良好的患者，只要血管造影显示管径缩小 50% 或更大，都是颈动脉内膜切除术的良好适应证。在颈动脉疾病患者中，如果他们有大脑半球或单眼短暂性脑缺血事件的症状，或者脑卒中后恢复良好，都是颈动脉内膜切除术的良好适应证。这一点现在已经被一致接受，并且已经在北美和英国的前瞻性随机试验中得到了很好的证实 [4, 10, 11]。

在过去，颈动脉分叉部疾病患者的检查通常需要进行造影，以确认病变，确定狭窄程度，并评估颅内循环是否有其他病理改变，如颈动脉虹吸管狭窄或颅内分支动脉瘤。随着世界各地认证实验室颈动脉多普勒超声扫描的质量和准确性的提高，在动脉内膜切除术前使用颈动脉多普勒超声扫描数据作为唯一成像要求的做法也越来越多。大多数中心在进行手术前还需要进行验证性研究，如 MRA 或 CTA。在我们自己的单位，我们实验室的颈动脉多普勒超声扫描的准确性不断地与颈动脉内膜切除术时的手术结果进行对比较准。首先，将颈动脉多普勒超声扫描数据与血管造影进行比较。随着我们对颈动脉多普勒超声扫描舒适度的提高，血管造影术在我们的方案中基本上已经被取消了。只有当颈动脉多普勒超声扫描数据和临床图像不一致时，我们才会求助于额外的对比成像。

如果患者的上肢血压相等，两侧颈动脉的脉搏质量良好且相同，那么患者在主动脉弓水平出现病变的可能性很小。在没有颈动脉造影的情况下，唯一可能遗漏的另一种病状是罕见的颅内病变。我们的做法是在手术台上进行颈动脉内膜切除术后的完整血管造影。在进行完成性研究时，我们总是努力检查颅内循环。到目前为止，在数百次没有进行血管造影的颈动脉内膜切除术后，只有 2 例发现了明显的颅内动脉病变。一个是直径 < 10mm 的颅内小动脉瘤，另一个是虹吸性狭窄，如果在手术前就知道了，也不会改变颈动脉内膜切除术的适应证。根据这一经验，我们常规仅在多普勒超声扫描的基础

上进行颈动脉内膜切除术。然而，这种多普勒超声扫描必须在我们自己的实验室进行，因为我们不愿意接受来自其他实验室的数据作为进行操作的唯一依据。虽然有许多优秀的实验室可以提供可靠的数据，但我们通常会用自己实验室的检查来交叉核对来自外部实验室的数据。由于血管造影虽然与发病率和死亡率相关，而且对比多普勒超声检查，额外支付了昂贵的费用其实是物有所值的，血管造影术作为长期以来应用的标准，价格昂贵[12]，会增加患者的焦虑，并与神经系统的发病率和死亡率有关。在颈动脉内膜切除术前需要血管造影的 ACAS 中，血管造影与脑卒中发病率和死亡率的风险等于手术本身的风险[4]。MRA 虽然是非侵入性的，但其准确性往往不如表现良好的颈动脉多普勒超声扫描。颈动脉分叉处的 MRA 经常高估狭窄的百分比，在许多情况下会导致不必要的手术。CT 血管造影术虽然更准确，但需要大量的静脉对比剂才能进行研究（问题 4：D）。

颈动脉分叉疾病患者治疗中的另一个争议涉及颈动脉切开术是应该直接缝合还是应该通过补片血管成形术缝合的问题。多年来，我们通常只在血管口径良好时直接缝合动脉。对我们数据的回顾表明，这是一个很好的做法，因为我们的再狭窄发生率相当低。许多回顾性比较和前瞻性试验表明，关于补片血管成形术和直接缝合术的优点，没有确凿的数据。然而，最近一项对计划进行分期双侧颈动脉内膜切除术的患者进行的前瞻性试验显示，一侧直接缝合，另一侧使用补片缝合，补片血管成形术缝合的一侧与再狭窄和并发症的发生率在统计学上较低。基于这些令人信服的数据，我们现在的做法是常规地用补片血管成形术缝合所有动脉切除术[13]（问题 5：B）。

其他外科医生已经改进了他们的手术方法，使用外翻动脉内膜切除术进行手术，从而避免了纵向动脉切开术。对于那些对这项技术有经验的外科医生来说，在选择合适的患者中，这似乎也是一个令人满意的选择。术后的监护对于确保这些患者获得最好的结果是很重要的。过往，我们的做法是对重症监护病房的患者进行常规监测。然而，回顾我们的经验，对于神经学完好且血压正常的患者，发生需要重症监护护理的不良事件的可能性极低。因此，重症监护病房利用的成本 / 效益优势显然不存在。我们现在通常会把患者送到普通的病房。到目前为止，没有出现过不良事件让我们对目前的政策感到遗憾（问题 6：D）。

参考文献

[1] Goldstein LB, Amarenco P, Lamonte M, et al. Relative effects of statin therapy on stroke and cardiovascular events in men and women: secondary analysis of the Stroke Prevention by Aggressive Reduction in Cholesterol Levels (SPARCL) study. Stroke. 2008;39(9):2444–8.

[2] Johnston SC. Transient ischemic attack: a dangerous harbinger and an opportunity to intervene. Semin Neurol. 2005;25:362–70.

[3] Rothwell PM, Giles MF, Flossmann E, et al. Simple score (ABCD) to identify individuals at high early risk of stroke after transient ischaemic attack. Lancet. 2005;366:29–36.

[4] Moore WS, Barnett HJ, Beebe HG, et al. Guidelines for carotid endarterectomy: a multidisciplinary consensus statement from the ad hoc committee, American Heart Association. Stroke. 1995;26:188–201.

[5] Hass WK, Fields WS, et al. Joint study of extracranial arterial occlusion. II. Arteriography, techniques, sites, and complications. JAMA. 1968;203(11):961–8.

[6] Executive Committee for the Asymptomatic Carotid Atherosclerosis Study (ACAS). Endarterectomy for asymptomatic carotid artery stenosis. JAMA. 1995;273:1421–8.

[7] Asymptomatic Carotid Surgery Trial Collaborators. The MRC Asymptomatic Carotid Surgery Trial (ACST): carotid endarterectomy prevents disabling and fatal carotid territory strokes. Lancet. 2004;363:1491–502.

[8] Abbott AL. Medical(non-surgical) intervention alone is now best for prevention of stroke associated with asymptomatic severe carotid stenosis: results of a systematic review and analysis. Stroke. 2009;40(10):e573–83.

[9] Moore WS. Issues to be addressed and hopefully resolved in the CREST 2 trial. Angiology. 2016;67(5):408–10.

[10] North American Symptomatic Carotid Endarterectomy Trial

Collaborators. Benefit of carotid endarterectomy in patients with symptomatic moderate or severe stenosis. N Engl J Med. 1998;339:1415–25.

[11] European Carotid Surgery Trialists Collaborative Group. Randomized trial of endarterectomy for recently symptomatic carotid stenosis: final results of the MRC European Carotid Surgery Trial. Lancet. 1998;351:1379–87.

[12] Chervu A, Moore WS. Carotid endarterectomy without arteriography. Personal series and review of the literature. *Ann Vasc Surg.* 1994;8:296–302.

[13] AbuRahma AF, Robinson PA, Saiedy S, Richmond BK, Khan J. Prospective randomized trial of bilateral carotid endarterectomies: primary closure versus patching. Stroke. 1999;30:1185–9.

颈动脉体瘤
The Carotid Body Tumor

Mark-Paul F. M. Vrancken Peeters　Johanna M. Hendriks　Ellen V. Rouwet

Marc R. H. M. van Sambeek　Hero van Urk　Hence J. M. Verhagen　著

第35章

病例报告

　　1 例 63 岁女性因颈部右侧肿块被转诊至本院。肿胀在几个月内慢慢加重，除了吞咽问题外，没有其他主诉。她之前的病史并不引人注目，她不记得有任何家庭成员有类似的现象。体格检查显示无痛性肿块，直径约 6cm，位于颈部前三角胸锁乳突肌的正前方。肿块可向后移动，但不能向头尾方向移动。未发现脑神经损伤迹象。超声检查显示颈内动脉和颈外动脉分叉处有高度血管化的结构（图 35–1）。

问题 1：最有可能导致颈部肿胀的诊断是什么？

A. 淋巴肿大。

B. 副神经节瘤。

C. 颈动脉动脉瘤。

D. 右甲状腺腺肿。

E. 囊性颈部病变。

问题 2：以下哪种检查更能确认诊断？按哪个排序是最好的方法？

A. 针刺活检。

B. 磁共振成像。

C. 对比增强血管造影。

D. 生长抑素受体闪烁成像（SMS-SCAN）。

E. 血管造影。

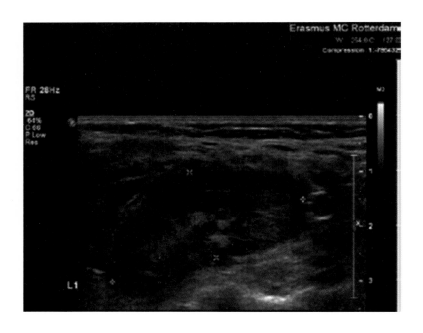

◀ 图 35-1　颈动脉体瘤的超声检查

颈动脉体瘤的诊断由 MRI（图 35-2）和 SMS-SCAN（图 35-3）证实。颈部病灶大小为 5.3cm× 4.4cm×4.1cm。扫描还显示，主动脉弓附近有类似的血管化肿块，中耳鼓室间隙也有一个。由于肿瘤的大小和吞咽困难，我们决定对这位患者进行治疗。

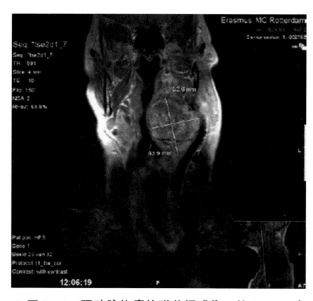

▲ 图 35-2　颈动脉体瘤的磁共振成像，长 **5.3cm**，宽 **4.4cm**。注意分叉之间的肿块造成的颈动脉成角

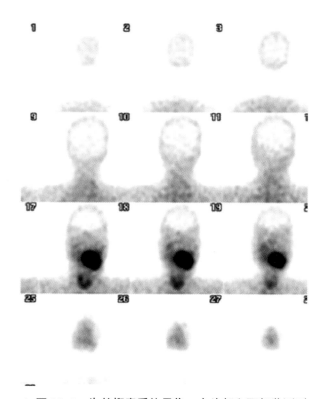

▲ 图 35-3　生长抑素受体显像。在头部和颈部监测到异常高摄取率，表明颈动脉体瘤的存在

问题 3：手术切除这个区域这么大的肿块可能会有什么并发症？

A. 霍纳综合征。

B. 声带麻痹。

C. 三叉神经下颌支麻痹。

D. 同侧舌麻痹。

E. 上述所有。

问题 4：下列哪一项陈述是正确的？

A. Shamblin Ⅰ型肿瘤总是可以在不损伤脑神经的情况下被切除。

B. Shamblin Ⅲ型肿瘤不能在不损伤脑神经的情况下被切除。

C. 当颈动脉体瘤生长时，颈动脉将被包裹。

D. 当 Shamblin Ⅲ型肿瘤被切除时，需要更换颈动脉分叉。

E. 脑神经受损的机会与颈动脉体瘤的大小无关。

问题 5：在这种特殊情况下，最好的治疗方案是什么？

A. 手术切除。

B. 选择性栓塞。

C. 放射治疗。

D. 化疗。

E. 这些治疗方式的组合。

　　手术切除如此大的颈动脉体瘤的并发症风险相对较高。因此，我们首先栓塞了供颈动脉体瘤的颈外动脉侧支和甲状颈动脉干，使肿瘤缩小（图 35-4）。1 年后，颈动脉体瘤的大小由 4cm 缩小到 3.5cm，

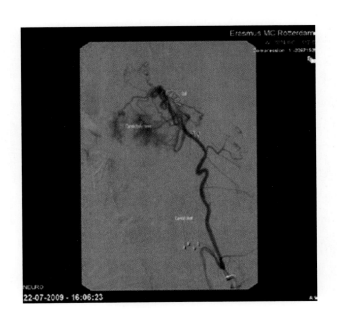

◀ 图 35-4　颈动脉体瘤供血血管盘绕并在颈总动脉和颈内动脉放置覆膜支架的对比血管造影。这样，肿瘤就不能获得血液供应了

最后到 3cm。肿瘤越小，切除肿瘤的可能性就越大，发病率也就越低。

一、评论

副神经节瘤通常是一组与自主神经系统相关的、解剖分散的、具有形态特征的、来源于神经嵴的、细胞化学上与神经分泌细胞相似的、神经内分泌器官的良性肿瘤[1]。副神经节在动态平衡中起着重要的作用，既可以直接作为化学感受器，也可以间接地通过分泌儿茶酚胺来响应压力。副神经节瘤一般分为两组，一组发生在头颈部，另一组发生在其他部位，肾上腺髓质是最常见的部位。头颈部副神经节最常见的部位是颈动脉分叉、迷走神经、颈静脉孔和中耳鼓室间隙。颈动脉体瘤（颈动脉球瘤）是最常见的头颈部副神经节瘤，位于颈动脉分叉部。

颈动脉体是一个小的高度血管化的椭圆形结构，位于颈总动脉分叉处的外膜[2]。颈动脉体起氧感受器的作用，通过舌咽神经传入延髓网状结构刺激缺氧时的心肺系统[3]。颈动脉体瘤可以自发发展，也可以由慢性缺氧诱发。后者包括居住在高海拔地区和源于某些疾病（慢性阻塞性肺疾病、紫癜性心脏病患者）[4-6]。家族性病例通常是双侧或多灶性的，并且发现年龄较早[7]。副神经节瘤的遗传模式是常染色体显性遗传，母体基因组印记改变[8]。已经确定了 5 个遗传位点[8-12]。大多数肿瘤是良性的，但局部扩张会导致脑神经缺损和局部结构（如颅底和咽旁间隙）的侵犯。约 5% 的病例可观察到恶性肿瘤[13]。恶性肿瘤不能根据肿瘤本身独特的组织学标准来定义，而只能根据转移的存在来定义，主要是在区域淋巴结[14]。

二、临床表现

通过详细的病史和体格检查，颈动脉体瘤可以与其他疾病相鉴别，如淋巴结肿大、颈动脉动脉瘤、右甲状腺肿和颈部囊性病变。虽然颈动脉体瘤可以发生在任何年龄段，但它们通常在 30—60 岁出现[15]。无症状的可触及肿块，在颈部前三角缓慢生长，常常会出现误诊。除肿块外，患者还可能出现脑神经缺陷，如声音嘶哑、舌头麻痹和吞咽困难。激素的产生，就像肿瘤分泌的儿茶酚胺一样，通常只存在于 5% 的患者中[13]，并可能导致高血压。

体检时，搏动性肿块可以横向移动，但不能垂直移动，因为它附着在颈动脉上，有些患者可能会听到杂音，但这是一种罕见的情况。对于颈动脉体瘤，需要特别注意两个受损最严重的脑神经：舌下神经轻瘫导致舌头功能障碍，迷走神经轻瘫导致声音嘶哑（问题 1：B）。

多普勒超声通常用于鉴别颈动脉体瘤和其他可能的疾病（图 35-1）。为了进一步研究，磁共振成像是显示颈动脉分叉处或以上的环状肿块的首选方法（图 35-2）。此外，头颈部副神经节瘤的其他位置也可以用这种成像技术来识别（问题 2：B 和 D）。对比剂的使用通常显示出一种"盐和椒"的外观，这是由肿瘤组织内有信号空洞的血管引起的。这显示了肿瘤明显的血管化，这可能有助于将它们与其他血管较少的肿瘤区分开来。如果出现副神经节瘤，至少应该检查一次血浆和尿儿茶酚胺水平。

生长抑素受体显像（图 35-4）是使用注射的放射性标记生长抑素类似物奥曲肽的核扫描。生长抑素受体显像可用于检测副神经节瘤，因为它们含有生长抑素受体携带组织。患者接受静脉注射这种物质，24h 和 48h 后进行成像。生长抑素受体闪烁成像对副神经节瘤的敏感性比 MIBG 扫描高得多 [16]（问题 2：B 和 D）。如果怀疑是颈动脉体瘤，不应该进行细针穿刺，当然在所有情况下都应该避免切开活检。细针穿刺很难诊断颈动脉体瘤，而且这两种方法都会引起不必要的并发症，如大出血。

三、治疗

颈动脉体瘤的首选治疗方法是保守治疗或手术治疗。切除是首选的最终治疗方法，尽管文献中引用的术后复发率相当高。并发症包括脑神经功能障碍，主要是 X 和 XII 神经，但也可以损害其他神经，如舌咽神经、面神经或交感神经系统（问题 3：E）。肿瘤大小很重要，因为肿瘤越大并发症发生率越高 [17]。术后死亡率不应超过 5%，并且仅发生在大肿瘤中，而小肿瘤的死亡率可忽略不计。颈动脉壁的损伤，特别是分叉处，由于外膜下空间的解剖导致血管壁非常薄，很难修复，这可能会迫使外科医生夹住颈内动脉，有时会导致缺血性脑卒中和死亡。

1972 年，Shamblin 根据颈动脉包绕的趋势提出了颈动脉体瘤的外科分类。Shamblin Ⅰ 型是小肿瘤，与颈动脉的附着性最小。手术切除无困难，脑神经损伤率很低。Shamblin Ⅱ 型肿瘤较大，部分包绕颈动脉，而 Shamblin Ⅲ 型肿瘤是非常大的肿瘤，完全包裹了颈动脉。Shamblin Ⅱ 型肿瘤中脑神经受损的百分比约为 7% [17]。在 Shamblin Ⅲ 型肿瘤中，有时甚至有必要牺牲颈动脉分叉，用静脉或合成的移植物替代，以重建颈动脉 [18]（问题 4：C）。

颈外动脉供血支或其他主要动脉的栓塞可以在手术前几天进行，以减少术中失血。虽然这是一个持续存在争议的领域，但一些组织声称栓塞可以减少手术中的失血量 [19-21]。其他人认为栓塞过程没有帮助，他们警告说，栓子通过侧支通路对大脑造成脑卒中的风险增加 [22, 23]。过去，栓塞术也曾被用作极高风险患者的替代治疗选择，这些患者可能不能耐受手术切除 [24]。在我们的患者中，栓塞治疗 1 年后，肿瘤仍在缩小，我们仍未手术切除颈动脉体瘤。等待更长时间的风险在于这些肿瘤滋生新血管的能力，这样一段时间后，灌注和大小就会增加。我们很犹豫是否相信栓塞就是治疗这类肿瘤的最终解决方案（问题 5）。

放射治疗很少被用作颈动脉体瘤的治疗选择。然而，对手术来说，放射治疗是一个很好的选择，特别是对于大的、生长迅速的肿瘤，这些肿瘤不符合手术条件。放射治疗在阻止生长方面是有效的，但它通常不会导致肿瘤完全根除 [25]。没有证据表明化疗可能对颈动脉体瘤有效。

四、结论

副神经节瘤是生长缓慢的良性肿瘤。颈动脉体瘤是头颈部最常见的肿瘤类型。根据患者的病史和体检可以怀疑这一诊断。超声和 MRI 通常可以确认诊断，而生长抑素受体闪烁成像是检测多发性肿瘤和其他部位肿瘤的可靠方法。如果颈动脉体瘤很小，并且没有记录在案的生长，那么保守观察政策是合理的。快速生长或较大的肿瘤应手术治疗，脑神经功能障碍是最常见的术后并发症。

参考文献

[1] Lack EE. Pathology of adrenal and extra-adrenal paraganglia. Philadelphia: WB Saunders; 1994.

[2] Netterville JL, Reilly KM, Robertson D, Reiber ME, Armstrong WB, Childs P. Carotid body tumors: a review of 30 patients with 46 tumors. Laryngoscope. 1995;105(2):115–26.

[3] Pryse-Davies J, Dawsom IMP, Westbury G. Some morphologic, histochemical, and chemical observations on chemodectomas and the normal carotid body, including a study of the chromaffin reaction and possible ganglion cell elements. Cancer. 1964;17:185–202.

[4] Edwards C, Heath D, Harris P, Castillo Y, Kruger H, Arias-Stella J. The carotid body in animals at high altitude. J Pathol. 1971;104(4):231–8.

[5] Lack EE, Perez-Atayde AR, Young JB. Carotid body hyperplasia in cystic fibrosis and cyanotic heart disease. A combined morphometric, ultrastructural, and biochemical study. Am J Pathol. 1985;119(2):301–14.

[6] Roncoroni AJ, Montiel GC, Semeniuk GB. Bilateral carotid body paraganglioma and central alveolar hypoventilation. Respiration. 1993;60(4):243–6.

[7] McCaffrey TV, Meyer FB, Michels VV, Piepgras DG, Marion MS. Familial paragangliomas of the head and neck. Arch Otolaryngol Head Neck Surg. 1994;120(11):1211–6.

[8] Van der Mey AG, Maaswinkel-Mooy PD, Cornelisse CJ, Schmidt PH, van de Kamp JJ. Genomic imprinting in hereditary glomus tumours: evidence for new genetic theory. Lancet. 1989;2:1291–4.

[9] Astuti D, Latif F, Dallol A, et al. Gene mutations in the succinate dehydrogenase subunit SDHB cause susceptibility to familial pheochromocytoma and to familial paraganglioma. Am J Hum Genet. 2001;69(1):49–54.

[10] Baysal BE, Ferrell RE, Willett-Brozick JE, et al. Mutations in SDHD, a mitochondrial complex II gene, in hereditary paraganglioma. Science. 2000;287(5454):848–51.

[11] Niemann S, Muller U. Mutations in SDHC cause autosomal dominant paraganglioma, type 3. Nat Genet. 2000;26(3):268–70.

[12] Huai-Xiang H, Khalimonchuk O, Schraders M, et al. SDH5, a gene required for flavination of succinate dehydrogenase, is mutated in paraganglioma. Science. 2009;325:1139–42.

[13] Manolidis S, Shohet JA, Jackson CG, Glasscock ME 3rd. Malignant glomus tumors. Laryngoscope. 1999;109(1):30–4.

[14] Lee JH, Barich F, Karnell LH, et al. National cancer data base report on malignant paragangliomas of the head and neck. Cancer. 2002;94(3):730–7.

[15] Ward PH, Jenkins HA, Hanafee WN. Diagnosis and treatment of carotid body tumors. Ann Otol Rhinol Laryngol. 1978;87 (5 Pt 1):614–21.

[16] Kwekkeboom DJ, van Urk H, Pauw BKH, et al. Octreotide scintigraphy for the detection of paragangliomas. J Nucl Med. 1993;34:873–8.

[17] van der Bogt KE, Vrancken Peeters MP, van Baalen JM, Hamming JF. Resection of carotid body tumors: results of an evolving surgical technique. Ann Surg. 2008;247:877–84.

[18] Shamblin WR, ReMine WH, Sheps SG, Harrison EG Jr. Carotid body tumor (chemodectoma). Clinicopathologic analysis of ninety cases. Am J Surg. 1971;122(6):732–9.

[19] LaMuraglia GM, Fabian RL, Brewster DC, et al. The current surgical management of carotid body paragangliomas. J Vasc Surg. 1992;15(6):1038–44.

[20] Muhm M, Polterauer P, Gstottner W, et al. Diagnostic and therapeutic approaches to carotid body tumors. Review of 24 patients. Arch Surg. 1997;132(3):279–84.

[21] Wang SJ, Wang MB, Barauskas TM, Calcaterra TC. Surgical management of carotid body tumors. Otolaryngol Head Neck Surg. 2000;123(3):202–6.

[22] Leonetti JP, Donzelli JJ, Littooy FN, Farrell BP. Perioperative strategies in the management of carotid body tumors. Otolaryngol Head Neck Surg. 1997;117(1):111–5.

[23] Litle VR, Reilly LM, Ramos TK. Preoperative embolization of carotid body tumors: when is it appropriate? Ann Vasc Surg. 1996;10(5):464–8.

[24] Tasar M, Yetiser S. Glomus tumors: therapeutic role of selective embolization. J Craniofac Surg. 2004;15:497–505.

[25] Hinerman RW, Amdur RJ, Morris CG, Kirwan J, Mendenhall WM. Definitive radiotherapy in the management of paragangliomas arising in the head and neck: a 35-year experience. Head Neck. 2008;30:1431–8.

椎-基底动脉缺血：栓塞和低血流机制
Vertebrobasilar Ischemia: Embolic and Low-Flow Mechanisms

第 36 章

Ramon Berguer　著

病例报告

　　一名 51 岁男性患者在 6 个月内发生一次严重脑卒中和数次椎 – 基底动脉分布区的短暂性脑缺血发作。最初是患者驾驶公交车时，失去平衡及协调性，同时出现左视野偏盲，并最终导致一场交通事故。从那时起，他又出现了 4 次失语和瘫痪，每次持续时间为 4～5h。当地医院诊断为椎动脉夹层，给予华法林抗凝治疗。患者同时患有高血压、非胰岛素依赖型糖尿病和高胆固醇血症。尽管抗凝国际标准化比值达标，但他的短暂性脑缺血症状仍再次出现，后转诊至我院。入院后行磁共振成像，显示右侧枕叶和左侧小脑梗死（图 36-1）。

问题 1：该患者表现为椎 – 基底动脉缺血，行磁共振（magnetic resonance, MR）后提示循环区梗死，还应做哪些检查？

　　A. 头颅平扫 CT。

　　B. 颈动脉 – 椎动脉多普勒超声。

　　C. 脑电图。

　　D. 脑血管造影。

　　E. 超声心动图。

问题 2：后循环区域梗死的病因有什么？

　　A. 椎动脉或基底动脉斑块破裂所致的远端栓塞。

　　B. 心律失常。

　　C. 椎动脉缺如患者的双侧颈动脉疾病。

　　D. 椎动脉外伤性或自发性夹层。

　　E. 双侧椎动脉严重狭窄患者血压一过性下降。

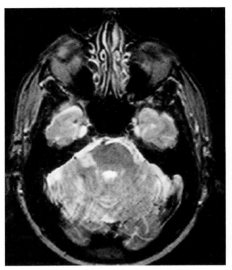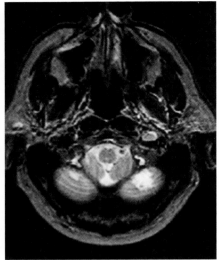

▲ 图 36-1　**MRI** 显示小脑和脑干梗死

　　动脉造影显示右侧椎动脉 V_4 段狭窄 60%，左侧椎动脉纤细、夹层，在 C_1 水平椎动脉正常，并与对侧椎动脉汇合（图 36-2）。故诊断为左侧椎动脉夹层并栓塞。由于夹层对药物治疗无效，患者接受了从左侧颈内动脉到左侧（枕下）椎动脉的搭桥术[1]。发生夹层及栓塞的近心段椎动脉在 C_1 水平上方予以结扎，紧靠颈动脉 – 椎体旁路远端吻合口的下方（图 36-3）。患者术后恢复好，未在出现任何脑缺血症状。后患者停用抗凝药。随访 5 年，仍没有复发。

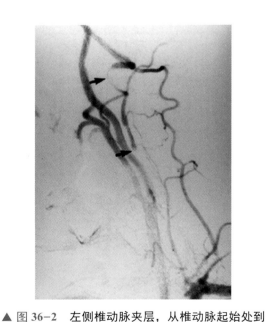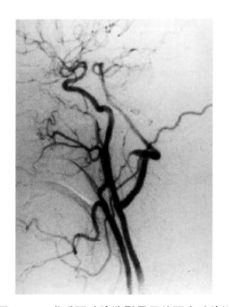

▲ 图 36-2　左侧椎动脉夹层，从椎动脉起始处到 C_4 水平（下箭）闭塞，从 C_4 水平到 C_1 水平（箭之间）动脉夹层并部分闭塞，C_1 段以远正常
经 The Society for Vascular Surgery 许可转载，引自 Berguer[1]，©1999

▲ 图 36-3　术后颈动脉造影显示从颈内动脉远端到 C_1 以外椎动脉的大隐静脉旁路
经 The Society for Vascular Surgery 许可转载，引自 Berguer[1]，©1999

问题 3：一旦有椎 – 基底动脉缺血症状的患者诊断出椎动脉夹层，下一步处理是什么？

A. 先肝素抗凝，后改用华法林。

B. 夹层动脉植入支架，后进行抗血小板治疗。

C. 夹层动脉段血管外科搭桥，并结扎近端椎动脉。

一、评论

椎动脉夹层可能是自发性的，也可能是外伤造成的 [2-6]。创伤性椎动脉夹层通常是颈部的过度伸展或旋转造成的，多发生在运动和减速损伤时。椎动脉夹层的临床表现多始于颈部后外侧的疼痛，并放射到颈部。出现疼痛、确诊夹层和出现缺血的临床症状之间可能有几天的间隔时间，60%～90% 的患者症状在间隔几天后出现，通常是 1～2 周。在直观显示病变方面，颈动脉 – 椎动脉多普勒超声并不能对该病进行诊断，以及帮助我们制订治疗方案，因为它只能检测到同侧的颈动脉粥样硬化，而这种动脉粥样硬化不能被证明是小脑或脑干梗死的原因。MRA、CTA 或动脉造影均可显示动脉的夹层病变，其中动脉造影还可以提供有关颈动脉的病变的情况，当然颈动脉病变的情况也可以从颈动脉 – 椎动脉超声中获得的（问题 1：D 和 E）（问题 2：A 和 D）。病变区域（脑干、小脑，通常还有枕叶）的定位最好使用 MRI。脑干周围的致密骨在 CT 扫描中易产生伪影。

症状性椎动脉夹层的治疗是经验性的全身抗凝。有颅后窝症状的患者在开始抗凝前应进行 MRI 检查，以排除蛛网膜下腔出血。蛛网膜下腔出血可能发生在椎动脉第四段（颅内）动脉夹层和破裂之后。

根据经验，抗凝被用于症状性夹层的治疗，因为随后的缺血通常是动脉真假腔血栓性闭塞的结果，而不是低流量效应所致。由于担心使用抗凝血药使夹层向远端延伸，一些知名专家开始对有局部症状（疼痛）和夹层证据，但没有中枢缺血表现（中枢神经系统缺陷或梗死的磁共振证据）的患者进行抗血小板治疗。大面积梗死的患者不进行抗凝以避免实质内出血。没有任何通过支架植入治疗椎动脉夹层的证据。在经过适当抗凝并持续有间歇性症状的患者中，发生夹层的椎动脉被认为是栓子的来源（问题 3：A）。在这些情况下，如果技术上可行，发生夹层动脉椎动脉段建议被旷置，远端行搭桥处理 [7, 8]。

二、椎 – 基底动脉缺血：栓塞和低血流机制

一名 62 岁的有着健康生活方式的女性出现视野模糊，当她把头转向右侧时发生昏倒。

3 个月前，她曾在其他医院接受过诊治，当她向右转头时，会出现黑矇症、平衡障碍和眩晕；其并在另外一家医院进行了颈动脉内膜切除术。

然而，当她转头时仍有严重的椎 – 基底动脉缺血症状。她在 20 年前曾行心肌血管重建术，并开始戒烟。

经检查，患者看起来很健康，双侧肱动脉血压正常且相等（124/80mmHg）。静息状态下的神经学检查正常。她的脖子也没有疼痛等异常。当她的头向右转时，患者出现视力模糊、平衡障碍和头晕。在其行颈动脉内膜剥除术前曾在外院行动脉造影显示了左侧椎动脉明显优势，但椎动脉远端血管未见明显显影。右侧椎动脉纤细，病变严重，并在 V₂ 段闭塞，并且无后交通动脉。由于这些症状是反复出

现的，而且可以在术后诱发，故患者再次行动脉造影。首先，我们进行了选择性锁骨下动脉正位造影，见左侧椎体优势且未见异常。后嘱患者头向右转，当她出现症状时，再次推注对比剂（图 36-4）。此时显示了椎动脉穿过 C_1 后板时受到的严重压迫，这段椎动脉被称为椎动脉寰椎段。

患者接受了枕下间隙的探查，并在椎动脉穿过 C_1 椎板的地方进行了解剖和暴露。受压部位位于椎板尖端上缘与枕骨之间。切除椎板为动脉提供空间，使其从 C_1 横孔出口进入枕大孔，而不受骨性压迫（图 36-5）。通过触诊和超声进行检查发现；当动脉开放并完成椎板切除术，未发现管腔内有斑块及残余狭窄。术后患者再未出现上述症状。颈部的全方位多角度活动不再引起晕厥或眩晕。

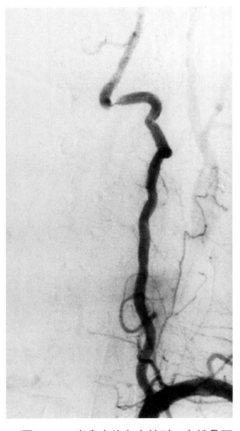

▲ 图 36-4　当患者头向右转时，左锁骨下动脉造影提示：单一优势椎动脉在 C_1 颈椎上被寰椎被严重压迫

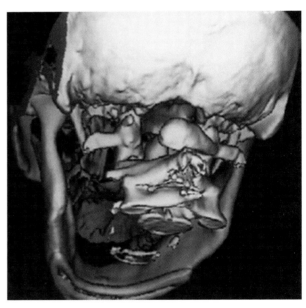

▲ 图 36-5　颅颈交界处 CT 扫描的三维重建显示：C_1 的椎板已被摘除

问题 1：关于术后诱发症状，以下哪一项陈述是正确的？

A. 缺血的机制是动脉外压造成的血流受限。

B. 缺血的机制是从损伤处动脉内膜上的血管壁损伤（夹层）或血栓进行栓塞。

C. 这两种机制都可能存在。

问题 2：以下哪一项陈述是正确的？

A. 当显示椎动脉受到动态的症状性压迫时，不建议行血管成形术（无论是否植入支架）。

B. 对发生狭窄或夹层的枕下段椎动脉行血管成形术很可能导致动脉破裂或动静脉瘘的形成。

C. 椎动脉远端血管成形术和支架植入术对于外压引起的血管狭窄是可行的。

三、评论

在动脉外源性压迫继发低流量缺血的患者中，临床症状具有可重复性，其可以通过使患者的头部至激发体位来诱导症状的发生。那些在头部移动到特定的触发位置时立即出现眩晕和眼震的患者应该被认为是良性位置性眩晕，是由于其中一个半规管内的骨石移位引起的[9]。当头部旋转或伸展时出现症状的患者通常在诱导激发体位后几秒钟后出现症状，应该在患者出现症状的同时进行动态动脉造影，以显示解剖损害（外在压迫）。有低血流症状（反复出现）且无栓塞证据（MRI 阴性）的患者，在头部旋转或伸展时，可能显示一侧椎动脉畸形 / 受压，但对侧椎动脉正常。如果对侧未受干扰的动脉粗细正常，并正常进入基底动脉，那么症状是由于该椎动脉受压的引起的结论是值得怀疑的。

枕下入路可从 C_2 横突至枕大孔进入椎动脉。用于解除枕下水平压迫的技术有椎板切除及椎板切除 + 旁路手术。体位性椎 – 基底动脉缺血一般是骨赘（偶尔还有韧带）在椎动脉颅外段机械性压迫椎动脉的结果。出现症状的机制通常是优势椎动脉的低血流，并且不能通过对侧发育不良或缺失的椎动脉的血流来代偿。这种压迫在由颈长肌腱引起的第一段（起源于 C_6）中非常少见。椎体骨赘的外压迫通常见于动脉的第二段和第三段。在第二个节段（$C_6 \sim C_2$），动脉通常被骨赘压迫，症状通常随着颈部的旋转而出现。在第三段（$C_2 \sim C_0$），压迫发生在 C_1 至枕骨大孔之间动脉的寰椎段。当头部过度伸展旋转时，动脉在下方 C_1 椎板的锐利上缘和上方的枕脊之间受到压迫（问题 1：C）。缺血症状通常是由于压迫骨赘导致优势椎动脉完全或接近完全闭塞，导致优势椎动脉低流量的后果（问题 1：C）。缺血症状通常是由于压迫骨赘导致优势椎动脉完全或接近完全闭塞所致。少数情况下，缺血效应可能是由恶性骨赘反复损伤动脉部位形成的附壁血栓引起的。在其他情况下，动脉可能会在反复创伤性压迫处发生夹层，这可能会导致动脉闭塞和（或）远端栓塞。椎 – 基底动脉缺血患者在低流量机制下的症状是可重复的，每次颈部活动到触发位置时都会重现。栓塞性椎 – 基底动脉供血不足的患者通常表现为临床脑卒中或不同区域的短暂性脑缺血发作。低流量组 MRI 通常正常，但栓塞组可能显示小脑、脑干或枕叶梗死。动脉造影需要准确地判断出动脉受压点，并辨别夹层和（或）串联病变的可能性。同样重要的是，要明确对侧椎动脉的粗细及走行，以确定它是完整的、正常的还是发育不良的，以及在激发体位下动态动脉造影时，当患者有症状时，对侧椎动脉是否正常充盈基底动脉。后者提示症状不是由低流量造成的。

血管成形术，无论是否植入支架，在治疗椎动脉外源性压迫方面都无效。在骨赘的硬骨突起处对薄壁椎动脉进行球囊扩张很可能导致动脉破裂，形成假性动脉瘤或动静脉瘘。如果椎动脉的受压仅限于 V_2 节段（$C_6 \sim C_2$），则通过将动脉重建到 C_1 的水平来绕过单个或多个压迫部位。本病例是通过前入路完成的[8]。当椎动脉的枕下段动态受压时，通常选择后入路[1]，治疗包括椎板切除，伴或不伴血管旁路术。如果在这个节段选择搭桥，其应选择高流量的颈动脉。后者多通过移开脑神经暴露出来的；后入路，脑神经会影响进入颈内动脉的暴露（问题 2：A 和 B）。

参考文献

[1] Berguer R. Suboccipital approach to the distal vertebral artery. J Vasc Surg. 1999;30:344–9.

[2] Mas JL, Bousse M-G, Harbourn D, Laplanc D. Extracranial vertebral artery dissection: a review of 13 cases. Stroke. 1987;18:1037–47.

[3] Mokri B, Houser OW, Sandok BA, Peipgzas DG. Spontaneous dissection of the vertebral arteries. Neurology. 1988;38:880–5.

[4] Chiras J, Marciano S, Vega Molina J, Touboul J, Poirier B, Bories J. Spontaneous dissecting aneurysm of the extracranial vertebral artery (20 cases). Neuroradiology. 1985;27:327–33.

[5] Ringel SP, Harrison SH, Noremberg MD, Austin JH. Fibromuscular dysplasia: multiple "spontaneous" dissecting aneurysms of the major cervical arteries. Ann Neurol. 1977;1:301–4.

[6] Noelle B, Clavier I, Berson G, Hommel M. Cervicocephalic arterial dissections related to skiing. Stroke. 1994;24:526–7.

[7] Caplan L. Posterior circulation disease, vol. 257. Cambridge: Blackwell; 1996.

[8] Berguer R, Morasch MD, Kline RA. A review of 100 consecutive reconstructions of the distal vertebral artery for embolic and hemodynamic symptoms. J Vasc Surg. 1998;27:852–9.

[9] Heidenreich KD, et al. Strategies to distinguish benign paroxysmal positional vertigo from rotational vertebrobasilar ischemia. Ann Vasc Surg. 2010;24(4):553.e1–5. https://doi.org/10.1016/j.avsg.2009.09.018.

大动脉炎相关性脑血管缺血

Takayasu's Arteritis Associated with Cerebrovascular Ischemia

Duk-Kyung Kim，Young-Wook Kim　著

第 37 章

病例报告

一名 12 岁的韩国女孩出现颈部疼痛和一过性视力模糊。就诊前 1 年，患者出现发热、身体不适和双侧颈部疼痛，随后出现右腿跛行。最近，她出现双侧视野模糊，抬头时症状加重。她无平衡障碍、协调性异常、复视或眩晕症状；无呼吸困难、心绞痛或腹痛。她的右臂血压为 99/54mmHg，但左臂血压不能测出。心脏检查未见异常。双侧颈动脉和右肱动脉搏动微弱。左肱动脉、右侧腘动脉和右侧足背动脉未触及搏动。在双侧颈动脉及锁骨上、锁骨下和上腹壁均可闻及异常杂音。

神经检查未见明显异常。实验室检查：白细胞计数 $9700 \times 10^3/\mu l$，血沉 66mm/h，超敏 C 反应蛋白 1.19mg/dl，蛋白 / 白蛋白比 7.3/3.8g/dl，肌酐 0.53mg/dl，脑型利钠肽原 18.3pg/ml。

问题 1：患者的哪项不符合大动脉炎（takayasu's arteritis，TA）的诊断标准？

A. 发病年龄＜ 40 岁。

B. 跛行。

C. 血沉和 CRP 升高。

D. 两臂间收缩压差＞ 10mmHg。

E. 锁骨下动脉听诊杂音。

根据其临床表现，她被诊断为大动脉炎。

问题 2：这位 Takayasu 动脉炎患者的检查必须包括什么？

A. 常规血管造影。

B. 颈动脉和下肢动脉的多普勒超声检查。

C. 主动脉 CTA。

D. 头颅磁共振成像和磁共振血管成像。

颈动脉多普勒超声提示双侧颈总动脉弥漫性血管壁增厚（图 37-1）和严重节段性狭窄。右侧无名动脉弥漫性狭窄 30%，右侧锁骨下动脉远端闭塞，左侧锁骨下动脉近端狭窄 70%，中远段（左侧椎动脉起始处以远）完全闭塞。下肢动脉超声检查提示右侧股浅动脉和右侧胫前动脉呈长节段性闭塞。胸腹主动脉 CTA 显示主动脉弓及弓上分支血管近端管壁增厚，肠系膜上动脉完全闭塞，肠系膜下动脉侧支丰富。脑部 MRI 检查未发现急性脑梗死。MRA 进一步发现右侧颈内动脉近端狭窄（图 37-2）。

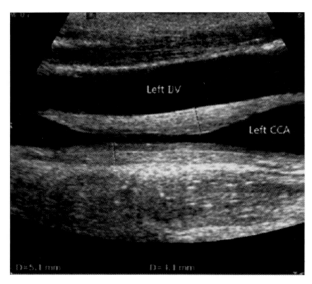

▲ 图 37-1　多普勒超声显示左颈总动脉近端长而光滑的同心圆增厚

IJV. 颈内静脉；CCA. 颈总动脉

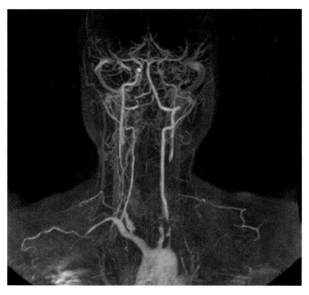

▲ 图 37-2　磁共振血管造影显示主动脉弓分支血管受累。右侧锁骨下动脉完全中段闭塞，局灶性骨狭窄伴狭窄后扩张，右侧颈总动脉弥漫性长节段性重度狭窄。左颈总动脉近端边缘不规则，中部几乎完全闭塞。患者还出现左椎动脉起源后左锁骨下动脉严重近端狭窄和完全闭塞，左椎动脉近端严重狭窄

问题 3：关于患者的血压，下列哪一项陈述是错误的？

A. 患者的真实血压是 99/54mmHg。

B. 对于 TA 患者，应测量四肢血压。

C. 肾血管性高血压是 TA 患者高血压的最常见原因。

D. 非典型的主动脉缩窄可能是导致上肢血压升高的原因之一。

多普勒超声测量四肢血压分别为：右臂 SBP73mmHg，左臂 SBP58mmHg，右踝 SBP82mmHg，左踝 SBP139mmHg。该患者，双侧锁骨下动脉闭塞，右侧股浅动脉闭塞。胸降主动脉和腹主动脉无明显

狭窄，只有左脚踝的血压反映了真实的 SBP，这意味着她的血压正常。

问题 4：对于累积主动脉弓部血管的 TA 患者，在以下哪些情况下需要干预治疗？

A. 左锁骨下动脉严重狭窄而无锁骨下盗血综合征。

B. 严重症状性狭窄。

C. 频繁发作视力减退。

D. 反复发作短暂性脑缺血发作。

E. 严重头晕。

由于她出现一过性黑矇的神经学症状，颈部三根动脉严重狭窄，计划进行干预以恢复脑循环、减轻其脑缺血症状。活动期病变严重影响任何搭桥或血管成形术的长期通畅性。故对 TA 的病情活动性进行评价。

问题 5：TA 患者的疾病活动性可以通过以下哪些方面来评估？

A. 症状，如发热、身体不适、关节痛。

B. 血沉或 CRP 水平升高。

C. 颈动脉压痛（颈动脉痛）。

D. CTA 或 MRA 提示管壁增厚或血管壁强化。

E. 正电子发射断层扫描（positron emission tomography，PET）摄取率增加。

除了患者有发热和不适的全身症状外，其血沉和 CRP 水平都很高，并存在颈部疼痛。颈动脉 CTA 显示颈动脉全壁弥漫性增厚，血管壁高强化，动脉内环低密度（图 37-3）。(^{18}F）氟脱氧葡萄糖（^{18}F-FDG）PET-CT 扫描显示右侧颈总动脉近端、左侧颈总动脉近端和中段及主动脉弓摄取率中度增加（图 37-4）。在泼尼松龙 [0.5mg/(kg·d)] 和阿司匹林（100mg/d）干预治疗后，她的全身症状有所改善。激素治疗 6 个月后，血沉和 CRP 分别降至 23mm/h 和 0.37mg/dl。颈部疼痛也得到了缓解。然而，她出现了更频繁和更严重的视物模糊，并影响了她的日常活动。由于太阳的强光会加重一过性黑矇的症状，为了减轻视野的刺激走路时需要头往下看。复查颈部 CTA 提示左颈总动脉和左椎动脉近端的狭窄进展。颈部三支血管严重的长节段病变，右侧无名动脉狭窄，右侧椎动脉通畅（图 37-5 和图 37-6A）。

问题 6：在这个阶段，建议采取什么样的治疗方案？

A. 先肝素抗凝，然后华法林抗凝。

B. 左侧椎动脉球囊扩张成形术。

C. 双侧颈总动脉支架植入术，然后双重抗血小板治疗。

D. 旁路手术恢复脑血流量。

E. 颈动脉内膜剥除术。

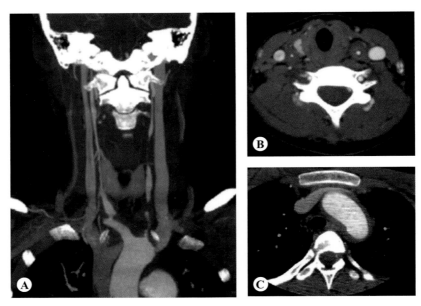

▲ 图 37-3　头颈部 CTA

A. 局灶性钙化狭窄，表现为右侧颈总动脉狭窄后扩张，弥漫性长节段严重狭窄，左颈总动脉近中段几乎完全闭塞，边缘不规则，病变呈跳跃性；B. 双侧颈总动脉管壁向心性增厚，管壁强化，内可见环形低密度影，这可能表示主动脉强化的血管外壁和管腔内血液之间的内膜衰减程度较低；C. 主动脉弓部血管壁增厚

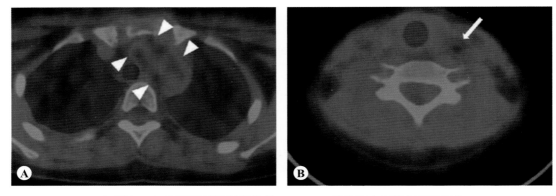

▲ 图 37-4　利用放射性标记的 ^{18}F-FDG-CT 进行正电子发射断层扫描

A. 主动脉弓血管壁（SUV_{max}=2.7）（箭头）；B. 左颈总动脉（SUV_{max}=2.7）（箭）轻度摄取 FDG

我们决定对弥漫性受累的弓部血管进行搭桥手术。

问题 7：推荐该患者接受哪种手术方式？

A. 升主动脉至左颈动脉搭桥术。

B. 升主动脉至双颈动脉搭桥术。

C. 胸降主动脉至左颈动脉搭桥术。

D. 右腋动脉至左颈动脉搭桥术。

该患者的 ^{18}F-FDG-PET 扫描未显示升主动脉摄取 FDG，而 CTA 和多普勒超声显示右侧颈内动

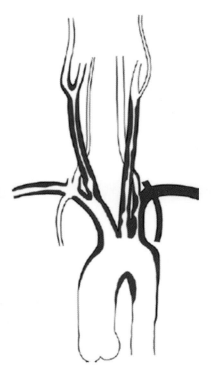

▲ 图 37-5　患者主动脉弓及其分支的病变情况

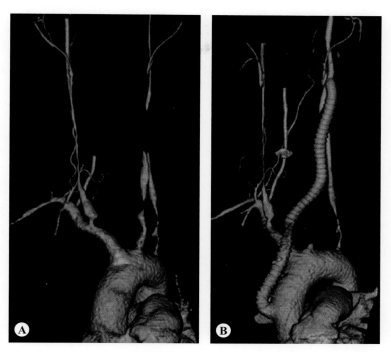

▲ 图 37-6　3D VR CTA 图像显示手术前（A）和手术后（B）主动脉弓分支血管情况，可见外环支撑聚四氟乙烯血管桥从升主动脉搭至左侧颈内动脉

脉近心段内膜增厚。我们决定使用外环支撑的聚四氟乙烯移植物进行升主动脉至左颈动脉搭桥术（图 37-7B）。

问题 8：这位患者在颈动脉重建手术后会发生什么并发症？

A. 颅内出血。

B. 吻合口再狭窄。

C. 吻合口动脉瘤。

D. 以上所有。

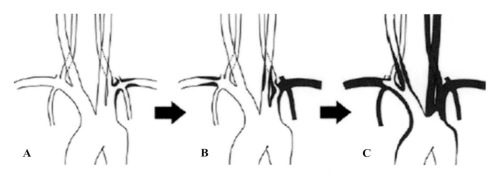

▲ 图 37-7　显示了大动脉炎患者主动脉弓分支血管病变的进展情况

A. 最初的血管病变通常发生在左锁骨下动脉近中段；B 和 C. 随着疾病的进展，左侧颈总动脉、椎动脉、头臂干、右侧锁骨下动脉近中段、右侧颈动脉、椎动脉和主动脉也可能受累 [25]

患者术后病程平稳，视觉症状完全消退。她报告说，她的日常活动有了相当大的改善。6 个月后，随访的 CTA 显示主动脉 – 单颈动脉旁路通畅。术后给予口服泼尼松龙（15mg/d）、甲氨蝶呤（每周 15mg）和氯吡格雷（75mg/d）。她的血沉、C 反应蛋白值保持在正常上限内。在 2 年的随访中，CTA 显示桥血管通畅良好。

评论

TA 是一种累积主动脉及其主要分支的慢性血管炎，其病因不明，好发于女性，占总病例的 80%～90%，其发病年龄通常在 10—40 岁。它在亚洲和墨西哥较为常见，欧洲和北美较少见。由于其在欧美等西方国家发病率较低，故未能引起其重视。美国风湿病学会已经建立了 TA 的诊断标准（表 37–1）[1]（问题 1）。本例患者的临床表现符合六项诊断标准中的五项。TA 的早期诊断可能很困难，因为早期症状，如疲倦、不适、体重减轻、关节痛和低热等都是非特异性的。

表 37–1 美国风湿病学会大动脉炎诊断标准（1990 版）

1. 发病年龄＜ 40 岁：＜ 40 岁时出现与 TA 有关的症状或体征
2. 四肢跛行：活动四肢（尤其上肢）肌肉疲乏和不适感加重
3. 肱动脉搏动减弱：一侧或双侧肱动脉搏动减弱
4. 血压差＞ 10mmHg：上肢收缩压差＞ 10mmHg
5. 锁骨下动脉或主动脉杂音：一侧或双侧锁骨下动脉或腹主动脉听诊时有杂音
6. 动脉造影异常：除外动脉硬化、纤维肌发育不良所致的主动脉及其主要分支或上下肢近心端大动脉的阶段性狭窄或闭塞，这些变化通常是局部的或分段的

如果这 6 个标准中符合至少有 3 个标准，则患者应被称为 TA。任何 3 个或 3 个以上标准的存在产生 90.5% 的敏感性和 97.8% 的特异性（改编自参考文献 [1]）。

然而，在疾病早期，仔细查体可以发现动脉搏动微弱，双上肢血压脉压差，或颈部、锁骨上区、锁骨下区或腹部的听诊杂音。随着侧支循环的发展，血管病变进展缓慢，一般时间长达数年或数十年之后，可进展为晚期慢性缺血性阶段（图 37–7）。尽管存在广泛的狭窄闭塞性血管病变，但与动脉硬化相比，缺血性症状的发生率相对较低。在年轻女性中检测到杂音或脉搏减弱可缩小对 TA 的鉴别诊断范围。其鉴别诊断包括巨细胞性动脉炎、动脉粥样硬化和纤维肌发育不良（问题 1）。

TA 的临床表现包括乏力、体重减轻、低热、肌肉酸痛和关节痛等全身症状。血管炎症可能会导致疼痛，如颈部疼痛。然而，大多数症状是狭窄血管供应的器官缺血的结果。患者可能有 TIA 或脑卒中、视力异常、椎基底动脉供血不足、四肢跛行、心绞痛或肾血管性高血压等症状[2]。年轻女性高血压患者应考虑到 TA。主动脉瓣关闭不全在韩国和日本很常见，其常与主动脉根部扩张有关[3]。

实验室结果反映了潜在的炎症过程，但大多是非特异性的。大多数患者会有一种慢性的正细胞正色素性贫血。白细胞计数通常正常或轻度升高。急性时相反应蛋白，如血沉升高和血清 CRP 升高，是炎症过程的反映。虽然血液学检查并不是疾病活动期反应的准确或可靠的指标，但它们是评估 TA 疾病活动性的最常用的血液测试（问题 1：C）。

血管造影显示，原发性动脉造影异常表现有光滑、锥形、局灶性或狭窄的区域，并伴有部分血管扩张。由于该病的慢性病特质，常形成丰富的侧支循环。动脉造影可以明确动脉病变的位置和类型，并可以同期通过同一动脉穿刺点进行后续治疗（问题 2：A）。然而，它不评估出管壁的变化，是一种有一定风险的有创性检查。因此，如果不打算同期进行治疗干预，应首选一种创伤较小的影像学检查。在评估大动脉时，主动脉的 CTA 或 MRI 可以显示管壁和管腔的改变 [4, 5]。目前，CT 或 MRI 检查适用于大多数患者（问题 2：C 和 D）。由于多普勒超声的无创性，在诊断或评估 TA 时，我们应首先对颈动脉进行多普勒超声检查，其可以显示主动脉弓分支血管的管腔和壁层变化（问题 2：B）。多普勒超声检查对评估颈总动脉有特别之处，其分辨率为 0.1～0.2mm[6]。在 TA 患者中，超声检查发现的典型病变是动脉壁长而光滑、均匀的同心性增厚；与动脉粥样硬化斑块形成不同，动脉粥样硬化斑块多不均匀，多钙化，并伴有不规则的管壁 [7]。

影像学检查最优的评估对象是颈总动脉和椎动脉，而对锁骨下动脉近端和颈内动脉远端的评估受到覆盖组织的限制。

由于锁骨下动脉 / 腋动脉受累，在上肢血压可能低于真实血压，因此潜在的全身性高血压常常被忽略（问题 3：A）。测量四肢的血压很重要（问题 3：B）。超过一半的合并高血压患者是由于肾动脉狭窄引起的肾血管性高血压，以及主动脉和分支动脉的狭窄和弹性降低所致（问题 3：C）。在反常性主动脉缩窄患者中，上肢血压多升高（问题 3：D）。在罕见的 TA 患者中，由于四肢动脉狭窄或闭塞合并反常性主动脉缩窄，所有四肢的血压测量值都假性降低。在这类患者中，可以通过检查是否有左心室肥厚或高血压性视网膜病变，来判断血压是否得到了充分的控制。如果患者有二尖瓣反流，左心室收缩压（等于主动脉收缩压）可以通过用多普勒超声测量二尖瓣反流情况来估计。

TA 通常累及近端颈部血管，并影响远端血流分流及远端血管侧支充盈。与闭塞性脑血管病变相关的脑血流动力学改变尚不完全清楚。8%～13% 的 TA 患者会出现视力障碍，如模糊或视觉模糊。永久性失明在这种疾病中很少见。脑卒中和短暂性脑缺血发作的发生率分别为 5% 和 20%[8]。由于侧支循环的充分代偿，颈动脉狭窄和闭塞通常是无症状的，孤立的锁骨下动脉狭窄很少需要血运重建（问题 4：A）。因此，何时对任何弓部血管病变进行再通仍有争议。我们中心的主动脉弓上动脉病变进行干预的指征是症状性狭窄 > 70%，严重头晕或眼部症状，脑卒中或短暂性脑缺血发作（问题 4：B 至 E）。所有四条颈部动脉的闭塞病变通常都有致残症状。只有一小部分患者需要对弓上血管进行干预。在梅奥诊所，超过 27 年的时间里，6% 的 TA 患者（16/251）因脑缺血需要弓上动脉搭桥术 [9]。在我们中心近 15 年来，7% 的 TA 患者（15/205）需要进行弓上动脉搭桥术。

理想情况下，应在疾病非活动期进行干预，以将再狭窄或吻合口撕裂的风险降至最低。最近一项研究发现，对病情稳定的患者进行干预和介入后使用免疫抑制药物是决定维持动脉通畅的独立变量 [10]。因此，在进行任何血管重建术之前，控制疾病活动性是很重要的。然而，由于干预的紧迫性，这一原则并不总是可能得到遵守。

患者的临床、实验室和影像学检查结果显示她患有中等程度活动性动脉炎。在活动早期，动脉狭窄可能逆转，缺血症状可以通过免疫抑制治疗得到改善。如何评估 TA 患者是否处在疾病活动期仍具有挑战性。约 50% 的病例临床特征与急性期反应指标无关。影像学检查并不总是与临床和实验室数值相关。高达 45% 的临床缓解期患者有活动性疾病的组织学证据。即使在非活动期，病变也会随着进一步狭窄或扩张而进展。

最常用的疾病活动性判断标准是 NIH 标准（表 37-2）[11]（问题 5）。然而，NIH 标准并未得到验证。来自临床非活动性患者的手术活检标本显示 44% 的患者存在组织学活动性疾病。超敏 C 反应蛋白水平和 CT、MRI 中的血管壁改变不在标准之内。最近，CT 或 MRI 的血管壁改变被报道可以预测疾病的活动性和对免疫抑制治疗的反应。CTA 显示活跃的 TA 病变的血管壁改变是动脉壁增厚并血管壁强化，延迟期图像上有一个衰减较差的环 [4, 12]。MRI 也有可能提供一种评估疾病活动性的手段。增强 MRI 显示动脉壁增厚或壁层强化提示疾病活动 [13]。在没有其他活动性疾病的临床证据的情况下，T_2 加权 MRI 显示的血管壁水肿似乎不是活动性疾病的指标 [14]。然而，CT 或 MRI 在评估 TA 患者疾病活动性方面的应用还需要在前瞻性研究中进一步探索，目前数据有限（问题 5：D）。[18]F-FDG-PET 现在可以用来对主动脉和大血管进行成像 [15]。[18]F-FDG-PET 可能有助于 TA 的早期诊断，以及对疾病活动性和治疗反应的评估。当 ^{18}F-FDG-PET 与 CT 同期扫描时，能更好地定位 TA 患者血管壁的炎症活动，表现出弱的 ^{18}F-FDG 蓄积 [16]（问题 5：E）。晚期发生不可逆性动脉狭窄且有明显缺血症状时，可考虑行经皮腔内血管成形术或搭桥术。当病变可以接受腔内治疗时，血管成形术更为首选。然而，经皮腔内治疗成功概率不大，因为颈部动脉的 TA 病变具有病变段长、纤维化严重和顺应性差，这需要压力更高的球囊，从而增加破裂和夹层的风险。血管成形术对扩张冠状动脉或肾动脉狭窄的局限性病变效果更好（问题 6：B）。即使在这种情况下，球囊血管成形术也比支架植入更可取，因为持续的扩张刺激，再狭窄率会更高（问题 6：C）。如果手术前行抗炎治疗，或者在血管重建之后进行了抗炎治疗，搭桥术后再狭窄率低于血管成形术。在这位患者中，我们决定对弥漫受累的弓上血管进行搭桥手术（问题 6：D）。

表 37-2　NIH 大动脉炎活动性评判标准

- 无其他原因的全身症状，如发热、关节痛
- 血沉增快（男性 ≥ 15mm/h，女性 ≥ 20mm/h）
- 受累血管有缺血与炎症表现，如患肢间歇性跛行、动脉搏动减弱或消失、血管杂音、血管痛（颈动脉痛）、上肢或者下肢血压不对称
- 典型的血管造影特征

两种或两种以上新发症状或症状恶化表明"动脉炎活动期"[11]

由于该疾病病变节段较长，而且这些手术对 TA 患者来说存在技术上的困难，通常不采用动脉内膜剥脱术或血管成形术（问题 6：E）。因此，对于 TA 所致脑血流灌注不足的患者，通常建议采用动脉旁路移植术。TA 颈动脉血运重建术的两个关键是：需要在疾病的静止期进行手术，以及选择无病变累及节段进行吻合。因此，重要的是要确定血管炎的活动程度和并存的疾病，如肾血管性高血压。临床医生必须选择需要血运重建的靶动脉，并在手术前确定桥血管吻合位置和桥血管材料。对于合并肾动脉狭窄所致的严重失控性肾血管性高血压患者，我们建议在颈动脉重建前先行肾动脉介入治疗，以避免颈动脉手术后出现脑过度灌注综合征。此时，通常建议行肾动脉血管成形术。

在双侧颈总动脉闭塞的患者中，一些人倾向于进行单侧颈动脉重建，而另一些人则建议进行双侧颈动脉血运重建术。双侧颈总脉闭塞患者行单侧颈动脉血运重建术的支持者认为，与双侧颈动脉血运重建术相比，脑高灌注综合征的风险更低（问题 7：A）。双侧颈动脉重建的支持者认为，与单侧颈动脉重建相比，术后脑血流灌注量更大及当其中一个移植物闭塞时复发脑血管功能不全的风险较低（问题 7：B）。然而，目前还没有关于 TA 患者单侧和双侧颈动脉重建的对比研究。

对无活动性病变的近端吻合口最佳位置的选择，应考虑 TA 患者的最佳手术入路和疾病晚期进展的风险。无病变的流入动脉的选择需要根据术中探查结果和术前影像学检查（CTA、血管造影、超声、MRI 和 PET 扫描）而定。

在颈动脉重建时，升主动脉通常被选为流入动脉，因为疾病在升主动脉受累相对较少，而且晚期发生吻合口狭窄的风险低于使用主动脉分支血管（如锁骨下动脉或腋动脉）作为流入动脉的情况（问题 7：C 和 D）。然而，在危重脑缺血患者中，部分阻断升主动脉会进一步影响脑血流量。为了避免这种潜在风险，可以选择降主动脉作为颈动脉血运重建手术的流入血管[17]。关于搭桥材料选择，一些人推荐自体静脉作为移植物[18, 19]，而另一些人则更喜欢使用人工血管[20, 21]。

TA 患者颈动脉重建后可出现两类并发症。一种涉及神经系统并发症，可能发生在手术期间或术后早期。另一类晚期并发症与移植物材料、吻合口位置或血管炎进展有关。大多数接受颈动脉血运重建术的患者都有多处广泛的颅外颈动脉和椎动脉闭塞性病变。术中颈部的扭转、主动脉和颈动脉的钳夹可进一步加重脑缺血。然而，由于颈部广泛的侧支循环，大多数患者都能耐受手术。

重度脑缺血患者颈动脉重建后可出现颅脑高灌注综合征（cerebral hyperperfusion syndrome，CHS）。一般认为，CHS 是在脑自我调节功能受损的情况下，为维持颅内压恒定的突然增加脑血流量的结果。CHS 的症状可能在血运重建后的几周内出现，但通常发生在最初的几天内。临床上，CHS 患者可出现同侧头痛、抽搐、神经功能障碍（偏瘫、偏瘫、构音障碍或视力障碍）或面部水肿。CHS 最严重并发症是脑出血。在接受颈动脉内膜切除术的患者中，长期存在的高血压、糖尿病和严重的脑缺血被认为是 CHS 的危险因素[22]。预防 CHS，术前、术后血压控制极为重要。根据 Tada 等的说法[18]，使用自体静脉移植物后，脑高灌注综合征的发生率较低（问题 8：A）。

晚期并发症包括吻合口再狭窄、移植物血栓形成、吻合口假性动脉瘤和移植物感染（问题 8：B 和 C）。其中，吻合口动脉瘤是 TA 患者手术治疗后常见的并发症之一。Miyata 等[23]报道，TA 术后随时可能出现吻合口动脉瘤，TA 患者发生吻合口动脉瘤的平均时间为 9.8 年（1.6～30 年），在不同形式的搭桥手术后 10 年、20 年和 30 年的吻合口假性动脉瘤累积发病率分别为 6%、12% 和 19%。他们发现，发生吻合口动脉瘤的唯一危险因素是手术时存在动脉瘤病变。他们建议对接受动脉手术的 TA 患者进行终身随访。然而，大多数（18/22）的动脉瘤发生在早期使用丝线吻合动脉的一系列病变中。在最近的一系列研究中，在 10 年和 20 年分别只有 1.8% 和 3.5% 的患者出现吻合口假性动脉瘤。为了预防这一并发症，一些作者建议使用聚四氟乙烯毡条进行吻合口的加固[24]。虽然我们未采用任何辅助手术来预防吻合口动脉瘤。然而，我们认为对于所有接受手术治疗的 TA 患者来说，术后对疾病活动性的监测和对疾病活动性的药物治疗是至关重要的（问题 8：C）。

参考文献

[1] Arend WP, Michel BA, Bloch DA, et al. The American College of Rheumatology 1990 criteria for the classification of Takayasu arteritis. Arthritis Rheum. 1990;33:1129–34.

[2] Liang P, Hoffman GS. Advances in the medical and surgical treatment of Takayasu arteritis. Curr Opin Rheumatol. 2005; 17:16–24.

[3] Matsuura K, Ogino H, Kobayashi J, et al. Surgical treatment of aortic regurgitation due to Takayasu arteritis: long-term morbidity and mortality. Circulation. 2005;112:3707–12.

[4] Park JH, Chung JW, Im JG, Kim SK, Park YB, Han MC. Takayasu arteritis: evaluation of mural changes in the aorta and pulmonary artery with CT angiography. Radiology. 1995;196:89–93.

[5] Choe YH, Kim DK, Koh EM, Do YS, Lee WR. Takayasu arteritis: diagnosis with MR imaging and MR angiography in acute and chronic active stages. J Magn Reson Imaging. 1999;10:751–7.

[6] Kissin EY, Merkel PA. Diagnostic imaging in Takayasu arteritis. Curr Opin Rheumatol. 2004;16:31–7.

[7] Andrews J, Mason JC. Takayasu's arteritis – recent advances in imaging offer promise. Rheumatology (Oxford). 2007; 46:6–15.

[8] Maksimowicz-McKinnon K, Hoffman GS. Takayasu arteritis: what is the long-term prognosis? Rheum Dis Clin North Am. 2007;33:777–786. vi.

[9] Fields CE, Bower TC, Cooper LT, et al. Takayasu's arteritis: operative results and influence of disease activity. J Vasc Surg. 2006;43:64–71.

[10] Park MC, Lee SW, Park YB, Lee SK, Choi D, Shim WH. Post-interventional immunosuppressive treatment and vascular restenosis in Takayasu's arteritis. Rheumatology (Oxford). 2006;45:600–5.

[11] Kerr GS, Hallahan CW, Giordano J, et al. Takayasu arteritis. Ann Intern Med. 1994;120:919–29.

[12] Park JH, Chung JW, Lee KW, Park YB, Han MC. CT angiography of Takayasu arteritis: comparison with conventional angiography. J Vasc Interv Radiol. 1997;8:393–400.

[13] Choe YH, Han BK, Koh EM, Kim DK, Do YS, Lee WR. Takayasu's arteritis: assessment of disease activity with contrast-enhanced MR imaging. AJR Am J Roentgenol.

2000;175:505–11.

[14] Tso E, Flamm SD, White RD, Schvartzman PR, Mascha E, Hoffman GS. Takayasu arteritis: utility and limitations of magnetic resonance imaging in diagnosis and treatment. Arthritis Rheum. 2002;46:1634–42.

[15] Andrews J, Al-Nahhas A, Pennell DJ, et al. Non-invasive imaging in the diagnosis and management of Takayasu's arteritis. Ann Rheum Dis. 2004;63:995–1000.

[16] Kobayashi Y, Ishii K, Oda K, et al. Aortic wall inflammation due to Takayasu arteritis imaged with 18F-FDG PET coregistered with enhanced CT. J Nucl Med. 2005;46:917–22.

[17] Shiiya N, Matsuzaki K, Watanabe T, Kuroda S, Yasuda K. Descending aorta to carotid bypass for takayasu arteritis as a redo operation. Ann Thorac Surg. 2003;76:283–5.

[18] Tada Y, Sato O, Ohshima A, Miyata T, Shindo S. Surgical treatment of Takayasu arteritis. Heart Vessel. 1992;7:159–67.

[19] Tada Y, Kamiya K, Shindo S, et al. Carotid artery reconstruction for Takayasu's arteritis the necessity of all-autogenous-vein graft policy and development of a new operation. Int Angiol. 2000;19:242–9.

[20] Tann OR, Tulloh RM, Hamilton MC. Takayasu's disease: a review. Cardiol Young. 2008;18:250–9.

[21] Rockman CB, Riles TS, Landis R, et al. Redo carotid surgery: an analysis of materials and configurations used in carotid reoperations and their influence on perioperative stroke and subsequent recurrent stenosis. J Vasc Surg. 1999;29:72–80. discussion 80–81

[22] Moulakakis KG, Mylonas SN, Sfyroeras GS, Andrikopoulos V. Hyperperfusion syndrome after carotid revascularization. J Vasc Surg. 2009;49:1060–8.

[23] Miyata T, Sato O, Deguchi J, et al. Anastomotic aneurysms after surgical treatment of Takayasu's arteritis: a 40-year experience. J Vasc Surg. 1998;27:438–45.

[24] Erdogan A, Gilgil E, Oz N, Türk T, Demircan A. PTFE patching to prevent anastomotic aneurysm formation in Takayasu's arteritis. Eur J Vasc Endovasc Surg. 2003;25: 478–80.

[25] Ishikawa K. Diagnostic approach and proposed criteria for the clinical diagnosis of Takayasu's arteriopathy. J Am Coll Cardiol. 1988;12:964–72.

第七篇　上肢神经与血管的疾病

Neurovascular Conditions of the Upper Extremity

第38章 神经型胸廓出口综合征和胸小肌综合征
Neurogenic Thoracic Outlet Syndrome and Pectoralis Minor Syndrome

Richard J. Sanders 著

病例报告

　　一名 30 岁的女性，自诉颈部、右侧肩、斜方肌、前胸壁、腋窝、臂、肘和前臂疼痛，隔天就出现枕部头痛；右手所有手指麻木、刺痛，第 4、5 指更严重，特别是在梳头发、吹干头发或开车等抬高手臂动作时症状加重；右手无力以至咖啡杯脱落，有发凉感和颜色变化。该症状在追尾事故后持续 1 年。

　　她的病史始于 1 年前，当时她的车停在红绿灯前，另一辆车从后面撞了她。回忆起当时的情景，她系了安全带，但不记得事故发生时她颈部发生了什么。当时没有直接的症状。第 2 天醒来时，肩胛骨上方疼痛，脖子酸痛。几天后，颈部疼痛日益加重后枕部疼痛延伸至眼睛。2～3 周后，右肩区和右臂出现疼痛。几周后，右手手指出现麻木、刺痛，无名指和小指更明显。由于右肩严重的、持续性的疼痛，于 6 个月前行关节镜下右肩修补术，术后右肩部疼痛症状得到缓解，其他症状没有任何改变。

　　她的职业是一名法律秘书，事故发生后，虽然她已经重返工作岗位，但是她的右手手指麻木、刺痛导致她每天只能工作 4h，打字不能超过 10min，在家里，她只能做些简单的家务活。她不能用真空吸尘器清扫，不能擦洗窗户或地板，也不能提沉重的洗衣篮。迄今为止的检查包括颈椎 X 线，结果显示是正常的，肌电图－神经传导速度（electromyography/nerve conduction velocity，EMG/NCV）测定，显示尺神经分布发生非常轻微的非特异性改变，但接近正常。到目前为止进行了 6 个月的物理治疗包括热疗、按摩、超声波、肩带肌肉锻炼的体疗和颈部牵引。

问题 1：神经型胸廓出口综合征最常见的原因是什么？

A. 颈部外伤。

B. 颈肋。

C. 异常骨质。

D. 第 1 肋畸形。

E. 以上所有。

体格检查：右侧锁骨上斜角肌压痛、胸壁压痛、锁骨正下方和腋窝下胸壁压痛，左侧均无压痛；右侧臂丛神经 Tinel 征阳性，左侧为阴性；右侧斜角肌受压时出现手和手臂疼痛、麻木等症状，但左侧斜角肌受压时则无此症状。当转身和向左倾斜时，头部旋转和倾斜都会导致对侧手和手臂出现疼痛、麻木等症状，向右倾斜则无此症状。

外旋位 90° 外展，患者右上肢可在 15s 内诱导出平时出现的疼痛、麻木等症状，左侧未出现任何症状。Elvey 上肢张力试验（upper limb tension test，ULTT），第 1 体位（正中神经张力测试）、第 2 体位（桡神经张力测试）、第 3 体位（尺神经张力测试）右侧均为阳性。左侧 ULTT 为阴性。

胸小肌阻滞，可在锁骨下 3cm 右侧胸小肌压痛区内注射 1% 利多卡因 4ml，静息时症状可以明显改善，右侧胸壁和腋窝压痛感消失，同时重复体格检查也可发现阳性表现减轻。

斜角肌阻滞，向右前斜角肌压痛区内注射 1% 利多卡因 4ml，大部分体格检查结果有了显著改善。

问题 2：神经型胸廓出口综合征（neurogenic thoracic outlet syndrome，NTOS）的诊断标准包括以下哪些？

A. 颈部外伤病史。

B. 手的感觉异常涉及所有手指，无名指和小指更常见。

C. 颈部、肩部和上肢疼痛。

D. 枕部头痛。

E. 外旋位 90° 外展时斜角肌压痛。

F. Adson 或分外旋位 90° 外展，桡动脉搏动减弱或消失。

G. 斜角肌试验阳性。

H. 上肢张力试验（ULTT）与下肢直腿抬高试验相类似，是胸廓出口综合征（thoracic outlet syndrome，TOS）的绝佳测试。

问题 3：神经型胸小肌综合征（neurogenic pectoralis minor syndrome，NPMS）的诊断标准包括以下哪些？

A. 锁骨下前胸有压痛或疼痛病史。

B. 右侧腋窝和右侧锁骨下方有触痛感。

C. 枕部头痛。

D. 拇指、示指和中指麻木感。

E. 右臂严重无力。

她坚持每天在家里做颈部牵引练习，注重每个伸展动作都缓慢进行，每个动作不超过 3 次，每次至少保持 15s。她还在门口做胸小肌伸展运动，手握住门边，身体向前向下倾斜。尽管每天坚持，她的症状仍没有改善。

问题 4：以下哪些条件可以与神经型胸廓出口综合征（NTOS）共存或需要与其区分？

A. 腕管综合征。

B. 肱二头肌 / 肩袖肌腱炎或撞击综合征。

C. 颈椎病 – 椎间盘、关节炎、椎管狭窄、颈椎扭伤。

D. 肘部尺神经卡压（肘管综合征）。

E. 胸小肌综合征。

F. 纤维性肌痛。

G. 臂丛神经损伤。

H. 脑部肿瘤。

问题 5：胸廓出口区域手术减压的适应证是什么？

A. 至少 3 个月保守治疗失败后。

B. 所有其他相关情况都已被尽可能完整地诊断和治疗。

C. 症状妨碍了工作、睡眠、娱乐或日常生活活动。

D. 以上所有。

尽管进行了保守治疗，但症状持续存在，导致她在工作和家庭中失去了部分生活能力，因此经腋窝切口行锁骨上前中斜角肌切除术、臂丛神经松解术和第 1 肋切除术，同时还进行了胸大、小肌腱切断术。

问题 6：哪些外科手术可以用于胸廓出口减压？

A. 经腋窝第 1 肋切除术。

B. 锁骨上前中斜角肌切除术合并臂丛神经松解术。

C. 锁骨上前斜角肌切除术合并或不合并臂丛神经松解术。

D. 锁骨上前中斜角肌切除术、第 1 肋切除术和臂丛神经松解术。

E. 以上所有。

问题 7：胸廓出口综合征（TOS）手术的主要并发症是什么？

A. 臂丛牵引性损伤。

B. 膈神经损伤。

C. 锁骨下动脉损伤。

D. 锁骨下静脉损伤。

E. 胸长神经损伤。

F. 第 2 肋间臂神经损伤（仅经腋窝入路）。

G. 胸导管损伤（仅限左侧锁骨上入路）。

H. 锁骨上神经损伤（仅限锁骨上入路）。

I. 霍纳综合征（仅限锁骨上入路）。

J. 气胸。

K. 以上所有。

她的手术很成功，无术后并发症，术后第 2 天就出院了。在家里休养 4 周后，她重返工作岗位，每天工作 4h。1 个月后，她恢复正常工作状态。虽然大部分症状都有所改善，但她仍然注意到，在长时间工作后，她的手偶尔会出现感觉异常，右肩也会疼痛。她的头部疼痛已完全消失了。她对术后的好转感到高兴，尽管她还没有完全康复。

问题 8：胸廓出口综合征减压术的远期效果如何？

A. 90% 的成功率。

B. 75% 的成功率。

C. 60% 的成功率。

D. 40% 的成功率。

E. 以上都不是。

评论

胸廓出口综合征（thoracic outlet syndrome，TOS）有三种类型：动脉型、静脉型和神经型。神经型胸廓出口综合征（NTOS）占所有 TOS 病例的 95% 以上，是最难诊断和治疗的。在大多数患者中，NTOS 的病因有过度伸展导致的颈部损伤，要么是工作中反复劳力性损伤。反复劳力造成颈部损伤的机制还不太清楚，但很可能是因为工人的手被一个地方占用，所以工人不断地来回转动脖子来执行工作或与人交谈。打字时把电话夹在耳朵和肩膀之间也是一种常见的颈部拉伤。虽然一些 TOS 患者有颈肋或先天性条索，但这些被认为是易感条件，很少是主要原因。这些患者通常在经历某种形式的颈部创伤诱发前不会出现症状。

虽然第 1 肋切除术已经成为 NTOS 的标准治疗方式，但第 1 肋骨很少是引起症状的原因。病理表现为斜角肌紧张和瘢痕形成 [1]。肋骨切除术是成功的，因为必须分离前、中斜角肌才能切除肋骨。因此，根据需要，第 1 肋切除术包括斜角肌切开术，可能是后者缓解了症状（问题 1：A）。

NTOS 的诊断主要依靠病史和体格检查。这不是排除性诊断。典型的病史包括某种类型的颈部创伤，患者并不总是记得这一事件，尤其是事件未涉及诉讼。医者的工作是全面询问颈部症状。症状通常包括上肢疼痛、感觉异常和无力，超过 75% 的患者主诉颈部疼痛和枕部头痛。后一种症状不是臂丛神经受压的结果，而是由斜角肌的牵拉性损伤引起的，并将疼痛转移到后脑勺。最常见的感觉异常涉及手的五指，尽管它更多地涉及上肢的尺侧和前臂，而不是桡侧。斜角肌压痛是明显的生理发现，外旋位 90° 外展会出现同样症状。Adson 或外旋位 90° 外展试验桡动脉搏动减弱或消失不是确定诊断的可靠征象。高达 60% 的正常人也会出现 Adson 试验阳性，而大多数 NTOS 患者并未出现 [2]，并不是每个患者都会表现出所有这些标准，但如果这些标准中的大多数都得到了满足，就可以做出诊断 [3]。上肢张力试验相当于下肢直腿抬高试验。它的实施方式是让患者将双臂外展至 90°，肘部伸展，屈曲手腕，然后将头部分别向两边倾斜，耳朵对肩。阳性反应是手和手臂出现疼痛和感觉异常 [4]（问题 2：A、B、C、D、E、G 和 H）。

胸小肌综合征是 60 年前提出的，但被大多数临床医生所遗忘。它的认知度最近得到恢复，大多出现在因 NTOS 而就诊的患者中。上肢感觉异常和疼痛的症状与 NTOS 相似。然而，颈部疼痛和枕部头痛并不是由于胸小肌压迫所致。体格检查的重要标志是锁骨正下方的胸小肌压痛和腋窝压痛。与 NTOS 不同的是，NPMS 患者通常没有手臂无力，颈部疼痛症状，更多的是拇指、示指和中指麻木感，尽管这五个手指都可能受累。NPMS 作为双挤压综合征的一种形式经常伴随着 NTOS[5]。针对这种情况，手术可以同时进行 [6, 7]（问题 3：A、B 和 D）。

NTOS 的所有症状都是非特异性的。其他部位也表现出类似症状包括肩部、肘部、手腕和肩胛旁肌肉的异常。NTOS 与其他一些情况共存是很常见的（问题 4：A 至 G）。

在不到 1% 的 NTOS 患者中，存在由尺神经支配的手部肌肉萎缩。在这些患者中，肌电图检查显示出了尺神经病变的典型表现 [8]。除此之外，肌电图和神经传导阻滞要么是正常的，要么提示有非特异性的改变。不幸的是，一旦萎缩，通常是不可逆转的 [9]。在这个阶段，手术可以缓解疼痛和感觉异常，但不能缓解无力。

保守治疗总是首选，对大多数患者有效 [10]。手术被认为是最后的手段。NTOS 患者有多种治疗方式，其中最重要的是家庭锻炼，包括伸颈、腹式呼吸和姿势矫正。在接受理疗师的指导后，患者每天在家进行这项锻炼。一些与 TOS 并存的相关诊断需要物理治疗师亲自动手治疗。因为颈部牵引、负重、阻力练习和力量训练往往会使 TOS 症状恶化，所以我们不推荐给 NTOS 患者使用。

有些患者用各种形式的理疗都难以治愈。如果经过几个月的锻炼仍然没有改善，患者要么选择忍受这些症状，要么考虑外科手术胸廓出口减压术，要成为手术治疗候选人，除了几个月的保守治疗失败外，患者已经接受所有相关的诊断并且功能已经部分或完全丧失（问题 5：D）。

有不止一种外科手术可供选择，这表明没有一种手术证明自己比其他任何一种手术有优越性。

1972 年，在进行了数年的经腋窝第 1 肋切除术后 [11]，我们失望地发现远期成功率略低于 70%。然后我们改行锁骨上前中斜角肌切除术加臂丛神经松解术，但再次失望地发现成功率与经腋下第 1 肋切除术相同。接下来的手术选择是通过相同的锁骨上切口行锁骨上前中斜角肌加第 1 肋切除术 [12, 13]。在这种联合手术中，我们的早期效果比前两次手术好了几个百分点，但在统计学上无显著差异。其他研究者比较了斜角肌切除术和斜角肌联合第 1 肋切除术，也没有注意到两者在统计学上的显著差异 [14-16]。最后，一些外科医生仍然只进行前斜角肌切除术加神经松解术，报道的结果与更广泛的手术方式相似 [17, 18]（问题 6：E）。

无论采用何种手术方式，胸廓出口减压术都会出现并发症。锁骨下动静脉、臂丛、膈神经和胸长神经损伤是最常见的严重并发症。较少见的是胸导管和颈部交感神经链的损伤。经腋窝或锁骨上入路损伤皮肤的神经很常见。神经丛损伤是由过度牵引引起的，这在当时很常见。当控制锁骨下动脉的止血钳意外地夹住了神经丛的一条神经时，也可能出现神经丛损伤。

1% 的患者，神经丛损伤会使症状恶化。锁骨上入路时，暂时性膈神经损伤的发生率为 10%，因为膈神经通常位于视野中央，即使是轻微的回缩也非常敏感[16]（问题 7：K）。

所有手术的结果大致相同。最大的变量是病因。当病因是与车祸相关时，1 年成功率为 75%～80%；当病因是重复性工作压力或反复劳力性损伤时，成功率降低 15%[15, 16, 19][问题 8：B（车祸病因学）和 C（与工作相关的重复性应激反应病因学）]。

参考文献

[1] Sanders RJ, Jackson CGR, Banchero N, Pearce WH. Scalene muscle abnormalities in traumatic thoracic outlet syndrome. Am J Surg. 1990;159:231–6.

[2] Gergoudis R, Barnes RW. Thoracic outlet arterial compression: prevalence in normal persons. Angiology. 1980;31:538–41.

[3] Sanders RJ, Haug CE. Thoracic outlet syndrome: a common Sequela of neck injuries. Philadelphia: Lippincott; 1991. p. 71–84.

[4] Sanders RJ, Hammond SL. Diagnosis of thoracic outlet syndrome. J Vasc Surg. 2007;46:601–4.

[5] Upton ARM, McComas AJ. The double crush in nerve-entrapment syndromes. Lancet. 1973;2:359–62.

[6] Sanders RJ. Pectoralis minor syndrome. In: Eskandari MK, Morasch MD, Pearce WH, Yao JST, editors. Vascular surgery: therapeutic strategies. Shelton: People's Medical Publishing House; 2009. p. 149–60.

[7] Sanders RJ, Rao NM. The forgotten pectoralis minor syndrome. 100 operations for pectoralis minor syndrome alone or accompanied by neurogenic thoracic outlet syndrome. Ann Vasc Surg. 2010;24:701–8.

[8] Gilliatt RW, Willison RG, Dietz V, Williams IR. Peripheral nerve conduction in patients with a cervical rib and band. Ann Neurol. 1978;4:124–9.

[9] Green RM, McNamara MS, Ouriel K. Long-term follow-up after thoracic outlet decompression: an analysis of factors determining outcome. J Vasc Surg. 1991;14:739–46.

[10] Novak CB, Collins ED, Mackinnon SE. Outcome following conservative management of thoracic outlet syndrome. J Hand Surg Am. 1995;20A:542–8.

[11] Roos DB. The place for scalenectomy and first rib resection in thoracic outlet syndrome. Surgery. 1982;92:1077–85.

[12] Sanders RJ, Pearce WH. The treatment of thoracic outlet syndrome: a comparison of different operations. J Vasc Surg. 1989;10:626–34.

[13] Sanders RJ, Cooper MA, Hammond SL, Weinstein ES. Neurogenic thoracic outlet syndrome. In: Rutherford RB, editor. Vascular surgery. 5th ed. Philadelphia: Saunders; 1999. p. 1184–200.

[14] Cheng SWK, Reilly LM, Nelken NA, et al. Neurogenic thoracic outlet decompression: rationale for sparing the first rib. Cardiovasc Surg. 1995;3:617–23.

[15] Thomas GI. Diagnosis and treatment of thoracic outlet syndrome. Perspect Vasc Surg. 1995;8:1–28.

[16] Sanders RJ, Hammond SL. Complications and results of surgical treatment for thoracic outlet syndrome. Chest Surg Clin N Am. 1999;9:803–20.

[17] Razi DM, Wassel HD. Traffic accident induced thoracic outlet syndrome: decompression without rib resection, correction of associated recurrent thoracic aneurysm. Int Surg. 1993;78:25–7.

[18] Gockel M, Vastamaki M, Alaranta H. Long-term results of primary scalenotomy in the treatment of thoracic outlet syndrome. J Hand Surg Br. 1994;19B:229–33.

[19] Ellison DW, Wood VE. Trauma-related thoracic outlet syndrome. J Hand Surg Br. 1994;19B:424–6.

第39章

急性腋下/锁骨下静脉血栓形成

Acute Axillary/Subclavian Vein Thrombosis

Torbjørn Dahl   Hans O. Myhre   Jarlis Wesche   著

病例报告

　　一名 34 岁的男性汽车机械师因"右臂严重肿胀 3 天"而入院，他一直坚持运动，如举重，每周训练 4 次，每次 1.5h。无外伤史。患者感到不适，但手臂没有剧烈疼痛。浅表静脉扩张，手和前臂的颜色略微发绀。桡动脉和尺动脉搏动可触及。肱动脉、锁骨上动脉和腋动脉均未闻及杂音。其余检查未见异常，患者未使用任何药物。

问题 1：倾向对这位患者进行哪些进一步的诊断性检查？

A. 体描仪。

B. 静脉造影术。

C. 多普勒超声扫描。

D. 磁共振静脉造影。

E. 计算机断层扫描。

F. 胸部和胸廓出口的 X 线检查。

G. 静脉压测定。

静脉造影显示腋下/锁骨下静脉血栓形成（图 39-1）。臂静脉通畅，没有骨骼畸形的迹象。

问题 2：下列哪些情况可能导致腋下/锁骨下静脉血栓形成？

A. 静脉留置导管。

B. 锁骨或肋骨骨折的骨痂。

C. 局部肿瘤/恶性肿瘤。

D. 放射疗法。

E. 反复剧烈运动导致的静脉损伤。

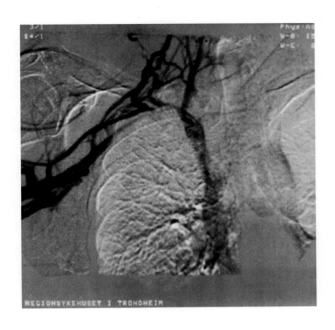

◀ 图 39-1　DSA 静脉造影显示右锁骨下静脉闭塞，对比剂通过颈静脉 / 锁骨上侧支静脉进入上腔静脉（请注意，这与胸腔出口相关）

问题 3：在急性期（2～3 天），推荐哪种疗法？

A. 第 1 肋切除术。

B. 锁骨下静脉球囊扩张成形术。

C. 锁骨下静脉支架置入术。

D. 溶栓。

E. 全身肝素化。

F. 血栓清除术。

问题 4：在腋下 / 锁骨下静脉血栓溶栓治疗后，如果患者在出现症状 3 天内接受治疗，预计完全溶栓率是多少？

A. 10%。

B. 25%。

C. 40%。

D. 60%。

E. 80%。

问题 5：静脉造影显示腋下 / 锁骨下静脉狭窄，无血栓残留。在 3 个月的随访中，患者回到汽车机械师的工作岗位时仍然感到手臂疼痛和不适。在这个阶段，推荐以下哪种治疗方案？

A. 反复尝试溶栓治疗。

B. 锁骨下动脉球囊扩张成形术及支架置入术。

C. 持续口服抗凝药物治疗。

D. 通过第 1 肋切除术（包括静脉溶解）进行胸廓出口减压。

E. 静脉重建术。

评论

对于急性腋下 / 锁骨下静脉血栓形成的患者，首先将所谓的原发血栓与继发性血栓分开是很重要的。原发性血栓形成也称为 Paget-Schroetter 综合征，由手臂剧烈活动或胸廓出口静脉受压引起，容易形成血栓[1-4]。术语"静脉血栓形成"也用于这种情况。男性比女性更容易受到影响，而且在优势臂的静脉中发病率更高。继发性腋下 / 锁骨下静脉血栓可由静脉导管、起搏器导线、恶性肿瘤、放疗或局部肿瘤压迫引起。继发性血栓形成也被视为有血栓性疾病和透析瘘患者的并发症[5]（问题 2：A 至 E）。

两组患者首选的治疗方法可能不同，一般来说，对继发性血栓形成的患者采取更保守的态度是合理的。这些患者的预期寿命往往有限，因为患有严重的并发症，如心脏病或恶性肿瘤等溶栓治疗的禁忌证。此外，在这一组患者中，一般不需要大量的上肢活动。通常有丰富的静脉侧支循环网络，红斑狼疮极为罕见。继发性血栓形成有时可能与高凝状态或恶性肿瘤有关。

腋下 / 锁骨下静脉血栓形成后的并发症是手臂肿胀、疼痛和不适，妨碍工作或日常活动。此外，据报道，多达 10% 的腋下 / 锁骨下静脉血栓形成的患者会发生肺栓塞，而且这种情况比通常认为的更为常见[5,6]。

对于原发性腋下 / 锁骨下静脉血栓形成的患者，多普勒超声可以作为临床检查的补充[6]。但是，多普勒超声取决于操作员。如果检查是阴性的，那么无论如何都要做静脉造影。三维钆增强磁共振静脉造影技术已成功应用[7]。然而，通过贵要静脉注射对比剂行静脉造影，仍然是这些病例的金标准。导丝可以先推进血栓中，以检查它是否足够软。还需要包括胸廓出口在内的胸部 X 线片以调查骨变形的可能性（问题 1：B、C 和 F）。

血栓患者的 D- 二聚体水平通常升高。还应对患者进行彻底的血栓形成评估，血液检查应包括血细胞计数、抗凝血酶（Ⅲ）、蛋白 C 和蛋白 S 水平降低、活化蛋白 C 抵抗（APCR）、抗磷脂抗体（狼疮抗凝物）和抗心磷脂抗体。避孕药可导致腋下锁骨下静脉血栓形成，原因是抗凝血酶水平降低。

一旦诊断确定，将实施全身肝素化治疗[8]。这之后应该使用重组组织型纤溶酶原激活物进行局部溶栓，除非有禁忌证[9-14]（问题 3：D 和 E）。在引入导丝时，阻力将表明血栓形成的年限和血栓闭塞溶解的可能性。应用溶栓剂的导管应放置在血栓内。通常给药剂量为 5mg rt-PA，然后每小时输注 0.01mg/kg，缓慢输液 24～72h。

症状持续时间 < 1 周的患者将获得最有利的结果[10]，但即使症状持续了 1 个月，尝试溶栓也是合理的（问题 4：E）。

溶栓后，进行静脉造影，以评估是否仍存在内在或外在的血流阻塞。通常情况下，缺损位于肋锁韧带附近。该韧带与肥大的前斜角肌和锁骨下肌一起，可引起静脉的外压。固有静脉狭窄被认为是由于反复创伤损伤静脉瓣膜或内皮细胞，导致静脉壁增厚或管腔内粘连，易于血栓形成。

溶栓后，患者应口服抗凝药 3 个月，这取决于胸廓出口减压的最佳时间。一些医院在溶栓后不久就进行了更彻底的手术 [11, 15, 16]。通过口服抗凝 3 个月，重新评估临床状态。如果患者在随访时没有症状，我们不建议进一步治疗 [13]。

如果患者有症状，并且锁骨下静脉残留狭窄是由内部或外部病理结构引起的，则该狭窄不应主要采用球囊扩张成形术或支架植入术治疗 [11-13, 15, 17]。无论何时在胸廓出口解除之前应用这些治疗方法，症状的复发都是不可避免的。此外，由于狭窄的胸腔出口引起的"剪刀效应" [18]，支架的断裂也已被描述。胸廓出口的减压是通过切除第 1 肋切除术包括前、中斜角肌远端及与第 1 肋骨粘连的纤维结构获得的。静脉溶栓也是这一过程的一部分（问题 5：D）。

胸廓出口减压术的手术入路存在争议；然而，大多数外科医生倾向于经腋窝入路。在需要重建静脉的情况下，可以使用锁骨旁入路 [3, 5, 11, 15, 16, 19, 20]。胸廓出口减压术后，静脉阻塞可以用球囊扩张成形术治疗，最好不用支架。在极少数情况下，可能需要通过血管内膜切除术和补片血管成形术进行直接重建以解除静脉阻塞 [3]。

综上所述，恢复静脉通畅和减少血栓再形成的最有效方法似乎包括局部溶栓治疗，口服抗凝药物 3 个月，然后对这一阶段有明显症状的患者行腋窝第 1 肋切除术加静脉溶栓。此后，可能需要行经皮腔内血管成形术或静脉重建 [21, 22, 23]。经过这种阶段性的多学科治疗（图 39-2），急性腋窝 / 锁骨下长臂炎的致残率已显著降低 [19]。

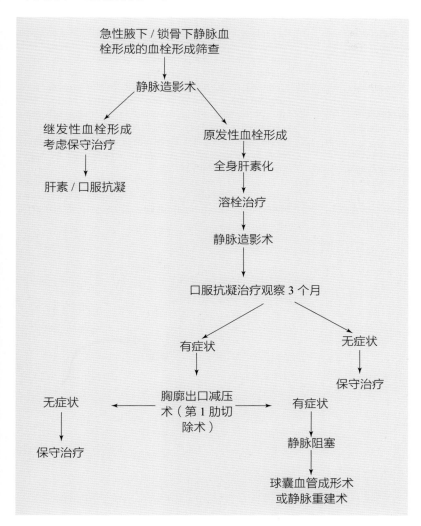

◀ 图 39-2　急性腋下 / 锁骨下静脉血栓治疗方案

参考文献

[1] Hughes ESR. Venous obstruction in the upper extremity (Paget-Schroetter's syndrome). A review of 320 cases. Int Abstr Surg. 1949;88:89–128.

[2] McCleery RS, Kesterson JE, Kirtley JA, Love RB. Subclavius and anterior scalene muscle compression as a cause of intermittent obstructin of the subclavian vein. Ann Surg. 1951;133:588–602.

[3] Haug CE, Sanders RJ. Endovascular management of aortic transection in a multiinjured patient. Venous TOS. In: Sauders RJ, editor. Thoracic outlet syndrome. A common sequela of neck injuries, vol. 15. Philadelphia: JB Lippicott; 1991. p. 233–6. ISBN:0-397-51097-7.

[4] Daskalakis E, Bouhoutsos J. Subclavian and axilliary vein compression of musculoskeletal origin. Br J Surg. 1980;67:573–6.

[5] Hicken GJ, Ameli M. Management of subclavian-axillary vein thrombosis: a review. Can J Surg. 1998;41:13–24.

[6] Kerr TM, Lutter KS, Moeller DM, et al. Upper extremity venous thrombosis diagnosed by duplex scanning. Am J Surg. 1990;160:202–6.

[7] Thornton MJ, Ryan R, Varghese JC, Farrell MA, Lucey B, Lee MJ. A three-dimensional gadolinium-enhanced MR venography technique for imaging central veins. AJR. 1999;173:999–1003.

[8] Gloviczki P, Kazmier FJ, Hollier LH. Axillary-subclavian venous occlusion: the morbidity of a nonlethal disease. J Vasc Surg. 1986;4:333–7.

[9] Becker GJ, Holden RW, Rabe FE, et al. Local thrombolytic therapy for subclavian and axillary vein thrombosis. Radiology. 1983;149:419–23.

[10] Beygui RE, Olcott C, Dalman RL. Subclavian vein thrombosis: outcome analysis based on etiology and modality of treatment. Ann Vasc Surg. 1997;11:247–55.

[11] Lee MC, Grassi CJ, Belkin M, Mannick JA, Whittemore AD, Donaldson MC. Early operative intervention after thrombolytic therapy for primary subclavian vein thrombosis: an effective treatment approach. J Vasc Surg. 1998;27:1101–8.

[12] Lindblad B, Tengborn L, Bergqvist D. Deep vein thrombosis of the axillary-subclavian veins: epidemiologic data, effects of different types of treatment and late sequele. Eur J Vasc Surg. 1988;2:161–5.

[13] Lee WA, Hill BB, Harris EJ Jr, Semba CP, Olcott C. Surgical intervention is not required for all patients with subclavian vein thrombosis. J Vasc Surg. 2000;32:57–67.

[14] Büller HR, Agnelli G, Hull RD, Hyers TM, Prins MH, Raskob GE. Antithrombotic therapy for venous thromboembolic disease. The seventh ACCP conference on antithrombotic and thrombolytic therapy. Chest. 2004;126:401S–28S.

[15] Azakie A, McElhinney DB, Thompson RW, Raven RB, Messina LM, Stoney RJ. Surgical management of subclavian-vein effort thormbosis as a result of thoracic outlet compression. J Vasc Surg. 1998;28:777–86.

[16] Urschel HC Jr, Razzuk MA. Paget-Schroetter syndrome: what is the best management? Ann Thorac Surg. 2000;69:1663–9.

[17] Glanz S, Gordon DH, Lipkowitz GS, Butt KM, Hong J, Sclafani SJA. Axillary and subclavian vein stenosis: percutaneous angioplasty. Radiology. 1988;168:371–3.

[18] Bjarnarson H, Hunter DW, Crain MR, Ferral DW, Mitz-Miller SE, Wegryn SA. Collapse of a Palmaz stent in the subclavian vein. Am J Radiol. 1993;160:1123–4.

[19] Machleder HI. Evaluation of a new treatment strategy for Paget–Schroetter syndrome: spontaneous thrombosis of the axilliary-subclavian vein. J Vasc Surg. 1993;17:305–17.

[20] Kreienberg PB, Chang BB, Darling RC III, et al. Long-term results in patients treated with thrombolysis, thoracic inlet decompression, and subclavian vein stenting for Paget–Schroetter syndrome. J Vasc Surg. 2001;33:S100–5.

[21] Melby SJ, Vedantham S, Narra VR, et al. Comprehensive surgical management of the competitive athlete with effort thrombosis of the subclavian vein (Paget–Schroetter syndrome). J Vasc Surg. 2008;47:809–21.

[22] Doyle A, Wolford HY, Davies MG, et al. Management of effort thrombosis of the subclavian vein: today's treatment. Ann Vasc Surg. 2007;21:723–9.

[23] M Naeem, G Soares, S Ahn, TP Murphy, (2015) Paget-Schroetter syndrome: A review and Algorithm (WASPS-IR). Phlebology: The Journal of Venous Disease 30 (10):675–686.

雷诺现象
Raynaud's Phenomenon

Ariane L. Herrick　著

第 40 章

病例报告

　　1 例 38 岁女性患者在风湿科门诊就诊，有 3 周指尖溃疡疼痛史。严重的疼痛让她彻夜难眠。20 年来（从十几岁开始），她的手在寒冷的天气里先变白后变紫，复温时变红（有刺痛感）。她的脚也发凉。家庭医生告诉她，这是很常见的雷诺现象。然而，每年冬天，她的症状似乎都在恶化，即使是轻微的温度变化也会导致发作。去年冬天，她的手指有几处溃疡，不过比现在的要轻一些，而且已经自动愈合了。同样让她担心的是，6 个月来，她的手指皮肤一直感觉紧绷，最近她吞咽困难，并伴有胃灼热。无特殊既往史。她 2 年来每天抽 5 支烟。没有接触化学物质的病史，也没有使用振动设备的病史。

问题 1：哪些症状表明这不是原发性（特发性）雷诺现象？

A. 18 岁时开始出现雷诺现象。

B. 足部和手部均受影响。

C. 指端溃疡的形成。

D. 手指的皮肤感觉紧绷。

E. 她是个吸烟者。

经检查，她的左中指尖有一个正在愈合的溃疡（图 40-1）。指尖有剧烈触痛。她的手指有轻微的皮肤增厚（指端硬化），但其他地方的皮肤是正常的。她右手食指和中指有指端凹痕。没有其他异常发现。

问题 2：她需要做什么调查？

A. 全血细胞计数和血沉。

B. 血管造影术。

C. 抗核抗体（antinuclear antibody，ANA）检测。

D. 抗着丝点抗体。

E. 甲襞毛细血管镜检查。

全血细胞计数和血沉正常。免疫学检查 ANA 强阳性（滴度 1/1000），抗着丝点抗体阳性。胸部 X 线显示没有颈部肋骨。手部 X 线片正常。甲襞显微镜检查异常，显示扩张的毛细血管襻和无血管区（图 40-2）。

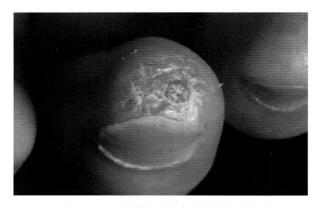

▲ 图 40-1　系统性硬化症患者的指尖溃疡

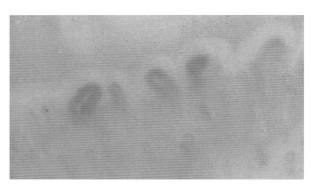

▲ 图 40-2　系统性硬化症的甲皱显微镜典型表现，几个扩张的毛细血管襻，伴有无血管的区域

问题 3：诊断结果是什么？

A. 其更可能是局限性皮肤系统性硬化症（以前常称为 CREST）。

B. 高凝状态，如继发于恶性肿瘤。

C. 外源性血管受压。

D. 动脉粥样硬化。

E. Buerger 病。

问题 4：关于系统性硬化症（也称为硬皮病），下列哪一项是正确的？

A. 指端凹痕是一种特有的特征。

B. 男性比女性更容易受到影响。

C. 根据皮肤受累的程度，分为局限性和弥漫性两种亚型。

D. 雷诺现象大多比局限性皮肤系统性硬化症的诊断早很多年。

E. 抗着丝点抗体是重度缺血需要截肢的手指的危险因素。

向患者解释局限性皮肤系统性硬化症的诊断。告知她雷诺现象和她的上消化道症状很可能是相关的，将在常规检查上安排一些心肺功能检查。

问题 5：如果在 6 个月前见过没有指端溃疡的她，会如何治疗她的雷诺现象？

A. 避寒。

B. 小剂量的泼尼松龙。

C. 戒烟。

D. 硝苯地平（缓释）。

E. 生物反馈。

给患者开一个疗程的硝苯地平（缓释）和氟氯西林。1 周后复查时，指尖溃疡恶化，并且有一些组织坏死，周围伴有红斑。

问题 6：现在会做什么？

A. 静脉注射前列腺素类药物住院治疗。

B. 静脉注射抗生素。

C. 溃疡清创术。

D. 颈交感神经切断术。

E. 抗凝。

患者入院接受静脉注射抗生素、前列腺素类药物和手术治疗。指尖行清创术。6 天后患者出院，嘱其保暖避寒，如果出现进一步的溃疡，要及早就医。

评论

雷诺现象（发作性指端缺血通常是对寒冷刺激或受压的应激反应）可能是原发性（特发性），也可能是继发于不同的疾病 / 条件包括结缔组织病（最典型的系统性硬化症）、外部血管受压（如颈部肋骨）、接触振动、高凝状态、药物治疗（如 β 受体拮抗药、麦角胺）和职业性化学暴露。以前的术语令人分不清：原发性雷诺现象以前被称为"雷诺病"，继发性雷诺现象被称为"雷诺综合征"。然而"原发性雷诺现象"和"继发性雷诺现象"是现在首选的术语 [1]。

关于雷诺现象（无论是原发性还是继发性）的病理生理还知之甚少。雷诺现象的发生可能是由于血管结构、血管功能或血液本身的异常 [2]。这些都是相互依赖可能一起发生的，例如在系统性硬化症中，当血管结构的问题不可避免地损害血管功能时，血小板和白细胞的激活及纤溶功能受损都是导致雷诺现象病理生理的原因。普遍认为原发性雷诺现象主要是血管痉挛，不会发展成不可逆转的组织损伤。相反，继发于结缔组织疾病（如系统性硬化症）的雷诺现象与血管结构异常有关，而且患者经常出现溃疡、瘢痕，甚至坏疽需要截肢。

血管外科医生遇到的可能是雷诺现象的患者，主要有两点思考。

1. 诊断。为什么这个患者有发作性指端缺血？

2. 治疗严重的手指缺血或对药物治疗无效的严重雷诺现象。

原发性雷诺现象最常见的发病年龄是十几岁或二十几岁：老年发病总是会引起人们对潜在原因的怀疑。女性更容易受到影响。如果雷诺现象是原发性的，应该没有潜在结缔组织疾病或其他疾病 / 障碍的临床症状（包括没有指端凹痕或硬指症），不应该有指端溃疡或坏疽，血沉应该是正常的，ANA 阴性（滴度＜ 1/100），甲襞毛细血管应该是正常的[1]（问题 1：C 和 D）。在病史和检查中没有任何异常的情况下，通常的检查筛查包括全血细胞计数和血沉、ANA 测试、甲皱毛细管镜检查，如果存在颈部肋骨的问题，还包括胸部或胸廓出口 X 线检查。贫血和（或）高血沉可能表明潜在的结缔组织疾病或其他疾病。然而，正常的血红蛋白水平和血沉（如我们的患者）并不排除系统性硬化症的诊断，在系统性硬化症中，血管异常主要是非炎症性的[3]。在原发性雷诺现象中，甲襞毛细血管应该是相当规则的"发夹"襻，而异常扩张的毛细血管襻及伴毛细血管襻缺失是系统性硬化症的特征[4]。

其他的调查是通过病史和检查来指示的。例如，如果有指端硬化（手指硬皮病）和（或）指端凹痕（图 40-3），这都是系统性硬化症的特征，那么应该寻找抗着丝点抗体和拓扑异构酶抗体（抗 SCL-70 抗体）。这些抗体对系统性硬化症具有高度特异性[5]。如果存在近端血管阻塞（无外周脉搏）的问题，则应该考虑血管造影，但对于大多数系统性硬化症和指端缺血的患者来说，这是不必要的（问题 2：A、C、D 和 E）。

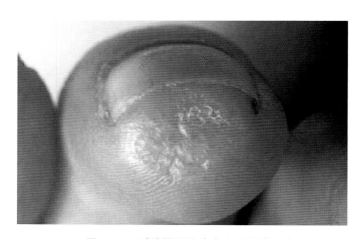

▲ 图 40-3　系统性硬化症患者的指端凹痕

系统性硬化症类似于原发性雷诺现象，在女性中比在男性中更常见。根据皮肤受累的程度，系统性硬化症有两种主要的亚型，即局限性和弥漫性。在局限性硬皮病患者（以前称为 CREST）中，只有四肢和面部皮肤增厚，而在弥漫性硬皮病患者中，近端皮肤增厚，累及近端四肢和（或）躯干[6]。所描述的患者具有局限性硬皮病的典型临床特征：雷诺现象早于系统性硬化症诊断数年，指端硬化，指端凹痕和上消化道问题（问题 3：A）。局限性硬皮病患者通常比弥漫性硬皮病患者有更严重的手指血管问题，抗着丝点抗体可预测严重的指端缺血[7]（问题 4：A、C、D 和 E）。

雷诺现象最初是保守治疗：保暖、避寒和戒烟（吸烟是系统性硬化症患者指端缺血严重程度的危险因素[8]）。如果这些措施不能控制患者症状，则需加用血管扩张药，通常是钙通道阻滞药[9, 10]。类固醇治疗在大多数系统性硬化症患者中没有作用（类固醇在弥漫性硬皮病患者中相对禁忌）。生物反馈疗法已经获得了相当大的关注，但在一项针对原发雷诺现象的随机试验中并未发现有效[11]（问题 5：A、

C 和 D）。如果患者有非常严重的手指缺血，伴或不伴指溃疡，那么患者应使用静脉注射前列腺素类药物[12]，如果有任何感染问题，那么也需要静脉注射抗生素。

血管外科医生可能会被邀会诊患有严重雷诺症（通常是在系统性硬化症的情况下）的患者，要么是因为溃疡无法愈合，要么是因为非常严重的缺血（有时是危急的）。血液供应的减少会影响溃疡的愈合。清创往往有助于愈合。然而，也有一部分患者需要截肢。一些患者在溃疡部位有钙质沉着，因此这可能是一个复杂的因素（图 40-4）。严重的缺血常常与溃疡并存。上肢雷诺现象不再提倡颈交感神经切除术。最近，指交感神经切断术引起了人们对系统性硬化症患者严重指端缺血治疗的兴趣[10, 13]。除非静脉注射前列腺素类药物、抗生素和清创术不能解决问题，否则我们的患者在这个阶段不应该行指交感神经切断术。目前系统性硬化症、指端缺血和（或）溃疡患者的抗凝治疗尚无证据支持，但在出现指端缺血的患者中，应始终考虑潜在凝血障碍的可能性，如抗磷脂综合征（问题 6：A 至 C）。

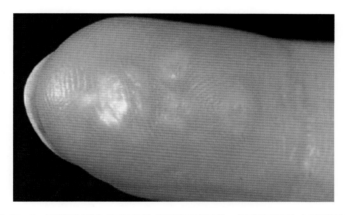

▲ 图 40-4 系统性硬化症患者的指端钙质沉着，这种沉淀物有溃烂的风险

最后，尽管系统性硬化症的血管异常主要是微血管，但最近有报道称系统性硬化症患者中大血管的患病率增加[14]。因此，对于出现指端缺血的系统性硬化症患者，应考虑存在近端阻塞的可能性。

参考文献

[1] LeRoy EC, Medsger TA. Raynaud's phenomenon: a proposal for classification. Clin Exp Rheumatol. 1992;10:485–8.

[2] Herrick AL. Pathogenesis of Raynaud's phenomenon. Rheumatology. 2005;44:587–96.

[3] Campbell PM, LeRoy EC. Pathogenesis of systemic sclerosis: a vascular hypothesis. Semin Arthritis Rheum. 1975;4:351–68.

[4] Maricq HR, LeRoy EC. Patterns of finger capillary abnormalities in connective tissue disease by "wide-field" microscopy. Arthritis Rheum. 1973;16:619–28.

[5] Harvey GR, McHugh NJ. Serologic abnormalities in systemic sclerosis. Curr Opin Rheumatol. 1999;11:495–502.

[6] LeRoy EC, Black C, Fleischmajer R, et al. Scleroderma (systemic sclerosis): classification, subsets and pathogenesis. J Rheumatol. 1988;15:202–5.

[7] Wigley FM, Wise RA, Miller R, Needleman BW, Spence RJ. Anticentromere antibody as a predictor of digital ischemic loss in patients with systemic sclerosis. Arthritis Rheum. 1992;35:688–93.

[8] Harrison BJ, Silman AJ, Hider SL, Herrick AL. Cigarette smoking: a significant risk factor for digital vascular diseases in patients with systemic sclerosis. Arthritis Rheum. 2002;46:3312–6.

[9] Thompson AE, Shea B, Welch V, Fenlon D, Pope JE. Calcium-channel blockers for Raynaud's phenomenon in systemic sclerosis. Arthritis Rheum. 2001;44:1841–7.

[10] Herrick AL. Treatment of Raynaud's phenomenon–update, new insights and developments. Curr Rheumatol Rep. 2003; 5:168–74.

[11] Raynaud's Treatment Study Investigators. Comparison of sustained-release nifedipine and temperature biofeedback for treatment of primary Raynaud phenomenon. Results from a randomized clinical trial with 1-year follow-up. Arch Intern Med. 2000;160:1101–8.

[12] Wigley FM, Wise RA, Seibold JR, et al. Intravenous iloprost infusion in patients with Raynaud phenomenon secondary to systemic sclerosis. A multicenter, placebo-controlled, double-blind study. Ann Intern Med. 1994;120:199–206.

[13] Tomaino MM, Goitz RJ, Medsger TA. Surgery for ischemic pain and Raynaud's phenomenon in scleroderma: a description of treatment protocol and evaluation of results. Microsurgery. 2001;21:75–9.

[14] Ho M, Veale D, Eastmond C, Nuki G, Belch J. Macrovascular disease and systemic sclerosis. Ann Rheum Dis. 2000;59: 39–43.

第八篇　动脉外科手术并发症的预防和处理

Prevention and Management of Complications of Arterial Surgery

主动脉 – 股动脉移植物感染
Aortofemoral Graft Infection

Christopher P. Gibbons　著

病例报告

一名 66 岁的男子，患有高血压和高胆固醇血症的吸烟者，4 年前曾在另一家医院接受涤纶分叉主动脉移植物和双侧输尿管支架治疗炎性主动脉瘤合并输尿管阻塞。移植物的左支与股总动脉吻合，右支与髂总分叉吻合。术后患者有轻微的腹股沟伤口感染，用抗生素治愈。随访时，患者诉左腿跛行。检查上，他身体状况良好，腹部中线有瘢痕，左侧腹股沟有垂直瘢痕。他右侧股动脉搏动良好，但左侧股动脉搏动消失。

问题 1：第一个检查应该是什么？

A. 动脉内数字减影血管造影。

B. 主动脉移植物的多普勒超声扫描。

C. ^{99}Tc 标记白细胞扫描。

D. 移植物的 CT 血管造影。

E. 血沉。

多普勒超声显示主动脉移植物左支闭塞，股总动脉通畅。没有证据表明左侧股总动脉有任何狭窄，但在腹腔内的部分移植物周围发现了积液聚集。

问题 2：还需要进行哪些进一步的检查？

A. 移植物的 CT 扫描。

B. 数字减影血管造影。

C. ^{99}Tc 标记白细胞扫描。

D. 血沉。

E. 抽吸积液。

CT 扫描证实腹腔内的部分移植物周围有液体和气体存在，并且左支闭塞，提示移植物感染（图 41-1）。数字减影血管造影术（图 41-2）证实了主动脉移植物的左支闭塞，并显示移植物右支起始处狭窄，可能是外部压迫的结果。考虑到进行移植物周围脓肿穿刺风险太大未行脓肿穿刺及细菌培养。

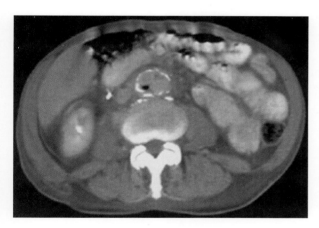

▲ 图 41-1　主动脉移植物 CT 扫描显示移植物周围有液体和气泡

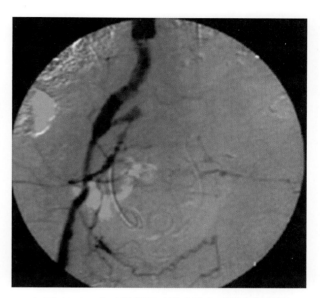

▲ 图 41-2　主动脉髂区动脉内数字减影血管造影

问题 3：在确认存在感染之后，最佳的管理选择是什么？

A. 延长抗生素治疗时间。

B. 在麻醉状态下引流移植物周围脓液。

C. 注射庆大霉素珠。

D. 移植物的切除。

E. 切除移植物，结合抗生素的移植物原位替换。

F. 移植物切除和解剖外假体搭桥术。

G. 自体静脉置换移植术。

H. 用同种异体主动脉移植物进行移植物植入术。

选择自体静脉原位置换的原因是降低了持续感染的风险。

问题 4：哪些自体静脉可用于主动脉 – 髂动脉或主动脉 – 股动脉移植物植入？

A. 大隐静脉。

B. 头静脉。

C. 腓静脉。

D. 髂静脉。

腓静脉是腹股沟上移植物的理想替代物，因为它管壁相对较厚，直径适中，有足够的长度。

问题 5：术前应进一步做哪些检查？

A. 腹部 X 线片。

B. 骨骼扫描。

C. 腹部 MRI 扫描。

D. 股静脉的多普勒超声扫描。

E. 腹部重复超声扫描。

股静脉的多普勒超声扫描证实它们是通畅的，并且管径合适。患者在下一个可用的手术名单上接受了选择性手术。

问题 6：还应该做哪些术前准备？

A. 常规全血细胞计数。

B. 尿素和电解质测定。

C. 胸部 X 线和心电图。

D. 弹力袜。

E. 皮下注射肝素。

F. 联合抗生素治疗。

所有患者均进行血常规、胸部 X 线和心电图检查，并考虑到手术的规模，还安排了超声心动图和肺功能检查。检查结果都很好。由于不知道患者感染的细菌类型，手术前立即静脉给予替考拉宁、环丙沙星、阿莫克拉和甲硝唑联合抗菌治疗。

问题 7：手术应该如何进行？

A. 开腹手术、主动脉移植物切除、股静脉采集和移植物置换术。

B. 采集股静脉，然后开腹手术，切除感染的移植物，并用股静脉替换。

C. 开腹探查并暴露感染的移植物，然后取股静脉，再行移植物置换术。

对麻醉患者下尿管、消毒铺巾，使腹部和双腿暴露。首先，由两个手术小组同时剥离两个股浅静脉，并将从股深静脉到膝关节的分支分开，从股深静脉到膝关节。留置股静脉，同时打开腹腔，暴露移植物，控制肾下主动脉近端和右侧髂总分支。移植物被纤维组织包裹，使剥离变得困难和危险。底层假体出现与组织结合不良，移植物和十二指肠之间有局部脓肿，排空脓液并进行细菌培养。左侧腹股沟显露，控制股总动脉、股总动脉分支和股深动脉。全身肝素化后，夹闭血管，切除感染的移植物，送去培养。移植物用聚维酮碘和过氧化氢反复冲洗。切除一条股静脉，用 4-0 聚丙烯缝合线将其从肾下主动脉端到右髂总动脉分叉处翻转插入。主动脉吻合口的大小差异通过"鱼嘴状"静脉末端来克服，以防止形成药刀状夹角度变化（图 41-3）。另一条股静脉被倒置，端侧与腹腔内的部分移植静脉和左侧股总动脉吻合（图 41-4）。两条静脉都被引导穿过一条新的隧道，并被更大的网膜围绕，避免与受感染移植物的组织层。动脉吻合口用庆大霉素浸渍的胶原泡沫覆盖，伤口用负压引流封闭。术后继续给予抗生素预防和低分子肝素治疗。尽管移植物周围有大量的脓液，但在实验室中没有培养出任何微生物。联合抗生素治疗在 7 天后停止，但阿莫克拉继续经验性地治疗 5 周。

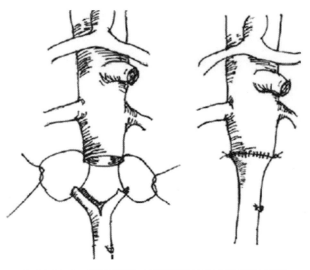

▲ 图 41-3　"鱼嘴状"的股静脉与主动脉直径相等

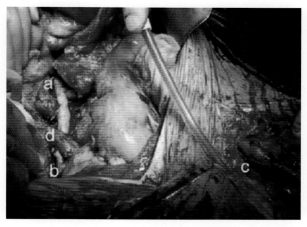

▲ 图 41-4　从肾下主动脉（a）到右髂（b）和左股总动脉（c）的股静脉重建，右侧输尿管（d）位于移植物的右支上

问题 8：如果患者的腹股沟有裸露的移植物，将会如何改变治疗？

A. 延长抗生素治疗时间。

B. 使用真空敷料。

C. 简单的肌瓣覆盖，不需要移植物替换。

D. 在自体静脉置换中加肌瓣。

裸露的移植物是实现皮肤闭合的一个难题，在腹股沟加一个局部肌瓣，用自体 [股（趾）静脉] 替代移植物是最适合的治疗方法。作者倾向于使用股直肌皮瓣（图 41-5）。

问题 9：术后可能会出现什么并发症？

A. 吻合口出血。

B. 移植物破裂。

C. 股深静脉血栓形成。

D. 四肢肿胀。

E. 大腿有血肿。

F. 肠梗阻。

G. 伤口感染。

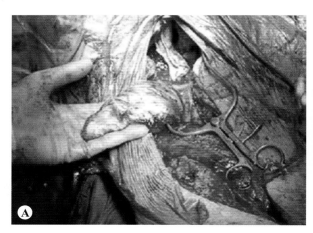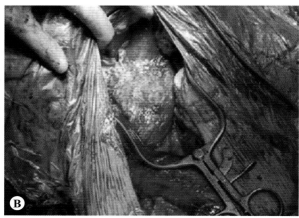

▲ 图 41-5　股直肌瓣覆盖在股骨吻合口
A. 股直肌活动后（股骨吻合口被一层浸渍庆大霉素的胶原海绵覆盖）；B. 肌肉现在覆盖在吻合口上

　　患者有最常见的手术并发症，经长时间的负压引流，左大腿仍有一个大的血清肿，右大腿有一个较小的血清肿。反复抽吸，3 周后可消除，尽管在其他情况下可能需要再次手术和重新插入引流管与其他腹部手术相比，这种术后肠梗阻并不常见。

　　除此之外，患者恢复得很好，14 天后就出院了。移植物和脓液拭子是无菌的，因此术后 1 周停用普通抗生素。

　　问题 10：应该进行哪些例行的后续检查？
A. 腹部 CT 扫描。

B. 腹部超声检查。

C. 移植物多普勒超声扫描。

D. 腹部 X 线。

E. 血沉。

　　例行 3 个月一次多普勒超声，复查 1 年以上，用于静脉移植物监测。5 年后，患者病情良好，无须进一步干预。

评论

　　值得庆幸的是，主动脉移植物感染很少见，重建手术中发生率仅为 1%～5%[1]，但由于其高死亡率和发病率 [2]，它是血管外科最令人畏惧的并发症。在英国多中心调查的 55 例移植物感染患者中，31%

的患者死亡，33% 的患者接受截肢手术，只有 45% 的患者在没有截肢的情况下活着出院 [3]。如果不治疗，移植物闭塞和吻合口出血的风险很高，这可能导致主动脉 – 肠瘘。因此，对于身体足以承受大手术的患者，及时治疗是明智的。

移植物感染可能出现在手术后的任何时间，从几天到很多年。它可以发生在伤口感染之后，特别是在腹股沟，伤口破裂可能导致移植物外露，也可能在稍后出现移植物周围积液或股部吻合口的窦道。全腹腔内移植物的感染可能会出现背痛和发热，但更多的时候是直到吻合口出血或移植物血栓形成才被发现。在所有移植物血栓形成的病例中，多普勒超声扫描或 CT 血管造影是明智的，这不仅可以确认闭塞，而且还可以显示移植物周围液体，这可能表明移植物感染（问题 1：B 和 D）。

最常见的致病微生物是金黄色葡萄球菌，这种感染往往出现在术后早期。耐甲氧西林金葡菌（MRSA）毒性特别强，与某些系列中高死亡率有关 [3-5]。表皮葡萄球菌感染往往毒性较弱，通常在多年后出现。它们会在移植物周围产生黏液或生物膜，有时也会产生稀薄的脓液。表皮葡萄球菌的分离是比较困难的，可能需要用超声波搅动切除的移植物来释放它进行培养。其他感染是由大肠杆菌、沙门菌、沙雷菌、假单胞菌、肠球菌、链球菌或拟杆菌引起的 [6]。革兰阴性菌可能更容易引起吻合口出血 [7]。在许多情况下，即使有明显的感染，也分离不出任何致病微生物。可能的原因是以前使用过抗生素或未能分离出表皮葡萄球菌。

移植物感染的术前诊断通常是通过超声、CT 或 MRI 来确定的。尽管在许多情况下不能分离出有关的微生物，但抽吸的周围积液可以确保术前的细菌学诊断。动脉瘤置换术后动脉瘤囊内常有积液，术后数周内超声或 CT 检查可在双股动脉假体周围看到少量液体。然而，术后主动脉假体周围积液超过 3~6 个月，高度提示感染。同样，术后移植物周围气体可能存在长达 10 天，这表明感染超过 10 天 [8, 9]。

如果发生与主动脉 – 双股动脉移植物相关的腹股沟脓肿，在临床无菌条件下进行负压引流术可以确认移植物感染的存在，并提供术前细菌学检查。一侧或另一侧腹股沟窦道使脓液外流或轻度慢性感染时，移植物周围积液或气体可能消失。麻醉下的窦道探查将显示与感染的移植物之间的关系，轻轻地沿着移植物通过探条将确定感染是否局限于吻合口。如果没有窦道或移植物周围积液，^{99}Tc 标记的白细胞扫描可能显示活性增高的被感染移植物 [10]。然而，这项研究的敏感性和特异性较差，仅适用于慢性移植物感染，因为大多数假体植入后 6 个月内白细胞黏附增加。移植物感染的最终诊断是在术中做出的，因为针织涤纶或聚四氟乙烯假体中缺乏组织结合和移植物周围脓液的存在可能培养出微生物。术前血管造影描述血管解剖结构有助于手术计划，但不能增加移植物感染的有用信息（问题 2：A 和 B）。

有多种治疗选择：抗生素治疗可能会赢得时间，但很少能治愈，因为移植物就像异物一样，使有关的生物体无法获得抗生素。偶尔有成功治疗的报道，通过引流移植物周围的脓肿，然后用抗生素或碘溶液 [11-13] 冲洗，或者植入庆大霉素浸泡的珠子或泡沫状物，但这些病例都没有可靠依据 [14, 15]。简单地切除主动脉移植物是不明智的，除非移植物已经闭塞而无严重缺血，因为随后可能会失去肢体或严重的下半身缺血。用清创术切除受感染的移植物，并用利福平黏合的或浸银的移植物替代 [16-20]，尽管这种方案在体外试验表明有效 [21]，但由于新移植物有再次感染的风险，大多数人将这种方法用于慢性轻度感染。但没有令人信服的临床证据表明利福平黏合或浸银涤纶移植物在更换感染的移植物后不易再感染。此外，随机临床研究也未能证明利福平黏合或浸银移植物都能预防血管移植物的原发性感染，这些研究有些力不从心 [22, 23]。

此外，避免直接重新植入假体材料的方法是用新鲜或冷冻保存的同种异体主动脉原位替换。报道的结果是多种多样的，但在所有案例中，都有移植物早期或晚期破裂或动脉瘤形成的例子，特别是新鲜的同种异体移植物和用于主动脉 – 肠瘘时 [24-29]。

直到最近 5 年，主要的治疗方法都是移植物切除和解剖外重建。对于感染的主动脉 – 髂动脉移植物，可以采用腋股或双侧腋股移植物进行重建。然而，对于感染的主动脉 – 股动脉移植物的患者，必须在股浅动脉或腘动脉水平进行低位吻合术，以避免将新移植物放置在感染部位。这种方法可以获得良好的效果，但移植物再感染的风险仍有 10%～15% [2, 30-32]。如果采用这种方法，在移植物切除前应进行解剖外搭桥手术，以降低不可逆性肢体缺血和截肢的风险 [2]。

最近，Claggett [33, 34] 和 Nevelsteen [35, 36] 主张对感染的移植物用股静脉行主动脉置换术。股静脉比大隐静脉或臂静脉管壁更宽、更厚，而且有足够的长度，这使它们成为重建主动脉 – 髂动脉的理想选择。髂静脉太短，切除会导致严重的肢体肿胀，而该方法治疗结果好，截肢率和再感染率均减低。随后，其他作者证实了这种方法在消除再感染方面的有效性，与使用其他技术的治疗方案相比死亡率和截肢率相似或更低 [37, 38]。现在该种治疗方案大多情况下被认为是首选。该手术要求很高，可能需要几个小时才能完成，但如果有两个或更多的手术团队一起工作，就会变得更容易。即使在切除大隐静脉后，股静脉仍可被取出，但一般建议保留完整的股深静脉，膝关节以下不应切除腘静脉 [39, 40]。虽然 Valentine 报道了 18% 的预防或治疗性筋膜切开术治疗筋膜间室综合征 [41] 的发生率，但在在实践中尚未证实对采取股静脉引起静脉并发症的担忧。然而，Nevelsteen [42] 和现在的作者都没有发现这是必要的。股静脉的收集应作为手术的第一步，以避免长时间的腹部暴露或主动脉夹闭。最好避免局部移植物替换，因为剩余的移植物通常需要稍后替换 [43]（问题 3：E 至 H）（问题 4：C）（问题 7：B）。如果计划进行股动脉重建，明智的做法是术前对腿部进行静脉双工扫描，以确认股静脉通畅且管径合适（1cm）（问题 5：D）。

无论使用哪种技术，充分的清创、消毒冲洗和引流的重要性怎么强调都不为过。结合抗生素覆盖物（从手术前立即开始）覆盖任何培养的生物体和常见病原体，对于消除感染和防止吻合口破裂造成的灾难性出血是必不可少的。术前常规检查如全血细胞计数、尿素和电解质测定、胸部 X 线和心电图检查。一些外科医生在取完股腘静脉后使用压力袜来限制踝关节肿胀，但不能在术中使用。皮下肝素应在手术后使用，而不是在手术前使用，因为主动脉夹闭通常需要全身肝素化（问题 6：A、B、C 和 F）。

如果假体移植物暴露在腹股沟或股骨吻合口上的组织缺损，局部肌瓣是保护新的股骨吻合口的明智之举（问题 8：D）。只要移植物不像股 – 股或腋股移植物那样延伸到腹股沟韧带前面，就可以使用缝匠肌旋转瓣 [44-46]。股薄肌和腹直肌皮瓣或网膜蒂的使用也已被描述 [47-52]。股直肌皮瓣是非常快速和容易准备的，可以很容易地覆盖任何股骨吻合口 [38]。在假体暴露在腹股沟外的偶然局部轻度移植物感染案例中，简单的肌瓣可以在不切除移植物的情况下成功，但有很高的感染复发率。

尽管手术规模很大，股静脉移植物置换还是取得了很好的效果，据报道死亡率在 10% 左右，截肢率在 10% 左右，而且没有再感染。可能的并发症包括吻合口出血、髂静脉血栓形成、肢体肿胀、浆液瘤、肠梗阻和伤口感染。通常会发生肢体肿胀，但症状不会太重，假如保留股深静脉，膝盖以下不切取腘静脉，肢体肿胀很容易通过抬高来控制。由于深静脉已被切除，下肢深静脉血栓形成的可能性不大。如果使用了足够的抗生素覆盖物，伤口和移植物感染或吻合口出血同样不常见（问题 **9**：**A**、**D**、**E**、**F** 和 **G**）。

对主动脉 – 股静脉移植物进行常规多普勒超声监测是明智的，因为由于内膜增生引起的晚期移植物狭窄是很常见的 [38]（问题 **10**：**C**）。

参考文献

[1] Seeger JM. Management of patients with prosthetic graft infection. Am Surg. 2000;66:166–7.

[2] Yeager RA, Porter JM. Arterial and prosthetic graft infection. Ann Vasc Surg. 1992;5:485–91.

[3] Naylor AR, Hayes PD, Darke S, on behalf of the Joint Vascular Research Group. A prospective audit of complex wound and graft infections in Great Britain and Ireland: the emergence of MRSA. Eur J Vasc Endovasc Surg. 2001;21:289–94.

[4] Nasim A, Thompson MM, Naylor AR, et al. The impact of MRSA on vascular surgery. Eur J Vasc Endovasc Surg. 2001;22:211–4.

[5] Murphy GJ, Pararajasingam R, Nasim A, et al. Methicillin-resistant *Staphylococcus aureus* infection in vascular surgical patients. Ann R Coll Surg Engl. 2001;83:158–63.

[6] Selan L, Pasariello C. Microbiological diagnosis of aortofemoral graft infections. Eur J Vasc Endovasc Surg. 1997;14(Suppl A):10–2.

[7] Hicks RJC, Greenhalgh RM. The pathogenesis of vascular graft infection. Eur J Vasc Endovasc Surg. 1997;14(Suppl A):5–9.

[8] Orton DF, LeVeen RF, Saigh JA, et al. Aortic prosthetic graft infections: radiologic manifestations and implications for management. Radiographics. 2000;20:977–93.

[9] Spartera C, Morettini G, Petrassi C, et al. Role of magnetic resonance imaging in the evaluation of aortic graft healing, perigraft fluid collection, and graft infection. Eur J Vasc Surg. 1990;4:69–73.

[10] Liberatore M, Iurilli AP, Ponzo F, et al. Aortofemoral graft infection: the usefulness of 99mTc-HMPAO-labelled leucocyte scan. Eur J Vasc Endovasc Surg. 1997;14(Suppl A):27–9.

[11] Almgren B, Eriksson I. Local antibiotic irrigation in the treatment of arterial graft infections. Acta Chir Scand. 1981;147:33–6.

[12] Morris GE, Friend PJ, Vassallo DJ, et al. Antibiotic irrigation and conservative surgery for major aortic graft infection. Vasc Surg. 1994;20:88–95.

[13] Voboril R, Weberova J, Kralove H. Successful treatment of infected vascular prosthetic grafts in the groin using conservative therapy with povidone-iodine solution. Ann Vasc Surg. 2004;18:372–5.

[14] Nielsen OM, Noer HH, Jorgensen LG, Lorentzen JE. Gentamicin beads in the treatment of localised vascular graft infection – long term results in 17 cases. Eur J Vasc Surg. 1991;5:283–5.

[15] Holdsworth J. Treatment of infective and potentially infective complications of vascular bypass grafting using gentamicin with collagen sponge. Ann R Coll Surg Engl. 1999;81:166–70.

[16] Bandyk DF, Novotney ML, Johnson BL, et al. Use of rifampicin-soaked gelatin-sealed polyester grafts for in situ treatment of primary aortic and vascular prosthetic infections. J Surg Res. 2001;95:44–9.

[17] Naylor AR. Aortic prosthetic infection. Br J Surg. 1999;86:435–6.

[18] Hayes PD, Nasim A, London NJM, et al. In situ replacement of infected aortic grafts with rifampicin-bonded prostheses: the Leicester experience (1992–1998). J Vasc Surg. 1999;30:92–8.

[19] Zegelman M, Gunther G. Infected grafts require excision and extra-anatomic reconstruction. Against the motion. In: Greenhalgh RM, editor. The evidence for vascular and endovascular reconstruction. London: WB Saunders; 2002. p. 252–8.

[20] Batt M, Magne JL, Alric P, et al. In situ revascularization with silver-coated polyester grafts to treat aortic infection: early and midterm results. J Vasc Surg. 2003;38:983–9.

[21] Hardman S, Cope A, Swann A, et al. An in vitro model to compare the antimicrobial activity of silver-coated versus rifampicin-soaked vascular grafts. Ann Vasc Surg. 2004;18:308–13.

[22] Sardelic F, Ao PY, Taylor DA, Fletcher JP. Prophylaxis against *Staphylococcus epidermidis* vascular graft infection with rifampicin-soaked, gelatin-sealed Dacron. Cardiovasc Surg. 1996;4:389–92.

[23] Earnshaw JJ, Whitman B, Heather BP, on behalf of the Joint Vascular Research Group. Two-year results of a randomized controlled trial of rifampicin-bonded extra-anatomic Dacron grafts. Br J Surg. 2000;87:758–9.

[24] Vogt PR, Brunner-LaRocca HP, Lachat M, et al. Technical details with the use of cryopreserved arterial allografts for aortic infection: influence on early and midterm mortality. J Vasc Surg. 2002;35:80–6.

[25] Verhelst R, Lacroix V, Vraux H, et al. Use of cryopreserved arterial homografts for management of infected prosthetic grafts: a multicentre study. Ann Vasc Surg. 2000;14:602–7.

[26] Noel AA, Gloviczki P, Cherry KJ Jr. United States cryopreserved aortic allograft registry. Abdominal aortic reconstruction in infected fields: early results of the United States cryopreserved aortic allograft registry. J Vasc Surg. 2002;35:847–52.

[27] Teebken OE, Pichlmaier MA, Brand S, et al. Cryopreserved arterial allografts for in situ reconstruction of infected arterial vessels. Eur J Vasc Endovasc Surg. 2004;27:597–602.

[28] Gabriel M, Pukacki F, Dzieciuchowicz L, et al. Cryopreserved arterial allografts in the treatment of prosthetic graft infections. Eur J Vasc Endovasc Surg. 2004;27:590–6.

[29] Kieffer E, Gomes D, Chiche L, et al. Allograft replacement for infrarenal aortic graft infection: early and late results in 179 patients. J Vasc Surg. 2004;39:1009–17.

[30] Quinones-Baldrich WJ, Hernandez JJ, Moore WS. Long-term results following surgical management of aortic graft

infection. Arch Surg. 1991;126:507–11.

[31] Yeager RA, Taylor LM Jr, Moneta GL, et al. Improved results with conventional management of infrarenal aortic infection. J Vasc Surg. 1999;30:76–83.

[32] Seeger JM, Pretus HA, Welborn MB, et al. Long-term outcome after treatment of aortic graft infection with staged extra-anatomic bypass grafting and aortic graft removal. Surgery. 2000;32:451–9.

[33] Clagett GP, Valentine RJ, Hagino RT. Autogenous aortoiliac/femoral reconstruction from superficial femoral-popliteal veins: feasibility and durability. J Vasc Surg. 1997;25:255–70.

[34] Gordon LL, Hagino RT, Jackson MR, et al. Complex aortofemoral prosthetic infections: the role of autogenous superficial femoropopliteal vein reconstruction. Arch Surg. 1999;134:615–21.

[35] Nevelsteen A, Lacroix H, Suy R. Autogenous reconstruction with lower extremity deep veins: an alternative treatment of prosthetic infection after reconstructive surgery for aortoiliac disease. J Vasc Surg. 1995;22:129–34.

[36] Daenens K, Fourneau I. Nevelsteen a ten-year experience in autogenous reconstruction with the femoral vein in the treatment of aortofemoral prosthetic infection. Eur J Vasc Endovasc Surg. 2003;25:240–5.

[37] Brown PM, Kim VB, Lalikos JF, et al. Autologous superficial femoral vein for aortic reconstruction in infected fields. Ann Vasc Surg. 1999;13:32–6.

[38] Gibbons CP, Ferguson CJ, Fligelstone LJ, Edwards K. Experience with femoro-popliteal veins as a conduit for vascular reconstruction in infected fields. Eur J Vasc Endovasc Surg. 2003;25:424–31.

[39] Coburn M, Ashworth C, Francis W, et al. Venous stasis complications of the use of the superficial femoral and popliteal veins for lower extremity bypass. J Vasc Surg. 1993;17:1005–9.

[40] Wells JK, Hagino RT, Bargmann KM, et al. Venous morbidity after superficial femoral-popliteal vein harvest. J Vasc Surg. 1999;29:282–91.

[41] Modrall JG, Sadjadi J, Ali AT, et al. Deep vein harvest: predicting need for fasciotomy. J Vasc Surg. 2004;39:387–94.

[42] Nevelsteen A, Baeyens I, Daenens K, et al. Regarding "Deep vein harvest: predicting need for fasciotomy". J Vasc Surg. 2004;40:403.

[43] Becquemin JP, Qvarfordt P, Kron J, et al. Aortic graft infection: is there a place for partial graft removal? Eur J Vasc Endovasc Surg. 1997;14(Suppl A):53–8.

[44] Sladen JG, Thompson RP, Brosseuk DT, Kalman PG, Petrasek PF, Martin RD. Sartorius myoplasty in the treatment of exposed arterial grafts. Cardiovasc Surg. 1993;1:113–7.

[45] Galland RB. Sartorius transposition in the management of synthetic graft infection. Eur J Vasc Endovasc Surg. 2002;23:175–7.

[46] Gomes MN, Spear SL. Pedicled muscle flaps in the management of infected aortofemoral grafts. Cardiovasc Surg. 1994;2:70–7.

[47] Thomas WO, Parry SW, Powell RW, et al. Management of exposed inguinofemoral arterial conduits by skeletal muscular rotational flaps. Am Surg. 1994;60:872–80.

[48] Meland NB, Arnold PG, Pairolero PC, Lovich SF. Muscle-flap coverage for infected peripheral vascular prostheses. Plast Reconstr Surg. 1994;93:1005–11.

[49] Calligaro KD, Veith FJ, Sales CM, et al. Comparison of muscle flaps and delayed secondary intention wound healing for infected lower extremity arterial grafts. Ann Vasc Surg. 1994;8:31–7.

[50] Illig KA, Alkon JE, Smith A, Rhodes JM, et al. Rotational muscle flap closure for acute groin wound infections following vascular surgery. Ann Vasc Surg. 2004;18:661–8.

[51] Colwell AS, Donaldson MC, Belkin M, Orgill DP. Management of early groin vascular bypass graft infections with sartorius and rectus femoris flaps. Ann Plast Surg. 2004;52:49–53.

[52] Morasch MD, Sam AD 2nd, Kibbe MR, et al. Early results with use of gracilis muscle flap coverage of infected groin wounds after vascular surgery. J Vasc Surg. 2004;39:1277–83.

主动脉肠道瘘

Aortoenteric Fistulas

第 42 章

David Bergqvist　著

病例报告

　　一名 63 岁有长期吸烟史的女性出现严重的间歇性跛行，症状持续数年。她的步行距离逐渐减少至 50～100m。她以前身体一直很健康，非常有活力。检查时发现：股动脉搏动未触及，双侧踝肱指数均为 0.6。血管造影进一步评估，显示在肾动脉水平主动脉闭塞，她在主动脉内膜剥脱术后，用 16mm×8mm 的主动脉 – 双髂动脉聚酯移植物进行了重建。使用聚丙烯缝线近端端 – 端吻合，髂动脉端 – 端侧吻合。手术有一定的技术难度，近端吻合口必须吻合，手术时间为 3.5h，出血量约 800ml。术后体征平稳。3 年后，该患者左下肢出现远端脓毒性栓子，左侧移植物远端肢体周围有一个脓肿。手术切开引流，植入股 – 股动脉交叉移植物。她接受了 6 个月的抗生素治疗。主动脉手术 5 年后，她出现了黑粪及血红蛋白降低。

问题 1：从主动脉术后到出现主动脉肠道瘘的时间间隔是多久？

A. 它通常发生在主动脉术后 48h 内。

B. 通常在术后的第 1 个月内出现。

C. 它可能只发生在主动脉合成移植物植入术后的前 5 年。

D. 在植入人工主动脉移植物后，患者任何时候都可能出现这种症状。

患者在基层健康护理中心接受胃镜检查和结肠灌肠检查，结果显示为阴性。2 个月后，她再次出现黑粪；3 个月后，持续黑粪，并伴有轻微的背部疼痛，她被转诊到上级医院。

问题 2：什么是先兆胃肠道出血？

A. 病因无法确定的出血。

B. 来自大动脉大出血前的小出血。

C. 致命的出血前的警告性出血。

D. 在黑粪前的少量出血。

胃镜检查显示十二指肠远端有一个溃疡，底部有一个绿色的（胆汁染色的）移植物（图 42-1）。计算机断层扫描显示移植物近端周围有液体，并伴有气泡。

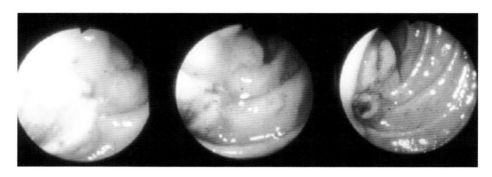

▲ 图 42-1　胃十二指肠镜显示溃疡底部的涤纶移植物，移植物呈胆汁染色

问题 3：如何排除主动脉肠瘘的存在？

A. 胃镜检查。

B. 计算机断层扫描。

C. 磁共振成像。

D. 钡灌肠或钡吞咽检查及随访。

E. 以上都不是。

问题 4：主动脉肠瘘最易涉及肠道的哪一部分？

A. 十二指肠。

B. 空肠。

C. 回肠。

D. 阑尾。

E. 上述均可能。

在诊断为继发性主动脉肠道瘘后，在患者循环稳定的情况下，用聚酯移植物进行腋 - 双股移植术。同时切除陈旧的主动脉移植物。做十二指肠造影，在肾动脉下方约 2cm 处缝合主动脉残端，并用膜组织覆盖。

问题 5：哪些治疗方案不推荐？

A. 支架植入吻合术。

B. 观察患者是否会再次出血。

C. 主动脉移植物切除术，然后进行腋股动脉旁路移植术。

D. 腋股重建，然后行主动脉移植物摘除术。

E. 新移植物原位重建术。

12 天后，患者康复出院。10 个月后，她再次出现黑粪，并被送往医院。根据她以前的病史，医生安排了一次 CT 扫描，她突然出现了腹部和背部疼痛，胃肠道大量出血，呕血和黑粪，并陷入昏迷。尸检显示主动脉十二指肠瘘，并伴有出血进入腹膜后间隙。

评论

术语"主动脉肠道瘘"指的是主动脉和部分胃肠道之间的病理性沟通。它很少是原发性的，最常见的是继发于血管重建术，即继发性主动脉肠道瘘。在大多数情况下，它是在主动脉移植物植入后出现的。也有报道在支架植入术[1]和简单的主动脉缝合后也可能发生[2]。大多数瘘管（约 75%）累及十二指肠，但也可能累及胃肠道的任何部分（问题 4：E）。少数患者有一个以上的瘘管。在特殊情况下，它可能发生在其他腹部手术或放射治疗之后。这是一种紧急状况，在出现胃肠道出血的主动脉重建患者中应始终怀疑和重视。它可能在术后的任何时候发生，这意味着接受主动脉移植物的患者一生都有发生瘘管的风险。因此，在高危人群中的所有患者死亡之前，无法确定这种疾病的真实发病率。据报道，最长的间隔时间超过 20 年。通常会有几年的延误（问题 1：D）。在瑞典长达 21 年的时间里，有迹象表明腹主动脉手术后的发病率已降至 0.5% 左右[3]。

有两个因素被认为具有重要的病因学意义：一是来自与肠道持续接触的移植物的机械应力，二是存在轻度感染。在主动脉肠道瘘的患者中，通常有复杂和棘手的初次移植物手术史，或者在术后有感染问题。手术中最常见的三种表现是缝合线与肠道接触，假性动脉瘤破裂进入肠道，以及移植物肠体侵蚀。为避免并发症的发生，尽可能避免肠道损伤和大出血的外科技术很重要，避免肠道损伤和大出血。外科医生应尽量覆盖移植物，以避免移植物与肠道直接接触。

主动脉肠道瘘的主要症状是消化道出血，范围从轻度黑粪伴贫血到大量、立即致命的呕血。通常，这种大出血之前会出现小的"先兆"出血，这是一个重要的警示症状（问题 2：C）。约 50% 的患者会有不同程度的脓毒症症状。在一些患者中，脓毒症症状占主导地位，出血甚至可能是隐匿性的。

在症状出现和最终诊断之间往往会有很长的延迟。在一些初次大出血的患者中，其诊断往往在尸检时才可以确定。必须强调的是，临床高度怀疑对确诊是极其重要的。不幸的是，目前还没有特异性检查。在胃十二指肠镜检查中，仔细检查整个十二指肠直到十二指肠悬韧带是很重要的。观察到胆汁染色的移植物显然是具有特征性的。内镜检查对于发现其他出血来源也很重要。CT、MR 和血管造影可能有助于显示假性动脉瘤或移植物外液体，有时其中有气体。传统的胃肠道放射学检查方法很难奏效。一个很大的问题是，没有异常并不能排除诊断。剖腹探查适用于大出血患者或诊断结果为阴性但仍在出血的患者（问题 3：E）。

主动脉肠道瘘的管理是棘手的。完全切除所有旧的移植物材料和血运重建似乎是最好的结果[4]。仅仅在局部封闭瘘管总是会导致复发，死亡率接近 100%，不推荐该方法[5]。先进行肢体的血运重建，然后移除移植物似乎是最佳的选择。一些作者建议两次手术间隔数天 [6]；当出血得到控制时，这是可能的。在紧急情况下，剖腹探查关闭瘘管并切除移植物是至关重要的，但这可能会导致血管重建的延迟，可出现严重的肢体缺血。

表 42-1　主动脉肠道瘘侵入性治疗的可选方案

1. 解剖外搭桥术伴感染假体切除
   - 分期
   - 同时
2. 切除原位重建
   - 抗生素（利福平）浸泡的网膜包裹的移植体
   - 同种移植物
   - 自体静脉
   - 聚四氟乙烯
3. 血管内修复
   - 作为一种桥接手段
   - 作为最终解决方案

当移植物被移除时，问题是如何处理主动脉残端，缝合且最好是用双缝线。然而，如果到肾动脉的距离太短，这是不可能的。残端最好覆盖一些血管化组织，最常使用的是带蒂大网膜。一些专家主张切除移植物，并用膨化聚四氟乙烯移植物或抗菌黏结聚酯移植物（通常使用利福平）[7, 8] 或原位自体静脉 [2, 9] 进行原位重建。表 42-1 总结了主动脉肠道瘘侵入性管理的治疗方案（问题 5：B）。最近出现了一种新的治疗方法，那就是主动脉腔内隔绝术。作为一种过渡性手术，为血流动力学不稳定的患者进入取出移植物和重建的阶段提供了一种可控的方式 [10]。对于一般情况较差的患者，血管内治疗也可能是严重问题的唯一和最终解决方案。

主动脉肠道瘘预后不佳，术后死亡率高，如果患者存活，往往会出现多种并发症，且有主动脉残端破裂的风险，主动脉残端破裂的并发症死亡率极高。近年来结果有所改善，但主动脉肠道瘘仍然是一个非常严重和具有挑战性的并发症 [10]。5 年存活率为 50%～60%[3, 7, 10]。

参考文献

[1] Bergqvist D, Bjorck M, Nyman R. Secondary aortoenteric fistula after endovascular aortic interventions: a systematic literature review. J Vasc Interv Radiol. 2008;19:163–5.

[2] Moore RD, Tittley JG. Laparoscopic aortic injury leading to delayed aortoenteric fistula: an alternative technique for repair. Ann Vasc Surg. 1999;13:586–8.

[3] Bergqvist D, Bjorkman H, Bolin T, et al. Secondary aortoenteric fistulae-changes from 1973 to 1993. Eur J Vasc Endovasc Surg. 1996;11:425–8.

[4] Nagy SW, Marshall JB. Aortoenteric fistulas. Recognizing a potentially catastrophic cause of gastrointestinal bleeding. Postgrad Med. 1993;93:211–212, 215–216, 219–222.

[5] Muller BT, Abbara S, Hennes N, Sandmann W. Diagnosis and therapy of second aortoenteric fistulas: results of 16 patients. Chirurg. 1999;70:415–21.

[6] Geroulakos G, Lumley JS, Wright JG. Factors influencing the long-term results of abdominal aortic aneurysm repair. Eur J Vasc Endovasc Surg. 1997;13:3–8.

[7] Hayes PD, Nasim A, London NJ, et al. In situ replacement of infected aortic grafts with rifampicin-bonded prostheses: the leicester experience (1992 to 1998). J Vasc Surg. 1999;30:92–8.

[8] Young RM, Cherry KJ Jr, Davis PM, et al. The results of in situ prosthetic replacement for infected aortic grafts. Am J Surg. 1999;178:136–40.

[9] Franke S, Voit R. The superficial femoral vein as arterial substitute in infections of the aortoiliac region. Ann Vasc Surg. 1997;11:406–12.

[10] Bergqvist D, Bjorck M. Secondary arterioenteric fistulation-a systematic literature analysis. Eur J Vasc Endovasc Surg. 2009;37:31–42.

第九篇　血管通路

Vascular Access

血液透析的最佳通路

The Optimal Conduit for Hemodialysis Access

Frank T. Padberg Jr   Robert W. Zickler   著

病例报告

一名 42 岁、体重正常的 1 型糖尿病患者最近发展为慢性肾脏疾病。该患者的 2 型糖尿病（diabetes mellitus，DM）在过去的 12 年一直由同一位初级保健医生管理；患者依从性女子，密切配合治疗。最初肾衰竭是通过适当调整饮食和药物治疗的，初步诊断为糖尿病肾病。实验室检查显示，肌酐为 4.1μmol/L，血尿素氮为 94mmol/L，钾为 4.8mmol/L，轻度蛋白尿，肌酐清除率为 20ml/min。

问题 1：在这一关头，医生最合适的诊疗策略是什么？

A. 求助于外科医生进行血液评估。

B. 建议患者去看肾内科专家，完善诊断并启动专科护理。现在还不是开始透析的时候。

C. 建议患者去看肾内科医生，完善诊断，并确定是否存在导致肾功能不全的可逆原因。

D. 建议患者去看肾内科医生，他们将评估肾功能不全的病因，并确定是否有可逆的原因。如果没有，应咨询精通建立血液透析通路的外科医生。

E. 建议患者去看肾内科医生，开始使用中心静脉导管进行透析。

问题 2：肾脏检查发现没有可逆的原因，根据患者免疫状态，排除了进一步考虑移植的可能性。患者被推荐建立血液通路。最合适的方案是进行临床血管检查，需特别注意什么？

A. 足背动脉搏动和足部检查；动脉闭塞疾病在糖尿病患者中很常见，感染会使任何血液通路操作复杂化。

B. 桡动脉搏动和浅静脉解剖。预订手术室，在临床检查的指导下，着手在上肢建立通路。

C. 桡动脉搏动和浅静脉解剖，并辅以多普勒超声检查。预订手术室，在这些检查的指导下，着手在上肢建立一条通路。

D. 立即建立血液通路。同时放置自体动静脉瘘和中心静脉导管。

问题 3： 术前多普勒超声检查（DU）应包括以下各项中除哪一项外的检查？

A. 双上肢。

B. 动脉的大小和位置。

C. 肱动脉分叉的位置。

D. 腋静脉和锁骨下静脉的评估。

E. 至少一条下肢。

F. 浅静脉的大小和位置。

G. 评估浅表静脉是否存在既往创伤的证据。

这位患者为右手主导型。无创检查证实了图 43-1 中的发现。

右：头静脉（直径 3.3mm）和贵要静脉（直径 3.5mm）分别穿过前臂和上臂，到达与腋静脉和肱静脉的交界处；然而，两个前臂浅静脉均显示呈血栓后改变。肱动脉（直径 4.2mm）在肘前横纹下方 3cm 处分成桡动脉（直径 2.8mm）和尺动脉（直径 2.7mm），掌弓完整。腋静脉和锁骨下静脉的造影显示，前臂静脉的深静脉结构正常。

左：贵要静脉在前臂血栓形成后增厚；肘部下方正常管腔直径 3.5mm，一直延伸到肱骨中部与肱静脉的交界处。头静脉（直径 3.5mm）具有正常管腔表面，延伸至腕部，为浅静脉，在肘前交界处与近侧贵要静脉相通，并与腋静脉交界处保持通畅。肱动脉（直径 4.2mm）在肱骨中部分成桡动脉（直径 2.8mm）和尺动脉（直径 2.7mm），掌弓完好。腋静脉和锁骨下静脉的造影显示，前臂静脉的深静脉结构正常。

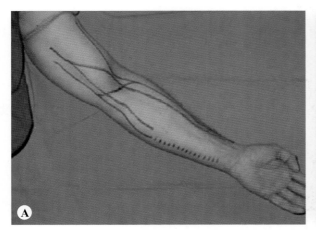 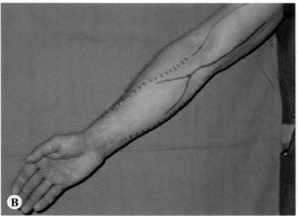

▲ 图 43-1　多普勒超声显示：患者右手为主导型，无创检查证实了该发现
A. 左臂；B. 右臂。红色：动脉解剖；蓝色：浅静脉；蓝色虚线：病变静脉，如正文所述

问题 4： 对这位患者来说，哪种手术方式是最好的选择？

A. 左肱动脉 – 贵要静脉自体动静脉瘘。

B. 右桡动脉 – 贵要静脉动静脉瘘。

C. 左肱动脉 – 肘前正中静脉环状移植（PTFE）。

D. 左颈内静脉（internal jugular，IJ）Cuff 隧道式双腔血液透析导管。

E. 左桡动脉 – 头静脉动静脉瘘。

问题 5：当新的血液通路足够成熟，可以开始穿刺进行血液透析时，下列哪一项最恰当？

A. 伤口已经逐渐愈合，缝合线被拆除了，而且有一种可感知的震颤。

B. 伤口已经逐渐愈合，缝合线被拆除了，而且有一种可感知的震颤。2 周后，复查显示血流畅通，但管壁相对较薄。

C. 伤口已经逐渐愈合，缝合线被拆除了，而且有一种可感知的震颤。8 周后，复查显示血流畅通，管壁明显增厚。

D. 伤口已经逐渐愈合，缝合线被拆除了，而且有一种可感知的震颤。6 周后，复查显示震颤部位的瘘管静脉和大分支静脉流量相等。

E. 2 周。

最初血液通路正常使用 6.4 年，但血液透析工作人员注意到，外部机器回路越来越难以获得足够的血流量；动脉压低至 70mmHg，静脉压升至 350mmHg。要求进行血液通路修复或建立新的血液通路。

新的多普勒超声检查显示桡动脉远端进行性狭窄，局部多处血栓形成延伸至上臂头静脉。一项新的复查显示桡动脉远端进行性狭窄，多处局部血栓形成延伸至上臂头静脉。对于长段动脉狭窄或多发静脉病变的血管成形术不起作用。除适当的术后改变外，其余检查内容与图 43–1 中描述的相同。

问题 6：维持血液透析的最佳选择是什么？

A. 右桡动脉 – 贵要静脉动静脉瘘。

B. 右前臂人工血管透析通路（PTFE）。

C. 左前臂人工血管透析通路（PTFE）。

D. 左桡动脉（肘前）基底静脉转位自体动静脉瘘。

E. 左颈内静脉 Cuff 隧道式双腔血液透析导管。

我们建立了一个新的血液通路，获得了极好的效果。在成熟初期，血液透析通过原来的左臂血液通路继续运行。幸运的是，原有的血液透析通路提供了足够的流量，可以进行充分的间歇性血液透析。但 6 周后自发性血栓形成。使用新的血液透析通路透析是成功的，并且该通路每周穿刺 3 次，功能良好。

2 年后，我们再次联系并评估此患者。1 年前，患者进行了一次冠状动脉搭桥术，术后症状稳定。随后，由于晕厥和快速性心律失常的发作，2 个月前在左前胸壁安装了永久性除颤器（图 43–2）。

患者诉左臂明显肿胀。

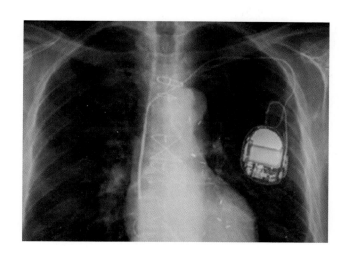

◀ 图 43-2　因手臂水肿转诊时拍的胸部 X 线

问题 7：哪里出了问题？

A. 在固定的心率和血液透析通路要求增加的输出量的双重作用下，患者的心力衰竭已经恶化。

B. 水肿是植入除颤器后淋巴功能障碍的结果。

C. 患者为高凝状态，并伴有上腔静脉血栓形成。

D. 单侧肿胀是由于血流持续增加和动脉吻合口扩大所致。

E. 经静脉电极诱发了左锁骨下静脉狭窄或阻塞。

问题 8：对这种情况最好的治疗方法是什么？

A. 开始强效利尿以对抗右心衰竭。

B. 将手臂抬高，以减轻手术造成的水肿。患者可以放心，植入起搏器后的水肿通常是自限性的，很快就会消退。

C. 在右锁骨下静脉取出并更换除颤器。

D. 进行瘘管造影 / 静脉造影。这将确定水肿的病因，并可能为介入治疗提供机会。

E. 行高凝状态相关的检查。

　　所有旨在减轻左臂水肿的干预措施都没有效果，患者出院了。透析人员认为患者左臂动静脉瘘已无法插管，他们再也不能够插入左臂动静脉瘘。将再次被要求考虑修复或构建新的血液透析通路。

　　获得一个新的多普勒超声检查。注明相应的术后检查结果，否则，相关的手臂解剖结构与初次调查时没有变化，如图 43-1 所示。

问题 9：现在这位患者的最佳血液透析通路是什么？

A. 右前臂环状移植物，左侧血液透析通路结扎术。

B. 在左侧颈内静脉（internal jugular, IJ）置入带 Cuff 隧道式双腔血液透析导管，左侧血液透析通路结扎术。

C. 在右侧颈内静脉（internal jugular, IJ）置入带 Cuff 隧道式双腔血液透析导管，左侧血液透析通路结扎术。

D. 左股 - 股环移植，左侧血液透析通路结扎术。

E. 左股动脉带 Cuff 隧道式双腔血液透析导管。

F. 右侧头 – 臂静脉转位。

左臂症状消失，新的通路在 2.6 年后还能正常工作。然而，在每 3 周 1 次的血液透析穿刺中，最常用的两个部位开始出现扩张。对较大的瘤体进行多普勒超声检查，发现有一个巨大假性动脉瘤的存在，其瘤颈长 0.6mm，与血液透析通路管腔相通，在取下穿刺针头后，发生了几次长时间的止血困难。在多普勒超声复查时，血栓栓塞脱落，随即出现搏动性出血，经直接压迫 30～45min 后得到控制。

问题 10：目前最好的治疗方案是什么？
A. 血液透析通路结扎术。
B. 假性动脉瘤一期闭合修复术。
C. 植入假体节段的翻修术。
D. 移除血液透析通路。
E. 密切观察，待患者再次出血再行治疗。

在失去上述血液透析通路后，在右臂构建新的动静脉瘘。

一、评论一

问题 1： 第一要务是确定患者是否患有可逆性疾病，如梗阻性泌尿系疾病、药物引起的急性肾小管坏死或其他肾毒性疾病。由于患者症状轻微，此时不需要开始血液透析。然而，肾功能不全的程度足以预测可能在几个月到 1 年内需要血液透析。由于有些通路需要几个月的时间才能使用，如果肾科医生确认患者患有慢性进行性肾功能不全[1]，则应联系有经验的外科专家来构建血液透析通路（问题 1：**D**）。

没有紧急或立即血液透析的指征，由于相关的发病率，在没有急性肾衰竭的情况下，放置导管是禁忌的。同样，在没有确定肾功能不全的病因、是否可逆，以及个人是否有被列入肾移植名单的资格前，直接转诊也是不合适的。简单地让患者去看肾病医生并没有错，但最好的选择包括诊断性评估、可治疗病因的管理，以及假设血液透析即将在几个月到 1 年内开始的情况下，考虑使用血液透析通路。很明显，从指导适当治疗的角度来看，早期肾病咨询是有益的[2-5]。同样，早期考虑血液通路方案有助于保护血管，减少由于导管放置引起相关并发症的发病率。

问题 2： 完整的临床血管检查是外科手术计划的重要辅助手段，可以指导外科医生选择进行手术的上肢；显然，非优势侧上肢是首选的，除非首选的选项只有优势侧肢体可用。虽然仅仅依靠临床检查在许多情况下可能是准确的，但目前的经验表明，超声检查提供了有价值的信息[6-9]。

虽然可靠的多普勒超声检查可能并不适用于所有的实践情况，但它确实提供了"最佳"选择，因为它降低了手术失败的可能性，同时增加了自体导管的选择。多普勒超声检查可显示近端静脉闭塞、可见的浅静脉炎、动脉异常（肱动脉的位置、肱动脉分叉的位置、闭塞性疾病、掌弓侧支不足、大的分支静脉和动静脉的相对大小）。

术前多普勒超声检查的另一个原因是糖尿病患者是最有可能存在无症状上肢动脉闭塞性疾病的人群。目前还不清楚糖尿病是否是上肢动脉闭塞的病因，但在糖尿病患者中，血液透析通路的通畅性通常会降低 [8, 10, 11]。在肥胖患者中，缺乏可见的浅静脉可以通过多普勒超声检查来弥补；静脉深度阻碍了临床识别，并可能掩盖血栓。此外，可以接受的静脉深度是一个重要的考虑因素，并可能要求将其转位到更浅的部位。在临床检查中未能识别出上肢浅静脉不是开始进入下肢部位的可行性理由；即使没有浅静脉可用，通常也可以在动脉和上肢的一条深静脉之间构建假体移植物。

与之前一样，目前仍无立即透析的适应证，因此在这种临床情况下，在永久性入路进入时置入导管并不适用（问题 2：C）。

问题 3：该列表包括正确的手术计划所需的所有常见信息。我们的目标是从用自体组织构建最耐用的血液通路。当可接受的选项仅存在于占主导地位的上肢时，则选择该选项。因此，应研究两个手臂。

充分的动脉血流是瘘管或移植物正常发挥功能的关键。在一项研究中，动脉直径小于 1.6mm 通路建立失败是普遍存在的 [9]。普遍可接受的标准直径＞ 2.0mm。虽然上肢动脉粥样硬化性闭塞性疾病在手臂中不常见，但糖尿病患者是最有可能存在动脉病变的人群，因此应该考虑这类人群。尽管并非所有血管实验室都认同这一观点，但在一些需要充足动脉血流供应的关键场景中并未触及动脉脉搏，因此需要做一些相关的检查保证足够的动脉血流。

术前多普勒超声检查的一个关键作用是寻找合适的前臂和上臂浅静脉网。除了位置和直径外，识别大分支、闭塞节段、瘢痕、其他血栓后改变及皮肤下浅静脉深度都是成功的关键。当术前多普勒超声检查发现狭窄的静脉段时，通路普遍会建立失败 [9]。然而，对于多普勒超声检查合格的患者，其通路建立成功率会明显增加 [6]。静脉直径＜ 3mm 通常被认为是不可接受的，但由于几乎没有数据支持这一建议，实践指南没有纳入最小静脉直径的推荐 [7]。完整的上肢浅静脉评估应包括前臂贵要静脉 [6, 12]。无论前臂还是上臂，贵要静脉通常需要转位，如果静脉太深（＞ 0.5cm），在吻合术前可能需要转位。

中心静脉狭窄或闭塞通常是由于先前的中心静脉插管造成的，但外科医生也应该警惕植入起搏器或除颤器的经静脉导线 [1, 13, 14]。已知的锁骨下静脉置管术患者中有 40% 的患者存在中度到重度的锁骨下静脉狭窄，这些狭窄在临床上是无症状的 [15]。

在患者没有自主选择的情况下，外科医生仍然应该被告知第一次移植的最佳位置。高位肱分叉的解剖变异发生在 10% 的个体中。这种解剖变异可能影响在特定部位放置人工血管，但对自体 AVF 应该没有什么不良影响。

下肢进行常规评估是没有必要的，但当上肢部位不可用时，可以考虑这样做（问题 3：E）。

问题 4：这是一个复杂的问题，正确的答案（问题 4：E）来自经验和美国肾透析结果质量倡议（K-DOQI）的建议。最好的答案是从自体、最远端、非优势肢体的原则中总结出"最佳"选择的方案。因此，由于几乎所有的选择对该患者都存在可行性，桡动脉 - 头静脉瘘是最好的选择；一个潜在的好处是与近侧贵要静脉的沟通（和动脉化）。认识到导致未成熟的问题是广泛使用这种模式的主要障碍 [1, 8-10, 16]。34%～53% 的患者可能会出现前臂动静脉瘘不成熟的情况。对于老年人、糖尿病患者和女性患者来说，成熟情况可能会更差 [8, 9]。

肱动脉头端吻合术和近端移植术有较高的动脉盗血综合征发生率，并且忽略了从远端到近端递进的基本原则 [1]。K-DOQI 将前臂环状移植物等同于肱动脉近端移植物，但目前的举措更强调鼓励自体造瘘 [5, 16]。

如有可能，应避免导管通路，在这种情况下显然不应使用导管；如果透析的开始不是紧急的[4, 5, 13, 14]，应尽理选择自体造瘘。

左侧桡动脉 – 头静脉瘘具有增加终身可选择部位，允许远端动静脉瘘生成更多近端静脉，用于随后的自体血液透析通路选择前臂静脉转位肱动脉内瘘术是可行的，但由于前臂远端静脉是 PTS，近端静脉也会合并上臂静脉转位[12, 17]。

问题 5：虽然这是一个常见的临床问题，但由于缺乏具体数据，合理的做出决定是困难的。几乎没有数据支持任何方案，正确的答案是基于经验[1]（问题 5：C）。显然，伤口愈合、明显的震颤感和畅通无阻的血流是必不可少的。对自体动静脉瘘来说，2 周通常被认为有点短，建议的最小间隔是 6～8 周。对于假体移植物，只要水肿已经消退到足以辨认移植物的轮廓，通常 2～3 周即可。由于功能通畅率如此之低，在透析迫在眉睫之前不应植入人工动静脉移植物[1]。

6～8 周是实践中经常使用并得到 K-DOQI 支持的时间间隔。然而，如果可能的话，较长的时间更可取，因为成熟的时机更有可能提供持久的功能。

动静脉吻合口 5cm 范围内的大分支静脉可以通过瘘管的分流和扩散阻止成熟，应予以结扎[9]。

管壁增厚是导管壁动脉化的少数指标之一，因此是可取的，但没有数据支持这一观点，也没有数据来指出这一显而易见的问题，即管壁有多厚。在现实中，患者肾脏疾病的进展可能是最好的引导。如果能够实现早期转诊，紧急开始透析成为一个有意义的问题，当能开始透析时，血液通道已经准备好使用了[1]。

问题 6：最佳选择再次强调了如果可行，应从最远端部位进行自体移植的原则，在这种情况下，从长期存在的左侧自体动静脉瘘中选择额外的静脉侧支[17, 18]（问题 6：D）。最初的多普勒超声检查特别注意到头静脉至贵要静脉的通路；前臂近端贵要静脉大小合适，从这一点到肱静脉末端未表现出血栓性改变。因此，将可能已经动脉化的近端贵要静脉转位是首选[17, 18]。如果静脉长度令人满意，动脉的流入可能是前臂近端的桡动脉；如果不是这样，高位分叉仍然使桡动脉的流入成为最佳选择。即使动脉的直径会小于通常的肱动脉直径，这对于自体瘘管的构建也不会构成问题。

肱动脉的变异会影响左前臂环状假体移植物的血流，甚至会影响上臂到腋窝的假体移植物的流入。

右侧前臂环状移植物将是一个可接受的替代方案，除非有很好的双侧自体环状移植物可供选择。它移动了通往优势侧上肢的通路，而没有利用之前动脉化的近端静脉通路。

任何右前臂血管移植都是不合适的，因为两条静脉都有血栓形成的证据。

如有可能，应尽量避免使用中心导管。有多种自体移植物可供选择，但现有的功能较差的左侧桡动脉自体动静脉瘘间隔时间内可以维持透析。通过对已经暴露于动脉化瘘流的近侧贵要静脉段进行移位，可以缩短成熟时间[1]。需要观察手臂是否有可能出现动脉盗血综合征，在这种情况下，可能需要牺牲衰竭的自体动静脉瘘，并插入血液透析导管，直到新的动静脉瘘效果较好为止[13]。

问题 7 和问题 8：无论是起搏还是除颤，锁骨下静脉内存在的锁骨下静脉电极是锁骨下静脉血栓形成或狭窄的诱因（问题 7：E）。在没有 AVF 的患者中，急性锁骨下静脉血栓形成的症状往往在很短的时间内便表现出来。由于动静脉瘘额外的肢体血流，水肿将严重且持续恶化[13, 14]。通常情况下，水肿会变成慢性的，并妨碍同侧通路的准确穿刺。未经治疗的静脉高压可能会产生典型的静脉血淤积症状：水肿、色素沉着，甚至溃疡。因此，任何治疗都必须包括结扎通路。

虽然锁骨下囊袋切口引起淋巴中断的情况非常罕见，但这种情况是可能的，应该引起重视。电极通常是间接插入的，不需要开放手术暴露静脉；这降低了腋窝 – 锁骨下血管鞘中淋巴通路受损的可能性。与手臂肿胀相比，锁骨下窝出现局部肿胀更有可能是出现了并发症。

没有证据表明存在高凝状态。由于电极通过上腔静脉（SVC），所以理论上有可能出现阻塞。然而，对侧上肢无水肿或头部肿胀不能提示上腔静脉血栓形成。更换右侧通路会使问题变得极其复杂。除了引发真正的 SVC 梗阻风险外，它还会使剩下的右上肢通路面临后续血液透析通路问题的风险。

高血流量动静脉瘘合并锁骨下静脉阻塞提示左臂桡动脉自体动静脉瘘的预后相当差。因此，用瘘管造影和静脉造影检查病因是合适的（问题 8：D）。也应该做多普勒超声检查，但由于中心静脉显影差，不足以确诊。虽然可能性不大，但也有可能该装置与静脉阻塞无关，而且动静脉瘘的流出道可能是由于不同解剖位置的内膜增生反应造成的狭窄，更适合于补救手术。如果锁骨下静脉血栓形成，则应考虑溶栓治疗。然而，即使静脉可以重新开放，锁骨下静脉血管成形术或支架植入术也没有证明该解剖部位血液透析通路是持久解决方案的最佳通路[13]。最后，溶栓治疗有发生颅内出血的风险，如果没有真正的益处，这种风险是不能接受的。移除电极将是复杂且危险的。不幸的是，如果栓塞部位没有得到很好的侧支，左臂应该被排除在未来的入路选项之外[1, 13, 14, 18]。

问题 9：最佳选择是右前臂环状假体移植（问题 9：A）。无论是颈内静脉还是股动脉部位都有明显的临床缺点，在面对众多更好的选择，其无法提供一个长久的解决方案。

右股动脉至头静脉可能是更好的选择，但如问题所示，对侧有症状的动静脉瘘结扎无法完成。更重要的是，两种近端转位方案仍可用于构建后续的血液通路。

结扎左侧 AVF 是控制静脉阻塞症状的关键。虽然颈静脉转位可以保留左侧动静脉瘘，但长度不太可能达到腋静脉非血栓段。颈静脉支架置入术也是另一种选择。在进一步考虑任何一种选择之前，需要通过静脉造影确保从颈静脉有足够的中心血流量[14, 19]。

问题 10：虽然对这一临床问题提供明确答案的数据很少，但最佳选择和 DOQI 推荐是假体植入（问题 10：C）。对于已经无法使用对侧上肢静脉的流出道阻塞患者，它可以保留功能通路[1, 20, 21]。

结扎术解决了出血问题，但牺牲了通路。随后可能需要移除，但此时不是必需的。一期闭合动脉瘤的翻修手术并不吸引人，因为组织和移植物材料因组织和移植物材料脆弱，且常被反复穿刺破坏。通常要密切观察以防出血的发生。

虽然支架植入是合适的选择，但也并不是没有并发症。我们自己的经验表明感染的发生率增加了，好的吻合材料可能需要绕过较长的节段[22]。最近引入的覆膜支架是一个有吸引力的，但昂贵的、未经证实的选择。目前，经皮入路治疗颈内假性动脉瘤颈和血液透析通路功能的保留，被有限的临床数据和高昂的费用所限制[13, 23]。

二、评论二

在这位患者长达 14 年的血液透析过程中，最初对远端部位的使用，以及对自体移植物合理使用，建立了几种不同的血液透析通路。解决这类问题需要有预见性和创新性，才能成功地累积经验，并将并发症降至最低。

参考文献

[1] NKF-K/DOQI Clinical Practice Guidelines for vascular access: update 2000. Am J Kidney Dis. 2001;37:S137–81.

[2] Stack AG. Impact of timing of nephrology referral and pre-ESRD care on mortality risk among new ESRD patients in the United States. Am J Kidney Dis. 2003;41:310–8.

[3] Khan IH. Co-morbidity: the major challenge for survival and quality of life in end stage renal disease. Nephrol Dial Transplant. 1998;13:S176–9.

[4] Powe NR. Early referral in chronic kidney disease: an enormous opportunity for prevention. Am J Kidney Dis. 2003;41:505–7.

[5] Pisoni RL, Young EW, Dykstra DM, et al. Vascular access use in Europe and the United States: results from the DOPPS. Kidney Int. 2002;61:305–16.

[6] Silva MB, Hobson RW, Pappas PJ, et al. A strategy for increasing use of autogenous hemodialysis access procedures: impact of preoperative noninvasive evaluation. J Vasc Surg. 1998;27:302–8.

[7] Sidawy AN. The Society for Vascular Surgery: clinical practice guidelines for surgical placement and maintenence of arteriovenous hemodialysis access. J Vasc Surg. 2008;48:S2–255.

[8] Miller PE, Tolwani A, Luscy CP, et al. Predictors of adequacy of arteriovenous fistulas in hemodialysis patients. Kidney Int. 1999;56:275–80.

[9] Wong V, Ward R, Taylor J, Selvakumar S, How TV, Bakran A. Factors associated with early failure of arteriovenous fistulae for haemodialysis access. Eur J Vasc Endovasc Surg. 1996;12:207–13.

[10] Hodges TC, Fillinger MF, Zwolek RM, Walsh DB, Bech F, Cronenwett JL. Longitudinal comparison of dialysis access methods: risk factors for failure. J Vasc Surg. 1997;26:1009–19.

[11] Kalman PG, Pope M, Bhola C, Richardson R, Sniderman KW. A practical approach to vascular access for hemodialysis and predictors of success. J Vasc Surg. 1999;30:727–33.

[12] Choi HM, Lal BK, Cerveira JJ, Padberg FT, Hobson RW, Pappas PJ. Durability and cumulative functional patency of transposed and non-transposed arterio-venous fistula. J Vasc Surg. 2003;38(6):1206–12.

[13] Cerveira JJ, Padberg FT, Pappas PJ, Lal BK. Prevention and management of complications from hemoaccess. In: Pearce W, Yao J, Matsumura J, editors. Trends in vascular surgery. Chicago, IL: Greenwood Academic; 2004.

[14] Currier CBJ, Widder S, Ali A, Kuusisto E, Sidawy A. Surgical management of subclavian and axillary vein thrombosis in patients with a functioning arteriovenous fistula. Surgery. 1986;100:25–8.

[15] Surratt RS, Picus D, Hicks ME, Darcy MD, Kleinhoffer M, Jendrisak M. The importance of preoperative evaluation of the subclavian vein in dialysis access planning. AJR Am J Roentgenol. 1991;156:623–5.

[16] Huber TS, Carter JW, Carter RL, Seeger JM. Patency of autogenous and polytetrafluoroethylene upper extremity arteriovenous hemodialysis accesses: a systematic review. J Vasc Surg. 2003;38:1005–11.

[17] Silva M, Hobson RW, Simonian GT, Haser PB, Jamil Z, Padberg FT, et al. Successful autogenous hemodialysis access placement after prosthetic failure: the impact of non-invasive assessment. Toronto, CA: Poster presentation at SVS/AAVS; 2000.

[18] Haser PB, Padberg FT Jr. Ch 33: Complex solutions for hemoaccess. In: Matsumura J, Pearce W, JST Y, editors. Trends in vascular surgery. Evanston, IL: Greenwood Academic; 2003.

[19] Puskas JD, Gertler JP. Internal jugular to axillary vein bypass for subclavian vein thrombosis in the setting of brachial arteriovenous fistula. J Vasc Surg. 1994;19:939–42.

[20] Raju S. PTFE grafts for hemodialysis access. Techniques for insertion and management of complications. Ann Surg. 1987;206:666–73.

[21] Ryan SV, Calligaro KD, Sharff J, Dougherty MJ. Management of infected prosthetic dialysis arteriovenous grafts. J Vasc Surg. 2004;39:7378.

[22] Padberg FT, Lee BC, Curl GR. Hemoaccess site infection. Surg Gynecol Obstet. 1992;174:103–8.

[23] Lin PH, Johnson CK, Pullium JK, et al. Transluminal stent graft repair with Wallgraft endoprosthesis in a porcine arteriovenous graft pseudoaneurysm model. J Vasc Surg. 2003;37:175–81.

移植物动静脉瘘术后上肢急性缺血

Acute Ischemia of the Upper Extremity Following Graft Arteriovenous Fistula

Miltos K. Lazarides　Vasilios D. Tzilalis　著

第44章

病例报告

　　一名患有终末期肾病和胰岛素依赖型糖尿病的 65 岁女性，为进行血液透析而入院建立血液透析通道。由于缺乏合适的静脉构建动静脉（A-V）瘘，患者在左臂肱动脉和腋静脉之间放置了 6mm 的聚四氟乙烯（PTFE）动静脉桥移植物。

问题 1：在需要长期血液透析的新患者中，以下哪项是放置永久性血管通路的首选顺序？

A. ①肱动脉 – 头静脉动静脉瘘；②桡动脉 – 头静脉动静脉瘘；③通过 PTFE 移植物桥接或转位的肱动脉 – 贵要静脉动静脉瘘；④带 Cuff 的隧道式中心静脉导管。

B. ①桡动脉 – 头静脉动静脉瘘；②肱动脉 – 头静脉动静脉瘘；③通过 PTFE 移植物桥接或转位的肱动脉 – 贵要静脉动静脉瘘。

C. ①桡动脉 – 头静脉动静脉瘘；②转位的肱动脉 – 贵要静脉动静脉瘘；③肱动脉 – 头静脉动静脉瘘；④动脉脉聚四氟乙烯桥移植物。

问题 2：以下哪一项表述代表了自体动静脉瘘相对于动静脉移植物的优势？

A. 建立后长期通畅良好。

B. 并发症发生率低。

C. 从建立到成熟的延迟时间短。

D. 血栓形成时易于手术纠正。

手术后，患者立即诉左手麻木，并伴有轻微的手指疼痛。经检查，先前存在的左侧桡动脉搏动消失，手指发凉发绀。在血管实验室对患者进行前臂多普勒压力测量的评估显示指数为 0.3。特别的是，在用手压迫移植物后，左前臂节段压力指数恢复正常，而左桡动脉在此动作后再次出现。评估证实了明显的血流动力学"盗血"。患者的情况在几个小时内恶化；她出现了严重的急性手部疼痛无力，手腕下垂和手腕屈伸能力极差。

问题 3：下列关于近端通路建立后出现盗血概率的表述中，哪一项是正确的？

A. 在血管实验室检测到的近端通路建立后无症状盗血的发生率很低。

B. 临床上约有 10% 的病例在近端动静脉瘘建立后发生明显的轻度缺血。

C. 2%～4% 的近端动静脉瘘患者合并严重缺血需要手术矫正。

问题 4：下列哪一项是近端通路构建后手术矫正盗血的指征？

A. 术前无同侧桡动脉搏动。

B. 严重症状（静息痛、瘫痪、手腕下垂）。

C. 前臂节段压力指数测量异常。

D. 同侧神经传导异常。

E. 多普勒超声检查显示远端动脉血逆流。

紧急手术矫正。在局麻下切取一小段大隐静脉。在移植物起始的远端结扎肱动脉。从肱动脉近端 4～5cm 处到人工血管流出道结扎处远端构建静脉旁路搭桥术（图 44-1）。术后症状立即完全缓解。患者恢复得很顺利。术后第 3 天出院回家，左侧桡脉搏可触及，A-V 移植术通畅。

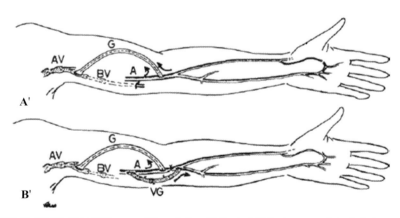

▲ 图 44-1　**A'**. 矫正手术开始前的操作；**B'**. 矫正手术，结扎动脉恰好在 **A-V** 移植物起始的远端，静脉分流从流入的近端点到结扎的远端点（**DRIL** 手术）。**A**. 肱动脉；**AV**. 腋静脉；**BV**. 贵要静脉；**G**. 动静脉聚四氟乙烯移植物；**VG**. 静脉移植物

问题 5：对于近侧通道建立后危及肢体的盗血，以下哪些是可接受的矫正方案？

A. 经皮腔内血管成形术。

B. 减流手术（动静脉瘘的捆扎、折叠或缩窄）。

C. 动静脉瘘闭合。

D. DRIL 手术。

评论

动静脉瘘的构建提供了一个足够浅的动脉化静脉，当它的流量足够高时，可以很容易地穿刺，从而实现有效的透析。透析后压迫成熟的动脉化静脉厚壁能进行简单可靠地止血。

正如 1966 年 Brescia 等[1] 介绍的那样，动静脉瘘构建的经典首选部位是腕部的桡动脉和头静脉之间。如果手腕或前臂的头静脉不可用，那么下一个选择是移位到肘窝。动静脉瘘可在肘正中静脉与肱动脉之间的部位建立。表浅的头静脉提供足够长的静脉，适用于血液透析静脉穿刺。此外，如果头静脉不可用，则可以将肱动脉与上臂贵要静脉吻合。然而，后者位于手臂的深筋膜下，因此将其移位至皮下新位置是必要的。当手腕或肘部不能形成自体动静脉瘘时，下一个选择是 A-V 移植物使用合成材料将上肢（前臂或上臂）的动脉和静脉接起来。移植物可以放置在直的、环状的或弧形的构型中。A-V 移植物和瘘管很少在下肢建立，因为在这个部位它们很容易感染。

根据美国肾脏基金会制订的透析结果质量倡议（dialysis outcomes quality initiative，DOQI）指南，在需要慢性血液透析的患者中构建动静脉瘘的优先顺序如下[2]。

1. 腕部桡动脉 – 头静脉动静脉瘘。

2. 肘部肱动脉 – 头静脉动静脉瘘。

如果无法建立这两种类型的瘘管，则可以使用以下方法建立通道。

3. 合成材料的 A-V 移植物（聚四氟乙烯移植物优于其他合成材料）。

4. 移位肱 – 贵要静脉瘘。

不鼓励将带 Cuff 的隧道式中心静脉导管作为永久性血管通道（问题 1：B）。

认识到自体动静脉瘘相对于移植物的优越性，DOQI 指南建议采取积极的策略增加自体动静脉瘘的数量。DOQI 指南建议，在所有选择接受血液透析作为初始肾脏替代治疗的新患者中，至少 50% 的患者应该建立自体动静脉瘘[2]。对于静脉解剖不允许建立自体动静脉瘘的患者，应保留桥式动静脉移植物[3, 4]。尤其是手腕远端的自体瘘管，与其他通道相比，并发症发生率较低[5]。静脉在用于血液透析通道之前必须成熟。自体瘘管成熟所需的时间因患者而异。在瘘管建成后的第 1 个月内使用是不正确的。过早插管可能会导致血肿发生率更高，并伴有相关的软壁静脉受压，导致血栓形成。让动静脉瘘成熟 3~4 个月可能是最理想的[2]。

相比之下，PTFE A-V 移植物需要的成熟时间更短，放置后约 14 天即可使用。在此期间，试图对仍存在水肿的手臂穿刺可能会因针插入不准确而导致移植物撕裂。当皮下隧道的肿胀减轻到容易触摸到的程度时，可认为该血液透析通路已经成熟。此外，在最初的 2 周后，移植物周围形成的纤维组织能够封闭每次穿刺造成的洞。PTFE 移植物很容易取栓。据报道，取栓后 6 个月无辅助通畅率接近 50%[6]。相反，形成血栓的自体瘘管很难挽救[2]（问题 2：A 和 B）。

在侧支血管进入点之前和瘘管外的远端动脉建立动静脉瘘之后的逆流被称为盗血。这是由远端动脉明显的压力下降引起的，而由于动脉侧支的流入，压力随着离瘘口的距离增加而增加[7]。当动脉吻合位于肱动脉时，超过 90% 的近端动静脉瘘会发生盗血，但在大多数患者中，侧支血管足以维持远端血流，手部不会出现严重的缺血[8, 9]。临床上，约 10% 的患者会因盗血出现明显的轻度缺血，表现为手部冰冷麻木，症状在 1 个月内自行消失[8]。在一些报道中，"盗血"一词用于此病并不恰当，因为它意味着血流逆转，而未提及其潜在的缺血并发症。然而，其缺血并发症会引起一系列的症状和体征，如感觉异常和感觉丧失、远端脉搏减弱或消失、肌肉无力和手腕下垂，透析期间静息痛通常会加重、肌肉萎缩，如果不治疗还会出现指端坏疽。据报道，盗血所致的严重缺血需要立即手术治疗的比率为 2.7%～4.3%[8, 9]。与近端动静脉瘘相比，远端头动静脉瘘盗血症状的发生率很低，仅为 0.25%[10]（问题 3：B 和 C）。

盗血综合征的临床症状和体征与腿部缺血没有什么不同。因此，根据 Fontaine 的分类可以将其分为：Ⅰ期，腕肱压指数降低，手部发冷或无症状；Ⅱ期，血液透析时间歇性疼痛；Ⅲ期，持续缺血性静息痛；Ⅳ期，溃疡坏死。Ⅰ期和Ⅱ期应密切观察并保守治疗（如戴手套）[11]。

在大多数报道中，手术矫正盗血的适应证仅依靠临床症状与体征[8, 9]。根据多普勒测量，瘘管远端的低节段压力本身并不是手术矫正盗血的指征。此外，近端通路建立后，在约 1/3 的患者中桡动脉搏动消失是常见的表现[9]。在通路建立之后，当已证实的血流动力学盗血导致严重的Ⅲ期和（或）Ⅳ期早期缺血症状（静息痛、瘫痪、手指发绀、手腕下垂）时，需要进行矫正手术。应密切观察自通路建立后持续 1 个月以上的轻度缺血症状。当这些"轻微"症状长期存在时，总会有不可逆转的神经损害的威胁，称为"缺血性单肢神经病变"。这是一种严重的致残性并发症，可导致感觉运动功能障碍而无组织坏死[12]。即使在轻度缺血的情况下，异常的神经传导检查结果也是外科手术矫正盗血的一个指征[9]（问题 4：B 和 D）。

几种基于导管和外科手术的技术已经被用来纠正盗血引起的缺血。动静脉瘘近端动脉狭窄适合经皮腔内血管成形术，并可增加外周血流量缓解症状。然而，在有远端肢体缺血的患者中，仅有 20% 这种近端血管狭窄的患者存在盗血综合征[13]。在绝大多数情况下（80%），盗血是由不协调的血管阻力和形成的不良动脉侧支网络引起的。各种外科技术已被应用于纠正危及肢体的盗血，如用简单的结扎术封闭瘘管和各种减流技术（环扎法、安置法或渐进法），以及 Schanzer 等介绍的 DRIL 手术[14]。结扎封闭瘘管即可改善症状，但需要创建新的通路。带状折叠术改善了远端血流灌注，但是很难确定消除盗血所需的狭窄程度，同时允许足够血流量维持移植物的通畅。在高流量动静脉瘘（＞1500ml/min）中，减流手术是有吸引力的选择[15]。在有正常血流通过动静脉瘘的患者中，通常伴随的动脉硬化性疾病会导致侧支循环灌注不足。在这些情况下，DRIL 手术是首选的治疗方法。对于 DRIL，结扎（放置在移植物起始的远端）消除了血流的逆流，而旁路（从流入的近端到结扎的远端）重新建立了流向肢体的血流（图 44-1）。最近的报道支持了这种技术的有效性[16, 17]（问题 5：A 至 D）。

参考文献

[1] Brescia MJ, Cimino JE, Appel K, Hurwich BJ. Chronic hemodialysis using venipuncture and a superficially created arteriovenous fistula. N Engl J Med. 1966;275:1089–92.

[2] NKF-DOQI. Clinical practice guidelines for vascular access: update 2000. Am J Kidney Dis. 2001;30(Suppl 1):S137–81.

[3] Marx AB, Landerman J, Harder FH. Vascular access for hemodialysis. Curr Probl Surg. 1990;27:1–48.

[4] Windus DW. Permanent vascular access: a nephrologist's view.

Am J Kidney Dis. 1993;21:457–71.

[5] Feldman H, Kobrin S, Wasserstein A. Hemodialysis vascular access morbidity. J Am Soc Nephrol. 1996;7:523–35.

[6] Marston WA, Criado E, Jaque PF, Mauro MA, Burnham SJ, Keagy BA. Prospective randomized comparison of surgical versus endovascular management of thrombosed dialysis access grafts. J Vasc Surg. 1997;26:373–81.

[7] Gordon IL. Physiology of the arteriovenous fistula. In: Wilson SE, editor. Vascular access, principles and practice. 3rd ed. St. Louis: Mosby; 1996. p. 29–41.

[8] Schanzer H, Scladany M, Haimov M. Treatment of angioaccess-induced ischemia by revascularization. J Vasc Surg. 1992;16: 861–6.

[9] Lazarides MK, Staramos DN, Panagopoulos GN, Tzilalis VD, Eleftheriou GJ, Dayantas JN. Indications for surgical treatment of angioaccess-induced arterial steal. J Am Coll Surg. 1998;187:422–6.

[10] Wilson SE. Complications of vascular access procedures. In: Wilson SE, editor. Vascular access, principles and practice. 3rd ed. St. Louis: Mosby; 1996. p. 212–24.

[11] Bakran A, Mickley V, Passlick-Deetjen J. Management of the renal patient, clinical algorithms of vascular access for haemodialysis, vol. 90. Lengerich: Pabst Science; 2003.

[12] Hye RJ, Wolf YG. Ischemic monomelic neuropathy: an under-recognized complication of hemodialysis access. Ann Vasc Surg. 1994;8:578–82.

[13] Wixon CL, Mills JL. Hemodynamic basis for the diagnosis and treatment of angioaccess-induced steal syndrome. Adv Vasc Surg. 2000;8:147–59.

[14] Schanzer H, Schwartz M, Harrington E, Haimov M. Treatment of ischemia due to steal by arteriovenous fistula with distal artery ligation and revascularization. J Vasc Surg. 1988;7:770–3.

[15] Tordoir JH, Dammers R, van der Sande FM. Upper extremity ischemia and hemodialysis vascular access. Eur J Vasc Endovasc Surg. 2004;27:1–5.

[16] Knox RC, Berman SS, Hughes JD, Gentile AT, Mills JL. Distal revascularization-interval ligation: a durable and effective treatment for ischemic steal syndrome after hemodialysis access. J Vasc Surg. 2002;36:250–5.

[17] Lazarides MK, Staramos DN, Kopadis G, Maltezos C, Tzilalis VD, Georgiadis GS. Onset of arterial steal following proximal angioaccess: immediate and delayed types. Nephrol Dial Transplant. 2003;18:2387–90.

第十篇 截 肢

Amputations

第45章

缺血性肢体截肢
Amputations in an Ischemic Limb

Kenneth R. Ziegler　Bauer Sumpio　著

病例报告

一名 70 岁的白种人男性因肺炎住院，护理人员发现他的左足跟出现Ⅳ期溃疡。患者诉溃疡部位没有疼痛，以前也没有下肢溃疡的病史。他否认有糖尿病病史，但表示由于双侧小腿抽筋，他最近步履维艰。他的既往病史主要是高血压和稳定型心绞痛，为此他服用硝酸酯类药物和 β 受体拮抗药。他之前唯一的一次手术是 30 年前的右侧腹股沟疝修补术。他承认有 50 年的吸烟史，至今仍在吸烟。检查显示溃疡底部呈黑色，伴有轻微的恶臭。他的心率是 84 次 / 分，血压是 140/70mmHg，检查时患者神志清，能正常交谈，但患者表示由于长时间卧床降低了他正常起居行走的意愿。

问题 1：在美国，下肢截肢最常见的主要原因是什么？

A. 外伤。

B. 糖尿病继发并发症。

C. 肿瘤。

D. 急性肢体缺血。

E. 血管旁路移植术失败。

体格检查显示双侧可触摸到股动脉和腘动脉搏动，但足背动脉搏动消失。多普勒检查显示左足仅有微弱的单相足背脉冲（dorsalis pedis，DP）信号，缺胫后动脉脉冲（posterior tibital，PT）信号，右侧的 DP 和 PT 呈双相信号。床边压力检查显示，左侧踝肱指数为 0.2，右侧为 0.5。

清除溃疡上的焦痂，并且对伤口进行清创（图 45-1）。组织样本和拭子被送去进行细菌培养和药敏分析。医生为患者开立 CTA 检查。

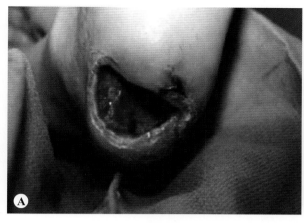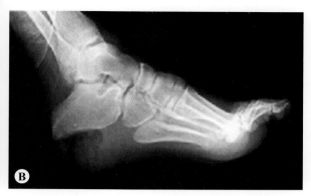

▲ 图 45-1　**A.** 去焦痂和清除坏死组织后的左足跟溃疡，注意溃疡底部呈粉红色，伤口床面有渗血；**B.** 左脚 X 线，左脚后跟的透光反映了溃烂的组织，没有明显的骨髓炎

问题 2：在预期的血管造影结果中，初次截肢和二次截肢治疗慢性肢体缺血哪个是正确的？

A. 初次截肢是治疗慢性肢体缺血最常见的初始治疗形式。

B. 过度感染是导致二次截肢的最常见原因。

C. 在动脉重建之后的第 1 年内移植物早期闭塞总是导致二次截肢。

D. 初次截肢的指征是足部大面积坏疽已到无法挽救的程度。

E. 以上都是。

F. 以上都不是。

问题 3：如果血管造影的结果排除了血管重建的可能性且伤口仍未愈合，那么以下哪项是确定适当截肢水平的最佳无创方法？

A. 脉搏记录 / 节段性收缩压测量。

B. 经皮氧分压测量。

C. 皮肤荧光素摄取 / 放射性示踪剂注射。

D. 皮肤热成像。

E. 临床评估的腘动脉搏动，皮肤温度，压力性红斑。

F. 没有任何测试可以可靠地预测初期愈合情况。

在等待血管造影期间，血管外科住院医师注意到患者病情突然恶化。患者开始发热、低血压和心动过速。患者呈谵妄状态。检查左脚显示伤口有明显的化脓，见脓性分泌物流出。在结构完整性严重丧失的情况下，跟腱出现严重感染。触诊时无蠕动现象。

问题 4：以下哪一项是目前最合适的初始干预？

A. 单纯的静脉注射抗生素和医疗管理。

B. 静脉注射抗生素，膝下截肢（below-the-knee amputation，BKA）带皮瓣（非阶段性）。

C. 静脉注射抗生素，预期阶段性踝关节离断的膝下截肢或膝上截肢（above-the-knee amputation，AKA）。

D. 静脉注射抗生素，立即膝上截肢。

E. 静脉注射抗生素，清创和血管重建。

患者开始静脉注射广谱抗生素，在全身麻醉下紧急送往手术室进行踝关节离断。手术后，他待在 ICU 进行复苏，然后拔管，并在外科病房里从脓毒症状态转归良好。截肢的残端看起来足够干燥，没有蜂窝织炎扩大的迹象。1 周后，他返回手术室进行分期截肢手术。

问题 5：关于老年患者膝下截肢与膝上截肢的相对优缺点，下列哪项正确？
A. 大多数接受单侧膝上截肢的患者不能独立行走。
B. 接受膝下截肢的患者在行走时的能量消耗比正常基线增加了 10%～40%。
C. 近端截肢与较高的初期愈合率有关。
D. 因合并其他疾病而不能行走的患者，BKA 比 AKA 的康复优势可以忽略不计。
E. 以上都是。

问题 6：以下哪些因素和并发症与膝下残肢愈合不好需要修整和（或）更近端截肢无关？
A. 内在伤口感染 / 脓毒症。
B. 残肢外伤。
C. 伤口边缘坏死 / 缺血。
D. 残肢溃疡。
E. 早期活动和残肢负重。

问题 7：BKA 术后立即定制可拆卸假体的优点包括以下哪些？
A. 刚性支撑来控制或防止关节屈曲挛缩。
B. 加速伤口愈合和残肢成熟。
C. 尽量减少术后水肿和疼痛。
D. 通过协助早期行走来减少不活动情况。
E. 减少术后随访的需求。
F. 保护免受外伤。

患者术后在血管病房恢复良好。截肢切口愈合良好，未感染（图 45-2A）；患者疼痛在口服麻醉药的情况下得到了很好的控制，但患者描述残肢上的皮肤感觉减弱。于是开始住院接受物理治疗，但由于适应性不佳，起初对下床有抵触情绪。尽管患者在住院期间在行走方面取得了显著的进步，但在物理和职业治疗团队会诊后，该患者被送往短期康复机构（图 45-2B）。

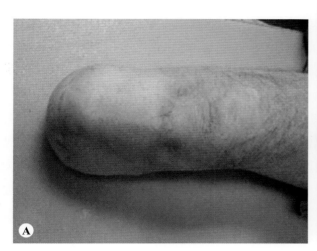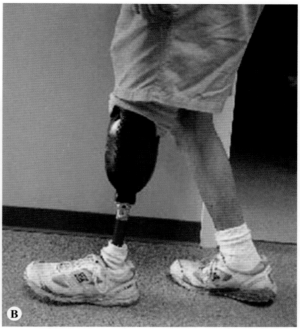

▲ 图 45-2　患者出院后门诊随访
A. 左侧 BKA 残端愈合良好，无并发症；B. 患者使用膝下假肢演示独立行走

问题 8：关于截肢患者的术后护理，以下哪一项表述是错的？

A. 为了使患者获得最佳的康复效果，必须结合良好的截肢水平选择和早期的行走康复。

B. 患者最好由多学科团队进行治疗，其中包括血管外科医生、假肢医生、物理治疗和心理健康专业人员（视需要而定）。

C. 糖尿病患者下肢大面积截肢后，5 年预期寿命不足 50%。

D. 患者教育和对侧足部护理是保持患者健康的关键。

E. 老年患者在双膝以上截肢后通常可以下床行走。

评论

下肢大截肢的处理是血管外科医生的一个重要专业领域。不幸的是，截肢的必要性已经带来了重建疗法治疗慢性肢体缺血"失败"的负面含义。相反，作为外科医生，在有指征时实施截肢的必要性应视为一个能最大限度促进患者功能恢复，手术后提高生活质量和独立的机会[1, 2]。

在 2007 年更新的关于外周动脉疾病管理的跨大西洋跨社会共识文件（TASC Ⅱ）中，根据大样本量及全国性数据报告的下肢大面积截肢总发生率为每年每百万人 120～500 例，膝上和膝下截肢的比例接近 1 : 1。关于越来越多的血运重建手术对慢性肢体缺血（chronic limb ischemia，CLI）患者截肢率影响的争论仍在继续。来自瑞典、丹麦和芬兰的最新数据显示，随着血管内介入和外科血管重建术的普及和应用，CLI 截肢手术显著减少，而来自英国的数据显示大面积截肢手术趋于平台期，这可能反映了保肢手术的愈发成熟[3]。在 TASC Ⅱ 研究的时候，美国的早期研究还没有显示血运重建手术对截肢率的积极影响。然而，最近对 1996—2006 年医疗保险 B 类报销的研究显示出与欧洲研究相一致的趋势，即随着血管介入治疗次数的增加，下肢截肢总数明显减少 [4]。

导致截肢的主要原因在各国之间有很大差异，这在很大程度上受其社会经济和政治状况的影响。在最近或正在发生冲突的国家，创伤可能是造成重大截肢的最常见原因，而在发达国家的定居人口中，血管和代谢性疾病往往占主导地位。作为单一病种，糖尿病及其伴随的并发症是美国非创伤性下肢截肢的主要原因 [5]（问题 1：B）。在全球范围内，估计有 25%～90% 的截肢与糖尿病有关 [6]。2002 年对美国医院出院患者的分析显示，导致截肢的根本病因主要是血管疾病包括糖尿病并发症（82.0%），其次是外伤（16.4%），因肿瘤（0.9%）和先天性原因（0.8%）造成的截肢紧随其后 [7]。

一般来说，在血管病的基础上，下肢截肢的适应证包括足部重度感染危及患者生命、跛行静息痛无法控制，以及足部大面积坏死的情况。然而，现代血管外科重建策略的出现和血管内技术的改进使初次截肢（指在血管重建尝试之前进行截肢）在周围血管疾病治疗中的作用明显降低。血管重建仍然是慢性肢体缺血治疗的主要方法；在 CLI 首次出现时，50% 的患者最初接受血运重建治疗，25% 接受初次截肢治疗，25% 接受内科治疗 [3]。目前，在血管病的基础上，初次截肢的适应证仅限于那些动脉重建有禁忌的情况。这包括周围血管疾病不允许进行旁路移植的患者（即"没有旁路目标"），坏疽严重到即使血管重建成功也不能保全有用肢体的人，以及那些患有严重并发症（如晚期充血性心力衰竭）的患者（问题 2：D）。因其他疾病而不能行走的慢性肢体缺血患者面临两难境地。根据患者术前状况，且经常因为缺血性疾病或疼痛有屈曲挛缩，使血管重建术后患者的肢体既不稳定又不可用；这一人群可适合初次截肢 [3]。

尽管动脉重建在治疗慢性肢体缺血中起着关键作用，但外科医生必须清楚地意识到反复治疗无效的可能性和二次截肢的必要性，以达到最佳的临床效果。二次截肢的指征包括移植物早期闭塞尝试血管重建无效，没有恢复血流的介入可能性，以及尽管已进行血管重建但肢体仍继续恶化 [3, 8]。事实上，二次截肢最常见的原因是无法重建的血管病（60%）和血管重建后下肢仍持续性感染 [3]。在新英格兰北部血管研究组对 2306 例下肢搭桥手术的回顾性研究中，发现 8% 的病例在介入后 1 年内需要二次截肢，这些截肢手术中有 17% 是在有血管移植物的情况下进行的。虽然没有发现移植物闭塞是明确截肢的情况，但 42% 的移植物早期闭塞患者最终进行了下肢大面积截肢。该人群中与截肢相关的独立危险因素包括术前不能行走、依赖性透析、糖尿病、旁路移植的跗骨靶及术前入住养老院 [9]。

考虑到截肢对患者的社会、经济和个人影响，截肢患者说他们愿意接受多次、重复和可能痛苦的干预措施来尝试保住肢体，而不是接受早期截肢 [10]。在治疗周围血管病变中腔内治疗技术日益增加的使用量，表明了其对保肢的潜力。如上所述，1996—2006 年截肢率显著下降。同期，医保 B 类血管内介入治疗的报销也大幅增长。据估计，在进行搭桥手术的同时，这一时期的血管手术总数也增加了 1 倍 [4]。同样，血管内特殊技术（如血管内膜下成形术）可能会挽救原本会进行初次截肢的肢体 [11]。

适当选择截肢水平对于形成一个能够很好地愈合并允许功能康复的截肢残端至关重要，对于血管外科医生来说，截肢平面选择不好会导致令人担忧的"爬行截肢"并发症，而过度近端的截肢将极大地阻碍患者康复的可能性。然而，没有单独的无创临床检查能够可靠地预测缺血性截肢者的初期愈合情况，特别是在处理膝下截肢时（问题 3：F）。客观评估截肢水平皮肤所需血流量是预测初期愈合的最佳方式。临床评估包括脉搏检查，寻找拟截肢水平以上可触及的脉搏，有无压力性红斑，静脉充盈，手掌评估皮肤温度，以及切口部位的感染迹象[12]。节段性多普勒收缩压测量已经使用了数十年，但由于动脉钙化，它在远端截肢测量中的使用受到了限制，而且定义腘动脉成功愈合的收缩压下限的数据一直不一致，从低于 50mmHg 到高达 70mmHg 不等。自 20 世纪 80 年代以来，人们已经开始对皮肤注射放射性示踪染料的研究，但高度受限于操作员注射水平和影响血流的因素，如心功能、体温和很难提供标准化的环境温度。荧光素注射后有心脏骤停的情况。没有研究支持单独使用皮肤热成像来确定切口水平[13]。

已有大量文献支持使用经皮氧分压测量（TcPO$_2$）来确定截肢水平。这种方法利用加热的克拉克式电极克服了经皮注射放射性示踪染料的局限性，测试方法既简单又便宜。早期实验发现，与正常对照组相比，TcPO$_2$ 与缺血性静息痛、间歇性跛行和组织缺损有较高的相关性。就像测血压一样，尝试建立预测初期愈合的下限阈值有很大差异，TcPO$_2$ 为 25～40mmHg。尽管如此，该方法作为辅助检查在临床操作中具有很大的潜在意义，因为较高的 TcPO$_2$ 水平与提高初期愈合率有关，并且该方法可以适应于术前、术中和术后的持续评估[13, 14]。

缺乏"金标准"的情况下，外科医生最好使用他（或她）自己的临床判断，并选择外科医生感到较好的检查来增强这种判断。

对于大面积坏疽或活动性感染的患者，外科医生必须遵循控制污染区的基本外科原则。有组织缺损并伴有周围血管功能不全的患者特别容易在缺血区发生感染，而且在这些部位清创时困难重重。当保肢可行时，控制感染和恢复灌注至关重要。

上述患者出现持续的感染性休克；虽然他最初是因肺炎而住院，但伤口化脓和足部深部感染表明他的感染源是左下肢。开始使用广谱抗生素是该患者治疗方案中谨慎的第一步。然而，鉴于他已知的患足血管受损，指望单纯的医学管理就能充分治疗他的感染和脓毒症是不合理的。之前曾因坏死组织进行伤口清创，以获得干净的基底；在这个阶段，足部深部感染表明简单的清创是不够的。虽然这位患者最初的目标是保肢，但由于跟腱的病变缺损合并足部广泛性感染，尽管进行了血管重建，但保留足部功能仍不太可能。应高度重视避免伤口感染，这种并发症会给患者带来灾难性后果。在这种情况下，最有效的手术干预是踝关节分离或踝关节水平的断头式截肢，以清除病变组织，减少最终截肢伤口感染，并改善整体预后（问题 4：C）。尽管较近端蜂窝织炎轻重，但切口应不高于近端几厘米，不带皮瓣以便充分引流，同时继续换药和抗生素治疗。完成截肢应推迟到踝关节离断后 1 周，以便清除脓毒症[8]。

在计划截肢水平时，外科医生必须权衡有利于伤口愈合的手术因素与患者和康复团队强烈保肢愿望。考虑到患者术后的恢复和康复，与 AKA 相比 BKA 的优势最为明显。虽然手术前的健康状况、精神状态和年龄等因素会影响截肢后患者的行走能力，但保留膝关节极其有利于取得良好的预后。接受过 BKA 的截肢者，术后双足截肢率可达 80%，而接受过 AKA 的患者则为 38%～50%。同样，虽然所有截肢者在截肢期间的能量消耗都比未截肢的对照组增加，但 BKA 患者的能量消耗只增加了 10%～40%，而 AKA 手术后的增加幅度超过 60%[15]。表 45-1 总结了这些调查结果。

与 AKA 相比，BKA 在周围血管疾病方面的主要缺点是初期愈合的可能性降低。外科指南经常引用的是，根据临床确定的截肢水平，BKA 有 80% 的不间断初期愈合率，而根据相同指南选择的 AKA 初期愈合率至少为 90%[16, 17]。来自 TASC Ⅱ 研究的最新数据证实，BKA 残肢的总体愈合率为 75%：

表 45–1　截肢水平对能量消耗和步行率的影响

截肢水平	恢复后步行率（%）	非截肢患者以上能量消耗（%）
髋关节离断	0～10（血管患者）	82
膝上截肢	38～50	63
膝关节离断	31（假肢合格率）	71.5
膝下截肢		
长肢		10
短肢	80	40
Syme 截肢术	N/A	43

改编自参考文献 [15]

BKA 术后患者的初期愈合率为 60%，另外 15% 的患者在保留 BKA 残肢的同时实现二次愈合。此外，15% 的 BKA 患者需要在术后早期转为 AKA，而估计有 10% 的患者死于围术期[3]。

考虑到患者手术后的健康状况，这些数据清楚地支持在可行的情况下应保留一个有功能的膝关节。然而，有许多患者的基本医疗条件使最初的 AKA 成为最佳的临床选择。对于有慢性缺血性损伤的患者，外科医生可能会在排除 BKA 的区域发现缺血，或在开放截肢过程中发现不可逆的组织损伤，表现为不收缩的坏死肌肉或严重的膝关节屈曲挛缩或僵硬；这些患者的 BKA 可能是徒劳的，导致无功能的膝关节可能无法愈合，需要进一步手术。另一组 AKA 可能在临床上更合适，包括不能行走或由于潜在的并发症而不能在术后行走的患者；这些患者包括患有严重痴呆症的老年人，因严重或多次脑血管意外后遗症而虚弱的人，以及正在经历晚期肺或心脏功能障碍的人[17, 18]。由于他们卧床的状态，严重的膝关节挛缩将不可避免地导致易于在残肢上形成压疮，从而不得不改用 AKA[17]（问题 5：E）。

病例中描述的患者虽然报告的症状与跛行一致，但由于其入院前的功能状态，仍有合理的行走预期。BKA 将是他完成截肢的合适选择。

对于血管性和糖尿病截肢者来说，愈合是一个特别复杂的问题，因为潜在的内科并发症和局部组织缺血导致需要手术的问题将严重影响康复的成功。伤口感染是最严重的并发症，经常需要对残肢进行膝上修整；感染极大地降低了康复可能性，增加了住院时间，并可能危及生命。在这一患者群体中，用于形成残肢的组织的内源性感染比新的外源性感染更为常见[8]。在临床时间允许的情况下，抗生素方案应根据感染伤口床的术前培养和敏感性进行调整。对英国小规模的 BKA 失败人群进行统计回归分析后发现，与未感染的残肢相比，AKA 修整的优势比增加了 14；同样，导致需要修整或 AKA 的重要原因是术后肢体外伤[19]。孤立的伤口边缘坏死不一定需要 AKA，这意味着局部缺血可能阻碍了伤口的充分愈合。残肢上的坏死和溃疡也容易感染和并发脓毒症[8, 19]。虽然不合适的假肢或敷料会导致残肢上形成压疮，但早期的行走和负重是非常值得鼓励的，并且其与手术后康复的成功率增加有关（问题 6：E）。

在选定的人群中，通过修整 BKA，可以避免转向 AKA 及由此导致的对患者生活质量的干扰。最近的初步研究表明，这些患者通常继发于残肢轻微外伤史，同时可触及腘动脉搏动，而不是由于组织灌注不足而导致的功能障碍。这些患者中的 86% 术后能够行走，而与之对应的 AKA 对照组中 0% 的患者实现了这一目标[20]。

虽然膝下截肢术后敷料的金标准长期以来都是巨大的、刚性的敷料，但假肢领域不断改进的技术为术后即刻假肢（IPOP）的使用创造了越来越大的作用。现代 IPOP 的使用最早见于 20 世纪 60—70 年代初，愈合率不一；Moore 举例说，手术前可行走的截肢者，初期愈合率为 62%～75%，康复率为 100%[21]。早期的设计是不可拆卸的圆柱形石膏，必须切开以观察伤口，然后重新制作以供日后使用。目前，IPOP 不是治疗的标准；提到的担忧可能源于这些问题包括他们不熟悉这项技术，需要频繁的伤口监测，以及担心在血管受损的肢体上放置硬石膏。IPOP 的使用目的和结果包括控制或预防膝关节屈曲挛缩，最大限度地减少术后水肿和疼痛，提供早期步行的心理益处，通过控制负重和步行减少幻肢痛和不活动的影响，以及保护残肢免受外伤（问题 7：A、C、D 和 F）。此外，IPOP 的使用还与帮助（而不是加速）伤口愈合和残肢成熟有关。过去 10 年的经验表明，可拆卸 IPOP 不仅可以为外科医生提供频繁伤口检查的可能，还可以为理疗师提供强化和活动范围练习，为假肢师提供残余肢体体积损失的调整和肢体塑形的帮助[15, 22]。大块硬质或半硬质敷料在避免伤口并发症和防止膝关节屈曲挛缩方面也具有许多相同的优点。这些敷料的倡导者指出，人们担心在康复的最初几个小时会抑制患者在床上的活动[8]。然而，IPOP 的独特优势在于能够让有能力的患者快速进入康复和行走。

手术愈合只是截肢者的第一道关口，恢复和康复才是这些患者手术治疗的重点。为了最大限度地增加患者独立行走的机会，充分的手术恢复和适当的截肢水平选择必须与早期行走相结合。在 BKA 患者中使用 IPOP 可以最大限度地提高这一点。但是，如果手术团队选择利用硬质笨重的敷料，患者的康复治疗应在术后第 1 天开始，让患者下床活动，并鼓励对侧腿负重；到了术后第 4 天或第 5 天，大多数患者将准备好佩戴吊架和脚上装备，并前往物理治疗室进行更高强度的康复治疗。虽然截肢者经历了外科患者常见的肺不张和肺栓塞的危险，但上半身和剩余下肢的肌肉萎缩会严重影响活动能力，必须通过积极的康复治疗来避免[8]。最终，能否实现独立生存的能力直接关系到患者的生存。在接受下肢大面积截肢的 2616 名退伍军人管理局患者中，获得生活独立的患者的 6 个月存活率至少为 91%，而完全依赖援助的患者的 6 个月存活率仅为 73.5%。遗憾的是，在这一人群中，36% 的患者永远无法恢复到超过完全依赖援助的程度。那些能够获得较高水平独立性的人往往更年轻，接受的手术更少，并发症也更少[23]。

尽管采用了最有信心的康复方案，但大约 80% 的 BKA 患者和不到 50% 的 AKA 患者实现了步行（表 45-1）[15]。当双侧截肢时，这些结果急剧下降；无论年龄大小，双侧截肢者术后恢复行走的情况并不多见。即使是年轻的、健康的患者，双侧截肢者也很少能达到正常的步态[8]（问题 8：E）。

在出院和康复后的随访中，患者倾向于报告相对较高的主观生活质量（quality-of-life，QoL）测量得分。2008 年的一项研究证实，生活质量得分下降的预测因素包括抑郁症、使用假肢后活动能力下降、假肢问题数量、并发症数量增加及社会支持和日常社交活动减少。在这些因素中，发现抑郁症对报告的生活质量水平影响最大[24]。对截肢者抑郁的进一步研究发现，术后 1～3 年的抑郁发生率为 17%～20%，而入院前为 23%，出院时为 2%。研究发现术后抑郁与入院时的基础抑郁和严重的并发症有关，但与住院时间、佩戴假肢或因血管障碍截肢无关[25]。治疗团队可以通过确保为患者提供足够的心理健康资源，对截肢者的生活质量产生最大影响。

遗憾的是，接受过大面积截肢手术的患者的发病率和死亡率很高。TASC Ⅱ 研究的汇总数据显示，在 BKA 后 2 年，发现只有 40% 的患者可以完全活动。另有 15% 的患者转为 AKA，15% 的患者需要对侧截肢，30% 的患者死亡[3]。来自 Beth Israel Deaconess 的 954 例截肢手术发现，AKA 后的中位生存期为 20 个月，BKA 后的中位生存期为 52 个月；在 Kaplan-Meier 曲线上，合并糖尿病的患者 60 个月生存率显著差异为 30%，而非糖尿病患者为 60%[26]。来自荷兰的数据显示，截肢后 1 年的存活率为 62%，2 年时降至 50%，5 年时降至 29%[27]。在 VA 患者的回顾性研究中，发现 7 年存活率为 39%；截肢者的主要死亡原因包括充血性心力衰竭、心肌梗死、呼吸衰竭、浸润癌、暴发性全身感染、脑卒中和肾衰竭[28]。在西弗吉尼亚州的病例中，导致截肢后早期死亡的其他因素包括高龄、低白蛋白水平、接受 AKA 及缺乏既往心脏干预[29]。在退伍军人管理局和荷兰的两个系列中，BKA 向 AKA 的转换率为 12%～17%[27, 28]。截肢后第一个十年内的死亡率很高，死亡的原因通常是潜在的医疗问题导致需要截肢。

在血管外科医生和多学科团队的正确关注下，截肢并不一定意味着治疗的失败。相反，它应该被视为功能恢复，并重获与患者患病前状态相当生活质量的第一步。在许多情况下，如果术后有支持的基础设施，截肢手术可能优于延长远端分流或膝下分流的多次修整。假肢技术的不断进步，有可能改善患者在能量消耗、行走能力恢复和步态改善方面的结果。血管外科医生有责任继续积极参与截肢者的术后护理。

参考文献

[1] Sumpio BE. Foot ulcers. N Engl J Med. 2000;343(11):787–93.

[2] Sumpio BE, Paszkowiak J, Aruny JA, Blume PA. Chap.62: Lower extremity ulceration. In: Creager M, Loscalzo J, Dzau V, editors. Vascular medicine. 3rd ed. Philadelphia: W.B. Saunders; 2005. p. 880–93.

[3] Norgren L, Hiatt WR, Dormandy JA, Nehler MR, Harris KA, Fowkes FGR. Inter-society consensus for the management of peripheral arterial disease (TASC II). J Vasc Surg. 2007;45(1): S5A–S67A.

[4] Goodney PP, Beck AW, Nagle J, Welch HG, Zwolak RM. National trends in lower extremity bypass surgery, endovascular interventions, and major amputations. J Vasc Surg. 2009;50(1): 54–60.

[5] U.S. Department of Health and Human Services. Healthy people 2010: understanding and improving health. Vol 1. Washington DC: U.S. Department of Health and Human Services, Government Printing Office; 2000. p. 5–22.

[6] Global Lower Extremity Amputation Study Group. Epidemiology of lower extremity amputation in centres in Europe, North America and East Asia. Br J Surg. 2000;87:328–37.

[7] Dillingham TR, Pezzin LE, MacKenzie EJ. Limb amputation and limb deficiency: epidemiology and recent trends in the United States. South Med J. 2002;95(8):875–83.

[8] Jacobs LA, Durance PW. Below-the-knee amputation. In: Ernst CB, Stanley JC, editors. Current therapy in vascular surgery. 4th ed; 2001. p. 674–7.

[9] Goodney PP, Nolan BW, Schanzer A, Eldrup-Jorgensen J, Bertges DJ, Stanley AC, Stone DH, Walsh DB, Powell RJ, Likosky DS, Cronenwett JL, Vascular Study Group of Northern New England. Factors associated with amputation or graft occlusion one year after lower extremity bypass in

Northern New England. Ann Vasc Surg. 2010;24(1):57–68. Epub 2009 Sep 11

[10] Reed AB, Delvecchio C, Giglia JS. Major lower extremity amputation after multiple revasculatizations: was it worth it? Ann Vasc Surg. 2008;22(3):335–40.

[11] Met R, Koelemay MJ, Bipat S, Legemate DA, van Lienden KP, Reekers JA. Always contact a vascular interventional specialist before amputating a patient with critical limb ischemia. Cardiovasc Intervent Radiol. 2010;33(74):469. Epub August 2009

[12] Collins KA, Sumpio BE. Vascular assessment. Blume P, ed. Clin Podiatr Med Surg. 2000; 17(2):171–192; Chap. 1.

[13] Provan JL. Noninvasive methods of determining amputation levels. In: Ernst CB, Stanley JC, editors. Current therapy in vascular surgery. 4th ed. St. Louis; Mosby 2001. p. 669–72.

[14] Poredos P, Rakovec S, Guzic-Salobir B. Determination of amputation level in ischaemic limbs using TcPO2 measurement. Vasa. 2005;34(2):108–12.

[15] Tang PCY, Ravji K, Key JJ, Mahler DB, Blume PA, Sumpio B. Let them walk! Current prosthesis options for leg and foot amputees. J Am Coll Surg. 2008;206(3):548–60.

[16] Lim RC Jr, Blaisdell FW, Hall AD, Moore WS, Thomas AN. Below-knee amputation for ischemic gangrene. Surg Gynecol Obstet. 1967;125(3):493–501.

[17] Endean ED. Above-the-knee amputation and hip disarticulation. In: Ernst CB, Stanley JC, editors. Current therapy in vascular surgery. 4th ed; 2001. p. 677–80.

[18] Taylor SM, Kalbaugh CA, Cass AL, et al. "Successful outcome" after below-knee amputation: an objective definition and influence of clinical variables. Am Surg. 2008;74(7):607–12.

[19] Yip VSK, Teo NB, Johnstone R, et al. An analysis of risk factors associated with failure of below knee amputations.

World J Surg. 2006;30:1081–7.

[20] Stasik CN, Berceli SA, Nelson PR, Lee WA, Ozaki CK. Functional outcome after redo below-knee amputation. World J Surg. 2008;32:1823–6.

[21] Moore WS. Below-knee amputation. In: Moore WS, Malone JM, editors. Lower extremity amputation. Philadelphia: WB Saunders; 1989. p. 118–31.

[22] Walsh TL. Custom removable immediate postoperative prosthesis. J Prosthet Orthot. 2003;15(4):158–61.

[23] Stineman MG, Kurichi JE, Kwong PL, et al. Survival analysis in amputees based on physical independence grade achievement. Arch Surg. 2009;144(6):543–51.

[24] Asano M, Rushton P, Miller WC, Deathe BA. Predictor of quality of life among individuals who have a lower limb amputation. Prosthetics Orthot Int. 2008;32(3):231–43.

[25] Singh R, Ripley D, Pentland B, et al. Depression and anxiety symptoms after lower limb amputation: the rise and fall. Clin Rehabil. 2009;23:281–6.

[26] Subramaniam B, Pomposelli F, Talmor D, Park KW. Perioperative and long-term morbidity and mortality after above-knee and below-knee amputations in diabetics and nondiabetics. Anesth Analg. 2005;100:1241–7.

[27] Ploeg AJ, Lardenoye JW, Vrancken Peeters MPFM, Beslau PJ. Contemporary series of morbidity and mortality after lower limb amputation. Eur J Vasc Endovasc Surg. 2005;29:633–7.

[28] Cruz CP, Eidt JF, Capps C, Kirtley L, Moursi MM. Major lower extremity amputations at a Veterans affair hospital. Am J Surg. 2003;186:449–54.

[29] Stone PA, Flaherty SK, Aburahma AF, et al. Factors affecting perioperative mortality and wound-related complications following major lower extremity amputations. Ann Vasc Surg. 2006;20(2):209–16.

第十一篇　血管畸形

Vascular Malformations

先天性血管畸形
Congenital Vascular Malformation

Byung-Boong Lee　著

病例报告

　　一名 10 岁女孩，表现出左膝反复疼痛性肿胀伴轻度瘀斑的病史。最近的一次左膝软组织肿胀是因为在一次球赛中被直接击打到该部位造成的。此外，自她出生以来，左下肢即发育异常，整个肢体散布着多个软组织肿块。

　　体格检查发现其整个左下肢弥漫性肿胀，左下肢比对侧肢体更长、更粗，并且沿着脚和小腿更明显。除软组织肿块区域外，触诊左下肢皮肤，发现肢体全段韧度均略增加。

　　多发性软组织肿块易压缩、散在分布于足背至大腿上部，直径为 2～8cm。

　　左侧会阴、左侧阴唇、左下腹和左胁腹部也发现了类似的病变。当左足抬高时，沿左足内侧的弥漫性肿胀自然消失。

　　骨骼系统的进一步评估显示，左下肢的总长度比右下肢长 5.0cm，其中胫骨左侧较右侧长 3.0cm，股骨左侧较右侧长 2.0cm，并伴有骨盆倾斜和下脊柱代偿性脊柱侧凸。

　　然而，患者除了中度跛行外，对日常活动的影响较小。

　　除了一个模糊的患肢周围蜂窝织炎的病史、家族病史和既往史无异常。

问题 1：为了正确诊断和治疗这种疾病，临床医生关注的最根本的问题是什么？

A. 脊柱侧弯伴骨盆倾斜。

B. 长骨生长异常伴长度差异。

C. 下肢异常肿胀伴散在性软组织肿块。

D. 有症状的膝关节机械问题。

问题 2：验证问题性质所需的最基本的实验室检测是什么？

A. 腰骶椎评估。

B. 骨长度差异的放射学评估。

C. 多普勒超声检查用于血流动力学评估。

D. 运动平板试验，包括步态评估。

问题 3： 以下哪项非侵入性研究对患者的疾病综合征的临床诊断最有用？

A. 肢体大小的体积评估。

B. 异常长骨骺板的特殊放射学研究。

C. 软组织肿块的磁共振成像研究。

D. 经动脉肺灌注显像。

E. 骨扫描。

问题 4： 以下哪项非侵入性检查不适合协助我们对患者肢体病变的鉴别诊断？

A. 全身血池闪烁显像（whole-body blood-pool scintigraphy，WBBPS）。

B. 计算机断层扫描。

C. 放射性核素淋巴显像。

D. 经动脉肺灌注显像（transarterial lung perfusion scintigraphy，TLPS）。

E. 淋巴管造影术（淋巴造影）。

一、临床评估

该患者对涉及的先天性血管畸形（congenital vascular malformation，CVM）的性质和程度进行了详尽的检查。

为了确认静脉淋巴畸形（venolymphatic malformation，VLM）的临床诊断，我们结合多种无创检查，如多普勒超声、全身血池闪烁扫描术、磁共振成像研究、经动脉肺灌注闪烁扫描术和（或）放射性核素淋巴闪烁显像术。

原发性血流动力学影响和静脉畸形（venous malformation，VM）的继发性肌肉骨骼影响被评估为先天性静脉畸形的主要病变，以及静脉畸形的每个组成部分的范围 / 程度，躯干型畸形（truncular，T）和躯干外型畸形（extratruncular，ET）形式，累及肢体。

常规用骨 X 线对下肢的长骨生长差异和骨盆倾斜程度及其代偿性脊柱侧弯进行全面的骨骼评估。

经动脉肺灌注闪烁显像检查是通过代替下肢的动脉造影检查来发现可能的隐匿性微动静脉畸形病变而进行的，这是由于在发育和功能正常的深静脉系统下，在多普勒超声扫描中，孤立的静脉畸形病变出现了异常的静脉流量增加。

顺行静脉造影和经皮直接穿刺静脉造影也被用来指导治疗，但在开始治疗静脉畸形的浸润性躯干型病变之前，必须确认下肢深静脉系统是否正常。

最终诊断确认该静脉畸形广泛累及、浸润，为躯干型浸润型，直接对静脉系统血流动力学和骨骼系统造成严重的临床影响，导致左下肢长骨异常生长。同时伴有中等程度的躯干型静脉扩张，通过全身血池闪烁显像、磁共振平扫和多普勒超声扫描也发现左侧股 – 腘静脉段静脉畸形，随后分别进行顺行静脉造影证实。

与 VM 的躯干外型病变相比，股静脉血管扩张在这个阶段的临床意义有限。

淋巴畸形（lymphatic malformation，LM）成分与静脉畸形的干外型形式混合，被确认为躯干外型，应该给予最小和有限的临床干预，此类型的畸形应该进行保守治疗或观察。

因此，应优先选择膝关节躯干外型静脉畸形病变积极治疗，其次是脚踝和脚部病变。立即开始治疗的主要指征是这些病变可能危及肢体功能（如关节积血），因为它们靠近关节，更容易受到反复创伤，尤其是作为导致她膝关节反复出现症状的原因。治疗结果进一步表明该治疗可阻止 / 减慢其对异常长骨生长的影响。沿着膝盖区域静脉畸形的多个浸润性躯干外型病变，是不宜手术的，可以单纯采用乙醇硬化疗法治疗。全麻下采用直接穿刺技术，采用无水乙醇按计算剂量 80%～100% 浓度，每次最大剂量不超过 1.0mg/kg 体重给予多次乙醇硬化治疗。在治疗过程中不可避免地出现乙醇从病灶处溢出进入全身循环，为了控制和（或）预防暂时性肺动脉高压，术中应严密的进行心肺监护。

膝关节周围的症状性病变伴轻微损伤后复发性疼痛肿胀得到了很好的控制，没有并发症或复发，显著降低了关节内出血和随后出现的关节血肿的风险。随后，在外科切除手术前，多次使用乙醇和 N– 氰基丙烯酸正丁酯胶水进行栓塞，对脚和脚踝处的躯干外型静脉畸形病变进行了手术切除，使围术期发病率大大降低，从而改善了脚的功能。

在成功地控制了膝盖、脚踝和足部的多个静脉畸形病变后，其他散在分布在下肢的静脉畸形病变也接受无水乙醇治疗，以进一步阻止下肢长骨的异常生长。长骨异常生长是由于这些静脉畸形病变，分散在广泛浸润型躯干外型的下肢肌肉结构中，对沿骺板的静脉循环有显著影响。

除了作为静脉畸形病变的独立和（或）辅助围术期治疗的多疗程栓塞疗法外，还采用保守的支持措施来改善和（或）维持整体静脉功能，并使用分级压力袜来预防慢性静脉功能不足。

躯干型病变的最终结果是导致左股腘窝静脉曲张，但该症状的干预仍然被认为应该推迟治疗至静脉畸形的躯干外型治疗结束，不过，此过程中需要密切观察。当成功控制静脉畸形的躯干外型病变后，静脉血流量 / 体积明显减少时，躯干型最终需要治疗（静脉缝术、静脉旁路术）以防止静脉血栓栓塞症的发展。治疗如此广泛的躯干外型病变后，血流动力学结果将通过深静脉系统直接影响总静脉血容量。

为了防止淋巴水肿的全面发展，这个患者的淋巴管畸形病变部分只接受了综合减轻肿胀的治疗（complex decongestive therapy，CDT）。淋巴管畸形的浸润性躯干外型与静脉畸形的干外型一起存在，被证明淋巴闪烁显像评估时，会给边缘正常的淋巴传导系统增加额外的负担。因此，必须对这种躯干外型淋巴管畸形病变导致的从局部到全身的蜂窝织炎进行持续监测，积极采取预防措施。

该患者将继续由 CVM 临床多学科团队定期管理，通过定期随访，评估治疗结果和未治疗病灶的自然病程。

问题 5：对该患者进行管理的首要任务是什么？

A. 脊柱侧凸矫正术。

B. 骨长差异矫正。

C. 通过血管病变控制下肢异常血流动力学状态。

D. 通过物理治疗和调整鞋子矫正步态。

E. 软组织肿块活检。

问题 6：以下哪项不是治疗静脉畸形的适应证？

A. 病变位于四肢功能区附近。

B. 危及生命的病变。

C. 症状性病变。

D. 有并发症的病变。

E. 所有病灶，不论病情如何。

问题 7：对于肢体长度差异，国际脉管异常研究学会（International Society for the Study of Vascular Anomaly，ISSVA）推荐和最流行的策略是什么？

A. 立即手术治疗骨骺板以阻止受累骨的进一步异常生长。

B. 单纯物理治疗和调鞋保守治疗肢体长度不符。

C. 尽可能优先控制静脉畸形的血流动力学。

D. 以未受影响肢体为重点的骨长度不符矫正手术。

E. 以上都不是。

问题 8：目前下肢静脉畸形的治疗策略有哪些发展趋势？

A. 仅手术切除血管病变及相关程序。

B. 仅经动脉栓塞治疗。

C. 仅经静脉硬化治疗。

D. 外科治疗和血栓栓塞治疗的多学科方法。

E. 仅经皮直接穿刺硬化疗法。

问题 9：对于静脉畸形的侵入性检查（动脉造影、静脉造影）有何共识？

A. 对于静脉畸形的诊断和治疗，尚无侵入性检查的指征。

B. 在每一个可疑的静脉畸形病例中，都需要进行有创性的检查以确认诊断。

C. 侵入性研究可以保留作为治疗方案的路线图和（或）偶尔的鉴别诊断。

D. 侵入性调查应仅用于后续评估。

E. 以上都不是。

问题 10：治疗下肢静脉畸形最重要的先决条件是什么？

A. 深静脉血栓形成史。

B. 合并淋巴畸形。

C. 血管骨综合征：长骨的长度差异。

D. 深静脉系统的存在。

E. 皮肤病变伴溃疡和坏死

问题 11：静脉畸形的鉴别诊断必须包括哪些内容？

A. 淋巴管畸形。

B. 房室分流畸形。

C. 婴儿血管瘤。

D. 毛细血管畸形。

E. 以上都是。

二、评论

先天性血管畸形被认为是医学界诊断和治疗最困难的难题之一。血管外科医生通常在没有任何具体知识的情况下随意地处理这种血管畸形，然而这种漫不经心的方法可能会导致治疗的失败。先天性血管畸形的临床表现变化很大，从无症状胎记到危及生命的状况不等。面对先天性血管畸形的临床表现差异，即使对于最有经验的临床医生，也是一个重大的挑战 [1, 2]。为了控制这一棘手的问题，外科医生做了许多尝试。尤其是在 20 世纪，都是由外科医生独自完成的，但在有限的知识基础上进行的过于激进的外科治疗，由于计划不周，造成了灾难性的结果 [3, 4]。最近，基于 Hamburg 分类，多学科诊疗方法这一新的理念被引入 [5, 6]。Hamburg 分类提供了极佳的临床适用性，同时也减少了混淆，因为新术语本身就血管畸形的解剖病理生理状态提供了实质性信息；它已成为血管畸形这一先进概念最基本的理论基础 [7-9]（表 46-1）。它根据主要类型将各种血管畸形分为：静脉畸形、淋巴管畸形、动静脉畸形和血管淋巴管畸形（hemolymphatic malformation，HLM）。静脉畸形是最常见的先天性血管畸形，它和淋巴管畸形经常并存，当它们并存时使临床状况变得相当复杂。

表 46-1 Hamburg 分类先天性血管畸形分类：1988 年共识，经修改

种 类	解剖形态	
动脉缺损（为主）	躯干型	• 发育不全或阻塞型 • 扩张型
	躯干外型	• 浸润型 • 局限型
静脉缺损（为主）	躯干型	• 发育不全或阻塞型 • 扩张型
	躯干外型	• 浸润型 • 局限型

（续表）

种　类	解剖形态	
动静脉分流缺陷（为主）	躯干型	• 伴深部动静脉瘘 • 伴浅表性动静脉瘘
	躯干外型	• 浸润型 • 局限型
血管缺陷（混合）	躯干型	• 动脉和静脉型 • 血管淋巴管型
	躯干外型	• 浸润性血管淋巴管 • 局限型血管淋巴管
淋巴管缺陷（为主）	躯干型	• 发育不全或阻塞型 • 扩张型
	躯干外型	• 浸润型 • 局限型

当血管淋巴管畸形只有两个组成部分，即静脉畸形和淋巴管畸形时，它被单独列为静脉淋巴管畸形，这几乎等同于我们的患者所属的 Klippel-Trenaunay 综合征。

新的 Hamburg 分类法提供了与复发相关的关键信息，就是基于发育停滞发生时胚胎阶段的精确信息 [9, 10]。

当这种发育停滞发生在胚胎生命的早期时，它仍然具有间充质细胞的特征，因此被归为躯干外型；当它发生在胚胎发生的后期时，它被归类为缺乏间充质细胞特征的主干型，这对于临床治疗至关重要。

本例患者具有先天性静脉畸形的常见临床表现，多种表现均与静脉畸形为原发病灶及出生后的继发生长有关（图 46-1）。在众多的临床表现中，该患者表现为沿下肢，从足趾向侧腹壁延伸的多发性、散在的软组织肿块，这为正确研究静脉畸形的病因提供了必要的线索 [11, 12]（问题 1：C）。

患者整个左下肢相对坚实的弥漫性肿胀，加上长度差异的异常长骨生长，可能为静脉畸形和淋巴管畸形复合性质，是血管骨综合征的病因，为进一步研究提供了线索 [13, 14]。尤其是静脉畸形存在继发性长骨异常生长和继发的骨长度差异的显著发生率。此外，众所周知，合并淋巴管畸形类型的发病率相对较高，即被称为 Klippel-Trenaunay 综合征 [15, 16]。

该患者的许多临床线索提示静脉畸形存在于各种先天性血管畸形中，最突出的证据就是足部隆起的软组织病变在抬高时立即塌陷。

因此，对弥散性软组织肿瘤的下肢血流动力学进行评估，应成为正确诊断和治疗该复杂疾病的出发点。多普勒超声检查提供了大部分基本的血流动力学信息，并为进一步的治疗提供了很好的指导（图 46-2）（问题 2：C）。

一旦对血管畸形做出初步诊断，就可以对骨盆倾斜脊柱侧凸和（或）长度不一致的异常长骨生长进行进一步的研究。本病例中，患者在轻微创伤后出现反复发作的左膝压痛性肿胀。这可能是由于膝关节附近的静脉畸形损伤处出血/渗漏到周围软组织。可以推迟对膝关节本身的详细评估，直到通过磁共振，全身血池闪烁显像和多普勒超声检查完成对静脉畸形的基本评估（以沿膝关节的软组织肿胀）为

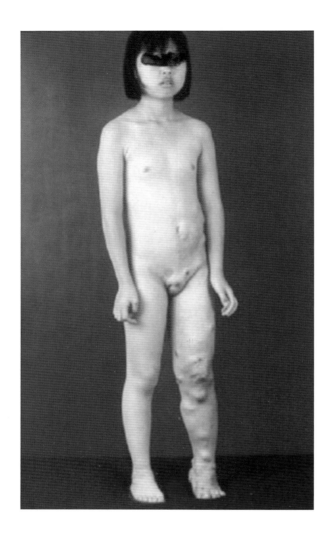

◀ 图 46-1　患者临床表现为广泛的静脉畸形病变，沿左下肢从足趾至大腿，并延伸至左侧会阴、阴唇、下腹和胁腹

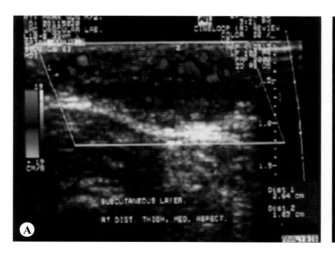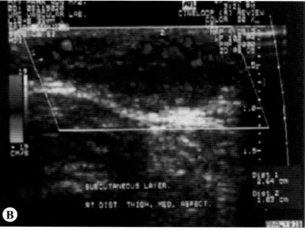

▲ 图 46-2　A. VM 病变与深静脉系统间交通 / 引流静脉的超声鉴别；B. 下肢浅表 VM 病变的超声评价

止）[17, 18]。该方法将准确描述静脉畸形病变与关节周围结构（包括关节间隙）的关系，以及创伤后反复出血诱发关节出血的潜在风险。

血流动力学检查后，以多普勒超声作为最基本的实验室检查开始，应对腰骶椎进行影像学评估，并结合长骨长度差异，确定静脉畸形的范围[19]。

虽然多普勒超声检查能提供大部分血管畸形关键的一线血流动力学信息，但 MRI 上的 T_1 和 T_2 图像是临床诊断最有价值的无创检查，已成为新的诊断金标准，尤其是在静脉畸形的诊断上[17]（图 46-3）（问题 3：C）。

从脚趾到躯干沿着整个左下肢软组织的 MRI 检查，可以进一步证实已经被超声初步诊断为静脉畸形的诊断。磁共振检查可以准确描述畸形病变与周围组织（从脚到腹膜后，骨盆和臀区域）的解剖关系，如肌肉、肌腱、神经、血管和骨骼。除了该患者的多普勒超声和 MRI 研究外，还需要进行各种非侵入性检查以进一步鉴别诊断。

以放射性同位素标记的硫胶体为基础的淋巴显像研究，有助于评估淋巴功能和一般的淋巴传导系统，并能排除因躯干型淋巴管畸形而引起的慢性淋巴水肿[20, 21]。

对于受静脉畸形累及的腿部，所涉及四肢的触感比正常组织更坚硬，下肢呈弥漫性肿胀；这一发现提示原发性淋巴水肿合并静脉瘀血，因此放射性核素淋巴显像可进一步评估淋巴功能。通过淋巴管显像对该患者的淋巴功能评估显示，其淋巴系统异常脆弱，易受干外型淋巴管畸形形式的进一步损害。

基于放射性同位素标记红细胞池的全身血池闪烁显像也被认为是诊断 VM 的三个基本测试之一。这项比较新的研究在检测全身异常血池方面具有高度敏感性（图 46-4）。它不仅可以检验评估治疗结果的有效性，还可以作为潜在血管畸形的筛选测试。它在区分静脉畸形和淋巴畸形中也具有独特作用[22, 23]。

CT 检查在提供血管畸形与周围骨骼和下肢软组织的关系方面也具有非常实用的价值。

经动脉肺灌注闪烁扫描可以提供有关微小 AVM 病变是否可能累及 VM 的重要信息（图 46-5）。

VM 治疗策略的关键条件是有没有 AVM 参与，特别是 VLM 很少与 AVM 合并，尤其是微 AVM，常规动脉造影易忽略它。在对有症状的 VM 病变开始治疗前，尤其是合并 LM 时，积极确认微 AVM 的存在是非常重要的。

因此，TLPS 可以为动脉造影的进一步有创检查提供必要的指导[24, 25]。使用油基对比剂的经典淋巴管造影术（或淋巴造影术）已不再用于淋巴功能筛查，因为这可能会进一步损害淋巴管（问题 4：E）。

一旦对 VM 和 LM 的组合做出了最终诊断，那么下一个重要决策就是判断是否需要治疗。考虑到这种血管畸形涉及异常的长骨生长，通常首选立即治疗这种特定的静脉畸形。

治疗应优先考虑原发性病因，即血管畸形。因此，应优先考虑控制由于静脉畸形继发的下肢异常血流动力学状态[26, 27]（问题 5：C）。

所有其他继发于原发性病变的临床问题，包括脊柱侧凸伴骨盆倾斜、长骨生长异常伴骨长差异或步态异常等的治疗，都可以推迟，治疗的关键是 VM 本身[5, 6, 26]。并不是所有 VM 病变都有症状或适合治疗。通常，位于威胁肢体功能的区域（如接近关节间隙）或潜在生命 / 关键功能威胁区域（如靠近气道）、症状性病变和（或）具有并发症的病变通常被考虑优先治疗[5, 11]（问题 6：E）。

作为下肢 VM 的次要问题，如何处理肢体长度差异存在严重争议。直接对骨骺板进行手术干预，

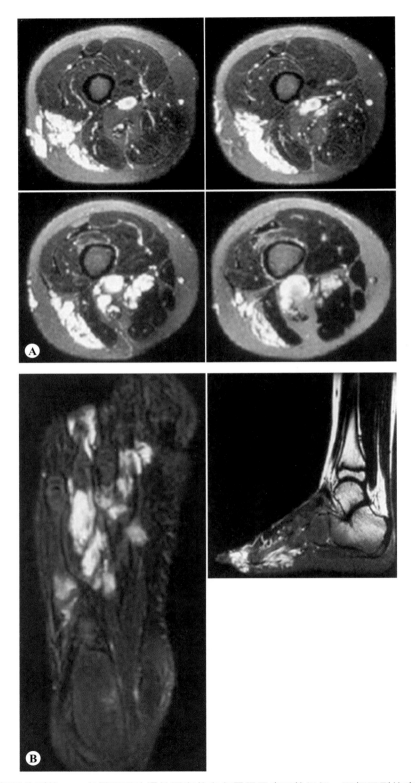

▲ 图 46-3　**A.** 躯干外型的 **VM** 多局限于弥漫性浸润状态多局限于皮下软组织，而躯干型的病变沿深静脉系统为股 - 静脉性扩张；**B.** 躯干外型的 **VM** 病变，浸润足部肌肉结构及足底软组织

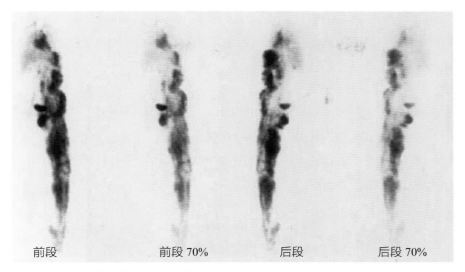

前段　　　　　前段 70%　　　　　后段　　　　　后段 70%

▲ 图 46-4　躯干外型病变和躯干型病变的 VM 导致广泛的异常血池，弥漫性累及全下肢

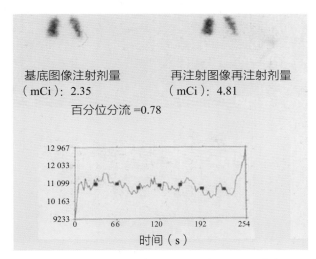

基底图像注射剂量　　　　再注射图像再注射剂量
（mCi）：2.35　　　　　（mCi）：4.81

百分位分流 =0.78

▲ 图 46-5　TLPS 对下肢动静脉分流状态的调查，以评估涉及 VM 病变的 AVM 病变的潜在风险。
无微小 AV 分流证据的正常 TLPS 检查可以排除 AVM，而无须通过动脉造影进行进一步调查

以阻止受影响长骨的进一步异常生长，结果喜忧参半，关于它的长期价值还有待进一步的观察 [13, 14]。因此，关于 VM 对骨骺板沿线骨内组织的血流动力学影响 / 刺激是长骨异常生长的原因，目前大多数 ISSVA 成员对血管性骨综合征的共识是：优先采用一种新的策略来控制 VM 的血流动力学异常 [14, 26]。由于步态和脊柱的异常发病率增加，以及后期矫正的不可预测的结果，基于保守治疗的策略，仅通过物理治疗和鞋子调整直到长骨生长完成是没办法接受的。与此同时，由于难以取得良好的长期效果，过于激进、早期矫正长骨差异的方法也被放弃（问题 7：C）。

理论上讲，如果病灶比较局限，手术难度不大，可确保完整切除，没有或极有限的副损伤，切除整个病灶的传统手术方法仍然是可以接受的。然而，这种情况通常是非常罕见的，对于大多数 VM 病变来说，以完全切除病变为目的的手术方法会有显著的复发率。

因此，将传统的外科治疗与新的利用各种栓塞剂的栓塞治疗相结合的多学科方法是首选的治疗策

略 [5, 6, 8]，可以显著降低与治疗相关的各种不良事件发病率，并具有良好的长期治疗结果 [11, 12]。

位于手术难以到达的区域和（或）具有极高的手术并发症发生率的病变，通常只用硬化疗法治疗。目前下肢血管畸形的治疗趋势是在可行的情况下，综合运用外科治疗、硬化疗法和（或）栓塞疗法 [5, 27]（问题 8：D）。

大多数下肢 VM 的诊断通过非侵入性检查可以实现（图 46-6）。然而，包括动脉造影和静脉造影在内的经典侵入性检查仍被认为是诊断所有血管畸形的金标准，通常保留作为确定最终治疗方案的参照标准。特别当 TLPS 检查结果显示微动静脉分流的可能性很高时，这些侵入性成像技术也被用来排除静脉畸形中隐匿的微动静脉畸形 [6, 8, 25]（问题 9：C）。

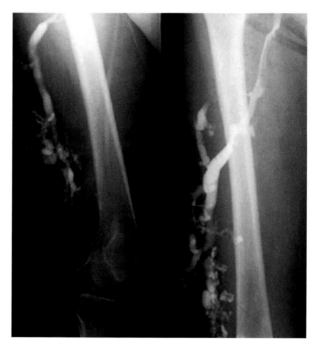

▲ 图 46-6　经皮直接穿刺静脉造影发现大腿干外型 VM 病变，它可能成为后续血管内栓塞 / 硬化治疗的路径图

许多栓塞硬化治疗剂已经被尝试用于 VM 的治疗；最近，无水乙醇已被公认为不仅是 VM 的首选硬化剂，而且是 AVM 的首选硬化剂，其长期效果极佳，如果治疗得当，则不会复发 [11, 12, 25, 28-30]。然而，无水乙醇治疗具有显著的不良反应，导致各种急性和（或）慢性并发症或继发症状，例如深静脉血栓形成、肺栓塞、神经麻痹，以及从大疱到全层坏死的不同程度的皮肤及软组织损伤。因此，选择无水乙醇作为硬化剂治疗 VM 必须考虑治疗过程中复发的风险、急性发病率和治疗的长期后遗症 [6]。为了安全地治疗下肢 VM，还必须对深静脉系统进行仔细的血流动力学评估，如确认是否存在正常的深静脉系统。这在治疗 VM 的主干型病变，尤其是边缘（侧胚胎）静脉之前至关重要。一旦深静脉系统被确认是存在的，就可以开始对 VM 进行适当的治疗（问题 10：D）。但是，在问题 10 中提出的所有其他问题，包括深静脉血栓形成史，合并的 LM 及先前的硬化疗法期间的皮肤损伤史，也都需要仔细评估，以提高治疗方案的总体安全性。

鉴别诊断不同，决定了临床不同的治疗方式。因此，鉴别躯干型或者躯干外型的病变，以及其他种类的血管畸形如 LM、VLM 或 AVM 的鉴别诊断非常重要。这对于躯干外型的各种血管类型尤其重要，其病程行为是完全不可预测的。与躯干型相比，躯干外型保留了间充质细胞最初的进化能力，因此当条件 / 刺激满足时（如创伤、手术、妊娠和激素治疗），躯干外型细胞就可以生长 [10]。对于下肢的 VM，对其他疾病如 LM 或 AVM 的精确鉴别诊断非常重要，因为治疗策略是完全不同的 [6, 27]。此外，VM 与任何血管畸形一样，其鉴别诊断应从婴儿（新生儿）血管瘤开始，该病变也与血管畸形一起属于脉管异常。血管瘤是真正的血管源性肿瘤，而不是血管畸形，具有明显不同的病理生理，解剖组织学和临床行为 [1, 31]（问题 11：E）。毛细血管畸形在临床实践中对血管外科医生无明显的临床意义，它的临床影响还未被阐明。改良后的 Hamburg 分类仍未将其纳入各种 CVM 的分类中，但是在所有血管畸形的诊断中不应忽略对毛细血管畸形的评估 [32]。

参考文献

[1] Mulliken JB. Cutaneous vascular anomalies. Semin Vasc Surg. 1993;6:204–18.

[2] Rutherford RB. Congenital vascular malformations: diagnostic evaluation. Semin Vasc Surg. 1993;6:225–32.

[3] Malan E. Vascular malformations (angiodysplasias). Milan: Carlo Erba Foundation; 1974. p. 17.

[4] Szilagyi DE, Smith RF, Elliott JP, Hageman JH. Congenital arteriovenous anomalies of the limbs. Arch Surg. 1976;111:423–9.

[5] Lee BB, Bergan JJ. Advanced management of congenital vascular malformations: a multidisciplinary approach. J Cardiovasc Surg. 2002;10(6):523–33.

[6] Lee BB. Critical issues on the management of congenital vascular malformation. Ann Vasc Surg. 2004;18(3):380–92.

[7] Belov ST. Anatomopathological classification of congenital vascular defects. Semin Vasc Surg. 1993;6:219–24.

[8] Lee BB. Advanced management of congenital vascular malformation (CVM). Int Angiol. 2002;21(3):209–13.

[9] St B. Classification of congenital vascular defects. Int Angiol. 1990;9:141–6.

[10] Bastide G, Lefebvre D. Anatomy and organogenesis and vascular malformations. In: Belov DT, Loose DA, Weber J, editors. Vascular malformations. Reinbek: Einhorn-Presse Verlag; 1989. p. 20–2.

[11] Lee BB, Kim DI, Huh S, et al. New experiences with absolute ethanol sclerotherapy in the management of a complex form of congenital venous malformation. J Vasc Surg. 2001;33:764–72.

[12] Lee BB, Do YS, Byun HS, Choo IW, Kim DI, Huh SH. Advanced management of venous malformation with ethanol sclerotherapy: mid-term results. J Vasc Surg. 2003;37(3):533–8.

[13] Mattassi R. Differential diagnosis in congenital vascular-bone syndromes. Semin Vasc Surg. 1993;6:233–44.

[14] Belov S. Correction of lower limbs length discrepancy in congenital vascular-bone disease by vascular surgery performed during childhood. Semin Vasc Surg. 1993;6:245–51.

[15] Lee BB. Klippel–Trenaunay syndrome and pregnancy. Int Angiol. 2003;22(3):328.

[16] Servelle M. Klippel and Trenaunay's syndrome. Ann Surg. 1985;201:365–73.

[17] Lee BB, Choe YH, Ahn JM, et al. The new role of MRI (magnetic resonance imaging) in the contemporary diagnosis of venous malformation: can it replace angiography? J Am Coll Surg. 2004;198(4):549–58.

[18] Lee BB. Current concept of venous malformation (VM). Phlebolymphology. 2003;43:197–203.

[19] Lee BB, Mattassi R, Choe YH, et al. Critical role of duplex ultrasonography for the advanced management of venous malformation (VM). Phlebology. 2005;20:28–37.

[20] Lee BB, Seo JM, Hwang JH, et al. Current concepts in lymphatic malformation (LM). J Vasc Endovasc Surg. 2005;39(1):67–81.

[21] Lee BB, Kim DI, Whang JH, Lee KW. Contemporary management of chronic lymphedema – personal experiences. Lymphology. 2002;35(Suppl):450–5.

[22] Lee BB, Mattassi R, Kim BT, Kim DI, Ahn JM, Choi JY. Contemporary diagnosis and management of venous and AV shunting malformation by whole body blood pool scintigraphy (WBBPS). Int Angiol. 2004;23(4):355–67.

[23] Lee BB, Kim BT, Choi JY, Cazaubon M. Prise en charge des malformations vasculaires congénitales (MVC) en 2003: rôle de la scintigraphy corps entier dans las surveillance évolutive. Angeiologie. 2003;55(3):17–26.

[24] Lee BB, Mattassi R, Kim BT, Park JM. Advanced management of arteriovenous shunting malformation with transarterial lung perfusion scintigraphy (TLPS) for follow up assessment. Int Angiol. 2005;24(2):173–84.

[25] Lee BB, Do YS, Yakes W, et al. Management of arterial-venous shunting malformations (AVM) by surgery and embolosclerotherapy. A multidisciplinary approach. J Vasc Surg. 2004;39(3):590–600.

[26] Lee BB, Kim HH, Mattassi R, Yakes W, Loose D, Tasnadi G. A new approach to the congenital vascular malformation with new concept—Seoul Consensus. Int J Angiol. 2004;12:248–51.

[27] Lee BB, Beaujean M, Cazoubon M. Nouvelles strategies dans la prise en charge des malformations vasculaires congenitales (MVC): un aperc[,]u de l'experience clinique coreenne. Angeiologie. 2004;56(2):11–25.

[28] Yakes WF, Pevsner PH, Reed MD, Donohu HJ, Ghaed

N. Serial embolizations of an extremity arteriovenous malformation with alcohol via direct percutaneous puncture. Am J Roentgenol. 1986;146:1038–40.

[29] Yakes WF, Haas DK, Parker SH, et al. Symptomatic vascular malformations: ethanol embolotherapy. Radiology. 1989;170:1059–66.

[30] Yakes WF, Parker SH, Gibson MD, Haas DK, Pevsner PH, Carter TE. Alcohol embolotherapy of vascular malformations. Semin Intervent Radiol. 1989;6:146–61.

[31] Mulliken JB, Young AE, editors. Vascular birthmarks: hemangiomas and malformations. Philadelphia: W.B. Saunders; 1988.

[32] Van Der Stricht J. Classification of vascular malformations. In: Belov ST, Loose DA, Weber J, editors. Vascular malformations. Reinbek: Einhorn-Presse Verlag; 1989. p. 23.

Klippel-Trenaunay 综合征
Klippel-Trenaunay Syndrome

Magdiel Trinidad-Hernandez　　Peter Gloviczki　著

第
47
章

病例报告

　　一位诊断为 Klippel-Trenaunay 综合征的 38 岁女性患者，表现为左大腿静脉畸形引起的剧烈疼痛和左腿及足部严重多汗症。既往体健，除 17 岁时有肺栓塞病史，她符合使用抗压服的要求。她左下肢分布有葡萄酒色斑，腿部稍大较长，左腿静脉曲张，在生后不久就被确诊为 KTS。体格检查显示左臀部有一块红葡萄酒痣，左大腿和大腿前外侧有静脉曲张和软组织肥大。这些区域有触诊，抬高腿部可使外观症状减轻。左膝后、足背及指间间隙多汗症明显。双侧肢体长度差异为 1cm。其他检查无特殊。

问题 1：以下哪项不是 KTS 患者的特征性表现？

A. 高流量动静脉分流。

B. 长骨肥大。

C. 边缘静脉曲张。

D. 葡萄酒色痣。

查体中未发现杂音或震颤。如果怀疑动静脉分流，则应进一步检查以确定异常的节段性肢体压力和踝肱指数。

问题 2：患者的疼痛影响了她的生活质量，她寻求外科治疗。在提供任何类型的外科手术之前，应具备哪些条件？

A. 多普勒超声显示瓣膜功能不全和无 DVT。

B. 深静脉系统通畅。

C. 侧支循环充足。

D. 流出道容积描记提示无静脉阻塞。

患者接受了完整的静脉多普勒超声检查，并进行了瓣膜功能评估和磁共振静脉造影（图 47-1）。检查发现深静脉系统通畅，只有轻度腘静脉功能不全。磁共振造影证实了深静脉系统的畅通且正常。粗大的边缘静脉穿破筋膜，并在大腿下部引起多处静脉曲张。

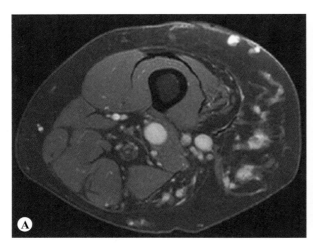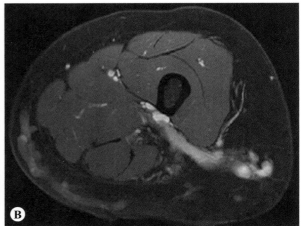

▲ 图 47-1　A. 左大腿的磁共振静脉造影显示左大腿外侧的低流量静脉畸形，可见浅表边缘静脉扩张和股骨深部静脉扩张，大腿外侧出现软组织肥大；B. 粗大的外侧穿支静脉与大腿远端的多条先天性静脉曲张相连接

问题 3：什么治疗方法适合这个患者？

A. 静脉剥离和静脉切除术。

B. 静脉内闭合。

C. 硬化疗法。

D. 腰交感神经切除术。

该患者接受了腰椎交感神经切除术，临时 IVC 滤器置入及带穿孔胚胎静脉结扎的动态静脉切除术，剥脱并切除了曲张静脉及左腿静脉畸形。没有适合静脉腔内射频消融的长边缘静脉。手术进行得很顺利。术后多汗症消失，四肢肿胀和疼痛得到改善，继续穿压力衣。

一名患有 KTS 的 13 岁男孩的随访。在他 6 岁时，第一次被评估后确诊。从那时起，他就开始使用弹性压力袜进行保守治疗。他的右下肢边缘静脉突出，合并部静脉曲张，小腿外侧有小静脉水疱，偶尔会出血，双侧肢体有 1.5cm 的差异。平素身体健康，从未有蜂窝织炎或血栓栓塞史。患者正在寻求静脉曲张的手术治疗。

问题 4：KTS 患者的治疗适应证有哪些？

A. 流血。

B. 难治性静脉溃疡。

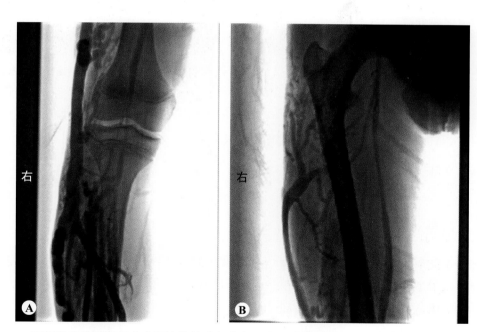

C. 软组织感染。

D. 急性血栓栓塞。

尽管患者尚未出现静脉溃疡、感染或血栓栓塞，但他存在轻度出血并有明显的疼痛，因此他有静脉曲张手术的适应证。

问题 5：在外科手术之前，应该进行哪些测试来评估这个患者？

A. 带或不带大腿止血带的流出体积描记法和运动体积描记法（小腿肌肉泵功能）。

B. MRV。

C. 顺行静脉造影。

D. 多普勒超声。

顺行静脉造影显示一个巨大而扩张的胚胎侧静脉，起源于腿部的多个穿支，并流入股深静脉（图47-2），以及双侧腘静脉发育不良。

▲ 图 47-2　**A.** 顺行静脉造影显示右大腿边缘静脉与多条不全穿通静脉相连，腘静脉发育不良；**B.** 胚胎侧静脉流入股深静脉

问题 6：流出体积描记法的预期发现是什么？

A. 使用止血带可以减少静脉流出。

B. 使用止血带对静脉流出的影响最小。

C. 使用止血带将无助于评估该患者。

流出道容积描记术显示右下肢静脉中度阻塞。然而，当止血带应用于大腿和膝盖以下时，静脉流出严重受阻（图 47-3）。这有力地证明了浅静脉是右下肢静脉引流的主要途径。

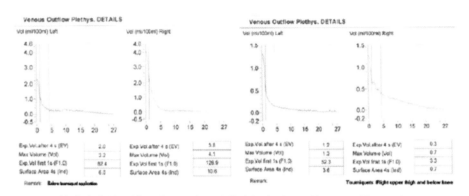

▲ 图 47-3　静脉流出体积描记法显示右下肢静脉轻度受阻。施加止血带后，流出量严重减少

问题 7：运动容积描记术的预期结果是什么？

A. 左肢小腿射血分数正常。

B. 右肢小腿射血分数降低。

C. 都是。

D. 都不是。

运动容积描记术显示左小腿射血分数正常。右小腿射血分数严重降低。鼓励患者继续穿弹性加压袜。1 年后将再次对他进行评估，这段时间应该足够深静脉系统发挥代偿。

评论

（一）临床表现

KTS 的特征是毛细血管畸形伴葡萄酒色斑、长骨肥大和肢体外侧静脉曲张[1]（图 47-4）。这些病变通常是横向分布，很少穿过中线。通常情况下，累及一侧下肢，但可能出现双侧表现或上肢受累。偶尔，毛细血管或静脉畸形可导致皮肤覆盖不良的患者出血和蜂窝织炎。黏膜缺损也会发生同样的情况。盆腔受累伴静脉畸形可伴有直肠出血或血尿[2]。KTS 中静脉畸形的标志是胚胎静脉的持续存在。边缘静脉是最典型的发现[3]。此外，永存的胚胎静脉是坐骨静脉[4]。深静脉系统可能发生的异常，如发育不全的、闭锁的、稀少或缺如的、不存在的。深静脉瓣膜可能发育不良或缺如（问题 1：A）。

（二）评价

KTS 的诊断试验应侧重于评估畸形的类型、程度和严重程度。应确认无临床意义的动静脉分流。详细的体格检查辅以静脉系统的多普勒超声检查。这种检查可以发现深静脉系统的异常，如闭锁、发育不全和深静脉瘤样扩张。此外，多普勒超声检查可以证实深静脉、浅静脉和穿支静脉通畅和功能不全。

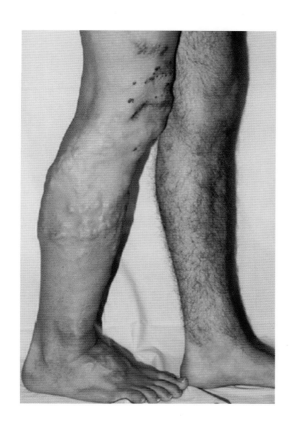

◀ 图 47-4　**KTS 的特征性三联征：**
葡萄酒色斑，外侧浅静脉曲张，肢
端变长

　　长骨的 X 线（扫描图）有助于测量骨骼的长度。磁共振成像可以区分肌肉、骨骼、脂肪和血管组织。静脉造影可通过四肢多次注射进行。止血带可以用来迫使对比剂进入深层系统，使其可视化。静脉造影术通常是唯一可以帮助评估深静脉闭塞程度、是否存在足够的侧支循环，以及允许切除或消融大的无功能浅表胚胎静脉检查方法[5]（问题 5：A 至 D）。

　　应变仪或空气容积描记术被用来比较 KTS 患者和正常对照组患者的四肢。KTS 患者四肢的特征是：具有复杂的反流模式、严重的瓣膜功能不全、小腿肌泵受损和静脉高压[6]（问题 6：A）（问题 7：C）。

（三）治疗

　　KTS 中治疗的绝对适应证包括出血、感染、急性血栓栓塞或难治性静脉溃疡（问题 4：A 至 D）。

　　相对适应证包括疼痛、功能障碍、由于慢性静脉功能不全引起的肿胀、肢体不对称或以美容为主的原因。

　　处理大多是保守的。主流的治疗方法是压迫疗法，其主要手段是弹性压力服、非弹性绷带和间歇性充气压迫。对于静脉肿胀和慢性淋巴水肿，采用按摩疗法和物理消肿治疗已获得成功。因 KTS 呈现的畸形所引起的心理影响不可低估。强烈鼓励患者和家属参与到支持小组[7]。

　　干预是为有明显症状的 KTS 患者保留的。在进行任何干预之前，必须进行认真的评估。必须评估深静脉系统的畸形程度和通畅性。尽管静脉热消融术越来越流行，并且可以在不具有皮下浅静脉的患者中快速使用，但是高位结扎功能不全的边缘静脉、剥脱长段浅静脉内陷和穿支静脉切除术仍然是最常用的技术。肿胀麻醉可用于使皮肤和需要治疗的静脉直接保持更加安全的距离（问题 2：A 至 D）。

　　腰交感神经切除术对于这些患者伴发的严重多汗症很有帮助。有肺血栓栓塞病史的患者应放置临时 IVC 滤器。

应用内镜切除筋膜下较大的穿支静脉在静脉溃疡患者中非常有效，并且一些患者受益于深静脉重建。使用 Esmarque 绷带和止血带有助于减少术中静脉曲张撕脱或 SEPS 期间的失血 [8]。

静脉内疗法包括硬化疗法和用无水乙醇、十四烷基硫酸钠和聚多卡醇的栓塞疗法。根据 Burrows 的研究，酒精连续硬化疗法在 75%～90% 的低流量畸形患者中有良好的效果 [9]。但是，对于靠近周围神经的畸形需谨慎。目前使用聚多卡醇或十四烷基硫酸钠的泡沫硬化疗法越来越成功，使用频率也越来越高 [1, 10]（问题 3：A 至 D）。

参考文献

[1] Bergan J, Cheng V. Foam sclerotherapy of venous malformations. Phlebology. 2007;22(6):299–302.

[2] Servelle M, Bastin R, Loygue J, et al. Hematuria and rectal bleeding in the child with Klippel and Trenaunay syndrome. Ann Surg. 1976;183(4):418–28.

[3] Servelle M. Klippel and Trenaunay's syndrome. 768 operated cases. Ann Surg. 1985;201(3):365–73.

[4] Cherry KJ, Gloviczki P, Stanson AW. Persistent sciatic vein: diagnosis and treatment of a rare condition. J Vasc Surg. 1996;23(3):490–7.

[5] Gloviczki P, Driscoll J. Klippel-Trenaunay syndrome: current management. Phlebology. 2007;22(6):291–8.

[6] Delis KT, Gloviczki P, Wennberg PW, Rooke TW, Driscoll DJ. Hemodynamic impairment, venous segmental disease, and clinical severity scoring in limbs with Klippel-Trenaunay syndrome. J Vasc Surg. 2007;45(3):561–7.

[7] http://www.k-t.org/index/html

[8] Noel AA, Gloviczki P, Cherry KJ, Rooke TW, Stanson AW, Driscoll DJ. Surgical treatment of venous malformations in Klippel-Trenaunay syndrome. J Vasc Surg. 2000;32:840–7.

[9] Burrows PE, Mason KP. Percutaneous treatment of low flow vascular malformations. J Vasc Interv Radiol. 2004;15:431–45.

[10] Cabrera J, Cabrera J Jr, Garcia-Olmedo MA, Redondo P. Treatment of venous malformations with sclerosant in microfoam form. Arch Dermatol. 2003;139(11):1409–16.

第十二篇 静脉疾病的管理

Management of Venous Disorders

第48章 深静脉血栓形成
Deep Venous Thrombosis

Fahad S. Alasfar　Dwayne Badgett　Anthony J. Comerota　著

病例报告

男性患者，67 岁，有右小腿深静脉血栓形成的病史，诱因：乘飞机从加州飞往纽约。他接受了普通肝素的抗凝治疗，然后用香豆素类抗凝药治疗了 3 个月。最近，他被确诊乙状结肠癌。行剖腹探查术、乙状结肠切除术、肠粘连广泛松解术，目前是术后第 3 天。虽然他的循环系统很稳定，但仍然输了 3 个单位的血。围术期 DVT 预防措施包括循序减压弹力袜和间歇性充气加压装置（intermittent pneumatic compression，IPC）。

问题 1：易发生深静脉血栓的危险因素是什么？

问题 2：抗凝血酶Ⅲ（AT Ⅲ）缺乏症患者的临床表现是什么？

问题 3：关于抗磷脂抗体（antiphospholipid antibody，APA）综合征，以下哪一种不正确？

A. 普鲁卡因胺与 APA 综合征的发展有关。

B. 与 APA 综合征相关的血栓性并发症仅限于静脉系统。

C. 治疗 APA 综合征时，推荐长期抗凝治疗，并将 INR 保持在 ≥ 3。

D. 反复发作的静脉和动脉血栓形成是 APA 综合征的一个主要特征。

问题 4：关于凝血因子 V 基因 Leiden 突变，以下哪一种是正确的？

A. 凝血因子 V Leiden 突变是妊娠或使用口服避孕药期间肺栓塞和深静脉血栓的重要危险因素。

B. 凝血因子 V Leiden 突变与心肌梗死和心绞痛的风险增加相关。

C. 高同型半胱氨酸血症使凝血因子 V Leiden 突变携带者发生静脉血栓栓塞症的风险从 2% 增加

到 10%。

D. 凝血因子 V 编码基因的点突变导致凝血因子 V 不能被激活的蛋白 C 正常灭活。

问题 5：关于预防深静脉血栓形成以下哪些说法是正确的？

A. 有许多前瞻性随机对照研究支持循序减压弹力袜在预防恶性肿瘤患者中深静脉血栓形成的有效性。

B. IPC 与低剂量普通肝素在降低深静脉血栓的风险方面具有相同的效果。

C. LDUH 和低分子肝素对预防深静脉血栓最为有效。

D. 右旋糖酐在预防深静脉血栓形成方面，是 LDUH 很好的替代品。

术后第 5 天，患者诉左小腿轻度疼痛和肿胀。体格检查：左下肢皮温高，脉搏正常。左小腿轻度肿胀，并伴有轻微的压痛。下肢静脉超声显示左侧腘、胫后和腓静脉血栓形成。

问题 6：以下关于围术期深静脉血栓检查的哪些说法是正确的？

A. 在普通外科手术中，通过标记纤维蛋白原摄取（fibrinogen uptake，FUT）评估的 DVT 的总发生率为 25%。

B. 在患有恶性肿瘤的手术患者中，术后深静脉血栓的发生率为 60%。

C. 全髋关节置换术后深静脉血栓的发生率为 45%～55%。

D. 重度创伤患者发生深静脉血栓的风险较低。

E. 通过放射性同位素扫描记录，接受选择性神经外科手术的患者，DVT 发生率为 20%～25%。

患者开始使用低分子肝素（依诺肝素）每 12 小时 1mg/kg 和 1 天剂量的香豆素类抗凝药物的治疗方案。患者基础凝血谱正常，血小板计数为 19 万。抗凝治疗第 3 天，INR 值为 2.2，血小板计数下降到 6.7 万。

问题 7：关于肝素诱导的血小板减少症，以下哪一种是正确的？

A. 它是由识别肝素和血小板因子 4 复合物的 IgM 抗体引起的。

B. 在启动肝素治疗后的 4～14 天发生率最高。

C. 普通肝素比低分子肝素更常见。

D. 可以通过减少低分子肝素的剂量来治疗。

E. 阿加曲班和水蛭素可用于治疗 HIT。

停用低分子肝素，患者开始服用阿加曲班。术后第 10 天，患者开始出现左侧腰痛，血红蛋白水平下降至 6g/dl。腹部计算机断层扫描显示 6cm×7cm 腹膜后血肿。由于出现血肿，遂停止抗凝，并行下腔静脉滤器置入。

问题 8：以下哪些是 IVC 滤器置入的指征？

A. 肺栓塞患者有抗凝并发症或禁忌证。

B. 即使抗凝治疗，血栓栓塞仍复发。

C. 急性髂股静脉血栓形成。

D. 复发性肺栓塞合并肺动脉高压。

问题 9：关于急性 DVT 的溶栓治疗，以下哪一种是正确的？

A. 研究表明，抗凝治疗和溶栓治疗效果无明显差异。

B. 随机研究支持所有下肢 DVT 都采取溶栓治疗。

C. 接受导管接触溶栓治疗的髂股 DVT 的患者比单独接受抗凝治疗的患者有更好的生活质量。

D. 溶栓剂通过导管接触溶栓比系统溶栓更有效。

评论

DVT 的自然病史在文献中已经有明确的描述。静脉血栓栓塞症的并发症仍然是每年死亡的主要原因。在美国，每年有 5 万～20 万人的死于肺栓塞。52% 的深静脉血栓形成患者发展为肺栓塞[1]，其中大部分继发于下肢静脉的近心端血栓形成。

近端 DVT 患者肺栓塞发生率为 66%，而胫静脉血栓患者肺栓塞的发生率为 33%[1]。多项研究表明，当使用 LDUH 预防时[2]，致命性肺栓塞可减少 50%。此外，自然病史研究表明，继发于 DVT 的 PTS 的发病率显著。33%～79% 的近端 DVT 患者和 2%～29% 的小腿 DVT 患者患有 PTS。Masuda 等[3] 报道显示 30% 的小腿 DVT 患者 3 年后存在瓣膜反流。此外，他们还报道了 23% 的小腿 DVT 患者有持续性肢体疼痛和肿胀。

因此，适当的预防、早期诊断和适当的治疗对于预防 DVT 的近期和长期并发症至关重要。

了解 DVT 的危险因素有助于正确的预防 DVT。这些危险因素包括既往 DVT/ 肺栓塞、长时间制动或瘫痪、恶性肿瘤、大手术（特别是腹部、髋关节和下肢手术）、年龄大于 40 岁和严重心脏病，也包括易导致血栓形成的高凝状态。血液学异常包括蛋白 C 和蛋白 S 缺乏症、因子 V 突变、纤溶酶原激活障碍和抗磷脂抗体紊乱。

狼疮抗凝血药和 HIT，也与 DVT 相关。蛋白 C 和 S 是维持自身凝血平衡的组成部分通过灭活因子 Va 和 Ⅷa 来防止血栓形成。缺乏这些蛋白会导致血栓形成的风险增加。蛋白 C 和蛋白 S，如凝血因子 Ⅱ、Ⅶ、Ⅸ 和 Ⅹ 一样，依赖于维生素 K。由于蛋白 C 的半衰期较短，在华法林治疗患者的早期，会引起蛋白 C 水平急性降低，导致短暂的高凝状态。对于复发性 DVT 或不明原因的动脉或移植物闭塞的患者，应寻找潜在的凝血功能紊乱的原因。长期华法林治疗可能会使蛋白 C 和 S 水平降低 30%～50%；因此，应在患者停用华法林后测量蛋白 C 和蛋白 S 的水平。蛋白 C 和蛋白 S 缺乏患者需长期口服抗凝药（问题 1）。

AT Ⅲ 是一种重要的天然抗凝血药，可抑制凝血酶和其他凝血因子的激活。AT Ⅲ 缺乏的杂合子是无症状的，发生率为 1/2000。肾病综合征、肝病、脓毒血症和弥散性血管内凝血（disseminated intravascular coagulation，DIC），可导致蛋白丢失，引起慢性 AT Ⅲ 缺乏。当发生血栓类并发症时，肝素加香豆素类抗凝药是首选的治疗方法（问题 2）。

APA 是一组主要针对带负电荷的磷脂化合物的自身抗体。这些抗体会干扰血小板激活，从而影响凝血反应。反复发作的静脉和动脉血栓形成是 APA 综合征的一个主要特征。与 APA 综合征相关的血栓形成可发生在不同的解剖部位，导致多种临床表现。DVT 和肺栓塞是 APA[4] 的常见并发症。同样，动脉中包括颈动脉 [5]、肝脏动脉、脾动脉、肠系膜动脉和视网膜动脉等的血栓形成会导致梗死。年轻的脑卒中或动脉闭塞患者可能有 APA 综合征。

APA 综合征与多种药物有关。普鲁卡因胺比其他药物更容易引发 [6]。

应根据临床表现或不明原因的 PTT 延长做出诊断。APA 综合征的诊断试验包括 APA 的血清学检测和凝血试验。主要治疗仍然是抗凝，使 INR 在 3.0 或以上 [7, 8]（问题 3：B）。

蛋白 C 是凝血级联反应的关键调控蛋白之一。APC 裂解并灭活凝血因子 Va 和Ⅷ a，凝血因子 V 编码基因的点突变导致不能被 APC[9] 正常灭活的凝血因子 V 分子的形成。凝血因子 V Leiden 突变是肺栓塞和 DVT 的重要危险因素，特别是在妊娠期间或口服避孕药时 [10]。

高同型半胱氨酸血症增加了 Leiden 凝血 V 因子携带者发生 VTE 的风险 [11]。然而，凝血因子 V Leiden 突变患者发生心肌梗死或心绞痛的风险没有增加 [12]（问题 4：A、C 和 D）。

在现有的预防 DVT 的措施中，通过 FUT 评估，LDUH 和 LMWH 可有效减少 DVT 的发生率 [13]。在早期随机研究中，LDUH 是第一个被评估的抗血栓药物。LDUH、右旋糖酐、IPC 和分级压力袜均可显著降低术后 DVT 的发生率 [13]。

术前 8h 或 12h 给予 LDUH（5000U）皮下注射，术后持续 7 天，已证实可将 DVT 的发生率从 25% 降低到 8%[14]。此外，这些研究表明，当患者接受 LDUH 治疗时，致死性肺栓塞可减少 50%。LMWH 和 LDUH 均已被证实在预防普通外科患者的 DVT 方面有相同的效果 [14]。

LMWH 的优点包括提高生物利用率、每天只需 1 次给药和降低 HIT 的发病率 [15]。

IPC 是一种很有效的 DVT 预防措施，并且没有并发症。该装置提供持续 10s/min 的间歇性压缩，注入压力为 35～40mmHg。在一项比较 IPC 和 LDUH 的试验中，两种措施都能有效地降低高危患者的下肢 DVT 的发生率 [16]。

循序减压弹力袜可降低发生 DVT 的风险，但其预防 DVT 和肺栓塞效果的数据有限。因为目前还没有在高危患者中单独使用压力袜的随机试验，所以目前建议使用多种有效的方法来预防 DVT。15%～20% 的患者因为腿的形状或大小不能从压力袜措施中获益。右旋糖酐在预防 DVT 方面，不如 LMWH 或 LDUH 有效；但是它可以降低肺栓塞的发病率。右旋糖酐的缺点包括其价格昂贵、过敏反应、潜在的高容量负荷和需要静脉注射。肾功能和心功能受损的患者也禁止使用（问题 5：B 和 C）。

普通外科患者中 DVT 的发生率已被证实。总的来说，在未接受预防治疗的普通外科患者中，DVT 的发生率为 25%。对于有其他危险因素的患者，如恶性肿瘤，DVT 的发生风险为 29%。总体上发生肺栓塞的风险为 1.6%，而发生致死性肺栓塞的风险为 0.8%[13]。

尽管技术改进和早期活动，但接受大型下肢矫形手术的患者术后 DVT 的风险仍较高。全髋关节置换术后深静脉血栓的发生率为 45%～57%，近端深静脉血栓的风险为 23%～36%[17]。本组肺栓塞发生率为 6%～30%，致命性肺栓塞发生率为 3%～6%。许多肺栓塞无症状，但由于术后深静脉血栓的发生率高，必须适当预防[18]。

DVT 和肺栓塞被认为是重大创伤后常见的并发症。最近一项使用静脉造影作为最终评估手段的研究表明，严重创伤患者（创伤严重程度评分＞ 9）有异常高的静脉血栓栓塞风险（58%）。本研究还显示，在严重创伤亚群中，DVT 的发生率大于 50%[19]。

肺栓塞是脊髓损伤后死亡的最常见原因。临床公认的 DVT 和肺栓塞在这些病例中的发生率分别在 15% 和 5%[20]。然而，据报道，静脉造影显示急性脊髓损伤患者的 DVT 发生率在 18%～100%，平均为 40%。致死性肺栓塞的发生率为 4.6%，在脊髓损伤后的前 2～3 个月发生风险最高[21]（问题 6：A、C 和 E）。

2%～5% 应用肝素的患者将发展为 HIT。这是由 IgG 抗体引起的，它识别肝素和血小板因子 4 的复合物，导致通过血小板 Fc Ⅱa 受体激活血小板。促凝剂形成，血小板衍生微粒产生凝血酶，使患者特别容易发生静脉血栓栓塞[22, 23]。

直接检查时，由于纤维蛋白和血小板的浓度高，凝块显示为白色。如果患者在接受肝素治疗时出现 DVT 或肺栓塞，特别是如果血小板计数低于 35%，应考虑是 HIT。HIT 通常在使用肝素开始后的 4～14 天发生，如果患者最近应用肝素，肝素可导致血小板计数迅速下降。

与 LMWH 相比，普通肝素更容易发生 HIT[15]。发生 HIT 后，应停用肝素，但为避免血栓形成，仍需继续使用适当的抗凝治疗。在诊断 HIT 的患者中，多达 50% 的患者在 30 天内出现血栓并发症[15]。

目前的治疗方案包括来匹卢定[24]、阿加曲班和达肝素钠。来匹卢定是重组水蛭素，并被批准用于 HIT 患者的治疗。它是一种有效的直接凝血酶抑制药，单次剂量为 0.4mg/（kg·min），随后输注 0.2mg/（kg·h），但肾功能不全患者应调整剂量。阿加曲班是一种结合并抑制凝血酶的合成肽。它的剂量为 0.5～4μg/（kg·min），肾功能受损的患者可以正常代谢（肝）。达肝素钠是硫酸肝素和硫酸皮肤素的混合物，通过抑制因子 Ⅹa 间接抑制凝血酶的生成，也具有一些直接的抗凝血酶活性。达肝素钠的缺点：HIT 抗体的体外交叉反应性为 10%～20%，半衰期长（问题 7：B、C 和 E）。

IVC 滤器置入主要为预防肺栓塞。应尽可能继续进行抗凝治疗，以预防进一步的血栓形成[25, 26]。植入 IVC 滤器的主要适应证是出现抗凝治疗的并发症或禁忌证。下腔静脉过滤器的相对适应证如下：尽管进行了充分的抗凝治疗，但仍有反复的血栓栓塞和慢性复发性肺栓塞伴肺动脉高压。

IVC 滤器可用于预防出血风险较高的近端 DVT 患者的肺栓塞治疗，以及不能采取有效预防措施的 VTE 高危的创伤患者（盆腔骨折）（问题 8：A、B 和 D）。

清除深静脉的血栓，恢复血管通畅，是治疗急性 DVT 的理想目标。许多报道表明，溶栓可以有效实现血栓溶解，恢复血管通畅，发生的长期后遗症较少[27]。下肢 DVT 的系统性溶栓治疗，有 40%～60% 的有效率。虽然再通率优于标准抗凝治疗，但出血并发症风险的增加导致降低了对溶栓的热情。

研究表明，采取导管直接溶栓的髂股 DVT 患者比单独抗凝治疗的患者具有更好的功能和生活质量[28]。目前，建议通过导管技术将溶栓药物直接注入血栓中。建议对髂股 DVT 和部分下肢 DVT 患者进行溶栓治疗（问题 9：C 和 D）。

参考文献

[1] Kistner RL, Ball JJ, Nordyke RA, Freeman GC. Incidence of pulmonary embolism in the course of thrombophlebitis. Am J Surg. 1972;124:169–76.

[2] Collins R, Scrimgeour A, Yusuf S, Peto R. Reduction in fatal pulmonary embolism and venous thrombosis by perioperative administration of subcutaneous heparin: overview of results of randomized trials in general, orthopaedic, and urologic surgery. N Engl J Med. 1988;318:1162–73.

[3] Masuda EM, Kessler DM, Kistner RL, Eklof B, Sato DT. The natural history of calf vein thrombosis: lysis of thrombi and development of reflux. J Vasc Surg. 1998;28:67–74.

[4] Lechner K, Pabinger-Fasching I. Lupus anticoagulant and thrombosis: a study of 25 cases and review of the literature. Haemostasis. 1985;15:254–62.

[5] Baker WH, Potthoff WP, Biller J, McCoyd K. Carotid artery thrombosis associated with lupus anticoagulant. Surgery. 1985;98:612–5.

[6] Li GC, Greenberg CS, Currie MS. Procainamide-induced lupus anticoagulant and thrombosis. South Med J. 1988;81:262–4.

[7] Asherson RA, Chan JK, Harris EN, Gharavi AE, Hughes GR. Anticardiolipin antibody, recurrent thrombosis, and warfarin withdrawal. Ann Rheum Dis. 1985;44:823–5.

[8] Khamashta MA, Cuadrado MJ, Mujic F, Taub NA, Hunt BJ, Hughes GR. The management of thrombosis in the antiphospholipid-antibody syndrome. N Engl J Med. 1995;332:993–7.

[9] Bertina RM, Koeleman BPC, Koster T, et al. Mutation in blood coagulation factor V associated with resistance to activated protein C. Nature. 1994;369:64–7.

[10] Hirsh DR, Mikkola KM, Marks PW, et al. PE and DVT during pregnancy or oral contraceptive use: prevalence of factor V Leiden. Am Heart J. 1996;131:1145–8.

[11] Ridker PM, Glynn RJ, Miletich JP, Goldhaber SZ, Stampfer MJ, Hennekens CH. Age-specific incidence rates of venous thromboembolism among heterozygous carriers of factor V mutation. Ann Intern Med. 1997;126:528–31.

[12] Cushman M, Rosendaal FR, Psaty BM, Factor V. Leiden is not a risk factor for arterial vascular disease in the elderly: result from the cardiovascular health study. Thromb Haemost. 1998;79:912–5.

[13] Geerts WH, Heit JA, Clagett GP, et al. Prevention of venous thromboembolism. Chest. 2001;119:132S–75S.

[14] Clagett GP, Reisch JS. Prevention of venous thromboembolism in general surgical patients. Results of meta-analysis. Ann Surg. 1988;208:227–40.

[15] Warkentin TE, Levine MN, Hirsh J, et al. Heparin-induced thrombocytopenia in patients treated with low-molecular-weight heparin or unfractionated heparin. N Engl J Med. 1995;332:1330–5.

[16] Nicolaides AN, Miles C, Hoare M, Jury P, Helmis E, Venniker R. Intermittent sequential pneumatic compression of the legs and thromboembolism-deterrent stockings in the prevention of postoperative deep venous thrombosis. Surgery. 1983;94:21–5.

[17] Hoek JA, Nurmohamed MT, Hamelynck KJ, et al. Prevention of deep vein thrombosis following total hip replacement by low molecular weight heparinoid. Thromb Haemost. 1992;67:28–32.

[18] Turpie AG, Levine MN, Hirsh J, et al. A randomized controlled trial of low-molecular-weight heparin (enoxaparin) to prevent deep-vein thrombosis in patients undergoing elective hip surgery. N Engl J Med. 1986;315:925–9.

[19] Geerts WH, Code KI, Jay RM, Chen E, Szalai JP. A prospective study of venous thromboembolism after major trauma. N Engl J Med. 1994;331:1601–6.

[20] Waring WP, Karunas RS. Acute spinal cord injuries and the incidence of clinically occurring thromboembolic disease. Paraplegia. 1991;29:8–16.

[21] Myllynen P, Kammonen M, Rokkanen P, Bostman O, Lalla M, Laasonen E. Deep venous thrombosis and pulmonary embolism in patients with acute spinal cord injury: a comparison with nonparalysed patients immobilized due to spinal fractures. J Trauma. 1985;25:541–3.

[22] Warkentin TE. Heparin-induced thrombocytopenia: a ten-year retrospective. Ann Rev Med. 1999;50:129.

[23] Magnani HN. Heparin induced thrombocytopenia (HIT): an overview of 230 patients treated with Orgaran (Org 10172). Thromb Haemost. 1993;70:554.

[24] Greinacher A, Janssens U, Berg G, et al. Lepirudin (recombinant hirudin) for parenteral anticoagulation in patients with heparin-induced thrombocytopenia. Circulation. 1999;100:587–93.

[25] Decousus H, Leizorovicz A, Parent F, et al. A clinical trial of vena caval filters in the prevention of pulmonary embolism in patients with proximal deep-vein thrombosis. N Engl J Med. 1998;338:409–15.

[26] Becker DM, Philbrick JT, Selby JB. Inferior vena cava filters: indications, safety, effectiveness. Arch Intern Med. 1992;152:1985–94.

[27] Duckert F, Muller G, Nyman D, et al. Treatment of deep vein thrombosis with streptokinase. BMJ. 1975;1:479–81.

[28] Comerota AJ, Throm RC, Mathias SD, Haughton S, Mewissen M. Catheter-directed thrombolysis for iliofemoral deep venous thrombosis improves health-related quality of life. J Vasc Surg. 2000;32:130–7.

第49章

静脉曲张的热消融术

Endothermal Ablation of Varicose Veins

Cassius Iyad N. Ochoa Chaar   Afsha Aurshina   著

病例报告

48 岁，男性患者，其社区保健医生将其转诊进行右下肢静脉曲张（varicose veins，VV）的评估。患者在 20 多岁时首次注意到静脉曲张。起初并未重视，决定不就医。后来局部静脉曲张越来越突出，在转诊前 6 个月诉右下肢疼痛和疲劳，并伴有轻度水肿。白天工作后疼痛加重，晚上难以忍受。患者是一名理发师，一天中大部分时间都需要站立。我们需要注意的是，10 年前他曾有一次机动车事故。起初他只是偶尔服用非甾体抗炎药来缓解腿部疼痛，但后来他决定去治疗。社区保健医生给他开了弹力袜，其使用了 3 个月，但改善很不理想。

问题 1：现在，还希望获得哪些其他信息？

A. 机动车辆事故的情况如何。

B. 患者是否有 VV 的家族史。

C. 社区保健医生是否诊断了深静脉血栓形成，是否进行了多普勒超声。

D. 患者是否适合弹力袜治疗，是否穿了合适的弹力袜。

患者回忆起了这次车祸。他是前排乘客，汽车以中等速度撞到了他身体的一侧。他记得他接受过 CT 检查。医生告诉他，他唯一的损伤是右侧肋骨骨折。他不需要住院治疗，遂在当天出院。患者有两个妹妹患有 VV，首次发现是在怀孕期间，但不需要手术干预。他否认最近接受过超声检查。他给医生看了患者通常被推荐使用的弹力袜。他说："我早上醒来就穿袜子，睡觉前把它们脱掉。"

问题 2：关于 VV，哪个陈述是正确的？

A. VV 非常常见，并且存在于 90% 的人群中。

B. 危险因素包括年龄、女性性激素和遗传因素。

C. 大多数患者表现为腿部疼痛。

D. 静脉性溃疡通常发生在跖骨头和足部的其他负重区域。

问题 3：关于压力袜，以下哪些说法是正确的？

A. 长筒弹力袜可减少静脉反流和腿部肿胀，可增加肌肉静脉泵的效率。

B. 长筒弹力袜的是根据要求的压力水平进行分类。1 级长筒弹力袜约等于施加的绷带压力最低（14～21mmHg）。

C. 弹力袜的分级是国际标准化的。

D. 使用压力袜是安全的，没有相关并发症的报道。

E. 有 1 级证据支持，使用弹力袜可作为治疗 VV 的一线治疗。

检查患者，发现患者右大腿和腿部前内侧静脉明显扩张，如图 49-1 所示，局部皮肤无溃疡或色素沉着。左下肢正常。

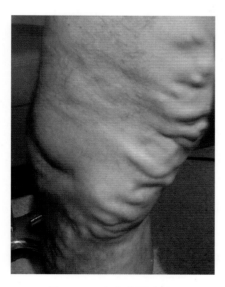

▲ 图 49-1　患者右腿出现 VV

问题 4：如何进行评估？所选择的影像学手段是什么？

A. 手持式多普勒来评估反流。

B. 用多普勒超声来评估静脉瓣膜的功能。

C. 腹部和下肢的 CT 静脉造影，以评估通过静脉的流量。

D. 下肢门控 MRA 以评估与心动周期相关的静脉低压模式。

受我们达到一个无 DVT 形成证据的多普勒超声。浅静脉检查显示右侧大隐静脉 (great saphenous vein，GSV) 反流 5.177s，如图 49-2 所示。

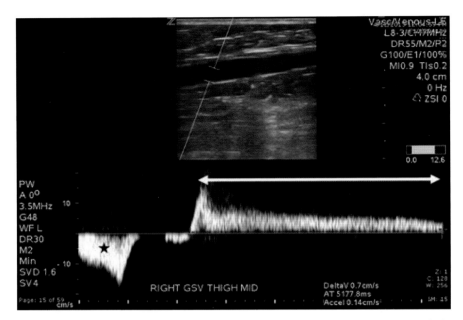

▲ 图 49-2　右侧 GSV 的超声检查。静脉上的探头显示，由于小腿被压迫，它向心脏（★）流动，随后由于瓣膜功能减退，它向反向流动（双箭）流动 5177ms

问题 5：对这个患者最好的治疗方式是什么？

A. 高位结扎和剥脱。

B. 静脉内热消融术。

C. 泡沫硬化疗法。

最初，患者要求向他说明最保守的治疗方式是什么。他比较保守，不想"尝试任何新的东西"。

问题 6：关于高位结扎和剥脱的正确的描述是哪些？

A. 高位结扎而不剥脱，VV 复发率高。

B. 与单纯的高位结扎相比，高位结扎加剥脱小隐静脉与更高的并发症发生率相关。

C. 在引入腔内治疗后，高位结扎和剥脱不再是 VV 治疗的金标准。

D. VV 手术对生活质量的改善与胆绞痛患者腹腔镜胆囊切除术后的改善具有可比性。

在解释了开放式手术是什么之后，再向患者阐明不同的热治疗操作。他发现热消融治疗很有吸引力，并选择进行 RFA。在获得知情同意后，对患者的右腿进行无菌消毒和覆盖。患者最初处于仰卧位，头高足低，以增强静脉压和扩大 GSV。在 GSV 中放置一个 7F 鞘，RFA 导管放置在隐股交界处，多普勒超声显示距离隐股交界处（saphenofemoral junction，SFJ）2.5cm。然后将患者置于头低足高体位，再次使用超声引导，沿静脉周围注入 500ml 肿胀麻醉，导管头端位置距离 SFJ2.5cm（图 49-3）。

RFA 导管的头端有一个温度探头，当静脉周围充分注入肿胀液后，可从正常体温下降到 25℃左右。

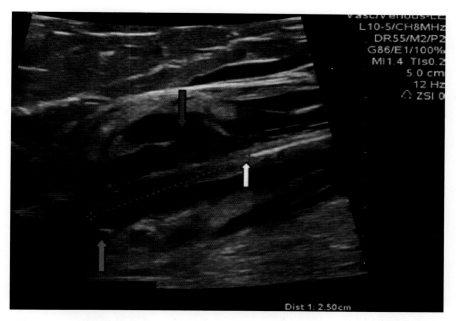

▲ 图49-3　多普勒超声显示GSV（白箭）中探针的尖端，位于大股暗盘交界远端2.5cm处（红箭）和肿胀麻醉（蓝箭）

治疗以分段的方式进行，探头（7cm或3cm）加热至120℃，周期为20s。回拉导管，然后依次对静脉进行治疗。用多普勒超声检查治疗后的静脉，发现它没有血流，在整个治疗范围内都有血栓形成的证据。血栓没有通过SGJ延伸到股浅静脉，股总静脉血流良好，未见DVT迹象。右下肢应用长筒弹力袜2天。后续建议患者继续使用弹力袜1个月。

问题7：关于肿胀麻醉，哪个说法是正确的？

A. 这是一种仅用于EVLT的独特麻醉类型。

B. 它是在静脉周围注射的，并有助于防止热量传导到周围的组织。

C. 它通过压迫静脉和引起血管痉挛来提高治疗的效果。

D. 由于组织压力的增加，它与神经损伤的稍微增加有关。

问题8：以下哪一种是射频消融和激光的特征？

A. 热消融术（激光或射频消融）比高位结扎加剥脱术治疗VV更有效。

B. 导管头端的理想位置应正好在SFJ，使扩张GSV完全血栓形成并防止复发。

C. 所使用的不同激光波长（810nm、980nm、1320nm和1470nm）的有效性无显著差异。

D. 从血栓形成延伸到深静脉系统导致DVT发生。大多数血栓在3个月内溶解，不会导致肺栓塞。

问题9：关于射频消融的正确陈述是什么？

A. 射频消融术依赖于导管与血管壁的直接接触。

B. 射频消融的初步研究使用VNUS闭合装置和连续导管回撤技术进行的。

C. 体重指数和导管回撤率是射频消融失败的预测因素。

D. 射频消融探头通常将静脉壁加热到 250℃的温度，以成功闭塞。

术后 1 周患者随访。多普勒超声显示 GSV 闭塞和一个正常近心端 GSV（图 49-4）。没有 DVT 的证据，但较大的扩张静脉没有完全消失。3 个月后，患者要求去除残留的曲张静脉。在手术室接受点式剥脱，从而完全解决 VV。

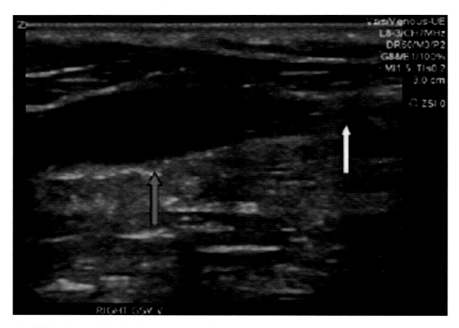

▲ 图 49-4　多普勒超声显示处理段完全消失（白箭）。近端 GSV 通畅（红箭），血栓形成没有延伸到深静脉

评论

在评估患有 VV 和慢性静脉功能不全的患者时，应始终牢记静脉炎后综合征的可能性。因此，调查静脉血栓栓塞的病史是很重要的，尤其像车祸这样的事件。回顾之前的影像学、检查和治疗也很重要（问题 1：A 至 D 正确）。下肢静脉曲张是所有血管疾病中最常见的一种。VV 是明显的扩张，主要涉及下肢的两个主要浅静脉：GSV 和 SSV。20% 的职业人群中存在严重静脉功能不全[2]，其中 VV 影响 40% 的男性和 32% 的女性[1]（问题 2：A 错误）。与慢性静脉疾病发展相关的危险因素包括年龄、肥胖、家族史和种族[3]。静脉曲张的家族倾向性很高。如果父母双方都受到影响，后代的风险为 90%，如果父母双方都不受影响，风险为 20%，如果父母一方受到影响，风险为 45%[4]。许多研究明确，女性发生静脉曲张的风险是男性发生的 2～3 倍[5]。大多数女性在怀孕期间的症状都有所加重。有人认为，孕酮和雌激素水平可能对静脉系统有退行性影响[6]（问题 2：B 正确）。静脉曲张患者寻求治疗主要是出于美容原因（问题 2：C 错误）。结束了一天的工作，尤其是在长时间站立后，一些患者会出现疼痛或血管曲张加重，有的表现为腿部抽筋和沉重感。下肢肿胀有时与 VV 有关。肢体皮肤表面可能会发

生变化，包括颜色褐变、脂性硬皮病，如果不加以治疗，静脉反流往往会持续进展，常常导致明显的溃疡。它们通常位于踝关节内侧交通静脉的下方或沿大或小隐静脉走行；如果因创伤诱发，更容易发生在腿部的近端，一般不会发生在前足或膝关节水平以上。动脉溃疡更常见地发生在负重区域，如脚趾和跖骨头部（问题 2：D 错误）。

尽管 Palfreyman 和 Michaels 的最近回顾性研究表明使用弹力袜缺乏 1 级证据，但弹力袜仍是 VV 的一线治疗方法[7]。它也是治疗静脉性溃疡公认的治疗方法（问题 3：E 错误）。压力袜可改善静脉回流，减少水肿，增加肌肉静脉泵效率，并刺激静脉溃疡内新鲜的肉芽组织形成[8]（问题 3：A 正确）。压力袜是根据其所施加压力不同而分类。1 级具有最低压力，在 14～21mmHg（问题 3：B 正确）。目前，还没有国际公认的分类，不同国家之间也存在差异[9]（问题 3：C 错误）。在美国，1、2 和 3 级弹力袜分别施加 15～20mmHg、20～30mmHg 和 30～40mmHg 的压力。长度到大腿还是到膝关节，这一点还没有更好的共识。类别的选择取决于腿的大小和形状及患者的活动水平。所有使用压力治疗的医务人员都必须知道目前存在的不同的分类系统，以避免患者使用错误型号的压力袜，从而导致病情的恶化[9]。不合适的压力袜可导致组织坏死、真菌感染、接触性皮炎和截肢的可能，特别是在动脉功能不全的患者（问题 3：D 错误）。在开弹力袜处方之前，先测老年患者的 ABI 更安全[7]。

根据典型症状（腿部疼痛、疲劳、水肿）即可做出静脉曲张和慢性静脉疾病的诊断，并通过多普勒超声证实静脉反流，诊断为逆向血流或反向时间＞ 0.5s[10-12]。除了隐股静脉和隐腘静脉交界处的静脉反流外，多普勒超声还有助于寻找病变穿支静脉，并排除 DVT。超声是首选的影像学检查方式。手持式多普勒无法定量测量。髂静脉受压已越来越被认为是静脉功能不全的一个促成因素，横断面成像与 CT 静脉造影或 MRA 有助于排除髂静脉受压，但是不能用来评估静脉瓣膜功能，而静脉瓣膜功能不全是静脉曲张最常见的原因（问题 4：B 正确）。

随着腔内治疗的引入，VV 的手术治疗得到了显著的发展。最初用激光，后来用射频进行热消融，这是一种侵入性小、恢复快的治疗方法，可以在诊所进行，几乎已经取代了剥脱术。一项随机对照试验比较了大隐静脉的手术剥脱、激光热消融和泡沫硬化疗法治疗 VV 的患者。热消融术和剥脱术在 6 个月时的成功率（93.6% 和 91.9%)优于泡沫硬化治疗（67.6%）。与泡沫硬化治疗（6.2%）和剥脱术（7.1%）相比，激光治疗的并发症发生率最低（1.0%）[13]（问题 5：B 正确）。

高位结扎和剥脱术并不是治疗 GSV 反流的金标准。美国静脉论坛和血管外科学会建议热消融（激光或射频）而不是剥脱治疗 GSV[14]（问题 6：C 正确）。格鲁斯特郡的研究显示，仅使用高位结扎是不够的，患者很容易复发（问题 6：A 正确）。他们对 100 例有高位结扎，但不常规剥脱的 GSV 患者进行了随访。接受高位结扎的患者在 5 年[15] 和 11 年[16] 的复发率较高。O'Hare 等回顾了 219 例患者 234 条腿 SSV 静脉曲张的手术治疗。与单纯 SPJ 结扎的患者（32%）相比，SPJ 结扎同时行剥脱的患者 1 年 SPJ 反流发生率明显较低（13%）。两组患者的并发症发生率相当[17]。高位结扎和剥脱术仍然是 VV 的有效治疗方法，对生活质量的改善与胆绞痛患者腹腔镜胆囊切除术后的改善相当[18]（问题 6：D 正确）。

肿胀麻醉是指在 VV 周围注射局部麻醉肿胀液，以加热的方式治疗（问题 7：A 错误）。

注射是在多普勒超声引导下在静脉周围筋膜之间进行的，需要注意避免注射到静脉或损伤相邻的神经或动脉。肿胀麻醉的剂量取决于要治疗的静脉的长度。特别是处理 SSV 时，应使用大量的肿胀液将其与腓肠神经分离。注射有助于将静脉从周围的软组织中剥离出来。它还提供了一个冷却区域，以最大限度减少对周围组织的热损伤，来保护邻近的结构和浅层皮肤（问题 7：B 正确，D 错误）。肿胀麻醉除了可以延长术后镇痛时间外，还可以压迫静脉，诱导血管痉挛，最大限度地发挥热能对血管壁的作用[19, 20]（问题 7：C 正确）。

RFA 依赖于在多普勒超声的引导下将导管引入扩张的静脉。导管的头端是一根激光光纤，放置在距离浅静脉与深静脉交接处至少 2.5cm 处（问题 8：B 错误）。研究表明，浅静脉至深静脉连接处的距离为消融距离，将消融距离从 2cm 增加到大于或等于 2.5cm 可能导致内热诱导血栓（endothermal heat induced thrombosis，EHIT）形成率降低[21]。在确认头端的位置后，能量被传递到血管壁的胶原，从而破坏内皮。最终，血管收缩并被纤维化而消失。所使用的激光器的最佳波长还在探讨中。目前报道的激光波长包括 810nm、940nm、980nm、1064nm、1320nm 和 1470nm[22]。与血红蛋白相比，发射波长为 1320nm 和 1470nm 的激光系统主要吸收水分，与短波长激光相比，治疗后疼痛和瘀斑较少[23]。Pannier 等[24] 报道的应用 1470nm 激光成功进行了消融。纤维头端的设计也可能对术后早期病程有重大影响。Kabnick 等得出结论是，夹克头端的激光纤维使手术更能耐受，引起更少的瘀斑和术后疼痛[25]（问题 8：C 错误）。

Rasmussen 等进行了一项随机试验，EVLT 和高位结扎加剥脱术进行比较。这两种手术都是在诊所的肿胀麻醉下进行的。两种手术的成功率和并发症发生率相当。唯一的区别是，接受高位结扎和剥脱术的患者术后疼痛和瘀青增加[26]。在 Pan Y 等一项 Meta 分析中，13 项研究包括总共 2245 条肢体，都显示了相似的结果。采用 SFJ 结扎和剥脱术的 EVLT 在消除反流方面具有很好疗效，并兼具安全性。在 1 年和 2 年后超声检出率和临床复发率，常规手术和 EVLT 相似。然而与高位结扎加剥脱相比，EVLT 的出血、血肿、伤口感染和感觉异常等并发症较少[27]（问题 8：A 错误）。在 Darwood 等的一项研究中，他们观察到患者在 EVLT 后能更早的恢复正常活动和恢复工作。作者没有进行成本分析，但假设较早恢复正常活动（提前 5 天前）和工作 (提前 13 天) 可能会给 EVLT 带来社会经济优势[28]。

腔内技术治疗 VV 可并发 DVT 和 PE。因此，大多数专家建议在手术后的 1 周内进行超声随访。该影像学检查可以追踪手术的成功情况，并可以检测到血栓向深静脉延伸而导致的 DVT。为了避免这种并发症，大多数血管外科医生没有对 GSV 的近端 2.5cm 进行治疗。在大多数偶发 PE 的患者中，DVT 的发生率小于 1%[29]（问题 8：D 正确）。围术期使用肝素预防 DVT 可能有助于降低血栓的发生率，但这并不常用。

RVA 的应用类似于 EVLT，并在门诊环境和局部肿胀麻醉下进行。在扩张的静脉中引入一根导管，电极从顶端延伸。主机提供所需的射频能量，以保证静脉壁加热到 120℃（问题 9：D 错误）。该导管含有一个反馈机制，用于评估静脉壁阻抗，并调节传递的能量，以保持温度在一个设定的目标。热导致胶原蛋白重塑、血管壁的收缩和成纤维细胞的增殖导致静脉完全闭塞（问题 9：A 正确）。因为治疗的有效性依赖于与静脉壁的接触，所以患者采用头低足高体位将血液中排出静脉是至关重要的。第一个用于 RFA 的导管是 VNUS 闭合系统（VNUS Medical Technologies Inc.，San Jose，CA，USA）。它允许与静脉壁直接接触，需要以大约 3cm/min 的连续回撤速度，回撤速度也可以随着温度的升高而增加（问题 9：B 正确）。2006 年，VNUS 推出了快速节段闭合消融导管。新的导管可以在 20s 的能量周期内对 7cm 长的浅表静脉段进行射频消融，而不需要持续的回拉。在一个能量循环中，温度保持在 120℃。其优点是消融速度更快、更稳定[30]。Merchant 等报道了数量最多的一组接受 RFA 的患者。他们随访

1006 例患者 (1222 条肢体) 长达 5 年，随访结束时闭塞率为 87.2%。线性回归显示 BMI 和回撤导管速度是失败的预测原因 [31]（问题 **9：C 正确**）。图 49-5 展现了浅静脉反流的治疗流程。

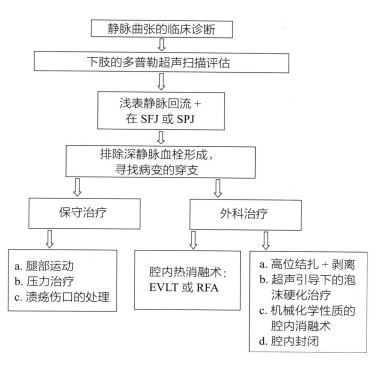

▲ 图 49-5　浅表静脉回流的治疗流程

参考文献

[1] Evans C, Lee A, Fowkes F, Ruckley C. Prevalence of varicose veins and chronic venous insufficiency in men and women in the general population: Edinburgh Vein Study. J Epidemiol Community Health. 1999;53(3):149–53.

[2] Moore W. Vascular and endovascular surgery: a comprehensive review. 7th ed. Philadelphia: Saunders, Elsevier; 2006. p. 857.

[3] Scott TE, LaMorte WW, Gorin DR, Menzoian JO. Risk factors for chronic venous insufficiency: a dual case-control study. J Vasc Surg. 1995;22:622–8.

[4] Cornu-Thenard A, Boivin P, Baud JM, DeVincenzi I, Carpentier PH. The epidemiology of chronic venous diseases. Phlebology. 2000;15:2–18.

[5] Cesarone MR, Belcaro G, Nicolaides AN, Geroulakos G, Griffin M, Incandela L, et al. "Real" epidemiology of varicose veins and chronic venous diseases: the San Valentino Vascular Screening Project. Angiology. 2002;53:119–30.

[6] Ropacka-Lesiak M, Kasperczak J, Breborowicz GH. Risk factors for the development of venous insufficiency of the lower limbs during pregnancy—part 1. Ginekol Pol. 2012;83:939–42.

[7] Palfreyman SJ, Michaels JA. A systematic review of compression hosiery for uncomplicated varicose veins. Phlebology. 2009; 24(Suppl 1):13–33.

[8] Hafner A, Sprecher E. In: Bolognia JL, Jorizzo JL, Schaffer JV, editors. Dermatology. 3rd ed. Philadelphia: Elseiver; 2012. p. 2572.

[9] Hague A, Pherwani A, Rajagopalan S. Role of compression therapy in pathophysiology of the venous system in lower limbs. Surgeon. 2017;15:40–6.

[10] Porter JM, Moneta GL. Reporting standards in venous disease: an update. International Consensus Committee on chronic Venous disease. J Vasc Surg. 1995;21(4):635.

[11] Coleridge-Smith P, Labropoulos N, Partsch H, Myers K, Nicolaides A, Cavezzi A. Duplex ultrasound investigation of the veins in chronic venous disease of the lower limbs-UIP consensus document part 1. Basic principles. Eur J Vasc Endovasc Surg. 2006;31(1):83.

[12] Labropoulos N, Tiongson J, Pryor L, Tassiopoulos AK, Kang SS, Ashraf Mansour M, Baker WH. Definition of venous reflux in lower-extremity veins. J Vasc Surg. 2003;38(4):793.

[13] Brittenden J, Cotton SC, Elders A, Ramsay CR, et al. A randomized trial comparing treatments for varicose veins. N Engl J Med. 2014;371(13):1218–27.

[14] Gloviczki P, Comerota AJ, Dalsing MC, Eklof BG, et al. The care of patients with varicose veins and associated chronic venous diseases: clinical practice guidelines of the Society for Vascular Surgery and the American Venous

forum. J Vasc Surg. 2011;53(5 Suppl):2S–48S.

[15] Dwerryhouse S, Davies B, Harradine K, Earnshaw JJ. Stripping the long saphenous vein reduces the rate of reoperation for recurrent varicose veins: five-year results of a randomized trial. J Vasc Surg. 1999;29(4):589–92.

[16] Winterborn RJ, Foy C, Earnshaw JJ. Causes of varicose vein recurrence: late results of a randomized controlled trial of stripping the long saphenous vein. J Vasc Surg. 2004;40(4):634–9.

[17] O'Hare JL, Vandenbroeck CP, Whitman B, et al. A prospective evaluation of the outcome after small saphenous varicose vein surgery with one-year follow-up. J Vasc Surg. 2008;48(3):669– 73. discussion 674

[18] Sam RC, Darvall KA, Adam DJ, Silverman SH, Bradbury AW. A comparison of the changes in generic quality of life after superficial venous surgery with those after laparoscopic cholecystectomy. J Vasc Surg. 2006;44(3):606–10.

[19] Ramon RJP, Eekeren v, Boersma D, et al. Update of endovenous treatment modalities for insufficient saphenous veins—a review of literature. Sem Vasc Surg. 2014;27(2):118–36.

[20] Bhayani R, Lippitz J. Varicose veins. Dis Mon. 2009;55(4):212–22.

[21] Sadek M, Kabnick LS, Rockman CB, et al. Increasing ablation distance peripheral to the saphenofemoral junction may result in a diminished rate of endothermal heat induced thrombosis. J Vasc Surg Venous Lymphat Disord. 2013;1(3):257–62.

[22] Van den Bos R, Arends L, Kockaert M, et al. Endovenous therapies of lower extremity varicosities: a meta analysis. J Vasc Surg. 2009;49(1):230–9.

[23] Almeida J, Mackay E, Javier J, Mauriello J, Raines J. Saphenous laser ablation at 1470 nm targets the vein wall, not blood. Vasc Endovasc Surg. 2009;43(5):467–72.

[24] Pannier F, Rabe E, Maurins U. First results with a new 1470 nm diode laser for endovenous ablation of incompetent saphenous veins. Phlebology. 2009;24:26–30.

[25] L.S. Kabnick, J.A. Caruso. Are there differences between bare,covered or diffusion fibers for endovenous treatment of the great saphenous vein? Veith symposium; 2008. http://www. veithsymposium.com/pdf/aim/1980.pdf

[26] Rasmussen LH, Bjoern L, Lawaetz M, Blemings A, Lawaetz B, Eklof B. Randomized trial comparing endovenous laser ablation of the great saphenous vein with high ligation and stripping in patients with varicose veins: short-term results. J Vasc Surg. 2007;46(2):308–15.

[27] Pan Y, Zhao J, Mei J, et al. Comparison of endovenous laser ablation and high ligation and strippins for varicose vein treatmemt: a meta-analaysis. Phlebology. 2012;29(2):109–19.

[28] Darwood RJ, Theivacumar N, Dellagrammaticas D, Mavor AI, Gough MJ. Randomized clinical trial comparing endovenous laser ablation with surgery for the treatment of primary great saphenous varicose veins. Br J Surg. 2008;95(3):294–301.

[29] Mozes G, Kalra M, Carmo M, Swenson L, Gloviczki P. Extension of saphenous thrombus into the femoral vein: a potential complication of new endovenous ablation techniques. J Vasc Surg. 2005;41(1):130–5.

[30] Gohel MS, Davies AH. Radiofrequency ablation for uncomplicated varicose veins. Phlebology. 2009;24(Suppl 1):42–9.

[31] Merchant RF, Pichot O, Closure Study Group. Long-term outcomes of endovenous radiofrequency obliteration of saphenous reflux as a treatment for superficial venous insufficiency. J Vasc Surg. 2005;42(3):502–9. discussion 509

复发性静脉曲张的超声引导泡沫硬化治疗

Ultrasound Guided Foam Sclerotherapy for the Management of Recurrent Varicose Veinss

Christopher Richard Lattimer　　Mustapha Azzam　著

第 50 章

病例报告

67 岁老年男性患者，因"左下肢足靴区瘙痒不适，严重影响生活"而就诊。久站后症状加重，晨轻暮重。膝长型弹力袜加压治疗可缓解症状。既往于 12 岁时因脊髓灰质炎导致左小腿肌肉部分萎缩，7 年前行左侧大隐静脉膝关节水平以上剥脱及曲张静脉剥脱术后症状缓解，但出现持续性的踝关节肿胀。

问题 1：以下哪一种是复发性静脉曲张？

A. 静脉剥脱术后新生静脉曲张。

B. 不完全静脉切除术后残余静脉。

C. 静脉内激光消融后剩余静脉曲张。

D. 泡沫硬化治疗后剩余静脉曲张。

E. GSV 术后原发性小隐静脉曲张。

结合患者之前接受过大隐静脉剥脱手术的病史，诊断该患者为复发性静脉曲张。

问题 2：哪项检查对复发性静脉曲张最有诊断意义？

A. 静脉 CTA。

B. 静脉超声。

C. 空气体积标记法。

D. 静脉造影。

E. MRA。

静脉超声证实小腿段一粗细约 5mm 的静脉曲张由小腿段无功能的穿静脉反流；膝关节下方大隐静脉粗细 1mm，通畅，未见明显反流；所有深静脉通畅，无明显反流。

问题 3：治疗的最终目标是什么？

A. 静脉性溃疡的预防。

B. 小腿肌肉泵功能的修复。

C. 生活质量的改善。

D. 改善美观问题。

E. 去除超声发现的不正常血管。

告知患者罹患有复发性静脉曲张，症状非常典型。虽然，手术治疗能有效地治疗他目前的症状，但可能会面临一些硬化并发症。例如，治疗过程中为了能够尽可能根治该曲张静脉，可能需要更大剂量的硬化剂，可能会出现深静脉血栓或肺动脉栓塞（概率＜ 1%），可能会出现不同程度的合并疼痛的静脉炎及炎症后色素沉着。

问题 4：为什么泡沫硬化剂优于液体硬化剂？

A. 泡沫硬化剂可以起到全层的穿透性化学损伤。

B. 引起注射静脉的血栓形成。

C. 动态超声实时监测。

D. 能够增大内皮细胞与药物的接触面积。

E. 泡沫可以被压缩，液体却不能。

问题 5：每次治疗注射的泡沫的最大剂量是多少？

A. 10ml。

B. 12ml。

C. 16ml。

D. 24ml。

E. 最大注射剂量取决于超声监测下静脉曲张所能容纳的剂量。

患者站立位接受超声扫描，以确定其浅静脉反流范围并确定合适的穿刺位置。小腿内侧用笔识别并标记穿刺静脉（图 50-1）。患者取仰卧位，用 21 号蝶形针穿刺目标静脉远端并用胶带固定。弹力袜部分应用在脚和脚踝上，抬高患肢以排空静脉；在超声引导下注射泡沫。注入 5ml 后，注射器阻力增加，超声监测泡沫被填充了所有目标血管，停止注射。穿静脉处手指压迫 2min，10min 后穿压力袜并固定于腰部（图 50-2）。

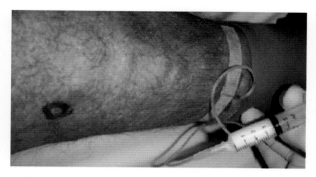

▲ 图 50-1　泡沫注射曲张静脉团可见静脉团充盈，泡沫抵达穿静脉支

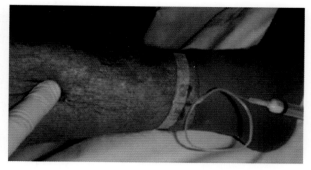

▲ 图 50-2　通过手指压迫穿静脉及远端压力袜加压以达到阻断治疗区域静脉团的血液流通

问题 6：下列哪一种方法可以提高泡沫的功效？
A. 混合气体的类型。
B. 少量多次的注射。
C. 气体 / 液体的混合比例。
D. 患肢抬高。
E. 加压包扎。

我们通过将 1.2ml 的 1% 的十四烷基硫酸盐（STD Pharm®）与 4.8ml 的控制在半旋的三通接头在 5ml 注射器间对冲配比泡沫。注射前再次快速对冲几次以达到稳定的泡沫。

问题 7：设想一下大隐静脉剥脱术后踝关节肿胀的原因，为什么注射泡沫硬化剂可以避免这种并发症？

踝关节肿胀可能与上次手术后回流静脉血栓形成有关，但是我们在超声检查中未发现血栓的影像。

问题 8：下列并发症及不良反应按照发病率怎样排序？
A. 头痛。
B. 深静脉血栓形成。
C. 静脉炎及色素沉着。
D. 肺栓塞。
E. 视觉障碍。

注射时无特殊不适，术后 3 周复查，出现了局部发硬及色素沉着，但并没有引起患者的担心及抱怨，所有症状消失，踝关节肿胀缓解（可能与穿压力袜有关）。同时，多普勒超声检查提示静脉闭塞好，股静脉、腘静脉及小腿深静脉血管通畅。

问题 9：静脉曲张术后常见的复发类型是什么？

A. 前副隐静脉（anterior accessory saphenous vein，AASV）。

B. 剥脱隧道新生血管。

C. 腹股沟区新的曲张复发。

D. 小隐静脉反流。

E. 盆腔静脉反流。

各种静脉曲张复发示例（图 50-3 至图 50-5）。

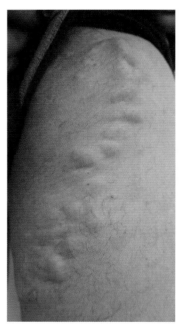

▲ 图 50-3　大隐静脉剥脱术后副大隐静脉导致静脉曲张

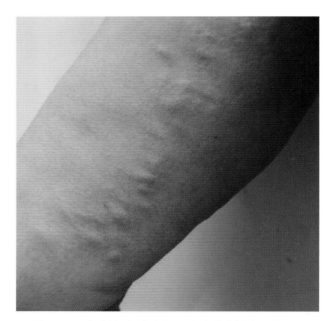

▲ 图 50-4　大隐静脉剥脱术后剥脱隧道新生血管导致的静脉曲张复发

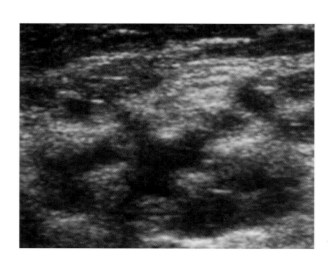

◀ 图 50-5　腹股沟区新生血管在超声下的表现

问题 10：复发性曲张静脉的最佳治疗方式是什么？

A. 泡沫硬化。

B. 腹股沟局部再次外科手术。

C. 反流静脉的热消融。

D. 个体化治疗。

E. 热消融及泡沫硬化的复合治疗。

评论

超声引导泡沫硬化治疗（ultrasound guided foam sclerotherapy，UGFS）已成为症状性复发性静脉曲张的一种有效和安全的治疗方法。单纯硬化疗法可以让半数以上的患者达到有效的诊疗。超过 18 个月的时间随访提示：87% 的静脉曲张的患肢已立即消除所有静脉曲张。其潜在的并发症，如深静脉血栓形成或全身不良反应是罕见的。然而，复发的患者容易出现硬化性静脉炎，这可能会导致少数患者出现症状[1]。

开放性手术后复发静脉曲张在 5～20 年内的复发比例在 20%～80%[2]。现行的复发性静脉曲张的定义现在尚不明确。国际共识会议定义了术后复发性静脉曲张（recurrent varicose veins after surgery，REVAS）：既往手术治疗或联合辅助手段治疗后仍存在下肢静脉曲张者。这个临床上的定义同时包含真正的术后复发和残存静脉曲张的进展。然而，本章仅仅针对真正的复发静脉曲张患者，而不包含残余曲张静脉的治疗（问题 1：A）。泡沫硬化疗法既是一种初次疗法，也是一种补充疗法。只有当患者完成静脉曲张的硬化治疗后的再次复发才能被定义为静脉曲张复发。静脉曲张多次治疗之间的静脉曲张不能称为复发性静脉曲张。腔内治疗后的静脉曲张（presence of varicies after interventional treatment，PREVAIT）在新的指南中被定义为静脉曲张复发（REVAS）[3]。

在复发性静脉曲张的调查中，静脉彩超检查是金标准。它能够提供解剖学信息，并展示了静脉曲张的反流点等血流动力学信息。它评估表面的隐静脉、穿通静脉和深静脉[4]。在复发性静脉曲张的分类中也是一个重要的参照标准[5, 6]（问题 2：B）。CT 或 MR 静脉造影术很少用到，但在彩超检查不能明确反流还是阻塞并需要进一步明确诊断时有非常重要的意义。非血栓性髂静脉病变（non-thrombotic iliac vein lesions，NIVL）于 1908 年由 McMurrich[7] 提出，并由 May 和 Thurner[8] 及 Cockett[9] 描述和定义。空气容积描记术（air plethysmography，APG）是非侵入性的静脉回流和阻塞的定量研究，并且以 ml/s 定量测量[10-12]。这种检测方法可能有助于评估复杂的患者。对比剂静脉造影是创伤最大的侵入性的检查，但在评估患者深静脉系统情况，尤其是血栓后综合征（post-thrombotic syndrome，PTS）和深静脉阻塞的支架植入前尤其重要。

所有治疗的目的都应以彻底治疗所有静脉曲张并提高患者生活质量为目标，复发性静脉曲张的诊疗也应秉承这样的治疗目标（问题 3：C）。静脉曲张的类型及生活质量评分都应该是患者症状描述的标准[13]。患者的满意度取决于手术成功与否，与患者的预期和手术后并发症发病率直接相关。AVVQ 评分通过各种指标将静脉曲张患者评分从 0～100 加以区分[14]。

泡沫的作用机制是通过对静脉的化学损伤导致静脉炎，虽然其针对内皮细胞，但炎症是可透壁的，所以其需要加压治疗来预防血栓形成及静脉炎。泡沫通过增大药物与内皮细胞的接触面积，因此泡沫优于原液。但泡沫必须在注射前配制以保证泡沫的稳定性，与血红蛋白的接触可被迅速破坏[15]（问题 4：C 至 E）。气泡的压力和表面张力阻碍气泡随血流移动从而增加接触时间。目前的欧洲安全建议将泡沫给药限制在每次 10ml[16]。这比 2004 年推荐的最大剂量少了 2ml[17]。尽管遵循这样的建议，有报道提到 1 例卵圆孔未闭的 52 岁女性患者在注射 10ml 泡沫硬化剂后出现了持续 30min 的 TIA 发作[18]。若注入泡沫过多过快，可能会进展为脑卒中[19]。

泡沫的制备通过三通经 Tessari 法制备[20]。在三通接头内有力的对冲混合泡沫。应注意制备的泡沫应立即使用，静置可能导致微气泡因相互结合而扩大，从而影响硬化效果。硬化剂通常采用多聚醇或十四烷基硫酸钠，它们都是洗涤剂。长导管注射和局部麻醉肿胀液注射可以提高静脉塌陷，从而提高大口径曲张静脉的闭合。有证据表明，生理气体二氧化碳比空气更安全，能有效减少整体不良反应的发生，从 39% 到 11%[22]（问题 6：A）。治疗后立即检查发现，超声引导下多点多次小剂量注射可以减少硬化泡沫进入深静脉的通道[23]（问题 6：B）。虽然各种剂量的配比方式都有应用，但最佳比例推荐气液比还是 4∶1（问题 6∶C）。腿部抬高可以减少闭合血管内的血液，减少泡沫与血液的接触[15, 24]（问题 6∶D）。腿长型压力袜加压 2～3 周比弹力绷带包扎能够更有效降低静脉炎的发病概率[25]（问题 6∶E）。我们的建议是应用长筒弹力袜与腰部连接，指导患者在前 2 周的 24h 和第 3 周的白天进行压力治疗。

踝关节水肿是静脉疾病的分期和严重程度评分的一部分，可能是与静脉功能不全相关[26, 27]。手术治疗后水肿增加了深静脉血栓或淋巴损害的可能性。传统的静脉曲张静脉手术已被证明会引起淋巴损伤，从而导致易感患者踝关节水肿和淋巴水肿[28]。目前还没有证据表明硬化疗法会导致淋巴系统的破坏和随后的淋巴水肿。在复发性疾病中使用硬化剂治疗，以减少手术切除带来的并发症（问题 7）。

并发症和不良反应的发生率如下：头痛（4.2%）、深静脉血栓形成（低于 1%）、硬化 / 色素沉着（17.8%）、肺栓塞（低于 1%）和视觉障碍（1.4%）[29]（问题 8：D、B、E、A、C）。卵圆孔未闭的发生率为 27%[30]，这可能解释了数例患者在治疗后出现左心微泡[31]。当泡沫随血流出现在心脏时，就昭示着治疗失败。

然而，微泡迁移的临床意义及其相关的暂时的神经系统并发症尚不清楚。复发性静脉曲张可以在腿部的不同部位出现[32]。大隐静脉剥脱术后可能会出现腹股沟新血管形成，也就是将隐静脉 – 股静脉连接处重新连接到剩下的隐静脉主干上、前或后副隐静脉，从而出现沿着大隐静脉走行区的静脉曲张，因为正常的隐静脉支流被离断，隐静脉的引流路线和随后的这些支脉随时间扩张。当盆腔静脉功能不全时，会阴经常是静脉反流的来源（问题 9：A 至 E）。

复发性静脉曲张的治疗取决于其解剖部位、复发及其血流动力学特性。泡沫适合大多数复发，特别是膝盖以下的支流。但是复发性疾病有很多变化，一刀切的治疗方式是不合适的。因此，我们建议采用个体化的治疗方案，并采用泡沫硬化疗法为主要的选择（问题 10：D）。

参考文献

[1] Kakkos SK, Bountouroglou DG, Azzam M, Kalodiki E, Daskalopoulos M, Geroulakos G. Effectiveness and safety of ultrasound-guided foam sclerotherapy for recurrent varicose veins: immediate results. J Endovasc Ther. 2006;13:357–64.

[2] Perrin MR, Guex JJ, Ruckley CV, et al. Recurrent varices after surgery (REVAS), a consensus document. Cardiovasc

Surg. 2000;8(4):233–45.

[3] Perrin MR. Presence of varicies after operative treatment; a review. Phlebolymphology. 2014;21(3):158–68.

[4] Mendoza E, Lattimer CR, Morrison N. Duplex ultrasound of superficial leg veins. London: Springer-Verlag; 2014. ISBN: 978-3642407307

[5] Fischer R, Linde N, Duff C, Jeanneret C, Chandler JG, Seeber P. Late recurrent saphenofemoral junction reflux after ligation and stripping of the greater saphenous vein. J Vasc Surg. 2001;34:236–40.

[6] Winterborn RJ, Foy C, Earnshaw JJ. Causes of varicose vein recurrence: late results of a randomized controlled trial of stripping the long saphenous vein. J Vasc Surg. 2004;40:634–9.

[7] McMurrich JP. The occurrence of congenital adhesions in the common iliac veins, and their relation to thrombosis of the femoral and iliac veins. Am J Med Sci. 1908;135:342–6.

[8] May R, Thurner J. The cause of the predominantly sinistral occurrence of thrombosis of the pelvic veins. Angiology. 1957;8:419–27.

[9] Cockett FB, Thomas ML. The iliac compression syndrome. Br J Surg. 1965;52:816–21.

[10] Allan JC. Volume changes in the lower limb in response to postural alterations and muscular exercise. S Afr J Surg. 1964;2:75–90.

[11] Lattimer CR, Mendoza E. Reappraisal of the utility of the tilt-table in the investigation of venous disease. Eur J Vasc Endovasc Surg. 2016;52(6):854–61.

[12] Lattimer CR, Mendoza E, Kalodiki E. The current status of air-plethysmography in evaluating non-thrombotic iliac vein lesions. Phlebology. 2017.; doi: 10.1177/0268355516687866. [Epub ahead of print]. PMID: 28056700

[13] Kundu S, Lurie F, Millward SF, et al. Recommended reporting standards for endovenous ablation for the treatment of venous insufficiency: Joint Statement of the American Venous Forum and the Society of Interventional Radiology. J Vasc Surg. 2007;46:582–9.

[14] Smith JJ, Garratt AM, Guest M, Greenhalgh RM, Davies AH. Evaluating and improving health-related quality of life in patients with varicose veins. J Vasc Surg. 1999;30:710–9.

[15] Watkins MR. Deactivation of sodium tetradecyl sulphate injection by blood proteins. Eur J Vasc Endovasc Surg. 2011;41(4):521–5.

[16] Breu FX, Guggenbichler S, Wollmann JC. Second European consensus meeting on foam sclerotherapy 2006, Tegernsee, Germany. Vasa. 2008;37(71):1–29.

[17] Breu FX, Guggenbichler S. European consensus meeting on foam sclerotherapy, April, 4–6, 2003, Tegernsee, Germany. Dermatol Surg. 2004;30(5):709–17.

[18] Gillet JL, Guedes JM, Guex JJ, et al. Side-effects and complications of foam sclerotherapy of the great and small saphenous veins: a controlled multicentre prospective study including 1025 patients. Phlebology. 2009;24:131–8.

[19] Morrison N, Cavezza A, Bergan J, Partsch H. Regarding 'stroke after varicose vein foam injection sclerotherapy'. J Vasc Surg. 2006;44:224–5.

[20] Tessari L, Cavezzi A, Frullini A. Preliminary experience with a new sclerosing foam in the treatment of varicose veins. Dermatol Surg. 2001;27:58–60.

[21] Parsi K. Catheter-directed sclerotherapy. Phlebology. 2009; 24:98–107.

[22] Morrison N, Neuhardt DL, Rogers CR, et al. Comparisons of side effects using air and carbon dioxide foam for endovenous chemical ablation. J Vasc Surg. 2008;47:830–6.

[23] Yamaki T, Nozaki M, Sakurai H, Takeuchi M, Soejima K, Kono T. Multiple small-dose injections can reduce the passage of sclerosant foam into deep veins during foam sclerotherapy for varicose veins. Eur J Vasc Endovasc Surg. 2009;37(3):343–8.

[24] Parsi K, Exner T, Connor DE, Ma DDF, Joseph JE. In vitro effects of detergent sclerosants on coagulation, platelets and microparticles. Eur J Vasc Endovasc Surg. 2007;34:731–40.

[25] Scurr JH, Coleridge-Smith P, Cutting P. Varicose veins: optimum compression following sclerotherapy. Ann Royal Coll Surg Eng. 1985;67:109–11.

[26] Eklof B, Rutherford RB, Bergan JJ, et al. Revision of the CEAP classification for chronic venous disorders: consensus statement. J Vasc Surg. 2004;40:1248–52.

[27] Rutherford RB, Padberg FT Jr, Comerota AJ, Kistner RL, Meissner MH, Moneta GL. Venous severity scoring: an adjunct to venous outcome assessment. J Vasc Surg. 2000;31(6):1307–12.

[28] Van Bellen B, Gross WS, Verta MJ Jr, Yao JS, Bergan J. Lymphatic disruption in varicose vein surgery. Surgery. 1977;82(2):257–9.

[29] Jia X, Mowatt G, Burr JM, Cassar K, Cook J, Fraser C. Systematic review of foam sclerotherapy for varicose veins. Br J Surg. 2007;94:925–36.

[30] Hagen PT, Scholz DG, Edwards WD. Incidence and size of patent foramen ovale during the first 10 decades of life: an autopsy study of 965 normal hearts. Mayo Clin Proc. 1984;59:17–20.

[31] Hansen K, Morrison N, Neuhardt DL, Salles-Cunha SX. Transthoracic echocardiogram and transcranial Doppler detection of emboli after foam sclerotherapy of leg veins. J Vasc Ultrasound. 2007;31(4):213–6.

[32] Kalodiki E, Azzam M, Geroulakos G, Lattimer CR. Hemodynamic outcomes at 5 years from a randomized controlled trial comparing laser ablation with foam sclerotherapy. J Vasc Surg Venous Lymphat Disord. 2017;5(1):161.e6.

第51章

与深静脉功能不全相关的静脉溃疡
Venous Ulcers Associated with Deep Venous Insufficiency

Seshadri Raju　著

病例报告

　　46 岁，女性，教师，无吸烟史，因足踝内侧溃疡就诊。伤口护理中心加压治疗 1 年，溃疡不愈合。既往反复同一部位溃疡，局部伤口护理及加压包扎后可愈合。现溃疡疼痛剧烈，腿部疼痛为著（视觉模拟评分为 7/10），患者养成了日间间断抬高患肢，夜间用枕头垫高双腿的习惯。工作时常用非甾体抗炎药来缓解疼痛，近期疼痛严重难以入睡需给予青麻药物。在给予麻醉药物的前提下，间断出现疼痛难以耐受，20～30min 后才能入睡。

　　既往病史：在过去 1 年中，她曾两次因腿部蜂窝织炎住院，需要静脉注射抗生素。15 年前首次出现溃疡时，给予大隐静脉剥脱术后溃疡愈合，2 年后溃疡再次复发。在青少年时期，她在一次滑雪事故中遭遇了同一肢体的闭合性胫骨骨折，在石膏和拐杖的支撑下生活了几周。家族史：家族中均无静脉曲张或深静脉血栓形成病例。

　　体格检查：除了患肢外，患者身体健康，患肢在下肢 1/3 的内侧有一个大小为 5～10cm 的慢性溃疡。溃疡床有干净的肉芽组织，可见浆液性渗出。溃疡周围有大面积的色素沉着，没有发现明显的静脉曲张或皮下出血，足背动脉良好。

问题 1：以下哪一种情况在这个患者身上发生的可能性最小？

A. "原发性"深静脉瓣膜反流。

B. 血栓后综合征。

C. 腘动脉卡压。

D. 新生血管形成引起的复发性隐静脉反流。

E. 穿通支功能不全。

患者被转诊到血管检查室，在那里进行了详细的双下肢静脉检查。检查发现，在患肢的深静脉系统中存在广泛的反流。股静脉瓣膜和腘静脉瓣膜均存在反流，瓣膜关闭时间分别为 7s 和 6s。大隐静脉被证实不存在，在残存的大隐静脉周围没有支流或侧支反流的证据。未检测到新生血管形成。穿支无明显反流，小隐静脉无反流。深静脉系统是通畅的，没有既往形成过血栓的证据。空气体积描记结果如下：静脉充盈指数（VFI90）7ml/s，静脉容积 135ml，射血分数 60%，残余体积分数 48%。

基于上述发现和保守治疗无效的溃疡，我们与患者讨论了手术干预，她同意了这个办法。其他术前检查包括凝血试验和上下行静脉造影。

问题 2：下面哪个描述是正确的？

A. 在评估反流时，多普勒检查比下行静脉造影更具特异性。

B. 静脉瓣膜关闭时间（valve closure time，VCT）是一种可靠的反流定量测量方法。

C. APG 的静脉充盈指数（VFI90）与动态静脉压相关性最好。

D. 体格检查没有静脉曲张或"皮下出血"排除了新生血管形成或穿支反流是反流的重要来源。

E. 可触及的足部脉搏排除了由动脉供血不足引起的患者腿部溃疡和疼痛。

患者在全身麻醉下接受了股静脉瓣膜内成形术（Kistner 技术）。术后恢复顺利。DVT 预防包括术前开始使用低分子量肝素直至出院、术中静脉注射肝素（5000U）和每天口服华法林钠。在患者围术期间开始使用气囊加压治疗，并在术后不活动时继续进行。患者出院时服用 5mg 华法林，并在当地医生的指导下将国际标准化比值维持在 2.5 或以上达 6 周，之后可降低剂量至目标 INR 为 1.7～2.0。指导患者每天穿压力袜至少维持 6 周，之后可以根据需要调整用法。

随访 6 周，患者手术切口愈合良好，溃疡上皮化程度达到原来表面积的 90%。充分沟通后，患者恢复正常工作生活。在第 4 个月随访时，患者报告溃疡在第一次就诊后 2 周完全愈合，此后溃疡未再反复，疼痛缓解，间断使用医用弹力袜。体格检查发现先前溃疡的皮肤覆盖良好，肢体无水肿。间隔随访多普勒超声检查显示修复后的股静脉瓣膜功能良好，瓣膜关闭时间为 0.4s。腘静脉瓣膜反流没有变化。术后 APG 显示 VFI90 已接近正常化，为 2.3ml/s。其他值与术前相比基本没有变化。

问题 3：以下哪一项是不正确的？

A. 术后深静脉血栓形成（30 天）在纠正"原发性"瓣膜反流的瓣膜重建手术后相对罕见。

B. 收集腋静脉进行瓣膜重建后很少发生手臂肿胀。

C. 血栓形成后瓣膜重建是禁忌的。

D. 对于慢性深静脉阻塞（继发性隐静脉曲张）患者，可以安全地进行大隐静脉消融。

E. 静脉阻塞与反流同时存在时，单独放置支架以纠正阻塞通常会导致淤血性溃疡愈合。

评论

静脉溃疡的鉴别诊断包括缺血性溃疡、糖尿病足溃疡、与高血压或其他原因引起的血管炎相关的溃疡、与结缔组织疾病（类风湿性关节炎、硬皮病等）相关的溃疡、神经性溃疡、马乔林溃疡（Marjolin ulcer）和许多其他在临床上非常罕见的情况。腘静脉（而非动脉）受压是静脉溃疡的罕见原因 [1]。静脉性溃疡的临床特征非常典型和明显，除少数病例外，仅凭临床检查即可做出阳性诊断。当存在疑问或怀疑合并病理时，应毫不犹豫地对皮肤进行穿刺活检以明确情况。在某些情况下，可能需要对特定结缔组织、免疫学或血液学情况进行相关检测。在大多数情况下，静脉溃疡很容易与动脉（缺血性）溃疡区分开来。前者是位置固定的，反复发作的愈合和溃疡，通常局限于腿的足靴区域。相比之下，动脉溃疡是进行性的，没有缓解期，位置更广泛，具有特征性的坏疽或缺血外观，没有肉芽组织，被坏死组织覆盖，而静脉溃疡常见的周围色素沉着或皮炎则很少出现。可触及的足背动脉搏动可以从体格检查角度排除了缺血性溃疡，但糖尿病足溃疡和血管炎或通常牵涉其中的不常见实体的小血管疾病除外（如硬皮病和类风湿性关节炎等胶原蛋白疾病）。然而，通常可以通过结合临床特征（溃疡的病史、外观和位置）、皮肤活检和针对疑似非静脉病变的特殊检查来缩小可能性。在某些情况下，可能需要通过测量踝肱指数和足趾动脉压力来鉴别。由于其广泛流行，静脉溃疡可以并且确实与上面列出的其他病变一起发生。为了确定是否存在与其他非静脉病变相一致的静脉溃疡，有必要根据静脉功能检查和静脉血流动力学测试 [如动态静脉压力测量和（或）空气体积描记法] 确认存在明显的反流。在合并动脉 / 静脉溃疡时，治疗上应首先针对改善动脉灌注。

无论诊断多么明显，静脉溃疡患者都应通过详细的评估方案进行评估，以评估严重程度并为以后的预后评估奠定基础。CEAP 分级 [2] 和静脉临床严重程度评分 [3] 的应用为实现这一目标提供了一种标准化格式。静脉疾病的生活质量评估方法 [4] 已经得到验证，并从患者的角度提供了预后评估的方法（问题 1：C）。

除非特别要求，许多慢性静脉功能不全患者不会自愿提供信息，如通过抬腿和使用压力袜缓解腿部疼痛、夜间腿部抽筋和不宁腿，或者他们养成的夜间抬腿睡觉的习惯。也许是因为病情的长期性，这些细节已经成为他们日常生活中不可或缺的一部分，如果没有直接询问，可能不会被提到。即使是潜在的重要信息，如几年或几十年前发生的蜂窝织炎或"静脉炎"，需要住院治疗和一段时间的抗凝治疗，这些病史通常不被主动提供，因为患者已经忘记了这段经历，或者认为其与他们目前的状况无关。除了可以辅助静脉溃疡的诊断外，这些信息对于缩小可疑病例或合并病理的鉴别诊断可能很重要。例如，夜间缺血性静息痛通常通过夜间将腿悬在床边来缓解，而静脉性疼痛患者很少采用这种做法。跛行（动脉或静脉）的疼痛会随着行走而恶化，而静脉回流引起的肢体疼痛的患者往往学会了通过步行"摆脱"他们的夜间疼痛。据估计，大约 15% 的慢性静脉功能不全患者会出现静脉跛行。对于这些患者来说，爬楼梯特别困难。与临床症状不成比例的疼痛是深静脉病变的一个特征。疼痛、夜间腿抽筋或不宁腿可能是某些患者的唯一临床特征。术前用视觉模拟评分法 [5] 记录疼痛程度是一种简单可靠的疼痛程度评估工具。镇痛药使用的类型和频率（麻醉药、非麻醉药、非甾体抗炎药）也有重要意义。过去和现在的药物清单中，特别是雌激素类激素和抗凝血药、血小板抑制药，这些病史对后续的治疗有重要意义。

肢体肿胀是静脉疾病的常见表现。除了非常粗略的术语外，很难通过检查来量化，其中包括常用的肢体周长测量在内的体积描记技术是不可靠的，因为肿胀在白天随着体位的改变而变化很大。伴随疼痛的程度对患者自身对肢体肿胀的感知有很大的影响。如果无痛，患者自己可能不会意识到下肢有明显的肿胀；相反，即使是轻微的肿胀，当疼痛时，患者也可能将其评定为严重。由于这些原因，无论是通过病史还是通过检查来量化肿胀都存在相当大的差异和误差。尽管某些临床特征在文本中被描述为淋巴水肿所特有的，但通常不可能仅根据临床理由将静脉肿胀与淋巴肿胀区分开来。此外，这两种疾病经常共存。在许多情况下，淋巴功能障碍似乎继发于静脉阻塞。缓解静脉阻塞可以逆转淋巴功能障碍[6]。即使淋巴显像异常，也有必要进行彻底的静脉检查。

静脉溃疡的研究旨在明确静脉病因、鉴别区域病理和评估血流动力学病变程度。高凝状态检查可以为抗凝机制、抗凝时间和强度提供指导。多普勒超声检查已取代静脉造影，成为筛查和确定慢性静脉功能不全的主要检查方法。在评估反流方面，多普勒超声的总体准确性优于静脉造影[7, 8]。直立位的多普勒超声检查比坐位或卧位的检查产生更准确的结果[9]。压力设置为各种级别的快速充气 / 放气袖带提供了标准化压缩操作，并允许测量瓣膜关闭时间；当这些超过各个瓣膜的阈值时，就会出现反流。令人失望的是，静脉瓣膜关闭时间与反流程度及血流动力学严重程度无关[10]，并且不能以最初希望的定量方式使用。穿支的大小和位置可以通过多普勒超声评估，优于体格检查。我们可以肯定地明确静脉结构的通畅，并且可以识别血栓形成后的变化。尽管不断改进，多普勒超声仍然是一种主要的定性形态学技术。

逆行静脉造影术可明确静脉瓣膜反流的病变程度。使用标准化的 Valsalva 动作在接近直立的位置进行测试时，效果最佳[11]。与多普勒超声的比较后，人们意识到该测试虽然敏感，但并不是很具体。下行静脉造影很容易与经股静脉上行静脉造影相结合来评估髂静脉，而通过足部注射对比剂可能无法充分显示髂静脉。即使是经股静脉造影对髂静脉阻塞的检测也只有 50% 左右的敏感度[12]。血管内超声是评估髂静脉支架植入的金标准[13]。

动态静脉压是对静脉功能的全面测试。大约 25% 的静脉瘀积性溃疡患者的动态静脉压测量参数正常。除静脉回流以外的因素，如顺应性、射血分数和动脉流入量，都会影响动态静脉压[14]。后者在慢性深静脉功能不全患者中往往是异常的。

因此，瓣膜重建手术后动态静脉压通常会改善，但完全正常化的可能性较低[15]。通过足背静脉测量动态静脉压力可以准确反映小腿运动时深静脉压力的变化，但最近的数据对这一长期存在的假设提出了相当大的质疑[16]。

空气体积描记法是一种对小腿静脉泵的非侵入性检查，可用于评估手术效果[17]。残余容积与动态静脉压相关。然而，静脉充盈指数是更一致的反流指标，在矫正手术后恢复正常[18, 19]。

深静脉手术中发生的静脉内皮损伤需要大约 6 周才能愈合[20]。在这个脆弱时期，患者应该得到充分的抗凝治疗。如果管理得当，血栓栓塞并发症的发生率会非常低[21]。曾患过血栓栓塞症的患者和已知有高凝异常的患者发生血栓复发的风险增加，需要长期甚至永久性抗凝治疗（问题 2：A）。

原发性深静脉反流占深静脉重建中心所有深静脉反流的 30%～40%，这一度被认为是罕见的。区分原发性深静脉反流与继发性或血栓形成后反流是有问题的，其表现和临床特征可能相似。既往 DVT 的阴性病史可能不可靠，因为一些血栓的形成是无声的；还有一些人可能被忽视了，他们将肢体疼痛归因于创伤或骨科手术引发的疼痛。术前静脉造影并不能很好地指导手术，而对瓣膜的外科探查往往是最终的决定因素[22]。一些原发性反流患者实际发生了远端的血栓形成，可能会复发。在这组患者中纠正近端反流可能会缓解这些复发症状[23]。相反，由于未知机制引起的深静脉血栓形成最终导致邻近和远处静脉瓣膜的回流[24]。

Kistner 在 1964 年首先描述了通过内部瓣膜成形术矫正原发性深静脉反流。随后，他还描述了一种外部技术。目前正在使用多种开放式和封闭式技术来纠正原发性和血栓形成后的深静脉反流[25, 26]。内部瓣膜成形术获得了极好的结果[21, 23, 27-29]，并且仍然是标准方法。较新的技术提供了更广泛的选择，在某些情况下可能更合适，并取得了类似于原始内部瓣膜成形技术的临床结果[21, 30]。直接瓣膜成形术在某些血栓后反流而瓣膜没有被破坏的情况下可能是可行的[22, 31]。腋静脉瓣膜移植是纠正血栓后反流的常用标准技术。它甚至可以在小梁静脉中进行一些修改，并具有惊人的长期通畅率和临床成功率[32]。腋静脉瓣膜切除后手臂肿胀很少见（问题 3：C）。

最近静脉支架技术的引入减少了我们机构中瓣膜重建的数量。令人惊讶的是，支架应用似乎在广泛的有症状的慢性静脉疾病患者中产生了良好的临床结果，如那些伴有严重反流的患者[33]。这一发现预示着慢性静脉疾病治疗的重大方式转变。在过去的 3 个世纪中，慢性静脉疾病的诊断和治疗主要集中在反流部分上。过去似乎低估了存在于髂静脉中的阻塞性成分的普遍性和重要性[34]。这主要是由于传统诊断方式的不足。即使使用经股静脉注射对比剂，静脉造影的诊断灵敏度也只有正面投影的 50% 左右[12, 33]。使用双平面投影可以获得更高的诊断率（图 51-1）。检查髂静脉需要专门的多普勒超声技术[35]，并且在大多数机构中并不常规进行。

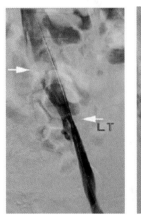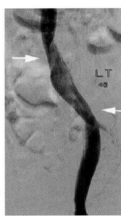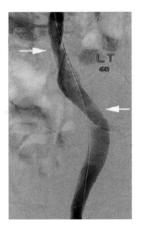

▲ 图 51-1　近端和远端非血栓性髂静脉病变。当投影从正面旋转到斜侧面时，注意病变的出现和消失[36]

现在已知大多数血栓后综合征患者的症状是由阻塞和反流共同引起的[37]，通常存在髂阻塞性病变。血管内超声的使用表明，Cockett 综合征（又名 May-Thurner 综合征、髂静脉受压综合征）在"原发性"反流中也非常常见[36]。这些病变可能是外在压迫，也可能是内部纤维网和膜，或者通常是两者的结合。出于这个原因，已建议使用通用术语"非血栓性髂静脉病变"[36]。它们被认为是由近端动脉持续搏动损伤引起的[12]。在所有年龄组、两性、肢体两侧及远端和近端髂静脉段中均可检测到病变。一些患者也可能存在腹股沟后病变。30%～40% 的无相关反流的患者的髂静脉病变是致病性的[33]。在症状的背景下通过多普勒超声检查没有反流或仅存在轻微反流（如单瓣膜节段性反流），提示应对髂静脉段进行检查[38]。现代成像技术表明，半数以上的普通人群存在此类病变[39]，大多数人在一生中未发病未发现。这些病变在有症状的肢体中发生率非常高（> 90%），表明其具有隐匿性[36]，当叠加了外伤、感染、静脉硬化或反流发作等额外病变时，出现症状。已知隐匿性病变在许多疾病过程中起作用，如与卵圆孔未闭（patent foramen ovale，PFO）相关的脑卒中。约 25% 的普通人群中存在无症状的 PFO，并且在出现反常栓子时会出现症状。

在血栓形成和非血栓形成的情况下，通过放置支架来纠正阻塞性部分可以很好地缓解疼痛和肿胀，并改善生活质量。支架的长期累积通畅率非常好（603 条肢体 6 年通畅率为 93%）[8-10]。支架闭塞仅发生在血栓形成后的肢体中，在非血栓性病变中非常罕见。

即使是完全闭塞的髂静脉（图 51-2）和更广泛的下腔静脉闭塞，也可以成功地再通和植入支架[40-42]。

静脉瘀积性溃疡通常被认为是反流的结果，而不是梗阻。然而，这种相对简单的经皮支架植入技术可治愈约 60% 的静脉瘀积性溃疡[43]，即使相关的反流仍未得到纠正。髂静脉支架植入目前是大多数对压力治疗不耐受的症状严重患者的首选，无论其是原发性还是血栓形成后。如果支架失效，支架部署并不排斥以后的开放手术（相反，通常不是这种情况），如瓣膜重建或静脉旁路移植术。当反流时，它通常与大隐静脉的经皮激光消融结合使用[44]。即使存在慢性深静脉阻塞（继发性静脉曲张），也可以安全地进行隐静脉消融[45]。

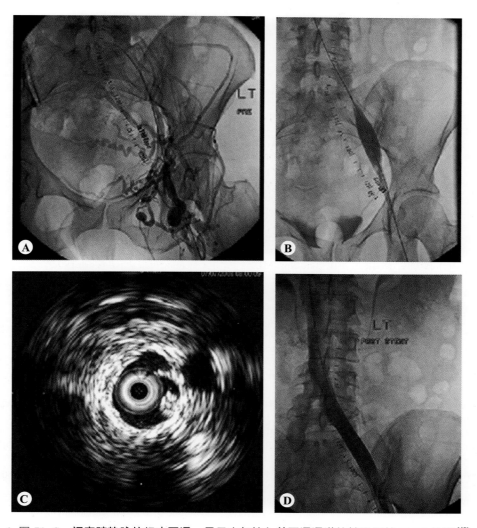

▲ 图 51-2　闭塞髂静脉的经皮再通，显示支架植入前再通通道的扩张及其 IVUS 外观[40]

参考文献

[1] Raju S, Neglen P. Popliteal vein entrapment: a benign venographic feature or a pathologic entity? J Vasc Surg. 2000;31(4):631–41.

[2] Beebe HG, Bergan JJ, Bergqvist D, et al. Classification and grading of chronic venous disease in the lower limbs. A consensus statement. Eur J Vasc Endovasc Surg. 1996;12(4):487–91. discussion 491–2

[3] Rutherford RB, Padberg FT Jr, Comerota AJ, Kistner RL, Meissner MH, Moneta GL. Venous severity scoring: an adjunct to venous outcome assessment. J Vasc Surg. 2000;31(6):1307–12.

[4] Launois R, Rebpi-Marty J, Henry B. Construction and validation of a quality of life questionnaire in chronic lower limb venous insufficiency (CIVIQ). Qual Life Res. 1996;5:539–54.

[5] Scott J, Huskisson EC. Graphic representation of pain. Pain. 1976;2(2):175–84.

[6] Raju S, Owen S Jr, Neglen P. Reversal of abnormal lymphoscintigraphy after placement of venous stents for correction of associated venous obstruction. J Vasc Surg. 2001;34(5):779–84.

[7] Neglen P, Raju S. A comparison between descending phlebography and duplex Doppler investigation in the evaluation of reflux in chronic venous insufficiency: a challenge to phlebography as the "gold standard". J Vasc Surg. 1992;16(5):687–93.

[8] Masuda EM, Kistner RL. Prospective comparison of duplex scanning and descending venography in the assessment of venous insufficiency. Am J Surg. 1992;164(3):254–9.

[9] Masuda EM, Kistner RL, Eklof B. Prospective study of duplex scanning for venous reflux: comparison of Valsalva and pneumatic cuff techniques in the reverse Trendelenburg and standing positions. J Vasc Surg. 1994;20(5):711–20.

[10] Neglen P, Egger JF III, Raju S. Hemodynamic and clinical impact of venous reflux parameters. J Vasc Surg. 2004;40:303–19.

[11] Morano JU, Raju S. Chronic venous insufficiency: assessment with descending venography. Radiology. 1990;174(2):441–4.

[12] Negus D, Fletcher EW, Cockett FB, Thomas ML. Compression and band formation at the mouth of the left common iliac vein. Br J Surg. 1968;55(5):369–74.

[13] Neglen P, Raju S. Intravascular ultrasound scan evaluation of the obstructed vein. J Vasc Surg. 2002;35(4):694–700.

[14] Raju S, Neglén P, Carr-White PA, Fredericks RK, Devidas M. Ambulatory venous hypertension: component analysis in 373 limbs. Vasc Surg. 1999;33:257–67.

[15] Kistner RL, Eklof B, Masuda EM. Deep venous valve reconstruction. Cardiovasc Surg. 1995;3:129–40.

[16] Neglen P, Raju S. Ambulatory venous pressure revisited. J Vasc Surg. 2000;31(6):1206–13.

[17] Christopoulos D, Nicolaides AN, Galloway JM, Wilkinson A. Objective noninvasive evaluation of venous surgical results. J Vasc Surg. 1988;8(6):683–7.

[18] Sakuda H, Nakaema M, Matsubara S, et al. Air plethysmographic assessment of external valvuloplasty in patients with valvular incompetence of the saphenous and deep veins. J Vasc Surg. 2002;36(5):922–7.

[19] Criado E, Farber MA, Marston WA, Daniel PF, Burnham CB, Keagy BA. The role of air plethysmography in the diagnosis of chronic venous insufficiency. J Vasc Surg. 1998;27(4):660–70.

[20] Raju S, Perry JT. The response of venous valvular endothelium to autotransplantation and in vitro preservation. Surgery. 1983;94(5):770–5.

[21] Raju S, Fredericks RK, Neglen PN, Bass JD. Durability of venous valve reconstruction techniques for "primary" and postthrombotic reflux. J Vasc Surg. 1996;23(2):357–66. discussion 366–7

[22] Raju S, Fredericks RK, Hudson CA, Fountain T, Neglen PN, Devidas M. Venous valve station changes in "primary" and postthrombotic reflux: an analysis of 149 cases. Ann Vasc Surg. 2000;14(3):193–9.

[23] Masuda EM, Kistner RL. Long-term results of venous valve reconstruction: a four- to twentyoneyear follow-up. J Vasc Surg. 1994;19(3):391–403.

[24] Killewich LA, Bedford GR, Beach KW, Strandness DE Jr. Spontaneous lysis of deep venous thrombi: rate and outcome. J Vasc Surg. 1989;9(1):89–97.

[25] Raju S, Berry MA, Neglen P. Transcommissural valvuloplasty: technique and results. J Vasc Surg. 2000;32(5):969–76.

[26] Raju S, Hardy JD. Technical options in venous valve reconstruction. Am J Surg. 1997;173(4):301–7.

[27] Perrin M. Reconstructive surgery for deep venous reflux: a report on 144 cases. Cardiovasc Surg. 2000;8(4):246–55.

[28] Eriksson I. Reconstructive venous surgery. Acta Chir Scand Suppl. 1988;544:69–74.

[29] Sottiurai VS. Surgical correction of recurrent venous ulcer. J Cardiovasc Surg (Torino). 1991;32(1):104–9.

[30] Camilli S, Guarnera G. External banding valvuloplasty of the superficial femoral vein in the treatment of primary deep valvular incompetence. Int Angiol. 1994;13(3):218–22.

[31] Raju S, Fountain T, Neglen P, Devidas M. Axial transformation of the profunda femoris vein. J Vasc Surg. 1998;27(4):651–9.

[32] Raju S, Neglen P, Doolittle J, Meydrech EF. Axillary vein transfer in trabeculated postthrombotic veins. J Vasc Surg. 1999;29(6):1050–62. discussion 1062–4

[33] Raju S, Darcey R, Neglen P. Unexpected major role for venous stenting in deep reflux disease. J Vasc Surg. 2010;51:401–8.

[34] Neglen P, Thrasher TL, Raju S. Venous outflow obstruction: an underestimated contributor to chronic venous disease. J Vasc Surg. 2003;38:879–85.

[35] Raju S, Neglen P. High prevalence of nonthrombotic iliac vein lesions in chronic venous disease: a permissive role in pathogenicity. J Vasc Surg. 2006;44:136–43. discussion 44

[36] Johnson BF, Manzo RA, Bergelin RO, Strandness DEJ. Relationship between changes in the deep venous system and the development of the postthrombotic syndrome after an acute episode of lower limb deep vein thrombosis: a one- to six-year follow-up. J Vasc Surg. 1995;21:307–12. discussion 13

[37] Labropoulos N, Borge M, Pierce K, Pappas PJ. Criteria for defining significant central vein stenosis with duplex ultrasound. J Vasc Surg. 2007;46:101–7.

[38] Raju S, Neglen P. Clinical practice. Chronic venous insufficiency and varicose veins. N Engl J Med. 2009;360:2319–27.

[39] Kibbe MR, Ujiki M, Goodwin AL, Eskandari M, Yao J, Matsumura J. Iliac vein compressionin an asymptomatic patient population. J Vasc Surg. 2004;39:937–43.

[40] Neglen P, Hollis KC, Raju S. Combined saphenous ablation

and iliac stent placement for complex severe chronic venous disease. J Vasc Surg. 2006;44:828–33.

[41] Neglen P, Hollis KC, Olivier J, Raju S. Stenting of the venous outflow in chronic venous disease: long-term stent-related outcome, clinical, and hemodynamic result. J Vasc Surg. 2007;46:979–90.

[42] Raju S, Easterwood L, Fountain T, Fredericks RK, Neglen PN, Devidas M. Saphenectomy in the presence of chronic venous obstruction. Surgery. 1998;123:637–44.

[43] Raju S, Hollis K, Neglen P. Obstructive lesions of the inferior vena cava: clinical features and endovenous treatment. J Vasc Surg. 2006;44:820–7.

[44] Hartung O, Loundou AD, Barthelemy P, Arnoux D, Boufi M, Alimi YS. Endovascular management of chronic disabling ilio-caval obstructive lesions: long-term results. Eur J Vasc Endovasc Surg. 2009;38:118–24.

[45] Knipp BS, Ferguson E, Williams DM, et al. Factors associated with outcome after interventional treatment of symptomatic iliac vein compression syndrome. J Vasc Surg. 2007;46:743–9.

第52章

与浅静脉功能不全相关的静脉溃疡

Venous Ulcers Associated with Superficial Venous Insufficiency

Guðmundur Daníelsson　Bo Eklöf　著

病例报告

　　59 岁，女性，职业秘书，久坐久立后因右侧小腿内侧不愈性溃疡伴疼痛就诊。9 年前，出现溃疡，反复发作，冬季可愈合，春夏反复发作。患者体重偏胖［当下体重 87kg，身高 170cm，体重指数（BMI）30］未规律应用弹力袜。既往体健，无特殊疾病史。孕 2 产 2，34 岁第二次妊娠后出现双下肢静脉曲张，下肢酸困沉胀，晨轻暮重，无下肢深静脉血栓病史。患者口服用避孕药 10 年，现因绝经后综合征激素替代治疗。近 2 年来于皮肤科诊所就诊，效差，为进一步诊疗来血管外科门诊就诊。临床评估显示，她在右中踝上方有 5cm×5cm 细颗粒性溃疡，周围环绕着褐色革质皮肤。她的右腿轻微肿胀，膝盖以下有大的静脉曲张。左腿膝盖以下有大的静脉曲张，但没有肿胀或皮肤变化。多普勒检查显示腹股沟有明显的反流，可通过大隐静脉向下追踪。在右侧的腘窝也发现了可能的轻微反流，尽管在重复多普勒检查时很难确认这一点。两侧足背动脉可触及搏动。

问题 1：该患者评估的下一步应该是什么？

A. 测量踝 / 肱指数。

B. 静脉系统的多普勒超声扫描。

C. 体积描记法。

D. 顺行静脉造影。

E. 溃疡活检。

　　多普勒测量显示双腿和右臂的踝肱指数正常，收缩压为 130。对患者进行 60° 反向头低足高卧位的静脉系统多普勒超声扫描，使用带自动充气 / 释放小腿的气动袖带评估反流，显示双侧 GSV 反流，从股总静脉向下到膝盖以下，以及右小腿内侧的两条直径为 4mm 的无功能穿支静脉。腹股沟处 GSV 的直径右侧为 12mm，左侧为 9mm。两种 GSV 回流时间均超过 4s，峰值反向流速超过 30cm/s。在右侧的小隐静脉中观察到小于 0.5s 的反流。深静脉无反流，但股总静脉有少量反流，右侧反流持续时间约为 1s。没有血栓形成后变化的迹象。

问题 2：这个患者应该如何分类？

A. 腿部溃疡。

B. 静脉曲张性溃疡。

C. C_6，S，Ep，As，p，d，Pr。

D. C_2，3，4b，5，6，S，Ep，As，p，d，Pr2，3，11，18。

根据病史和多普勒超声结果，通过 CEAP（临床、病因学、解剖学、病理生理学）分类对患者进行分类。

问题 3：下列哪项不被视为静脉性溃疡的危险因素？

A. 糖尿病。

B. 原发性高血压。

C. 吸烟。

D. 超重。

E. 对活化蛋白 C 的抗性。

问题 4：对该患者右腿的适当治疗是什么？

A. 保守治疗：膝下绷带加压包扎、休息和抬腿。

B. 膝下高位结扎和剥脱 GSV，局部切除静脉曲张。

C. GSV 高位结扎，静脉曲张切除术。

D. 使用激光或射频局部加热消除静脉曲张切除 GSV。

E. 硬化疗法（使用泡沫硬化剂或没有使用）。

问题 5：功能不全的穿支静脉应该如何处理？

A. 筋膜下内镜穿支手术（subfascial endoscopic perforator surgery，SEPS）。

B. 通过 Linton-Cockett 切口结扎。

C. 无视它们。

D. 通过皮肤小切口结扎。

E. 多普勒超声引导的硬化疗法。

问题 6：左腿应该如何处理？

A. 观察。

B. 硬化疗法。

C. 高位结扎剥脱 GSV，局部切除静脉曲张。

D. 使用激光或射频加热消除 GSV，并局部切除静脉曲张。

患者采用四层加压治疗直至手术当天，手术推迟了 4 个月。在此期间，溃疡和肿胀均有所减轻；手术前一天溃疡大小为 2cm×2cm。右腿和左腿 GSV 均采用射频消融加热闭合法治疗，小腿静脉曲张通过多个小切口切除。术中多普勒超声扫描显示双侧 GSV 均闭塞，无反流迹象，深静脉通畅，无深静脉血栓形成迹象。对功能不全的穿支静脉未进行特殊治疗。患者在术后恢复顺利后于当天出院，并计划在 7 天后进行新的多普勒超声扫描。术后多普勒超声扫描正常，无深静脉血栓征象，残余 GSV 闭塞。患者继续四层加压包扎，术后第 5 天恢复工作。溃疡在 4 周后最后一次就诊时愈合。在白天进行压力袜加压治疗的计划需再持续 6 个月。

评论

如果腿部溃疡不愈合，必须检查动脉和静脉系统。尽管多普勒检查仅显示 GSV 中有明显的反流，但继续进行多普勒超声扫描是值得的，否则深静脉功能不全和血栓形成后的变化可能会被忽略。当在膝盖后部注意到反流时，这一点尤其重要，因为很难确定区分腘静脉中的深静脉反流和小隐静脉中的反流。尽管病史（无跛行或静息痛，无糖尿病）和溃疡位置（小腿内侧）强烈提示静脉性溃疡，但有时也存在可能降低溃疡愈合能力的动脉成分。足背（足背动脉）或内踝（胫后动脉）后方可触及的脉搏，在本例中很明显，几乎排除了动脉相关疾病。尽管体积描记法可以估计整体静脉功能，但它并不是强制性的一线检查手段。进行上行静脉造影检查也不是必需的，因为它不会增加任何多普勒超声扫描无法提供的信息，而且它也是一种有创的检查方法，存在并发症的风险。外观异常的不愈合溃疡应考虑其他病因，并在评估的早期进行活检（问题 1：A 和 B）。

在过去的 30 年中，当多普勒超声研究表明所有静脉段的原发反流的重要性 [3-7] 时，大多数静脉溃疡是由于先前的深静脉血栓形成 [1, 2] 的旧观念已经改变。浅表静脉功能不全通常被认为是出现不愈合静脉溃疡的患者的唯一病理表现 [8]。以前，静脉溃疡常常被判断为与血栓形成后的状况有关，而没有任何客观的诊断。由于大多数浅静脉功能不全患者的静脉曲张是良性病程，因此对静脉曲张进行全面评估的必要性常常被忽视。如果存在静脉曲张，则使用以前慢性静脉疾病分类使用的术语"静脉曲张性溃疡"，如果不那么明显或既往有深静脉血栓形成史，则使用"血栓后溃疡"一词。在过去的数十年里，基于多普勒超声扫描的发现，分类的重要性变得更加明显，因为治疗和预后在很大程度上取决于背景病史和临床研究的结果。CEAP（临床、病因学、解剖学、病理生理学）分类已被更多人接受，成为对静脉病理学的各个方面进行分类的"金标准"包括临床分类、病因背景、解剖分布和病理生理学发现（表 52-1）。CEAP 临床分类与体积描记法（足容积法）测量的静脉功能之间存在明显的相关性，表明临床分级对静脉疾病的功能评估具有现实意义。另外，静脉段反流的持续时间与临床分级无关，但在

表 52-1　CEAP 分类

临床分类

C_0：没有明显或可触及的静脉疾病迹象

C_1：毛细血管扩张或网状静脉

C_2：静脉曲张

C_3：水肿

C_{4a}：色素沉着和（或）湿疹

C_{4b}：脂肪性皮肤硬化症和（或）萎缩性白斑

C_5：治愈的静脉溃疡

C_6：活动性静脉溃疡

S：症状包括疼痛、疼痛、紧绷、皮肤刺激、沉重、肌肉痉挛，以及其他由静脉功能障碍引起的不适

A：无症状

病因分类

Ec：先天性

Ep：初级

Es：次要（血栓后）

En：未确定静脉病因

解剖分类

As：浅静脉

Ap：穿支静脉

Ad：深静脉

An：未确定静脉位置

病理生理分类

Pr：回流

Po：阻碍

Pr，o：反流和阻塞

Pn：没有可识别的静脉病理生理学

有皮肤变化 / 溃疡（$C_{4\sim6}$）的患者中，峰值反向流速显著增高[9]。CEAP 的基本部分指示最高临床类别（C_6，活动性静脉溃疡）和浅表、穿支或深部系统（As、p、d）的解剖分布，并伴有反流（Pr）。在临床类别后面添加 "s" 以指示患者有症状。对于大多数临床医生来说，基本分类就足够了（问题 2：C 和 D）。当需要更多信息时使用 CEAP 的详细版本，在比较治疗替代方案的纵向研究中（表 52-2）[10]。一些医疗条件显然是静脉溃疡的危险因素，而另一些则不太重要。静脉溃疡在糖尿病患者中的比例很高，但尚不清楚是静脉病变还是糖尿病微血管病变造成的。原发性高血压和吸烟都不是静脉溃疡的危险因素。静脉曲张在超重人群中的患病率增加，但在发生皮肤变化或溃疡的风险方面，肥胖的作用不太清楚。女性超重与静脉曲张之间的明显关联表明，即使在更严重的慢性静脉疾病中，它也是一个危险因素[11-13]。在对 272 名慢性静脉疾病患者进行连续多普勒超声调查中，58% 的愈合或开放性溃疡（$C_{5\sim6}$）患者的体重指数 > 30kg/m^2（肥胖），而 15% 有静脉曲张，但没有皮肤改变或溃疡[14]（问题 3：A 至 C）。大多数血栓形成倾向是深静脉血栓形成和静脉溃疡的危险因素，对活化蛋白 C 的抵抗也是如此[15]。尽管没有深静脉血栓形成病史或多普勒超声检查结果，但静脉溃疡患者的血栓形成倾向很高[16]。

表 52-2　高级 CEAP

与基本 CEAP 相同，另外还可以将 18 个命名的静脉段中的任何一个用作静脉病理学的定位器

浅静脉

1. 毛细血管扩张 / 网状静脉
2. 膝上大隐静脉
3. 膝下大隐静脉
4. 小隐静脉
5. 非隐静脉

深静脉

6. 下腔静脉
7. 髂总静脉
8. 髂内静脉
9. 髂外静脉
10. 骨盆：性腺、阔韧带静脉及其他
11. 股总静脉
12. 股深静脉
13. 股静脉
14. 腘静脉
15. 脚：胫前、胫后、腓静脉（均成对）
16. 肌肉：腓肠肌、足底静脉、其他
17. 穿静脉，大腿
18. 穿静脉，小腿

　　单纯浅表静脉功能不全必须进行手术治疗，否则溃疡复发的可能性仍然很高。单独使用膝下加压的保守治疗并不能成功地保持溃疡愈合，重要的是在溃疡开放时和手术后一段时间继续加压治疗。四层绷带加压可有效治愈静脉溃疡[17]。使用激光或射频将 GSV 闭塞到膝盖以下，局部切除静脉曲张，这是首选的方法。它降低了溃疡复发的风险，并且对隐神经的神经损伤发生率很低。从腹股沟到脚踝的静脉剥离会增加隐神经损伤的风险（5% vs. 29%），尽管复发率仍然相同[18]。不建议只做高位结扎而不剥离静脉，因为复发率明显较高[19]。静脉内热消融（激光、射频）后长达 10 年的随访时间表明这些方法是持久的（问题 4：D）。

　　小腿静脉曲张的处理方法是通过多个小切口并用静脉钩将其取出。这样做的美容效果更好，并且神经损伤的风险更小。应注意不要靠近溃疡区域进行手术，因为如果在受损皮肤上进行切口，则愈合问题和感染更常见。

　　尽管手术在静脉溃疡疾病中的作用尚不清楚[20]，但一项将手术与加压疗法联合与单纯加压疗法进行比较的随机对照研究可以清楚地表明，手术治疗组的复发率显著降低[21]。共有 500 名患有开放性或最近愈合的溃疡（6 个月）的患者被纳入该研究。研究期间的愈合率相似，但手术治疗组的 12 个月溃疡复发率显著降低，为 12%，而单纯加压治疗组的溃疡复发率为 28%。

　　静脉溃疡背后的病理生理学主要是反流而不是阻塞或闭塞。在对 98 例开放性静脉溃疡下肢的连续系列研究中，85% 的四肢有某种形式的浅静脉功能不全，可以通过浅静脉系统的简单手术进行治疗。79% 的腿存在浅静脉（大隐静脉）或深静脉（股骨至腘水平）的轴向反流[22]。功能不全的穿支静脉及其在慢性静脉疾病中的作用已争论多年[23]。功能不全的穿支静脉被认为是静脉溃疡形成和复发的重要

因素。这种观点主要基于在无功能的穿支中断后溃疡愈合良好的临床报告。有大量证据表明筋膜下内镜穿支手术（subfascial endoscopic perforator surgery，SEPS）可有效阻断穿支静脉，而且不存在开放筋膜下 Linton 手术后常见的重大伤口并发症 [24-27]。此外，包括 SEPS 在内的静脉手术后的溃疡愈合率一直令人满意 [24, 25]。接受功能不全的穿支静脉手术的患者几乎总是同时在浅静脉系统上进行手术，因此很难判断功能不全的穿支静脉对静脉功能障碍的实际贡献。还有证据表明，在静脉系统的某一部分进行消除反流手术可以消除另一部分的反流 [28-30]。浅静脉手术已被证明可以消除穿支中伴随的反流 [31]。因此，对于浅静脉功能不全的患者，忽略功能不全的穿支静脉似乎是可行的。活动性静脉溃疡患者孤立性穿支静脉功能不全的发生率较低，这表明它们并不像以前认为的那么重要 [8]。尽管对浅静脉功能不全进行了最佳治疗，但治疗它们的主要适应证（尽管尚未得到证实）是患有复发性溃疡的原发性静脉功能不全患者。首选的治疗方法是 SEPS，主要是因为伤口并发症的风险较低。尽管该技术似乎很有前途，但使用硬化疗法来消除穿支的目的仍在评估中（问题 5：A 和 C）。

在没有皮肤改变或溃疡的情况下治疗下肢静脉曲张的指征尚不清楚。对无症状下肢静脉曲张推荐治疗的决定必须进行个体化判断，通常由患者的偏好决定。如果 GSV 持续反流，硬化疗法对局部静脉曲张的美容效果会很差。当 GSV 中存在轴向反流时，未来出现皮肤变化或溃疡问题的风险会增加，就像该患者的情况一样，这可能是推荐甚至对无症状的左下肢进行手术的充分理由。在其他方面健康的人身上同时进行双腿手术似乎不会给手术增加任何风险。如果使用基于导管的消融来消除 GSV，则可以同时治疗双腿，因为导管很贵，可以使用一根导管治疗双腿（问题 6：A 和 D）。

参考文献

[1] Homans J. The etiology and treatment of varicose ulcer of the leg. Surg Gynecol Obstet.1917;24:300–11.

[2] Bauer G. A roentgenological and clinical study of the sequels of thrombosis. Acta Chir Scand. 1942;86

[3] Lees TA, Lambert D. Patterns of venous reflux in limbs with skin changes associated with chronic venous insufficiency. Br J Surg. 1993;80:725–8.

[4] Hoare MC, Nicolaides A, Miles C. The role of primary varicose veins in venous ulceration. Surgery. 1983;82:450.

[5] Sethia KK, Darke SG. Long saphenous incompetence as a cause of venous ulceration. Br J Surg. 1984;71:754–5.

[6] Labropoulos N, Landon P, Jay T. The impact of duplex scanning in phlebology. Dermatol Surg. 2002;28:1–5.

[7] Wong JK, Duncan JL, Nichols DM. Whole-leg duplex mapping for varicose veins: observations on patterns of reflux in recurrent and primary legs, with clinical correlation. Eur J Vasc Endovasc Surg. 2003;25:267–75.

[8] Danielsson G, Eklof B, Grandinetti A, Lurie F, Kistner RL. Deep axial reflux, an important contributor to skin changes or ulcer in chronic venous disease. J Vasc Surg. 2003;38:1336–41.

[9] Danielsson G, Norgren L, Jungbeck C, Peterson K. Global venous function correlates better than duplex derived reflux to clinical class in the evaluation of chronic venous disease. Int Angiol. 2003;22:177–81.

[10] Eklof B, Rutherford RB, Bergan JJ, Carpentier PH, Gloviczki P, et al. Revision of the CEAP classification for chronic venous disorders. A consensus statement. J Vasc Surg. 2004;40:1248–52.

[11] Iannuzzi A, Panico S, Ciardullo AV, et al. Varicose veins of the lower limbs and venous capacitance in postmenopausal women: relationship with obesity. J Vasc Surg. 2002;36:965–8.

[12] Brand F, Dannenberg A, Abbott R, Kannel W. The epidemiology of varicose veins: the Framingham study. Am J Prev Med. 1988;4:96–101.

[13] Sadick NS. Predisposing factors of varicose and telangiectatic leg veins. J Dermatol Surg Oncol. 1992;18:883–6.

[14] Danielsson G, Eklof B, Grandinetti A, Kistner RL. The influence of obesity on chronic venous disease. Vasc Endovasc Surg. 2002;36:271–6.

[15] Munkvad S, Jorgensen M. Resistance to activated protein C: a common anticoagulant deficiency in patients with venous leg ulceration. Br J Dermatol. 1996;134:296–8.

[16] Bradbury AW, MacKenzie RK, Burns P, Fegan C. Thrombophilia and chronic venous ulceration. Eur J Vasc Endovasc Surg. 2002;24:97–104.

[17] Nelson EA, Iglesias CP, Cullum N, Torgerson DJ. Randomized clinical trial of fourlayer and short-stretch compression bandages for venous leg ulcers (VenUS I). Br J Surg. 2004;91:1292–9.

[18] Holme K, Matzen M, Bomberg AJ, Outzen SL, Holme JB. Partial or total stripping of the great saphenous vein. 5-year recurrence frequency and 3-year frequency of neural complications after partial and total stripping of the great

saphenous vein. Ugeskr Laeger. 1996;158:405–8.

[19] Dwerryhouse S, Davies B, Harradine K, Earnshaw JJ. Stripping the long saphenous vein reduces the rate of reoperation for recurrent varicose veins: five-year results of a randomized trial. J Vasc Surg. 1999;29:589–92.

[20] Clinical evidence, Option: vein surgery. BMJ 2001;1510.

[21] Barwell JR, Davies CE, Deacon J, et al. Comparison of surgery and compression with compression alone in chronic venous ulceration (ESCHAR study): randomised controlled trial. Lancet. 2004;363:1854–9.

[22] Danielsson G, Arfvidsson B, Eklof B, Kistner RL, Masuda EM, Sato DT. Reflux from thigh to calf, the major pathology in chronic venous ulcer disease: surgery indicated in the majority of patients. Vasc Endovasc Surg. 2004;363:1854–9.

[23] Danielsson G, Eklof B, Kistner RL. What is the role of incompetent perforator veins in chronic venous disease? J Phlebol. 2001;1:67–71.

[24] Nelzen O. Prospective study of safety, patient satisfaction and leg ulcer healing following saphenous and subfascial endoscopic perforator surgery. Br J Surg. 2000;87:86–91.

[25] Gloviczki P. Subfascial endoscopic perforator vein surgery: indications and results. Vasc Med. 1999;4:173–80.

[26] Wittens CH, Bollen EC, Kool DR, van Urk H, Mul T, van Houtte HJ. Good results of subfascial endoscopy as treatment of communicating vein insufficiency. Ned Tijdschr Geneeskd. 1993;137:1200–4.

[27] Quiros RS, Kitainik E, Swiatlo MR, Breyter E. Cutaneous complications of the subaponeurotic surgery of the communicating venous system. J Cardiovasc Surg. 1967;8:206–8.

[28] Walsh JC, Bergan JJ, Beeman S, Comer TP. Femoral venous reflux abolished by greater saphenous vein stripping. Ann Vasc Surg. 1994;8:566–70.

[29] Stuart WP, Adam DJ, Allan PL, Ruckley CV, Bradbury AW. Saphenous surgery does not correct perforator incompetence in the presence of deep venous reflux. J Vasc Surg. 1998;28:834–8.

[30] Sales CM, Bilof ML, Petrillo KA, Luka NL. Correction of lower extremity deep venous incompetence by ablation of superficial venous reflux. Ann Vasc Surg. 1996;10:186–9.

[31] Gohel MS, Barwell JR, Wakely C, et al. The influence of superficial venous surgery and compression on incompetent calf perforators in chronic venous leg ulceration. Eur J Vasc Endovasc Surg. 2005;29:78–82.

髂股静脉血栓形成
Ileofemoral Venous Thrombosis

第53章

Raudel Garcia　Antonios P. Gasparis　Nicos Labropoulos　著

病例报告

66 岁，女性，因左下肢肿胀伴疼痛 2 天急诊就诊，重度疼痛，局限于左侧大腿、腹股沟和同侧内侧，站立或行走症状加重。她还报告说，整个左肢弥漫性肿胀，轻度发红。在家里，冰袋和腿部抬高几乎没有缓解。她否认发热、发冷、胸痛、呼吸急促、出汗、背痛、腿部无力、刺痛或麻木。没有深静脉血栓形成、出血性疾病、恶性肿瘤或近期外伤的病史。她的病史包括严重的骨质疏松症、二尖瓣脱垂、乳腺纤维腺瘤和良性肝囊肿。在她出现症状的 4 周前，进行了腹腔镜肝部分切除和肝囊肿开窗手术。手术后她立即下地走动。药物包括雷洛昔芬和维生素。她的父亲有心肌梗死和脑卒中的病史。没有深静脉血栓或凝血障碍的家族史。

体格检查，患者一般状况可，血压正常，略有心动过速（心率 104 次 / 分）；双下肢发热，血流灌注良好，毛细血管充盈良好，双侧脉搏可触。未发现侧支浅表静脉、蜂窝织炎或开放性溃疡的迹象。整个左腿弥漫性肿胀，延伸至腹股沟，沿股静脉触诊有轻微的局部压痛。其余检查无特殊情况。

实验室检测显示 D- 二聚体升高 4686ng/ml，而全血计数、全代谢组、凝血研究、乳酸和尿液分析结果未显示异常。

左下肢静脉多普勒超声显示股总静脉、股浅静脉、股深静脉和腘静脉近端有急性 DVT。小腿静脉通畅。对侧肢体未见 DVT（图 53-1）。为了排除血栓的近端延伸，要求进行髂腔静脉双腔探查。超声证实急性深静脉血栓延伸至左侧髂外静脉。下腔静脉、左髂总静脉和髂内静脉通畅（图 53-2）。

诊断为左下肢近端激惹急性深静脉血栓。最近的手术和雷洛昔芬的使用被认为是刺激因素。

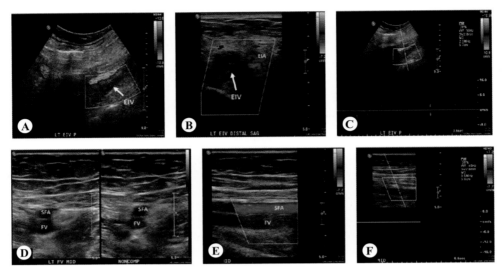

▲ 图 53-1　图序 A 至 F 多普勒超声表现与左肢体急性 DVT 延伸至 EIV 一致。纵向（A）和横断面（B）EIV 均无彩色血流，未产生多普勒信号（C）。FV 不可压缩（D），未见彩色血流（E）和多普勒信号（F）

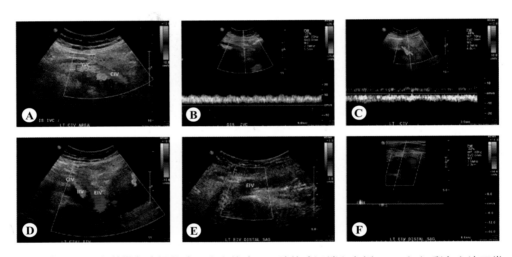

▲ 图 53-2　图序 A 至 F 多普勒超声评估腹股沟上静脉。下腔静脉远端和左侧 CIV（A）彩色血流正常，脉搏波多普勒显示下腔静脉远端（B）和左侧 CIV（C）流速和呼吸相位良好。同样，左侧 CIV、IIV 和近端 EIV（D）的彩色血流正常。彩色（E）和多普勒光谱（F）显示远端 EIV 无血流

问题 1：这位患者的一线治疗方案是什么？

A. 下腔静脉过滤器放置以防止肺栓塞。

B. 药物 – 机械血栓清除术（pharmaco-mechanical thrombectomy，PMT）。

C. 加压治疗以防止血栓后综合征（post-thrombotic syndrome，PTS）。

D. 停止雷洛昔芬并启动抗凝治疗。

E. 咨询专科医生。

停用雷洛昔芬，用普通肝素点滴抗凝，滴注至凝血活酶激活时间 60～90s。

问题 2：除全身抗凝外，髂股深静脉血栓（ileofemoral deep venous thrombosis，IFDVT）的处理可能包括什么？

A. 手术静脉取栓。

B. 导管定向溶栓（catheter-directed thrombolysis，CDT）。

C. 药物机械取栓（pharmaco-mechanical thrombectomy，PMT）。

D. 以上所有。

与患者讨论了不同的治疗方案包括抗凝、静脉血栓切除和溶栓、静脉血管成形术和支架植入。没有溶栓禁忌证，患者同意继续进行治疗。

在患病的第 2 天后，在超声引导下进入左侧腘静脉，并进行静脉造影。静脉造影显示左股静脉未闭，无血栓。左侧股总静脉闭塞，近侧可见侧支。左侧髂外静脉和髂总静脉也被阻断，侧支循环开放，进入右侧髂静脉。血栓延伸至下腔静脉 2～3cm（图 53-3）。

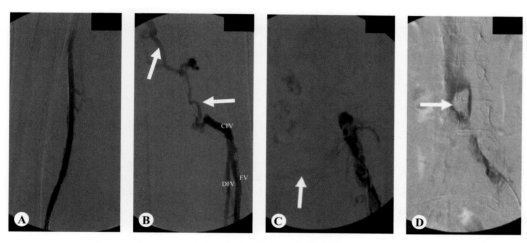

▲ 图 53-3　诊断性静脉造影

A. FV 未见充盈缺损，提示血栓近端移位；B. FV、DFV 和远端 CFV 通畅，然而，近端 CFV 被近端侧支（箭）重建阻塞；C. EIV 和 CIV 也被右髂系统的交叉侧支（箭）阻塞；D. 血栓延伸至下腔静脉 2～3cm（箭）

由于血栓延伸到下腔静脉，决定进行 CDT 而不进行机械取栓。使用泥鳅导丝（Terumo Medical Corporation，Somerset，New Jersey）和单弯导管（Terumo Medical Corporation，Somerset，New Jersey）闭塞是横向的。撤出单弯导管，通过导丝引入 5F Uni-Fuse 30cm 溶栓导管（AngioDynamics，Latham，New York），并从下腔静脉远端到股总静脉放置在血栓内。血栓被脉冲喷射 8mg 的 t-PA，并以每小时 1mg 开始 t-PA 输注。肝素以 500U/h 的速度通过 7F 鞘侧冲洗注入。鞘和导管被固定在腘窝的后部。

CDT 检测 24h 后，进行静脉造影随访。

问题 3：图 53-4 中白箭所指的是哪条血管？

A. 双下腔静脉。

B. 卵巢左静脉。

C. 腹壁下静脉。

D. 腰升静脉。

E. 半奇静脉。

静脉造影显示股静脉广泛开通，有痉挛区域，左侧髂外静脉有残留血栓。髂总静脉存在残余血栓，侧支流通过盆腔静脉进入腰升静脉（问题 3：D）（图 53-4）。静脉造影提示左髂总静脉近端梗阻。使用 0.035IVUS 导管（Philips V volcano，San Diego，California）从穿刺部位水平至中下腔静脉进行血管内超声。股静脉血流通畅，血栓完全溶解。股骨总静脉近端、髂外静脉远端及髂总静脉内均有残留血栓。左侧髂总静脉近心端狭窄＞ 50%，右侧髂总动脉其跨出可见充盈缺损。髂外静脉近端也有狭窄（＜ 50%）（图 53-5）。

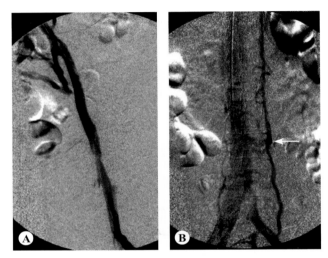

▲ 图 53-4　随访静脉造影显示左侧髂总静脉闭塞，前内静脉、盆底静脉丛、腰升静脉显影（白箭）

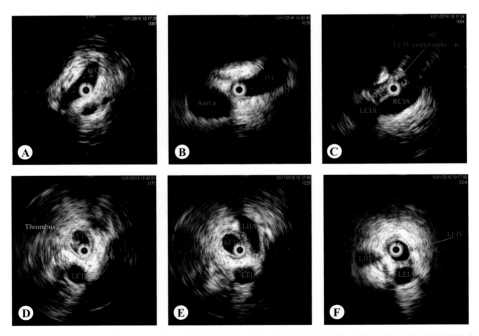

▲ 图 53-5　血管内超声显示左髂总静脉内残留血栓及右髂总动脉交叉处左髂总静脉近端狭窄段

问题 4：下一步处理方案是什么？

A. 停止 CDT 并继续抗凝。

B. 继续 CDT 再持续 24h。

C. PMT 用于残余血栓、静脉血管成形术和支架植入。

D. 外科搭桥。

使用 AngioJet 系统（Boston Scientific，Corporate，MA，USA）对髂总静脉、股总静脉和髂外远端静脉进行机械取栓。随后，再次 IVUS 显示血栓完全消退，左侧髂总静脉持续明显狭窄（面积缩小约50%）。使用 16mm×60mm 的 Wallstent（Wallstent™，Boston Scientific，Corporate，MA，U.S.A）进行治疗，该支架部署在狭窄区域，进入下腔静脉几毫米。支架用 14mm×40mm Mustang 球囊扩张（Mustang™，Boston Scientific，Corporate，MA，U.S.A.）。静脉造影显示支架广泛通畅，侧支消失（图 53-6）。再次 IVUS 显示无残余狭窄，支架放置正确（图 53-7）。

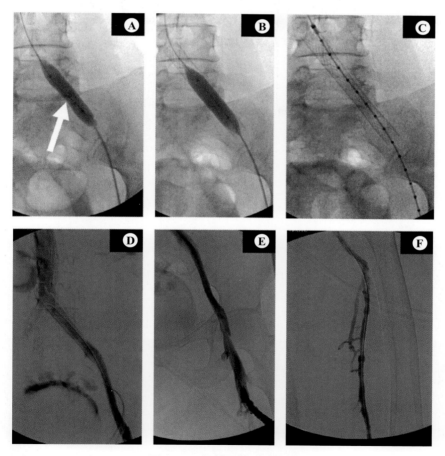

▲ 图 53-6　机械取栓后随访检查

A. 左侧 CIV 球囊血管成形术显示轻度腰部（箭）；B. 对部署的 WALLSTENT 进行球囊扩张；C. 将 16mm×60mm 的壁支架植入在狭窄区域，并进入下腔静脉几毫米；D 至 F. 静脉造影显示无残余狭窄，静脉反流伴侧支充盈的问题已得到解决

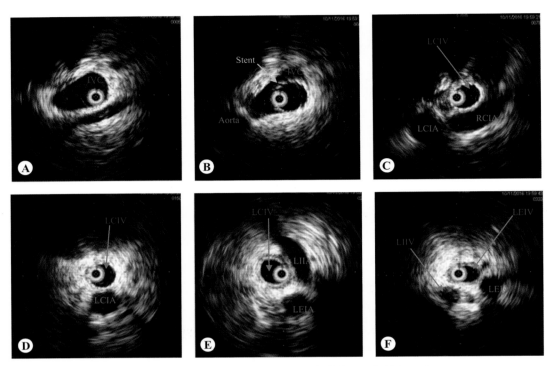

▲ 图 53-7　再次静脉超声显示无残余狭窄，支架植入正确

问题 5：该患者适当的抗凝管理是什么？

A. 阿司匹林和氯吡格雷。

B. 香豆素 1 年。

C. NOAC 3 个月。

D. 低分子肝素 6 周。

术后 1 天，多普勒超声随访显示支架通畅（图 53-8）。她服用利伐沙班 3 个月后出院回家。在 R. Garcia 等的 4 周随访预约中，左腿水肿得到缓解。无血栓后综合征征象（Villalta 评分：2）。

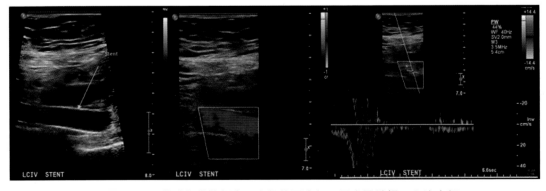

▲ 图 53-8　术后多普勒超声。支架位置良好，无充盈缺损，血流良好

评论

静脉血栓栓塞是一个主要的全球健康问题，每年影响约 1/1000 的成年人。静脉血栓栓塞 2/3 表现为深静脉血栓，1/3 表现为 PE[1]。DVT 和 PE 均具有较高的发病率和死亡率。10%～30% 患有这些疾病的人会在确诊后 1 个月内死亡，33% 的人会在 10 年内复发[2]。大多数 DVT 影响下肢，解剖上可分为近端（腘静脉、股静脉、股深静脉和髂静脉）和远端（胫后静脉、腓静脉、胫前静脉和肌间静脉）。中央型静脉血栓因临床风险大更受重视。急性 PE 是深静脉血栓最严重的并发症，约 90% 的患者起源于近端静脉[3]。DVT 的其他并发症包括矛盾栓塞导致的缺血性脑卒中或外周动脉栓塞、PTS 和复发。根据血栓形成的危险因素，深静脉血栓可进一步分为无诱因或特发性、诱发或继发性。约 50% 的深静脉血栓有潜在的危险因素[4]。同时存在的危险因素对血栓形成有叠加作用[5]。在我们的患者中，DVT 的触发因素是最近的手术和同时使用选择性雌激素受体调节药物（雷洛昔芬）。

DVT 的体征和症状具有低敏感性和特异性，因此明确的诊断需要有选择性的检查方式。疼痛和压痛分别占 50% 和 75%。其他症状可能包括肿胀（最具体的）和皮肤颜色变化。下肢系统检查可发现皮肤苍白、发绀或红紫色，深静脉疼痛，凹陷性水肿，可触及条索和侧支浅静脉，而非静脉曲张[6]。广泛的 IFDVT 可导致股白肿（面色苍白、寒冷、远端脉搏弱或无）或股青肿（剧烈疼痛、肿胀、发绀和点疹）。这些临床情况很少见，如果不治疗，截肢率为 50%，死亡率为 25%～40%[7]。腿部疼痛，股静脉压痛，弥漫性肿胀，轻度红斑。有几种临床预测评分可以提高对 LEDVT 的诊断。Kafeza 等[8] 在系统综述中，总结了这些评分标准的适用性和局限性。在所有标准中，使用最广泛的是经典或修改 Wells 评分。我们的病例 Wells 评分为 4 分，考虑为 DVT 高危，因此要求行多普勒超声检查。

DUS 诊断为多节段急性近端 DVT，累及腘静脉近端及股静脉、股深静脉、股总静脉和髂外静脉（图 53-1 和图 53-2）。超声因其高敏感性、特异性、可及性和安全性，已成为诊断 LEDVT 的一线影像学证据。再检查静脉缺如和静脉闭塞，彩超显示无彩色血流或充盈缺损，髂股静脉血栓时多普勒显示为无信号或单项波形。静脉造影、磁共振成像、计算机断层扫描不被认为是首选研究。

任何类型 DVT 的治疗目的都是预防 PE、血栓进展、复发和 PTS。除非有禁忌证，立即抗凝是主要治疗方法（问题 1：D）。Barrit 等[9] 在 1960 年发表了第一项比较 PE 治疗中抗凝和非抗凝治疗的随机试验，他们报道了显著降低死亡率和复发。在许多情况下，及时的抗凝治疗是至关重要的。美国国家健康和护理卓越研究所（National Institute for Health and Care Excellence，NICE）指南建议，如果诊断调查预计需要超过 4h 的时间来降低 PE 的风险[10]，则对疑似 DVT 患者开始抗凝治疗，类似地，2012 年发布的美国胸科医师学会（American College of Chest Physicians，ACCP）指南提倡在临床高度怀疑病例等待确认检查的同时，注射 12h 低分子肝素[11]。对于出血风险高的患者，在检测结果出来之前不治疗是更明智的方法。有抗凝禁忌证的患者，可以考虑置入下腔静脉滤过器以预防 PE，一旦不再有禁忌证，立即启动抗凝。

虽然抗凝药物在预防 PE、血栓传播和 DVT 复发方面发挥了重要作用，但 PTS 的发生率仍然很高。在 LEDVT 首次发作后，大约 50% 的患者会受到 PTS 的影响，其特征是持续的腿部疼痛、肿胀、色素沉着、皮肤硬化和静脉溃疡[12]。IFDVT 患者倾向于发展更严重的 PTS 形式[13]。PTS 不仅影响患者的身体，还影响他们的社会心理健康和经济状况。2016 年，Utne 等 [14] 开展了一项基于人群的横断面研究，使用通用（EQ-5D）和疾病特异性（VEINES-QoL/Sym）问卷，评估了 254 例单次或多次 DVT 病史的患者的健康相关生活质量（HRQoL）作为长期结局。此外，还对社会人口学和临床变量作为 HRQoL 受损的可能预测因素进行了统计分析。有 DVT 病史的患者在 EQ-5D 各维度的得分明显低于 122 名没有 DVT 病史的对照组（$P < 0.001$）。使用 VEINES-QoL 和 VEINES Sym 问卷进行的多因素 logistic 回归分析发现，PTS 和肥胖是生活质量降低的独立预测因素。

Delis 等 [15] 在 2004 年评估了 39 例接受抗凝治疗 IFDVT 患者的症状和血流动力学结果。41 例（2 例为双侧 IFDVT）既往 IFDVT 患者与 37 例无静脉血栓形成的患者相比有显著的临床差异。有 IFDVT 的四肢的 CEAP 和 VCSS 中位数分别比对照组高 3 级和 5 分。81% 的既往 IFDVT 患者的四肢均检测到浅静脉和深静脉回流，而对照组只有 19%。43% 的患者在患肢发生静脉跛行。

前瞻性研究旨在评估 20 名 IFDVT 抗凝治疗患者的生理变化，发现 5 年进行性恶化的静脉回流和肌肉泵功能受损分别为 95% 和 50% 的病例，而 15% 的下肢静脉溃疡 [16]。为了改善患者预后，已经对选定的患者提供了早期血栓清除策略（问题 2：D）。这些干预措施（CDT、PMT 或外科静脉血栓清除术）的目的是恢复静脉腔通畅和维持瓣膜功能，从而防止残余梗阻和回流，以及预防与持续静脉高压和 PTS 密切相关的危险因素 [17]。最可能受益的患者包括 IFDVT、急性血栓、制动欠佳患者、良好的预期寿命、无溶栓或抗凝禁忌证。

目前已有一些比较 CDT 和抗凝的研究。Elsharawy 等 [18] 随机选取 35 名患者进行 CD 治疗后进行抗凝或单独抗凝，DUS 和体积描记法在 6 个月的结果显示，接受 CDT 治疗的患者通畅率更高（72% vs. 12%，$P < 0.001$），并且接受抗凝血药治疗的患者静脉通畅性更佳（41% vs. 11%，$P=0.04$）。2012 年发表在《柳叶刀》杂志上的 CaVent 研究证明，与仅抗凝治疗相比，接受 CDT 治疗的患者在 24 个月时的 PTS 发生率较低（ARR=14.4%，NNT=7）。此外，CDT 组在 6 个月后出现了更多的静脉通畅 [19]。

改善静脉通畅，降低 PTS 可改善 HRQoL。2000 年，Camerota 等 [20] 回顾性分析显示，两组患者（68 个 CDT，仅 30 个抗凝）在 6 个月后，进行 HRQoL 评分评价在 CDT 组的 PTS 发生率更低（$P=0.006$），这可能是溶栓后有更好的管腔道畅率相关。

尽管 CDT 在 IFDVT 治疗中提供了比单纯抗凝更好的结果，但在一些报道中，高达 10% 的病例出现出血并发症 [19, 21]。PMT 是一种安全有效的治疗方法，由于其溶栓剂量较低，输注时间较短，可能与较低的出血并发症有关 [22]。与 CDT 比，经 PMT 治疗的患者在 ICU、总住院时间和住院费用均有所减少 [23]。此外，PMT 可能会降低 PTS 的风险。Huang[24] 等比较了 PMT 或 CDT 治疗的两组 IFDVT 患者。采用 Villalta 评分评估 PTS。在 1 年随访时，PMT 组的评分显著降低（PMT2.1 ± 3.0 vs. CDT5.1 ± 4.1，$P=0.030$）。

目前，还没有随机对照试验来评估 PMT 与抗凝治疗 IFDVT 患者的结果 [25]。ATTRACT 研究是一项多中心试验，确定在 IFDVT 患者中使用 PMT 是否可以预防 PTS。这项研究的主要结果是，PMT 在 2 年内将 PTS 的发病率降低了 1/3。次要结果包括 PTS 的严重程度、DVT 复发、瓣膜反流和残余血栓的发生率、成本 – 效果、大出血和死亡。结果于 2017 年公布 [26]。

我们对急性 IFDVT 的治疗方案见图 53-9。我们常规使用多角度静脉造影（multiplanar venography，MPV）和 IVUS 来识别和描述髂总、髂外和髂总、股静脉的狭窄或闭塞。除了 PMT 外，在 IVUS 显示截面积减少至少 50% 的情况下，还可以进行经皮腔内血管成形术和支架植入（问题 4：C）。与 MPV 相比，IVUS 在检测临床相关的回股静脉流出道梗阻方面具有更高的敏感性。Gagne 等[27] 在一项前瞻性多中心试验（VIDIO 研究）中比较了 100 例疑似髂股静脉流出疾病患者的 MPV 和 IVUS。IVUS 比 MPV 检测到更多的病变（124 vs. 66，$P < 0.0001$），在狭窄程度方面更可靠。IVUS 的使用改变了大多数病例的治疗。对于 PMT 或 CDT 后残留的髂静脉狭窄或阻塞病变，自膨式支架是首选。Park 等[28] 在 2014 年发表于《静脉学》（Phlebology）的一项回顾性分析中报道，使用自扩张支架的成功率为 94%。支架植入术与低并发症（3.9%）和高通畅率（84.3%）相关，随访 24 个月，7.8% 的患者出现复发性血栓事件。

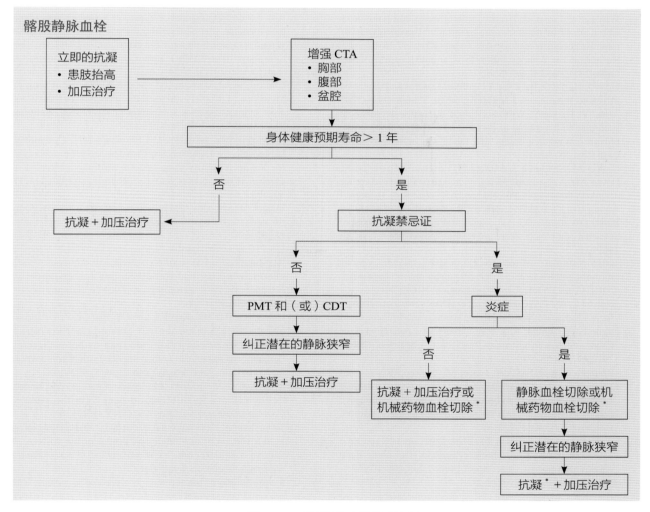

▲ 图 53-9　髂股静脉血栓处理流程
*. 可使用经皮机械血栓切除装置（即 Angiojet）局部提供有限剂量的溶栓药物

根据 ACCP 指南的建议[29]，对于有诱因的 IFDVT 病例，需要 3 个月的抗凝治疗（问题 5：C）。腿长型医用弹力袜用于预防 PTS 是有争议的。一些研究支持[30] 使用，而最近的一项研究报道[31] 没有益处。我们鼓励患者在疾病早期和至少 2 年的时间内穿 20～30mmHg 的压力袜，直到有进一步的科学证据存在。

参考文献

[1] White RH. The epidemiology of venous thromboembolism. Circulation. 2003;107:I-4–8.

[2] Maynard G, Stein J. Preventing hospital-acquired venous thromboembolism: a guide for effective quality improvement. Rockville, MD: Agency for Healthcare Research and Quality; 2008. AHRQ Publication No. 08-0075. www.ahrq.gov/qual/vtguide/

[3] Saeger W, Genzkow M. Venous thromboses and pulmonary emboli in post-mortem series: probable causes by correlations of clinical data and basic diseases. Pathol Res Pract. 1994;190: 394–9.

[4] Cushman M, Tsai AW, White RH, Heckbert SR, Rosamond WD, Enright P, et al. Deep vein thrombosis and pulmonary embolism in two cohorts: the longitudinal investigation of thromboembolism etiology. Am J Med. 2004;117:19–25.

[5] Rosendaal FR. Venous thrombosis: a multicausal disease. Lancet. 1999;353:1167–73.

[6] Hirsh J, Hull RD, Raskob GE. Clinical features and diagnosis of venous thrombosis. J Am Coll Cardiol. 1986;8:114B–27B.

[7] Abdul W, Hickey B, Wilson C. Lower extremity compartment syndrome in the setting of ileofemoral deep vein thrombosis, phlegmasia cerulea dolens and factor VII deficiency. BMJ Case Rep. 2016;2016

[8] Kafeza M, Shalhoub J, Salooja N, Bingham L, Spagou K, Davies AH. A systematic review of clinical prediction scores for deep vein thrombosis. Phlebology. 2017;32(8):516–31. https://doi.org/10.1177/0268355516678729. [Epub ahead of print]

[9] Barritt DW, Jordan SC. Anticoagulant drugs in the treatment of pulmonary embolism. A controlled trial. Lancet. 1960;1(7138): 1309–12.

[10] 2016 National Institute for Clinical Excellence. Venous thromboembolism in adults: diagnosis and management. NICE Clinical Guideline 2016. London: NICE; 2016.

[11] Kearon C, Akl EA, Comerota AJ, et al. Antithrombotic therapy for VTE disease: antithrombotic therapy and prevention of thrombosis, 9th ed: American College of Chest Physicians Evidence-Based Clinical Practice Guidelines. Chest. 2012;141:e419S–94S.

[12] Roumen-Klappe EM, den Heijer M, Janssen MC, van der Vleuten C, Thien T, Wollersheim H. The post-thrombotic syndrome: incidence and prognostic value of non-invasive venous examinations in a six-year follow-up study. Thromb Haemost. 2005;94(4):825–30.

[13] Kahn SR, Shrier I, Julian JA, et al. Determinants and time course of the postthrombotic syndrome after acute deep venous thrombosis. Ann Intern Med. 2008;149(10):698–707.

[14] Utne KK, Tavoly M, Wik HS, Jelsness-Jorgensen LP, Holst R, Sandset PM, et al. Healthrelated quality of life after deep vein thrombosis. SpringerPlus. 2016;5:1278.

[15] Delis KT, Bountouroglou D, Mansfield AO. Venous claudication in iliofemoral thrombosis: long-term effects on venous hemodynamics, clinical status, and quality of life. Ann Surg. 2004;239:118–26.

[16] Akesson H, Brudin L, Dahlström JA, Eklöf B, Ohlin P, Plate G. Venous function assessed during a 5 year period after acute ilio-femoral venous thrombosis treated with anticoagulation. Eur J Vasc Surg. 1990;4(1):43–8.

[17] Strijkers RH, de Wolf MA, Wittens CH. Risk factors of postthrombotic syndrome before and after deep venous thrombosis treatment. Phlebology. 2017;32(6):384–9. https://doi. org/10.1177/0268355516652010.

[18] Elsharawy M, Elzayat E. Early results of thrombolysis vs anticoagulation in iliofemoral venous thrombosis: a randomised clinical trial. Eur J Vasc Endovasc Surg. 2002;24:209–14.

[19] Enden T, Haig Y, Kløw NE, Slagsvold CE, Sandvik L, Ghanima W, Hafsahl G, Holme PA, Holmen LO, Njaastad AM, Sandbæk G, Sandset PM, CaVenT StudyGroup. Long-term outcome after additional catheter-directed thrombolysis versus standard treatment for acute iliofemoral deep vein thrombosis (the CaVenT study): a randomised controlled trial. Lancet. 2012;379:31–8.

[20] Camerota AJ, Throm RC, Mathias SD, Haughton S, Mewissen M. Catheter-directed thrombolysis for iliofemoral deep venous thrombosis improves health-related quality of life. J Vasc Surg. 2000;32(1):130–7.

[21] Mewissen MW, Seabrook GR, Meissner MH, Cynamon J, Labropoulos N, Haughton SH. Catheter-directed thrombolysis for lower extremity deep venous thrombosis: report of a national multicenter registry. Radiology. 1999;211(1): 39–49.

[22] Malgor RD, Gasparis AP. Pharmaco-mechanical thrombectomy for early thrombus removal. Phlebology. 2012;27(Suppl 1):155–62.

[23] Lin PH, Zhou W, Dardik A, Mussa F, Kougias P, Hedayati N, Naoum JJ, et al. Catheter-direct thrombolysis versus pharmacomechanical thrombectomy for treatment of symptomatic lower extremity deep venous thrombosis. Am J Surg. 2006;192:782–8.

[24] Huang CY, Hsu HL, Kuo TT, Lee CY, Hsu CP. Percutaneous pharmacomechanical thrombectomy offers lower risk of post-thrombotic syndrome than catheter-directed thrombolysis in patients with acute deep vein thrombosis of the lower limb. Ann Vasc Surg. 2015;29(5):995–1002.

[25] Robertson L, McBride O, Burdess A. Pharmacomechanical thrombectomy for iliofemoral deep vein thrombosis. Cochrane Database Syst Rev. 2016;11:CD011536.

[26] Vedantham S, Goldhaber SZ, Kahn SR, Julian J, Magnuson E, Jaff MR, et al. Rationale and design of the ATTRACT Study: a multicenter randomized trial to evaluate pharmacomechanical catheter-directed thrombolysis for the prevention of postthrombotic syndrome in patients with proximal deep vein thrombosis. Am Heart J. 2013;165(4): 523–530.e3.

[27] Gagne PJ, Tahara R, Fastabend C, Dzieciuchowicz L, Marston W, Vedantham S, et al. Venogram versus intravascular ultrasound for diagnosing and treating iliofemoral vein obstruction (VIDIO): report from a multicenter, prospective study of iliofemoral vein interventions. J Vasc Surg: Venous Lym Dis. 2016;4(1):136.

[28] Park JY, Ahn JH, Jeon YS, Cho SG, Kim JY, Hong KC.

Iliac vein stenting as a durable option for residual stenosis after catheter-directed thrombolysis and angioplasty of iliofemoral deep vein thrombosis secondary to May-Thurner syndrome. Phlebology. 2014;29(7):461–70.

[29] Kearon C, Akl EA, Ornelas J, Blaivas A, Jimenez D, Bounameaux H, et al. Antithrombotic therapy for VTE disease: Chest guideline and expert panel report. Chest. 2016;149(2):315–52.

[30] Perrin M, Eklöf B. Does prescription of medical compression prevent development of postthrombotic syndrome after proximal deep venous thrombosis? Phlebology. 2016;31(3):160–9.

[31] Kahn SR, Shapiro S, Wells PS, Rodger MA, Kovacs MJ, Anderson DR, et al. Compression stockings to prevent post-thrombotic syndrome: a randomised placebo-controlled trial. Lancet. 2014;383(9920):880–8.

第54章 妊娠合并髂股型深静脉血栓形成
Iliofemoral Deep Venous Thrombosis During Pregnancy

Anthony J. Comerota　著

病例报告

　　一名妊娠 32 周的 24 岁女性于下午 7 点到急诊科就诊，她的左下肢肿胀、疼痛。在过去的 48h 里，她的左腿症状逐渐加重。在过去的 24h 里，她开始感觉昏昏欲睡，有轻微的呼吸急促，并开始出现深呼吸时右胸不适。

　　体格检查：心率为 106 次 / 分，呼吸频率为 18 次 / 分，血压为 112/70mmHg。肺部正常，腹部符合胎龄。

　　她左腿从脚到腹股沟肿胀，肤色发蓝。左股静脉触痛。动脉检查正常。

　　血管多普勒检查已经预约在 3h 内进行。

问题 1：在这种情况下，下一步的治疗方案将如何选择？

A. 立即行肺通气 / 灌注扫描。

B. 行静脉造影。

C. 起始静脉注射 100mg/kg 剂量的肝素，并以 15mg/（kg·h）的速度维持，或者以 1mg/kg 剂量的依诺肝素行皮下注射。

D. 嘱患者卧床休息直至多普勒超声检查完成。若多普勒超声明确深静脉血栓形成，则开始肝素应用。

E. 行超声心动图。

　　这个患者在建立静脉通路后给予了起始剂量普通肝素，并后续予以维持剂量持续滴注。4h 后，静脉多普勒超声检查证实了所探及的胫后静脉、腘静脉、股静脉、近心段大隐静脉、股总静脉、髂外静脉内血栓形成。右下肢静脉正常。患者问："如果继续抗凝治疗，我会怎样？"

问题 2：患者有髂股静脉和腹股沟下深静脉血栓形成，并继续抗凝，后面会发生什么？

A. 如果她继续抗凝 1 年，分娩后会有一个好的预后。

B. 5 年内，15%～40% 的可能性她会面临静脉跛行。

C. 她出现静脉功能不全的可能性为 90%，出现静脉溃疡的可能性为 15%。

D. 很难预测她的疾病的自然病程。

问题 3：这位患者的父亲长期患有血栓后慢性静脉功能不全，她表达了想要避免血栓后遗症的强烈愿望。然而，她不想接受与溶栓治疗相关的出血风险；因此，她请求给出治疗建议。对于这个患者最好的建议是？

A. 静脉肝素应用 5 天，桥接华法林口服抗凝。

B. 肝素（普通或者低分子肝素）应用至分娩，随后华法林抗凝。

C. 流变溶栓。

D. 导管接触性溶栓。

E. 手术静脉血栓切除。

由于患者左下肢疼痛和她对血栓后遗症的担忧，患者要求清除血栓。她不愿意接受导管接触溶栓的潜在出血并发症，所以放射科主治医生不愿意用导管接触溶栓治疗。因此，计划进行静脉血栓清除术。

问题 4：下一步的恰当选择是什么？

A. 进行胸部的通气 / 灌注扫描或螺旋 CT 扫描，以评估可疑肺栓塞。

B. 在将患者带到手术室之前，行对侧髂静脉影像学检查。

C. 将患者直接带至手术室，执行手术操作，以免病情进展。

D. 今晚继续抗凝，第 2 天进行手术取栓。

经过一夜的抗凝治疗后，第 2 天早上，患者在手术前进行了对侧的髂静脉造影（图 54-1）。在肾下下腔静脉中发现大量漂浮血栓。

问题 5：根据髂静脉造影，下一步最好的选择是什么？

A. 停止静脉血栓切除手术并抗凝。

B. 对腔静脉和髂股静脉进行 Angiojet 机械血栓切除。

C. 进行肺动脉造影以确认 / 排除肺栓塞。

D. 做一个超声心动图。

E. 置入肾上下腔静脉滤器，并在 DSA 引导下进行静脉血栓切除。

患者拟诊为肺栓塞。超声心动图未显示右心室功能障碍、右心室扩大、三尖瓣关闭不全或肺动脉高压。由于在静脉血栓清除术中可能有漂浮血栓脱落风险，因此于肾上下腔静脉置入可回收腔静脉滤器（图 54-2）。

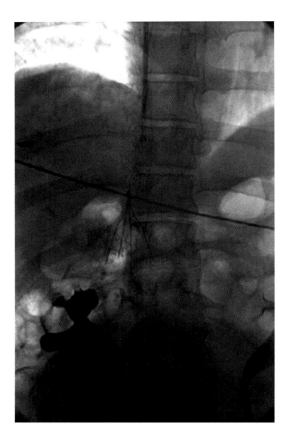

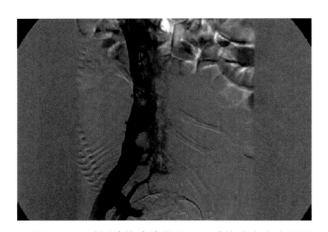

▲ 图 54-1　对侧髂静脉造影显示下腔静脉内有大量漂浮血栓。注意胎儿骨骼在正常位置

▲ 图 54-2　X 线显示肾上下腔静脉内腔静脉滤器位置正确

问题 6：血栓切除过程中的重要注意事项包括什么？

A. 保护胎儿免受所有 X 线照射。

B. 在透视下进行静脉血栓清除术。

C. 全程监护胎儿。

D. 避免激惹漂浮的下腔静脉血栓，只对髂股静脉系统进行血栓切除。

患者被带到手术室进行静脉血栓切除，并进行透视引导和胎儿监护。在左侧股总静脉至股静脉处进行切开，暴露出股 - 隐交界。在股 - 隐交界处进行纵行切开静脉，可见大量急性期血栓涌出。腿部抬高，用一条紧密的橡胶绷带，最小限度地挤压腹股沟以远血栓。尝试置入导管及导丝到腹股沟远端股静脉均未能成功。

问题 7：下一个适当的步骤是什么？

A. 行髂 - 股静脉和下腔静脉血栓切除并人工建立动静脉瘘，旷置腹股沟以远血栓。

B. 放弃血栓切除并抗凝。

C. 经胫后静脉切开行腹股沟以远血栓清除术。

患者经胫后静脉进行切开取栓。在胫后静脉切开后，以一根 3 号 Fogarty 取栓导管经胫后静脉植入后近端送至股总静脉切口。将 14F 长鞘穿过此导管后，以此导管来引导一根 4 号 Fogarty 导管经远心端通过静脉瓣膜。在机械球囊导管血栓清除术后，以球形注射器用大量肝素盐水溶液灌洗腿部静脉，从而将残余血栓经股总静脉切口冲出。阻断股总静脉后，用稀释的重组人组织型纤溶酶激活物溶液（300ml 溶液含 6mg rt-PA）灌注深静脉系统。

髂 - 股和腔静脉血栓清除术在透视下进行。以对比剂充盈球囊，以确保肾上下腔滤波器不会移位。在完成血栓切除后，进行术侧髂静脉造影，以评估血栓切除的充分性，并确保到下腔静脉的回流是通畅的。术中发现髂静脉狭窄。

问题 8：下一步应如何？
A. 缝合静脉切口并抗凝，因为在正常的血管解剖中经常观察到髂总静脉狭窄。
B. 缝合静脉切口，并行动静脉瘘。
C. 进行血管成形术，如果发生回缩则植入自膨胀支架。
D. 手术暴露髂总静脉，行内膜切除术，并将左髂静脉转置于右侧髂总动脉上方。

将球囊扩张导管置入病灶区并进行血管成形术。髂静脉被扩张至 14mm，没有弹性回缩（图 54-3）。

问题 9：既然腹股沟以远静脉和髂 - 股静脉系统已恢复通畅，有其他技术手段可以降低再次发生静脉血栓的风险吗？
A. 将隐静脉与股浅动脉行端侧吻合作为 AVF。

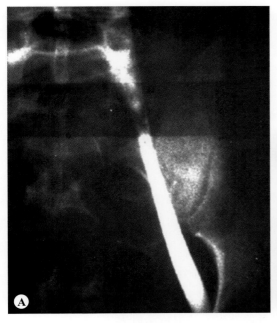
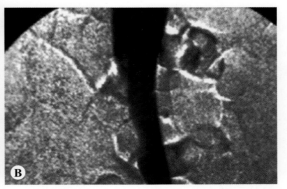

▲ 图 54-3　**A.** 髂股血栓清除术后静脉造影显示左髂总静脉狭窄；**B.** 球囊扩张后狭窄解除，髂静脉至下腔静脉血流通畅

B. 不应将隐静脉行 AVF，因为在血栓复发时，它可以回流腿部静脉血。

C. 在胫后静脉留置导管，并用普通肝素抗凝。

D. 抬高下肢，在接下来的 4～5 天内制动。

E. 抗凝治疗。

将近端大隐静脉吻合于股浅动脉作为动静脉瘘，增加通过髂股静脉系统的血流速度，降低再次发生血栓的风险。对这个患者进行常规大隐静脉近端血栓切除。由于 AVF 的目的是提高静脉血流速度，吻合口的大小限制在 3.5～4mm，以避免窃血和静脉高压。将一小块聚四氟乙烯裹在瘘口周围并以一根 2cm 的 O 号滑线环形缝合后埋于皮下（图 54-4）。如果 AVF 需要切除，这可以作为标记。

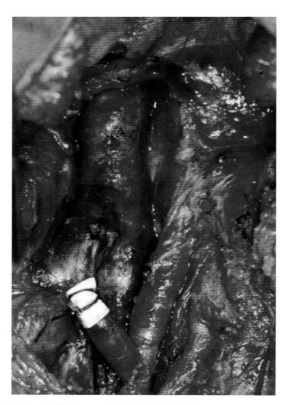

▲ 图 54-4　应用大隐静脉侧支端－侧缝合于股浅动脉的动静脉瘘。注聚四氟乙烯套筒包裹在 AVF 周围，并以 **2cm 的 O 号滑线环形缝合。这样做的目的是必要时协助手术关闭 AVF**

然而，由于 AVF 很小，它被永久保留而不再切除。为了进一步降低血栓复发风险，将肝素输液导管（小儿喂食管）放入胫后静脉近端，并通过与小腿切口相邻的穿刺口引出。通过该导管输注普通肝素以获得治疗性 APTT 值，从而确保目标静脉中有较高浓度的肝素，这一浓度远高于通过手臂静脉进行标准静脉抗凝治疗者。以单丝线环形固定导管于胫后静脉后，将丝线引出皮肤并以无菌扣固定。5～6 天后，当患者口服华法林抗凝达标，将导管拔出，并以此丝线缝合胫后静脉。患者合并妊娠，因此在经腿部静脉抗凝 4 天后，患者置管被拔出并出院。患者院外皮下注射依诺肝素（1mg/kg，q12h），抗凝 6 周后，成功分娩一名健康婴儿。

问题 10：患者不想母乳喂养她的婴儿。你对后续治疗的最佳建议是什么？

A. 依诺肝素继续抗凝 6 周。

B. 口服抗凝 6～12 个月。

C. 患者血栓复发的风险取决于残余血栓的数量。如果静脉彩超检查没有残留血栓，则不需要额外抗凝。

D. 停止抗凝，改用阿司匹林。

问题 11：你对血栓形成风险评估的建议是什么？

A. 没有必要进行全面的血栓风险评估，因为这是一个妊娠合并的 DVT。

B. 推迟血栓性评估，直到患者停止抗凝。

C. 由于该患者将无限期抗凝，因此不需要进行血栓性评估。

D. 进行不受抗凝影响的测试，并在抗凝已停止后完成评估。

对狼疮抗凝物、抗磷脂 / 抗心磷脂抗体、凝血因子 V Leiden、凝血酶原基因突变、高同型半胱氨酸血症的血栓性评价为阴性。其余的血栓性评估将在 1～2 年内完成，届时预计患者的华法林将停止使用。

评论

在 2008 年，ACCP 关于静脉血栓栓塞的抗血栓治疗指南认为，髂股深静脉血栓形成是血栓后遗症的独立高危因素 [1-3]。

该患者的临床表现与肺栓塞相关的髂股深静脉血栓形成一致。股静脉外膜由感觉神经支配；因此，由于股静脉扩张而触诊疼痛是一种常见的体征。由于相关的静脉高压和血栓形成，股静脉扩张，并可能有相关的炎症反应。

在下班时间内出现在急诊科的患者，如果临床上有静脉血栓栓塞的高风险，应抗凝治疗（问题 1：C），直到做出明确的诊断 [4]。这个患者不进行通气 / 灌注（V/Q）肺扫描是因为她妊娠了，并且肺栓塞的临床概率很高。同样，CT 血管造影也因为过量的辐射而无法进行。静脉多普勒证实急性 DVT 的可能性也很高。这个患者的治疗不会因 V/Q 扫描或 CTA 结果而改变。适当避免让妊娠的患者接触放射性同位素或 CTA 的辐射。标准的深静脉造影是不必要的，因为临床表现和静脉彩超确诊的准确性很高。一旦确立抗凝，没必要让患者卧床休息 [5]，实际上会适得其反。对于所有诊断为肺栓塞的患者，超声心动图是适合的，以评估其对右心室功能的影响；然而，这个患者没有必要进行 "下班时间" 的超声心动图，因为患者可以得到充分的治疗，直到下一工作日。

彩超显示这个患者的血栓从胫骨后静脉延伸到髂外静脉。这些患者的自然病史是血栓后遗症的重要危险因素之一（问题 2：B 和 C）。Akesson 和他的同事 [2] 证实，在 5 年内抗凝治疗的髂股深静脉血栓形成患者，95% 被记录有静脉功能不全，15% 有静脉溃疡，15% 有静脉跛行。Delis 等 [3] 更详细地研究了一组类似但数目更大的髂股深静脉血栓患者，并进行了运动测试。他们证实 40% 患者出现了静脉跛行症状。虽然妊娠可诱导高凝状态，但目前患者孩子的分娩并不会改变患者急性静脉血栓形成的自然病程。为了降低血栓后遗症的高风险，应考虑一种清除血栓的策略。手术静脉血栓清除术（问题 3：E）是最好的建议，因为患者不希望面临任何因溶栓治疗带来的出血风险。流变溶栓处于早期阶段，到目前为止，在不加入纤溶酶原激活物 [6] 的情况下，尚未证明其本身是有效的。孕期不建议采用口服抗凝。虽然这个患者为妊娠晚期，不必担心华法林所致胎儿萎缩，但增加了由于胎儿肝脏功能不成熟所导致的凝血障碍和胎儿分娩通过产道时的出血并发症的潜在风险，从而使口服抗凝不可取。肝素抗凝至分娩后桥接口服抗凝是这些患者的常规推荐；然而，他们的血栓后遗症发病率比较高。

静脉血栓切除的治疗方案被采用。患者夜间抗凝，并在次日进行手术。静脉血栓切除不需要作为"急诊手术"进行（问题 4：B 和 D）。在所有进行静脉血栓切除的患者中，重要的是要知道血栓的近端发展程度，特别是下腔静脉是否有血栓。因此，在髂股静脉血栓清除术之前，应行对侧髂腔静脉造影。如前所述，该患者被假定有肺栓塞，CT 扫描或 V/Q 扫描的辐射暴露是不必要的，因为它们的结果不太可能改变该患者的治疗。然而，在非妊娠患者中，将对头部、胸部、腹部和盆腔进行螺旋 CT 扫描。CT 扫描的基本原因是约 50% 的近端 DVT 患者会有无症状的肺栓塞。这些患者中有 25% 会 [7] 出现随后的肺部症状。当抗凝过程中症状出现时，这些症状往往被认为抗凝的"失败"，而在现实中，这是患者最初无症状（未诊断）肺栓塞的自然演变。通常可以确定腔静脉或髂静脉血栓的近端程度，以及筛查相关的腹腔、腹膜后或盆腔病变。

患者夜间接受抗凝治疗。在手术之前，行对侧的髂及下腔静脉造影。关于血栓近端程度的信息特别重要，因为血栓的进展情况的细节可能会改变治疗步骤。腔静脉内的非闭塞性血栓由于其破碎和栓塞的风险而备受关注。作者认为，这些患者中的大多数应该避免在手术过程中可能发生的栓塞。这可以通过肾上静脉腔滤器来实现，就像在这个患者身上置入的那样，因为据推测她已经合并了症状性肺栓塞。或者，可以在下腔静脉血栓清除术时进行血栓近端球囊阻断。该患者还进行了术前超声心动图（结果正常），以评估她假定的肺栓塞对右心室功能的影响。超声心动图应在所有肺栓塞患者中进行，因为它是慢性血栓栓塞性肺动脉高压的预测指标，有右心功能异常的患者应考虑溶栓治疗或机械血栓清除术（问题 5：D 和 E）。

在手术过程中，透视用来指导球囊导管的放置，以避免使腔静脉滤器移位。透视也用于评估血栓切除的成功度，并评估潜在的静脉病变及其纠正度（图 54-3）。由于胎儿在孕晚期发育良好，适度 X 线照射对胎儿的风险很低。在整个手术过程中常规进行胎儿监测。必须检查监测装置，以免在手术过程中干扰静脉系统的良好显影。胎儿的保护会模糊髂静脉和远端腔静脉显像（问题 6：B 和 C）。以前对髂股静脉血栓清除术的描述仅集中在髂股静脉系统上。闭塞的腹股沟下静脉系统使得通过血栓切除的髂股静脉的回流减少，残留大量的血栓，并引起血栓后遗症。目前的腹股沟下静脉血栓清除术技术能够在胫后静脉切开后成功进行 [8]（问题 7：C）。因此，当代静脉血栓清除术应与动脉血栓清除术相同，即在物理和药理学上尽可能多地从静脉循环中祛除血栓，纠正任何潜在的病变，并通过机械和药理学方法预防，以避免反复血栓形成。

通过静脉造影观察到的髂静脉狭窄是常见的。纠正髂静脉狭窄被认为是手术的重要组成部分（图 54-3）。这是在透视引导下进行的，如果发生回缩，则使用自膨胀支架来保持从髂静脉系统到腔静脉的静脉引流通畅（问题 8：C）。直接髂静脉病变内膜切除和右髂总动脉上方转位是一项大手术，已被相对简单的球囊扩张和支架植入术所取代。

在成功地切除腹股沟下静脉和髂股静脉系统内的血栓和纠正任何潜在的髂静脉狭窄之后，预防复发性血栓形成是至关重要的。采用有效的机械和药理学措施，尽量减少复发。这些措施包括使用切断的大隐静脉近心端（或大分支）与股浅动脉近端吻合来形成 AVF（图 54-4）。通常，大隐静脉近端必须进行血栓切除以恢复其通畅。大隐静脉不是髂股静脉血栓形成患者静脉引流的侧支通路。有时，它可能是腹股沟下 DVT 患者的侧支引流途径。由于腹股沟下静脉系统已恢复通畅，这个患者不存在这个问题。AVF 是为了增加髂股静脉的静脉速度而构建的，但不应增加静脉压力。将吻合口的大小限制在大约 4mm，通常可以实现这一目标。AVF 建立前后股静血流的压力监测很重要。如果静脉压力增加，则必须怀疑近端（髂静脉）狭窄或 AVF 流量过大，其中任何一种（或两者兼而有之）都应得到纠正。

有效的辅助技术是将导管置入胫后静脉，用于术后普通肝素抗凝患者。一根儿科喂养管置入胫后静脉，并通过在小腿切口皮肤附近的穿刺点引出。这种小导管用于术后普通肝素抗凝。达标到治疗性 PTT 可确保病变静脉中高浓度肝素，这将大大降低血栓复发的风险。根据作者的经验，当这些辅助技术被使用时，没有患者出现血栓复发（问题 9：A、C 和 E）。分娩后，女性可以用华法林抗凝，即使她们希望母乳喂养[9]。华法林不在母乳中排泄。在这些选择中，口服抗凝血药 6～12 个月是最合适的（问题 10：B）。虽然残留血栓确实增加了[10]血栓复发的风险，而她几乎没有残留血栓，但这个患者如果抗凝周期不足仍然是不合适的。

由于该患者有广泛的静脉血栓形成和阳性家族史，存在可疑潜在的血栓形成风险，作者将抗凝时间延长至 1 年或更长时间。在延长或无限期抗凝的患者中，至少每 6 个月进行 1 次风险与收益的评估。对这个患者进行血栓性评估是合适的。当患者抗凝时，不能进行完整的血栓性评估，因为抗凝血酶Ⅲ、蛋白 C 和 S 及凝血因子Ⅷ会受到影响。然而，在抗凝过程中可以获得狼疮抗凝物、抗磷脂抗体、凝血因子Ⅴ、凝血酶原基因突变和同型半胱氨酸水平，如果阳性，可能在该患者的后续管理中发挥作用（问题 11：D）。

参考文献

[1] O'Donnell TF Jr, Browse NL, Burnand KG, Thomas ML. The socioeconomic effects of an iliofemoral venous thrombosis. J Surg Res. 1977;22:483–8.

[2] Akesson H, Brudin L, Dahlstrom JA, Eklof B, Ohlin P, Plate G. Venous function assessed during a 5 year period after acute ilio-femoral venous thrombosis treated with anticoagulation. Eur J Vasc Surg. 1990;4:43–8.

[3] Delis KT, Bountouroglou D, Mansfield AO. Venous claudication in iliofemoral thrombosis: long-term effects on venous hemodynamics, clinical status, and quality of life. Ann Surg. 2004;239:118–26.

[4] Kearon C, Kahn SR, Agnelli G, Goldhaber SZ, Raskob G, Comerota AJ. Antithrombotic therapy for venous thromboembolic disease: ACCP evidence-based clinical practice guidelines (8th ed). Chest. 2008;133(6):454S–545S.

[5] Partsch H, Kaulich M, Mayer W. Immediate mobilisation in acute vein thrombosis reduces postthrombotic syndrome. Int Angiol. 2004;23:206–12.

[6] Kasirajan K, Gray B, Ouriel K. Percutaneous AngioJet thrombectomy in the management of extensive deep venous thrombosis. J Vasc Interv Radiol. 2001;12:179–85.

[7] Monreal M, Rey-Joly BC, Ruiz MJ, Salvador TR, Lafoz NE, Viver ME. Asymptomatic pulmonary embolism in patients with deep vein thrombosis. Is it useful to take a lung scan to rule out this condition? J Cardiovasc Surg. 1989;30:104–7.

[8] Comerota AJ, Gale SS. Technique of contemporary iliofemoral and infrainguinal venous thrombectomy. J Vasc Surg. 2006;43(1):185–91.

[9] Bates SM, Greer IA, Pabinger I, Sofaer S, Hirsh J. Venous thromboembolism thrombophilia, antithrombotic therapy, and pregnancy: ACCP evidence-based clinical practice guidelines (8th ed). Chest. 2008;133(6):844S–86S.

[10] Prandoni P. Risk factors of recurrent venous thromboembolism: the role of residual vein thrombosis. Pathophysiol Haemost Thromb. 2003;33:351–3.

第 55 章

上腔静脉综合征
Superior Vena Cava Syndrome

George Sfyroeras　　George Geroulakos　著

病例报告

　　一位 28 岁的水管工，有持续加重的头颈部症状 11 年。2000 年，他被诊断为颈部和腋窝间变性巨细胞淋巴瘤。他接受了 6 个周期的化疗。使用 5 条独立的希克曼线，3 条是右侧的，2 条是左侧的。这些年来，他的运动耐力度不断恶化，身体渐渐地无法满足工作的要求。他抱怨钝性头痛，他的筋膜和颈部肿胀持续加重，曾在 3 个不同的场合鼻出血。他体力活动后前倾 5～10min，出现晕厥先兆症状，有 2 次失去知觉。在他此次就诊前的最后 6 个月里，由于症状的严重，他停止了工作。检查时患者面部充血。胸骨和右腋前线可见曲张静脉。前胸壁以前置入希克曼输液线的地方也有瘢痕。

问题 1：哪种情况可能导致这些症状？

A. 双侧颈动脉临界狭窄。

B. 与淋巴瘤复发有关的上腔静脉综合征。

C. 希克曼输液线引起的继发性上腔静脉综合征。

D. 大的分泌儿茶酚胺的 Shamblin Ⅲ 颈动脉体瘤。

问题 2：怎么诊查这个患者？

A. 胸部平片。

B. 多普勒超声检查。

C. 计算机断层扫描。

D. 磁共振成像静脉造影。

E. 静脉造影。

F. 上所有，除了静脉造影。

胸部和腹部的增强 CT 扫描没有显示他的淋巴瘤复发。MRI 静脉造影如图 55-1 所示，多普勒超声显示双侧颈内静脉通畅。

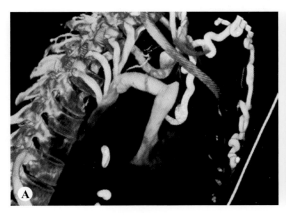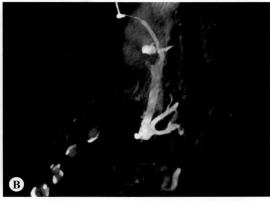

▲ 图 55-1　A.MRI 静脉造影显示Ⅳ型上腔静脉综合征，SVC 广泛闭塞，无名静脉、锁骨下静脉与胸壁及腹壁的侧支静脉相通；B. 静脉造影显示颈内静脉通畅，头臂静脉开口处有闭塞

问题 3：根据病史，体格检查及影像学可能有怎样的表现？

A. MRI 静脉造影显示患者有 1 型上腔静脉综合征。

B. 最佳的方法是腔内治疗，因为患者有以前的恶性肿瘤史和有限的预期寿命。

C. 开放治疗死亡率较高，这对一个 28 岁的患者来说是不合适的。

D. 最好的办法是加强保守治疗。

E. 以上均有误。

术前行左股静脉多普勒超声检查，超声显示左股静脉通畅良好，直径约 9mm，无血栓形成后表现。患者行颈内静脉至上腔静脉旁路手术，在上腔静脉未闭短残端中央时行吻合（图 55-2）。

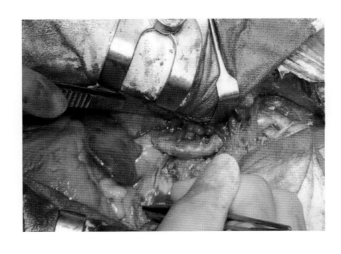

◀ 图 55-2　手术图像。患者行颈内静脉至上腔静脉旁路手术，中央吻合位于上腔静脉短段通畅的水平。股静脉作为移植物

问题 4：下列哪些材料不能作为 SVC 综合征开放手术治疗的移植物？

A. 大隐静脉。

B. 直径 20mm 的涤纶移植物。

C. 螺旋静脉移植物。

D. 股静脉。

E. 聚四氟乙烯移植物。

F. 人类异体移植物。

取左腿股静脉，作为手术的移植物。他的症状有了明显的改善。他的头痛解决了，他面部的苍白外观清除了，他脖子的边界再次显现。手术后 6 个月，他能够完全正常地从事专业工作。

评论

上腔静脉综合征是由上腔静脉血流阻塞引起的一系列临床症状和体征症候群。该综合征的症状主要根据血流阻塞的起病速度而变化。当梗阻进展缓慢和进行性时，侧支循环出现，症状轻微或没有。临床症状包括发绀、多血症、皮下血管扩张、上肢、头部和颈部水肿。喉咽水肿可引起呼吸困难、气喘、咳嗽、声音嘶哑和吞咽困难。更严重的并发症是脑水肿，表现为头痛、意识模糊，可能会引起昏迷。咳嗽、呼吸困难和端坐呼吸是常见的症状，与充血性心力衰竭或心包疾病症状相似。胸内恶性肿瘤占 SVCS 病例的 60%～85%。在这些肿瘤患者中，有 60% 在发现 SVCS 前未诊断出肿瘤[1]。非小细胞肺癌是 SVCS 最常见的恶性疾病原因，占所有病例的 50%，其次是小细胞肺癌（25%）和非霍奇金淋巴瘤（10%）[1]。有些病例与良性原因有关包括纵隔纤维化、放疗和继发于放置中心静脉导管、起搏器和除颤器等[2]。美国每年约发生 19 000 例 SVCS，随着中心静脉通路的使用增加[3]，频率也在增加。现在良性病因可能占病例的 40%[4]。

SVCS 的病理是由血栓形成或 SVC 狭窄引起的，中心静脉导管、起搏器和除颤器是患者发病的重要原因。血栓形成是中心静脉置管后一种相对常见的并发症，其总发生率为 0%～13%[2]。有导管相关形成血栓的因素包括之前使用中心静脉导管的次数、持续时间、导管尖端的位置和导管材料。通过静脉导管进行化疗也会增加患者 SVC 血栓形成的风险，因为此类患者本身就是高凝状态，并且化疗药物对血管内膜具有损伤性（问题 1：B）。

对临床怀疑的患者的影像学检查应从胸片开始。胸部 X 线摄影可显示侧支循环的发展情况，右干支气管上方不透明与奇静脉弓扩张有关，主动脉下不透明或"主动脉乳头"与左肋间静脉扩张有关[5]。它还可能显示 SVCS 的病因，如肿瘤肿块或植入式静脉设备包括中心静脉导管、除颤器和起搏器等。彩色多普勒超声也有助于 SVCS 的诊断，它可用于检查双侧颈内静脉和锁骨下静脉的通畅性。此外，还可以通过分析锁骨下静脉和颈内静脉的多普勒频谱来评估 SVC 的通畅性[6]。侧支静脉的反向血流证明了 SVC 的窃血综合征：胸内静脉与其伴行动脉的流动方向相同[7]。这种异常流动的回流被用来评估治疗的效果，特别是腔内治疗的 SVCS。虽然双侧上肢静脉造影仍然是金标准，但目前计算机断层扫描和磁共振成像更多地用于诊断。CT 扫描揭示了 SVC 梗阻的特点，并可提供有关其病因的有用信息：

静脉壁损害（放射后狭窄、中心静脉导管摩擦）、外源性压迫（淋巴结、肿瘤）和血栓形成（静脉淤滞、高凝）。磁共振成像可能是一种替代方法，但因其检查时间较长，很难应用在长期呼吸困难的 SVCS 患者，因为他们无法承受长时间的平卧位 [8]（问题 2：错误）。

Stanford 和 Doty 将 SVCS 分为四种类型 [9]。Ⅰ 型 SVCS 的 SVC 重度狭窄，但 SVC 和奇静脉的血流方向是正向的。此外，通过半奇静脉和副半奇静脉的侧支循环增加。Ⅱ 型 SVCS 的 SVC 大于 90% 的狭窄或闭塞，通过奇静脉的血流正向。Ⅲ 型 SVCS 的 SVC 闭塞，奇静脉和半奇静脉逆向血流。Ⅳ 型 SVCS 的 SVC、无名静脉和奇静脉广泛闭塞、胸壁和上腹部大量侧支静脉形成 [9]。

SVCS 的处理需要多学科协作。治疗策略取决于病因、紧迫性和 CT 扫描的结果。一般措施包括半坐位促进静脉引流。对于怀疑胸内恶性肿瘤的患者，应慎重延缓治疗，待获得组织学结果后再决定 [10]。抗凝治疗和激素治疗通常被应用。然而，激素治疗的疗效尚未证实 [10, 11]。当组织学提示预后良好的肿瘤（如小细胞癌、淋巴瘤和生殖细胞瘤）时，化疗可能导致 SVCS[12] 症状的快速改善。放疗也可能在几周后有效。然而，在复发的情况下，SVCS 的症状可能更差，因为辐射后纤维化和血栓形成会导致血管闭塞 [3, 13]。

外科治疗 SVCS 可能因其病因和不同阻塞部位而异。开放手术修复 SVCS 是有效的，长期通畅率较高。血管腔内修复在过去 10 年中已成为一线治疗方法。在最近一篇关于良性 SVCS 治疗的综述文章中，我们观察到接受血管腔内治疗的患者主要是由中心静脉导管和起搏器引起的 SVCS，而在开放组修复最常见的原因是纵隔纤维化。留置导管和起搏器的患者大多采用血管成形术和支架治疗。血管腔内治疗 SVCS 对这些技术失败率低的患者是安全有效的。然而，需要定期的随访和再干预，以保持通畅和取得长期的临床效果。接受开放修复治疗的患者通常表现为更广泛的疾病：44.2% 的开放组患者为 Ⅳ 型 SVCS，而血管腔内组的 Ⅳ 型 SVCS 只占 13.3%。Ⅳ 型 SVCS 的 SVC、无名静脉和奇静脉广泛闭塞，伴有胸壁和上腹部静脉侧支循环形成。在这些情况下，手术重建似乎是最合适的治疗 [14]。对于不适合血管内修复或血管内修复失败的患者，开放手术修复仍然是一个很好的选择。然而，在我们的 Meta 分析中，手术重建与出院前并发症发生率显著相关。15% 的患者接受了再次手术，最常见的原因是移植物血栓形成或狭窄。这两种治疗方法可使大多数症状消退（图 55-3）。然而，这可能取决于治疗是部分还是完全扭转了血液回流受阻。长期通畅性是良性 SVC 梗阻的主要关注点。为了保持长期的结果，两组患者都需要多次的再手术：26.6% 的患者接受了血管腔内治疗，31.1% 的患者在随访期间接受了二次

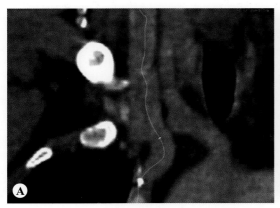
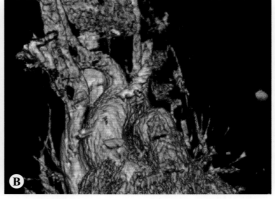

▲ 图 55-3　术后 CT 扫描显示移植物良好通畅。患者的症状有了明显的消退，并恢复了正常的活动

手术。在大多数情况下，二次干预是血管腔内[14]（问题 **3**：错误）。

最常用的 SVCS 开放修复移植物是螺旋隐静脉移植物。其他类型的移植物包括 ePTFE、股静脉、人同种异体移植物和反向隐静脉等。在大多数情况下，直接的介入治疗或旁路移植术是由远端吻合到颈内静脉或无名静脉，近端吻合最常用的部位是右心耳。在某些情况下，分叉移植物的分支吻合到颈内静脉和头臂静脉[15]。根据 Doty 等描述的方法，可以在不同的直径和长度下构建螺旋隐静脉移植物[16]。拟切除的隐静脉长度由所需移植物直径与扩张的隐静脉平均直径之比根据以下公式确定：所需隐静脉长度（cm）=[无名静脉直径（mm）/ 平均隐静脉直径（mm）]× 到右心耳的距离。静脉首先打开，然后以螺旋的方式包裹在胸腔造口管上。7-0 聚丙烯缝线连续缝合连接移植物的边缘。大多数螺旋隐体移植物的直径为 9.5～15.0mm。螺旋隐静脉移植物在良性 SVC 阻塞中具有比 ePTFE 移植更好的长期通畅性[17]。虽然与静脉相比，ePTFE 的移植物通畅性和临床结果明显较差，但 ePTFE 仍然是静脉系统中使用的最佳移植材料[18]。螺旋静脉旁路移植术优于反向移植大隐静脉。因为它的直径较小，导致症状的不完全缓解。最后，自体股静脉也可以用来替代 SVC。股静脉的一个缺点是不能调整到静脉流入道相匹配的尺寸。股静脉直径通常小于颈内静脉和 SVC。另一个缺点是它的长度可能不够，在这种情况下可能需要取双侧股静脉。此外，下肢静脉回流也可能在股静脉切除后受到严重影响，会伴有持续的下肢水肿及进展为皮肤变化。然而，在我们的病例中，我们使用了股静脉，效果良好，没有任何下肢并发症（问题 **4**：B）。

参考文献

[1] Lepper PM, Ott SR, Hoppe H, Schumann C, Stammberger U, Bugalho A, Frese S, Schmücking M, Blumstein NM, Diehm N, Bals R, Hamacher J. Superior vena cava syndrome in thoracic malignancies. Respir Care. 2011;56(5):653–66.

[2] Akoglu H, Yilmaz R, Peynircioglu B, Arici M, Kirkpantur A, Cil B, et al. A rare complication of hemodialysis catheter. Superior vena cava syndrome. Hemodial Int. 2007;11:385–91.

[3] Wilson LD, Detterbeck FC, Yahalom J. Clinical practice. Superior vena cava syndrome with malignant causes. N Engl J Med. 2007;356:1862–9.

[4] Rice TW, Rodriguez RM, Light RW. The superior vena cava syndrome: clinical characteristics and evolving etiology. Medicine (Baltimore). 2006;85:37–42.

[5] Ball JB Jr, Proto AV. The variable appearance of the left superior intercostal vein. Radiology. 1982;144:445–52.

[6] Patel MC, Berman LH, Moss HA, McPherson SJ. Subclavian and internal jugular veins at Doppler US: abnormal cardiac pulsatility and respiratory phasicity as a predictor of complete central occlusion. Radiology. 1999;211:579–83.

[7] Martinoli C, Cittadini G, Gandolfo N, Crespi G, De Caro G, Derchi LE, et al. Superior vena cava stents: Doppler US of the internal mammary veins to detect collateral flow-preliminary observations. Radiology. 1997;204:865–70.

[8] Lacout A, Marcy PY, Thariat J, Lacombe P, El Hajjam M. Radio-anatomy of the superior vena cava syndrome and therapeutic orientations. Diagn Interv Imaging. 2012;93(7–8):569–77.

[9] Stanford W, Doty DB. The role of venography and surgery in the management of patients with superior vena cava obstruction. Ann Thorac Surg. 1986;41:158–63.

[10] Kvale PA, Selecky PA, Prakash UB. American College of Chest Physicians. Palliative care in lung cancer: ACCP evidence-based clinical practice guidelines (2nd edition).

Chest. 2007;132(Suppl. 3):368S–403S.

[11] Rowell NP, Gleeson FV. Steroids, radiotherapy, chemotherapy and stents for superior vena caval obstruction in carcinoma of the bronchus: a systematic review. Clin Oncol (R Coll Radiol). 2002;14:338–51.

[12] Spiro SG, Shah S, Harper PG, Tobias JS, Geddes DM, Souhami RL. Treatment of obstruction of the superior vena cava by combination chemotherapy with and without irradiation in small cell carcinoma of the bronchus. Thorax. 1983;38:501–5.

[13] Armstrong BA, Perez CA, Simpson JR, Hederman MA. Role of irradiation in the management of patients with superior vena cava syndrome. Int J Radiat Oncol Biol Phys. 1987;13:531–9.

[14] Sfyroeras GS, Antonopoulos CN, Mantas G, Moulakakis KG, Kakisis JD, Brountzos E, Lattimer CR, Geroulakos GA. Review of open and endovascular treatment of superior vena cava syndrome of benign aetiology. Eur J Vasc Endovasc Surg. 2017;53(2):238–54.

[15] Alimi YS, Gloviczki P, Vrtiska TJ, Pairolero PC, Canton LG, Bower TC, et al. Reconstruction of the superior vena cava: benefits of postoperative surveillance and secondary endovascular interventions. J Vasc Surg. 1998;27(287-99):300–1.

[16] Doty JR, Flores JH, Doty DB. Superior vena cava obstruction: bypass using spiral vein graft. Ann Thorac Surg. 1999;67:1111–6.

[17] Gloviczki P, Pairolero PC, Toomey BJ, Bower TC, Rooke TW, Stanson AW, et al. Reconstruction of large veins for nonmalignant venous occlusive disease. J Vasc Surg. 1992;16:750–61.

[18] Kalra M, Gloviczki P, Andrews JC, Cherry KJ Jr, Bower TC, Panneton JM, et al. Open surgical and endovascular treatment of superior vena cava syndrome caused by nonmalignant disease. J Vasc Surg. 2003;38:215–23.

第十三篇　淋巴水肿

Lymphodema

第 56 章

下肢慢性淋巴水肿的治疗

Management of Chronic Lymphedema of the Lower Extremity

Byung-Boong Lee　James Laredo　著

病例报告

一名 19 岁的女性被带到急诊室，处于"脓毒性休克"状态，双侧下肢严重肿胀（图 56-1）。这个患者在急诊室职工中被熟知。她有反复发作的全身脓毒症，往往是由她的一个肿胀肢体局部蜂窝织炎和（或）丹毒引发。她的脓毒症发作间隔最近越来越短，控制及管理她的脓毒症变得更加困难。

问题 1（答案：D）：这种情况处理的第一步中，应避免以下哪一项？

A. 鉴别诊断的启动。

B. 复苏。

C. 抗生素使用前的血液培养。

D. 抗凝治疗。

E. 深入调查脓毒症的病因。

既往史表明，她出生时左小腿肿胀（包括脚趾）但没有接受任何治疗。在她月经初潮到来之前，她的右腿出现了类似的肿胀，自大腿中部以下。最初，她的肢体肿胀夜间抬高可缓解，但很快改善后又伴有复发的局部脓毒症。

问题 2（答案：B）：她的双下肢肿胀最可能的原因是什么？

A. 慢性深静脉血栓形成。

B. 先天性血管畸形，可能是淋巴起源。

C. 心力衰竭的早期阶段。

D. 先天性甲状腺功能减退症的早期。

E. 继发性慢性淋巴水肿，可能是丝虫病感染。

这名患者直到青春期才开始接受治疗，她的肢体状况在 1 年来反复发作的脓毒症之后逐步恶化。

她的肿胀现在已经发展为一条橡胶般结实的腿。在过去的几个月里，这条腿肿得很大。

ER 检查显示双侧肢体极度肿胀。左臀部有一片红肿，但没有明确的感染证据。在右侧骶前区发现一个浅压疮（3.0cm×3.0cm×0.5cm），没有侵袭性感染的证据。

这个溃疡是最近才出现的，因为患者由于下肢虚弱肿胀而卧床不起（图 56-1）。

患者被迅速复苏以稳定病情。然而，由于她不稳定的生命体征，患者需要进入重症监护病房进行进一步的治疗。

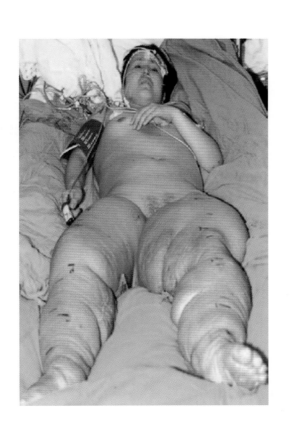

◀ 图 56-1　临床照片显示，19 岁女性在感染性休克成功复苏后，在 ICU 卧床不起。双侧下肢大量肿胀是由于终末期原发性淋巴水肿合并复发性脓毒症所致

问题 3（答案：A）：她下一阶段的治疗是什么？

A. 肠外抗生素给药。

B. 立即应用弹力绷带。

C. 立即应用序贯气动压疗法。

D. 压疮根治清创。

E. 充分抗凝下绝对卧床休息。

在控制全身脓毒症后，她的肢体肿胀的治疗仍然是一个挑战，特别是因为她在放弃治疗后，体重从 55kg 增加到 99kg，增加了 40kg 以上。

问题 4（答案：D）：什么是最合适的方法来减轻肿胀和改善她的行动能力？

A. 大力应用高压加压疗法。

B. 体重控制方案与严格的饮食控制。

C. 立即计划手术切除肿胀组织。

D. 定时启动复杂的祛血治疗。

E. 髂静脉狭窄的血管成形术和（或）支架植入。

问题 5（答案：C）：在严重水肿的管理中，最常见和潜在的严重风险是什么？

A. 急性组织坏疽。

B. 急性肺血栓栓塞。

C. 急性肺水肿。

D. 急性肢体瘫痪。

E. 急性深静脉血栓形成。

在成功地处理了她的危机之后，对她肿胀的四肢进行了进一步的调查和评估，以制订长期护理计划。同时制订家庭维持护理方案。

问题 6（答案：A）：下列哪一项测试一般不需要进行诊断和评估？

A. 油对比淋巴造影 / 淋巴造影。

B. 深静脉系统的超声评估。

C. 体积测量。

D. 放射性核素淋巴显像。

E. 磁共振成像。

问题 7（答案：C）：对目前状况调查的目的不包括哪一项？

A. 水肿肢体的临床和实验室分期。

B. 下肢深静脉状况评估。

C. 髂静脉狭窄 / 闭塞的选择性研究。

D. 血管畸形并存可能性的评估。

E. 患者遵守维持护理的情况。

问题 8（答案：B）：一般来说，治疗最基本和最可靠的部分是什么？

A. 饮食。

B. 弹力绷带。

C. 锻炼。

D. 卧床休息，腿抬高。

E. 抗凝。

尽管有严格的家庭护理方案，但她目前的肢体状况继续恶化。物理治疗变得越来越困难且反应不佳。她的腿变得更结实，1 年中更频繁地发生部分和（或）全面的蜂窝织炎。

问题 9（答案：E）：什么样的治疗可以作为她目前物理治疗的补充？
A. 汞浴联合微波治疗。

B. 股 – 股转流手术缓解静脉高压。

C. 髂股静脉血栓清除术。

D. 淋巴回流重建手术。

E. 手术切除过度增生的纤维硬化组织。

尽管有整整 1 年的最大限度的常规护理，治疗仍被多学科小组认为失败，并指示进行额外治疗。

问题 10（答案：C）：什么不是这样的晚期患者所需的基本治疗？
A. 鼓励患者依从维持物理治疗。

B. 多学科团队方法，提高生活质量。

C. 淋巴管造影反复评估淋巴功能。

D. 积极动员，争取更好的社会心理康复。

E. 大力控制和预防感染。

评论

这位年轻女士的临床病史说明了当及时适当的治疗被忽视时，原发性淋巴水肿是如何进展的。

她的左下肢自出生以来肿胀，应被认定为原发性淋巴水肿，除非证明不是这样。对她的临床表现的基本评估不应该延迟，特别是在对侧肢体出现与先发肢体相同的肿胀之后 [1-8]。

理想状况应该是在她双腿受累时进行基本的评估，从而确定淋巴水肿。集中治疗和积极预防感染可以在更早的时候开始。

如果有早期的积极治疗，她的淋巴水肿状况就不会如此迅速地达到如此晚期、如此危及生命的脓毒症。

如果淋巴水肿进展到晚期，软组织的简单水肿状态就变成了纤维硬化状态。然后，这将耐受传统的治疗，如人工淋巴引流为基础的复杂祛血治疗（complex decongestive therapy，CDT）[9-14]。硬化的局部组织成为感染的先兆，通常会导致全身脓毒症。

脓毒症是最严重的并发症，因为它可能危及生命。这往往导致一个恶性循环，更多的组织损伤和随后的易损状态，导致反复脓毒症 / 感染 [15-18]。

这位年轻女士是晚期淋巴水肿的典型例子（图 56-1）。

没有常规 CDT 的治疗疏忽加速了她的组织的恶化，在她紧急入院前引起局部脓毒症和脓毒性休克。

迅速处理脓毒性休克是必要的，进行适当的复苏，以稳定她的生命体征。在血液培养标本获得后，应尽快给予抗生素，并在肠外继续使用，直到根据药敏试验选择合适的抗生素。一旦患者病情稳定，应开始诊断她的原发病。这种肿胀相应的鉴别诊断，不仅包括局部原因，而且还应包括局部和系统原因，特别是如果对目前确定的诊断有任何疑问的情况下。

此外，应再次彻底调查脓毒症的原因（如真菌感染：足癣）（问题 1：D）。

自出生以来，肢体肿胀沿着左小腿至脚趾，随后在右下肢，为原发性淋巴水肿的诊断提供了充分的证据。然而，无论发病年龄如何，继发性淋巴水肿的原因也应排除在外。

原发性淋巴水肿是一种"主干"类型的淋巴畸形 [19-22]，因为大多数淋巴系统有相关的先天性结构异常 [如发育不全（aplasia）、发育不全（hypoplasia）、增生（hyperplasia）]。

LM[23-26] 是一种常见的先天性血管畸形 [23-26]，既是一种独立的（主要的）病变，也可以是其他 CVMS 的并发症：静脉畸形 [27-30]、动静脉畸形 [31-34] 和（或）毛细血管畸形。

因此，原发性淋巴水肿的诊断和治疗应考虑与其他 CVM 的共存，如分支型 LM（如 Klippel-Trenaunay 综合征）[35-38]（图 56-2）。

LM 是 CVM 的一种基本认识包括其胚胎学背景，以便指导对原发性淋巴水肿的适当研究。

与其他 CVM 一样，这些 LM 也被分为两个不同的组 [39-41]，这取决于发育停滞的胚胎阶段：分支型及主干型 LM。

分支型 LMS 也被称为"淋巴管瘤"，它们是胚胎组织残余，这是由于发育停滞 / 缺陷发生在淋巴管生成的"早期"阶段。间充质细胞特征在受到刺激时仍保持生长与分化的潜力（图 56-3）。

相反，主干病变是淋巴管生成"后期"阶段发育停滞 / 缺陷的结果，缺乏这些关键的胚胎特征 [42, 43]。

在脓毒性休克稳定后，脓毒症的治疗应从肠外抗生素给药开始，同时寻找感染源。使用基于 MLD 的 CDT 或气动压缩装置的压缩治疗是禁忌的，直到脓毒症完全控制。建议早期活动控制压疮的发展（问题 3：A）。

高压压缩疗法的大力应用应推迟到心血管系统完全稳定。当整体心血管状况能够承受所动员的水肿液的额外负荷时，CDT 在密切观察下进行（问题 4：D）。

在脓毒性休克后不久，从巨大肿胀的肢体快速液体动员是危险的。如果从组织间隙强行排出液体太有效，大量体液流入血管间隙将伴随着急性肺水肿的高风险（问题 5：C）。

为了为长期护理提供适当的治疗策略，可以根据基本的非侵入性检查 [44-46]：放射性核素淋巴显像（lymphoscintigraphy，LSG）[47-49]、超声评估 [50-52]、肢体体积测量 [53-55] 和磁共振成像 [56-58] 进行全面评估。虽然 MRI 对于研究由主干型 LM 本身引起的原发性淋巴水肿并不重要，但 MRI 不仅可以提供关于淋巴水肿状态的额外信息，而且还可以提供如分支型 VM 和（或）LM 的共存 CVM（问题 6：A）。

油对比淋巴造影是侵入性的 [59, 60]，诊断并不需要。存在进一步损害淋巴管的风险，它的使用现在被严格限制为选择外科重建候选者的特殊检查。这种调查提供必要的关键信息，以便在急性期出院后

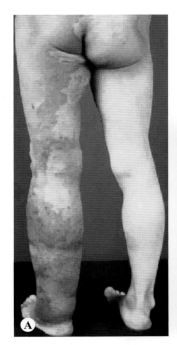
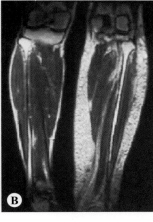
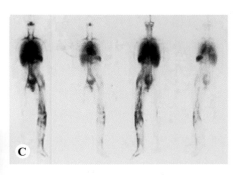
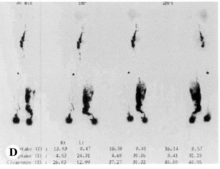

▲ 图 56-2　**A.** 另一位患者的临床照片显示了典型的 **Klippel-Trenaunay** 综合征累及左下肢；整个左下肢肿胀不仅是由于淋巴畸形引起的原发性淋巴水肿，也是由共存的静脉畸形引起的。**B.** 磁共振图像描绘了典型的软组织肿胀是下肢慢性淋巴肿的黄金标志。**C.** 然而，正如全身血池显像所显示的那样，有两个 **VM** 病变，即主干 – 脊髓静脉和外 **VM** 累及左下肢，以加重肿胀。**D.** 放射性核素淋巴显像证实了原发性淋巴水肿引起的晚期淋巴功能障碍，由于缺乏正常的清除条件 / 淋巴运输，沿左下肢显示广泛的皮肤回流。因此，每当遇到"原发性"淋巴水肿作为肢体肿胀的原因时，应首先排除另一种先天性血管畸形的共存可能。因为，大多数原发性淋巴水肿代表了主干 **LM** 的临床表现

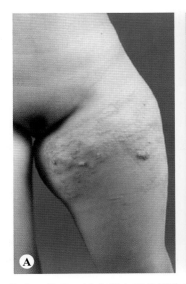
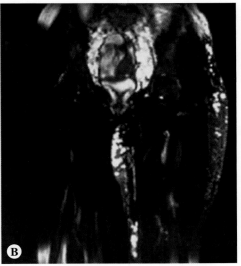

▲ 图 56-3　**A.** 临床照片显示沿大腿上延伸到腹股沟的弥漫性肿胀，这是由于分支型 **LM** 与主干型 **LM** 不同，导致原发性淋巴水肿。这种分支型 **LM**，通常被称为"淋巴管瘤"，是由淋巴管生成的"早期"阶段发育停止 / 缺陷的结果。因此，它具有间充质细胞的特征，生长时，条件应满足（如激素、初潮、怀孕、创伤、手术）。**B.** 如 **MRI** 所示，大腿上的这种浅表病变延伸到盆腔，影响整个盆腔软组织，左下肢病变 / 肿胀是冰山一角。现病变并发淋巴漏和脓毒血症

建立适当的家庭维持护理方案。

准确的临床和影像学的淋巴水肿[46, 61]分期对选择正确的治疗很重要。深静脉系统的异常会影响治疗效果。合并的 CVMS 也可能对整体管理产生深远的影响。

最后，对自我鼓励的坚持治疗的准确评估是绝对必要的，因为终身性的 CDT 的家庭维护治疗完全取决于患者的依从性[18, 44]（问题 7：C）。

虽然 CDT[9-14] 不能治愈慢性淋巴水肿，但它仍然是当代治疗慢性淋巴水肿的主要措施，是防止病情进展的最有效手段。在 CDT 的各个组成部分中，MLD 是最基本的部分，与弹力绷带[62, 63]联合使用。MLD 是刺激瘫痪淋巴管恢复蠕动、缓解淋巴瘀滞的生理手段。虽然 MLD 缺乏理论证据，但它现在被接受为淋巴水肿早期的有效治疗（图 56-4）。

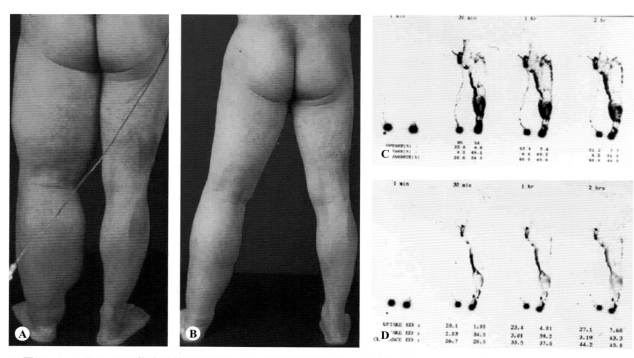

▲ 图 56-4　A 和 B. 两张临床照片显示了另一名 / 不同的原发性淋巴水肿患者在和 CDT 之前（A）和之后（B）的临床状况，显示了这种基于 MLD 的 CDT 的有效性；C 和 D. 如放射性核素淋巴显像所示，CDTLSG 前（C）由于软组织淋巴瘀滞而表现出广泛的皮肤回流，而 CDTLSG 后（D）表现出淋巴瘀滞对 CDT 的良好反应

相反，序贯气动压缩治疗[64-66]仍然存在争议，因为有可能选择性地将液体成分从间质组织中转移出来，使淋巴液的蛋白质成分留在后面，从而导致进行性组织损伤。

在 CDT 的许多不同成分中，弹力绷带治疗仍然是最有效和证据最充分的成分。这些建议是基于科学证据[67]的分级，其中压缩治疗属于 1C 或 2A。1C 是基于低质量证据的强有力建议，其中 2A 是基于高质量证据的弱建议（表 56-1）（问题 8：B）。

然而，当基于 CDT 的保守治疗失败时，尽管有最大限度的治疗，外科治疗通常被认为是一种补充方案，以提高 CDT[68, 69]的疗效。

重建手术[70-74]通常是针对淋巴水肿的早期阶段，在那里瘫痪的淋巴管被慢性淋巴高血压永久破坏

表 56-1　美国淋巴水肿静脉论坛指南 6.3.0：医疗和物理治疗

No.	指　南	推荐等级（1，我们推荐；2，我们建议）	证据等级（A，高质量；B，中等质量；C，低或很低质量）
6.3.1	为了减少淋巴水肿，我们推荐多模式复杂的去充血治疗包括手动淋巴引流、多层短拉伸包扎、补救性运动、皮肤护理和长期治疗指导	1	B
6.3.2	为了减少淋巴水肿，我们建议保留短拉伸绷带超过 22h/d	1	B
6.3.3	为了减少淋巴水肿，我们建议每天治疗，每周至少 5 天，并持续到建立正常解剖或者体积	1	B
6.3.4	为了减少淋巴水肿，我们建议一些患者使用压缩泵	2	C
6.3.5	为了维持淋巴水肿，我们建议患者使用适当压力服	1	A
6.3.6	作为晚期（Ⅱ期或Ⅲ期）淋巴水肿患者的位置治疗，我们建议在夜间使用短伸绷带。或者，压力装置可以代替短拉伸绷带	1	B
6.3.7	穿着压缩服装或绷带作为我们推荐的补救练习	1	C
6.3.8	对于蜂窝织炎或淋巴管炎，我们建议使用覆盖革兰阳性球菌的抗生素，特别是链球菌，如头孢氨苄、青霉素、克林霉素和头孢氨苄	1	A
6.3.9	对于三次以上感染患者的蜂窝织炎的预防，我们推荐覆盖革兰阳性球菌，特别是链球菌的抗生素，全强度 1 周 / 月，如头孢氨苄、青霉素、克林霉素和头孢羟氨苄	1	C

之前，可以获救。修复受损淋巴运输系统和恢复淋巴功能的方法包括淋巴静脉吻合术、淋巴管－淋巴旁路、淋巴管－淋巴管节段吻合和游离淋巴结移植。

然而，在晚期淋巴水肿中，没有更多可挽救的淋巴管残留，因此，重建手术为时已晚。

由于过度增生的纤维硬化组织是已知复发性败血症的先兆（如蜂窝织炎／丹毒）（图 56-5）。切除手术 [18, 44, 75, 76] 不仅能提高 CDT 的疗效，而且能改善脓毒症的整体风险，从而提高生活质量。虽然手术仍然是协助 CDT 的有效选择，但目前基于证据的建议仍将其归类为 2C（表 56-2）。

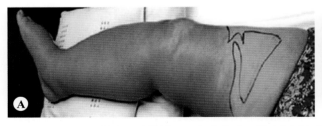 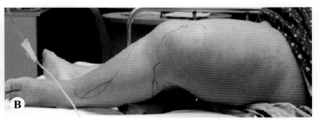

▲ 图 56-5　两张临床照片描述了反复发作涉及两个不同部位的广泛蜂窝织炎。这种情况可能危及生命，需要立即控制，以防止全身脓毒症。在淋巴水肿的最后阶段，这种反复感染成为一个主要的挑战，并将成为切除手术的间接指征，以减少可诱发复发性感染的纤维硬化组织

表 56-2 美国静脉论坛关于慢性淋巴水肿外科治疗原则的指南 6.4.0

No.	指　　南	推荐等级（1，我们推荐；2，我们建议）	证据等级（A，质量高；B，中等质量；C，低或非常低的质量）
6.4.1	所有对慢性淋巴水肿的干预都应在其之前进行至少 6 个月的非手术压力治疗	1	C
6.4.2	我们建议切除手术或吸脂术只对晚期经保守治疗失败的非凹陷性淋巴水肿患者	2	C
6.4.3	推荐有条件的中心对早期继发性淋巴水肿患者进行显微手术淋巴重建	2	C

吸脂 [77, 78] 通过选择性去除过量的脂肪组织来消除筋膜间隙。此措施未注明可用于晚期淋巴水肿。在终末期淋巴水肿整个组织成为纤维硬化，非常有限的脂肪组织可用于吸脂。

因此，切除手术仍然是终末期疾病各种手术治疗方式中唯一可行的选择。所有拟行切除手术的患者，需要强制性的术后终身性应用 CDT。在没有适当的术后 CDT[18, 44] 的情况下，不应期望手术保证效果满意（问题 9：E）。经最大限度的 CDT 治疗 2 年后，效果不佳，所以该患者符合切除手术的指征，以提高 CDT 的疗效。采用改良的 Homan-Auchincloss 术 [79, 80] 去除包括肌肉筋膜在内的整个皮肤和软组织，以促进淋巴通过深层系统的吸收。

在随访 4 年期间，术后 CDT 方案维持了良好的手术结果（图 56-6）。

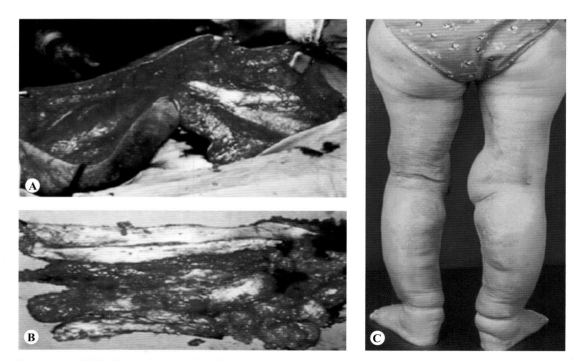

▲ 图 56-6　A. 照片显示了切除手术的范围，以去除整个软组织和皮肤，所有这些都变得硬化；Homan-Auchincloss 术被改良，切除被进一步扩大，以去除肌肉筋膜，并促进深层淋巴系统对淋巴的吸收。B. 照片显示手术标本显示为最佳切除组织的分期切除。C. 临床照片显示了 6 个月后手术的临床结果，达到使患者能够下床活动和提高术后 CDT 疗效的目的。这一方法提高了生活质量，改善了社会 / 生理 / 心理适应

应始终组织一个多学科的团队协作来支持外科治疗。这应该可以提高生活质量，只要患者的依从性足以维持 CDT。

积极动员更好的社会和心理康复应该伴随 CDT，以提供激励患者继续接受治疗。

严格控制和预防感染应始终是终末期淋巴水肿的最终目标（问题 10：C）。

参考文献

[1] Browse NL, Stewart G. Lymphoedema: pathophysiology and classification. J Cardiovasc Surg. 1985;26(2):91–106. Review

[2] Lee BB. Chronic lymphedema, no more stepchild to modern medicine! Eur J Lymphol. 2004;14(42):6–12.

[3] Szuba A, Rockson SG. Lymphedema: classification, diagnosis and therapy. Vasc Med. 1998;3(2):145–56. Review

[4] Bernas MJ, Witte CL, Witte MH. The diagnosis and treatment of peripheral lymphedema. Lymphology. 2001;34:84–91.

[5] Esterly JR. Congenital hereditary lymphedema. J Med Genet. 1965;2:93–8.

[6] Lewis JM, Wald ER. Lymphedema praecox. J Pediatr. 1984;104:641–8.

[7] Burnand KG, Mortimer PS. Lymphangiogenesis and genetics of lymphoedema. In: Browse N, Burnand KG, Mortimer PS, editors. Diseases of the lymphatics. London: Arnold; 2003. p. 102–9.

[8] Wheeler ES, Chan V, Wassman R, Rimoin DL, Lesavoy MA. Familial lymphedema praecox: meige disease. Plast Reconstr Surg. 1981;67:362–4.

[9] Szolnoky G, Lakatos B, Keskeny T, Dobozy A. Advantage of combined decongestive lymphatic therapy over manual lymph drainage: a pilot study. Lymphology. 2002;35(Suppl):277–82.

[10] Leduc O, Bourgeois P, Leduc A. Manual of lymphatic drainage: scintigraphic demonstration of its efficacy on colloidal protein reabsorption. In: Partsch H, editor. Progress in lymphology IX. Excerpta medica. Amsterdam: Elsevier; 1988.

[11] Foldi E, Foldi M, Weissletter H. Conservative treatment of lymphedema of the limbs. Angiology. 1985;36:171–80.

[12] Morgan RG, Casley-Smith JR, Mason MR, et al. Complex physical therapy of the lymphoedematous arm. J Hand Surg (Br). 1992;17B:437–41.

[13] Leduc O, Leduc A, Bourgeois P, Belgrado JP. The physical treatment of upper limb edema. American Cancer Society Lymphedema Workshop: Supplement. Cancer. 1998:2835–9.

[14] Hwang JH, Kwon JY, Lee KW, et al. Changes in lymphatic function after complex physical therapy for lymphedema. Lymphology. 1999;32:15–21.

[15] Babb RR, Spittell JA Jr, Martin WJ, Schirger A. Prophylaxis of recurrent lymphangitis complicating lymphedema. JAMA. 1966;195(10):871–3.

[16] Swartz MN. Cellulitis. N Engl J Med. 2004;350:904–12.

[17] Vaillant L. Erysipelas and lymphedema. Phlebolymphology. 2007;14(3):120–4.

[18] Lee BB. Current issue in management of chronic lymphedema: personal reflection on an experience with 1065 patients. (Commentary). Lymphology. 2005;38:28–31.

[19] Lee BB, Seo JM, Hwang JH, et al. Current concepts in lymphatic malformation (LM). J Vasc Endovasc Surg. 2005;39(1):67–81.

[20] Lee BB, Laredo J, Seo JM, Neville R. Chap. 29: Treatment of lymphatic malformations. In: Mattassi R, Loose DA, Vaghi M, editors. Hemangiomas and vascular malformations. Italia: Milan, Italy: Springer; 2009. p. 231–50.

[21] Lee BB. Lymphedema-Angiodysplasia syndrome: a prodigal form of lymphatic malformation (LM). Phlebolymphology. 2005;47:324–32.

[22] Lee BB. Chap 4: Lymphedema-diagnosis and treatment. In: Tredbar M, Lee S, Blondeau B, editors. Lymphatic malformation. London: Springer; 2008. p. 31–42.

[23] Lee BB, Bergan JJ. Advanced management of congenital vascular malformations: a multidisciplinary approach. Cardiovasc Surg. 2002;10(6):523–33.

[24] Lee BB. Statues of new approaches to the treatment of congenital vascular malformations (CVMs) – single center experiences – (editorial review). Eur J Vasc Endovasc Surg. 2005;30(2):184–97.

[25] Lee BB. Critical issues on the management of congenital vascular malformation. Ann Vasc Surg. 2004;18(3):380–92.

[26] Lee BB. Changing concept on vascular malformation: no longer enigma. Ann Vasc Dis. 2008;1(1):11–9.

[27] Lee BB. Current concept of venous malformation (VM). Phlebolymphology. 2003;43:197–203.

[28] Lee BB, Do YS, Byun HS, Choo IW, Kim DI, Huh SH. Advanced management of venous malformation with ethanol sclerotherapy: mid-term results. J Vasc Surg. 2003;37(3):533–8.

[29] Lee BB, Laredo J, Lee SJ, Huh SH, Joe JH, Neville R. Congenital vascular malformations: general diagnostic principles. Special Issue. Phlebology. 2007;22(6):253–7.

[30] Lee BB, Laredo J, Kim YW, Neville R. Congenital vascular malformations: general treatment principles. Special Issue. Phlebology. 2007;22(6):258–63.

[31] Lee BB, Do YS, Yakes W, et al. Management of arterial-venous shunting malformations (AVM) by surgery and embolosclerotherapy. A multidisciplinary approach. J Vasc Surg. 2004;39(3):590–600.

[32] Lee BB. Chap. 76: Mastery of vascular and endovascular surgery. In: Zelenock GB, Huber TS, Messina LM, Lumsden AB, Moneta GL, editors. Arteriovenous malformation. Lippincott: Williams and Wilkins; 2006. p. 597–607.

[33] Lee BB, Lardeo J, Neville R. Arterio-venous malformation: how much do we know? Phlebology. 2009;24:193–200.

[34] Lee BB, Mattassi R, Kim BT, Park JM. Advanced management of arteriovenous shunting malformation with Transarterial Lung Perfusion Scintigraphy (TLPS) for follow up assessment. Int Angiol. 2005;24(2):173–84.

[35] Klippel M, Trenaunay J. Du noevus variqueux et osteohypertrophique. Arch Gén Méd. 1900;3:641–72.

[36] Servelle M. Klippel and Trenaunay's syndrome. Ann Surg. 1985;201:365–73.

[37] Gloviczki P, Driscoll DJ. Klippel–Trenaunay syndrome: current management. Phlebology. 2007;22:291–8.

[38] Gloviczki P, Stanson AW, Stickler GB, et al. Klippel-Trenaunay syndrome: the risks and benefits of vascular

interventions. Surgery. 1991;110(3):469–79.

[39] Lee BB, Laredo J, Lee TS, Huh S, Neville R. Terminology and classification of congenital vascular malformations. Phlebology. 2007;22(6):249–52.

[40] St B. Classification of congenital vascular defects. Int Angiol. 1990;9:141–6.

[41] St B. Anatomopathological classification of congenital vascular defects. Semin Vasc Surg. 1993;6:219–24.

[42] Bastide G, Lefebvre D. Anatomy and organogenesis and vascular malformations. In: St B, Loose DA, Weber J, editors. Vascular malformations. Reinbek: Einhorn-Presse Verlag GmbH; 1989. p. 20–2.

[43] Leu HJ. Pathoanatomy of congenital vascular malformations. In: Belov S, Loose DA, Weber J, editors. Vascular malformations, vol. 16. Reinbek: Einhorn; 1989. p. 37–46.

[44] Lee BB, Kim DI, Whang JH, Lee KW. Contemporary management of chronic lymphedema – personal experiences. Lymphology. 2002;35(Suppl):450–5.

[45] Lee BB, Mattassi R, Kim BT, Kim DI, Ahn JM, Choi JY. Contemporary diagnosis and management of venous and AV shunting malformation by whole body blood pool scintigraphy (WBBPS). Int Angiol. 2004;23(4):355–67.

[46] Lee BB, Bergan JJ. New clinical and laboratory staging systems to improve management of chronic lymphedema. Lymphology. 2005;38(3):122–9.

[47] Choi JY, Hwang JH, Park JM, et al. Risk assessment of dermatolymphangioadenitis by lymphoscintigraphy in patients with lower extremity lymphedema. Kor J Nucl Med. 1999;33(2):143–51.

[48] Carena M, Campini R, Zelaschi G, Rossi G, Aprile C, Paroni G. Quantitative lymphoscintigraphy. Eur J Nucl Med. 1988;14:88–92.

[49] Brautigam P, Foldi E, Schaiper I, Krause T, Vanscheidt W, Moser E. Analysis of lymphatic drainage in various forms of leg edema using two compartment lymphoscintigraphy. Lymphology. 1998;31:43–55.

[50] Lee BB, Mattassi R, Choe YH, et al. Critical role of duplex ultrasonography for the advanced management of a venous malformation (VM). Phlebology. 2005;20:28–37.

[51] Dubois J, Patriquin HB, Garel L, et al. Soft-tissue hemangiomas in infants and children: diagnosis using Doppler sonography. AJR Am J Roentgenol. 1998;171(1): 247–52.

[52] Trop I, Dubois J, Guibaud L, et al. Soft-tissue venous malformations in pediatric and young adult patients: diagnosis with Doppler US. Radiology. 1999;212(3):841–5.

[53] Leduc O, Klein P, Rasquin C, Demaret P. Reliability of a volume measuring device (volumeter®) for human limbs. Elsevier: Science B.V.; 1991. p. 617–20.

[54] Thibaut G, Durand A, Schmidt C. The use of electronic optovolumeter to measure lymphedema limb volume. Lymphology. 2002;35(Suppl):261–4.

[55] Stanton AW, Northfield JW, Holroyd B, Mortimer PS, Levick JR. Validation of an optoelectronic limb volumeter (Perometer). Lymphology. 1997;30(2):77–97.

[56] Lee BB, Choe YH, Ahn JM, et al. The new role of MRI (Magnetic Resonance Imaging) in the contemporary diagnosis of venous malformation: can it replace angiography? J Am Coll Surg. 2004;198(4):549–58.

[57] Rak KM, Yakes WF, Ray RL, et al. MR imaging of symptomatic peripheral vascular malformations. AJR Am J Roentgenol. 1992;159:107–12.

[58] Dobson MJ, Hartley RW, Ashleigh R, Watson Y, Hawnaur JM. MR angiography and MR imaging of symptomatic vascular malformations. Clin Radiol. 1997;52(8):595–602.

[59] Lindeman GJ, Carr P, Kenneth W, Tiver M, Allan O, Angland S. The role of bipedal lymphangiography in testicular seminoma. Australas Radiol. 2008;34(4):293–6.

[60] Munro DD, Craig O, Fejwel M. Lymphangiography in dermatology. Br J Dermatol. 2006;81(9):652–60.

[61] Michelini S, Failla A, Moneta G, Campisi C, Boccardo F. Clinical staging of lymphedema and therapeutical implications. Lymphology. 2002;35(Suppl):168.

[62] Damstra RJ, Partsch H. Compression therapy in breast cancer-related lymphedema: a randomized, controlled comparative study of relation between volume and interface pressure changes. J Vasc Surg. 2009;49(5):1256–63.

[63] Damstra RJ, Brouwer ER, Partsch H. Controlled, comparative study of relation between volume changes and interface pressure under short-stretch bandages in leg lymphedema patients. Dermatol Surg. 2008;34(6):773–9.

[64] Hwang JH, Kim TU, Lee KW, Kim DI, Lee BB. Sequential intermittent pneumatic compression therapy in lymphedema. J Korean Acad Rehab Med. 1997;21(1):146–53.

[65] Pflug JJ. Intermittent compression in the management of swollen legs in general practice. Lancet. 1975;215:69–76.

[66] Theys S, Deltombe TH, Scavée V, Legrand C, Schoevaerdts JC. Safety of long-term usage of retrograde-intermittent pneumatic compression in lower limb lymphedema. Lymphology. 2002;35(Suppl):293–7.

[67] Guyatt GH, Gutterman D, Baumann MH, Addrizzo-Harris D, Hylek EM, et al. Grading strength of recommendations and quality of evidence in clinical guidelines. Chest. 2006;129:174–81.

[68] Lee BB. Chap. 6: Lymphedema-diagnosis and treatment. In: Tredbar LT, Morgan CL, Lee BB, Simonian SJ, Blondeau B, editors. Surgical management of lymphedema. London: Springer; 2008. p. 55–63.

[69] Lee BB, Kim YW, Kim DI, Hwang JH, Laredo J, Neville R. Supplemental surgical treatment to end stage (stage IV–V) of chronic lymphedema. Int Angiol. 2008;27(5):389–95.

[70] Baumeister RGH, Siuda S. Treatment of lymphedemas by microsurgical lymphatic grafting: what is proved? Plast Reconstr Surg. 1990;85:64–74.

[71] Campisi C, Boccardo F, Zilli A, Maccio A, Gariglio A, Schenone F. Peripheral lymphedema: new advances in microsurgical treatment and long-term outcome. Microsurgery. 2003;23(5):522–5. PMID: 14558015

[72] Gloviczki P. Review. Principles of surgical treatment of chronic lymphoedema. Int Angiol. 1999;18(1):42–6.

[73] Olszewski WL. The treatment of lymphedema of the extremities with microsurgical lymphovenous anastomoses. Int Angiol. 1988;7(4):312–21.

[74] Becker C, Hidden G, Godart S, et al. Free lymphatic transplant. Eur J Lymphol. 1991;6:75–80.

[75] Servelle M. Surgical treatment of lymphedema: a report on 652 cases. Surgery. 1987;101(4):485–95.

[76] Kim DI, Huh S, Lee SJ, Hwang JH, Kim YI, Lee BB. Excision of subcutaneous tissue and deep muscle fascia for advanced lymphedema. Lymphology. 1998;31:190–4.

[77] Brorson H, Svensson H. Liposuction combined with controlled compression therapy reduces arm lymphedema more effectively than controlled compression therapy alone. Plast Reconstr Surg. 1998;102(4):1058–67. discussion 1068

[78] Brorson H, Svensson H, Norrgren K, Thorsson O. Liposuction reduces arm lymphedema without significantly altering the already impaired lymph transport. Lymphology. 1998;31:156–72.

[79] Auchincloss H. New operation for elephantiasis. Puerto Rico J Publ Health Trop Med. 1930;6:149.

[80] Homans J. The treatment of elephantiasis of the legs. N Engl J Med. 1936;215:1099.

显微手术淋巴静脉吻合治疗上肢淋巴水肿

Management of Upper Extremity Lymphoedema with Microsurgical Lympho-Venous Anastomosis (LVA)

第 57 章

Corradino Campisi　　Francesco Boccardo　著

病例报告

　　一名 59 岁女性，左臂水肿 8 年。最初，水肿出现在上臂。患者在 12 个月内接受 3～4 次减充血物理治疗（手工和机械淋巴引流），措施包括包扎和锻炼。尽管有这些措施，水肿后来仍然扩展到前臂和手（图 57-1）。在入院前的几个月里，她出现了几次丹毒淋巴管炎和疼痛。皮肤上没有疣或伤口。她过去的病史包括左乳腺癌切除术、腋窝淋巴结清扫和放疗。常规随访没有提示局部复发。

　　最初，水肿呈根茎状分布。摸上去很硬，没有指陷。除革兰阳性葡萄球菌引起的急性网状丹毒淋巴结炎外，无营养不良或皮肤损伤。淋巴扫描显示特征与左臂淋巴损伤相符（图 57-2）。其次是手臂和患侧胸部的淋巴管－磁共振成像，没有出现局部复发的迹象，但证实淋巴瘀滞，主要发生在浅筋膜间隙。淋巴管扩张并回流中断于中上 1/3 处的上肢。左锁骨下静脉和腋静脉的多普勒超声正常。诊断为慢性继发性淋巴水肿。

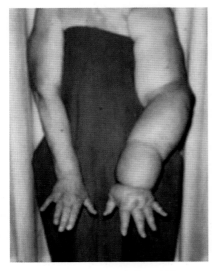

▲ 图 57-1　治疗前的患者

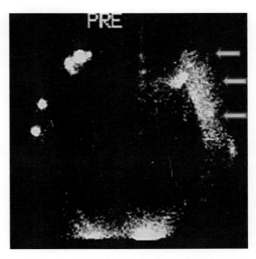

▲ 图 57-2　显微手术前淋巴管扫描图，皮肤回流明显（箭）

问题 1：怎么分类淋巴水肿？

A. 原发性（先天性）和继发性（获得性）。

B. 静脉淋巴水肿和脂质淋巴水肿。

问题 2：关于淋巴水肿的诊断，下列哪一种说法是正确的？

A. 淋巴管造影是目前所有类型淋巴水肿的最佳诊断检查。

B. 多普勒超声在确定正确的治疗方法中具有重要作用。

C. 淋巴管显像是最常用的一线无创检查。

D. 早期淋巴水肿很难诊断。

E. 淋巴管 –MRI 提供了精确的形态学成像，水肿分布和扩张淋巴道的走行，而不需要对比剂。

患者使用 8-0 尼龙缝线在手臂中上 1/3 处进行显微手术淋巴静脉吻合（图 57-3）。

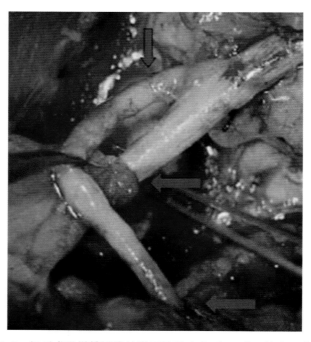

▲ 图 57-3　经手术显微镜观察的淋巴静脉吻合（30×），箭表示吻合口及静脉内的蓝色染料（通畅性的直接证明）

问题 3：关于淋巴水肿的治疗，下列哪一种说法是正确的？

A. 显微外科手术可以减轻所有患者的水肿，但在二期和三期手术的患者中可以看到最佳的结果。

B. 压力分级加压服是优化长期效果的重要辅助手段。

C. 在淋巴水肿的晚期，不应手术干预。

D. 显微外科淋巴静脉吻合术比重建显微外科手术更常用。

E. 显微手术不能应用于原发性淋巴水肿。

术后恢复顺利。患者术后第 5 天出院回家。淋巴管炎发作发生率明显下降。手术后 3 天内手臂体积减小，在中期和长期随访中观察到进一步的改善，特别是在手术后的第 1 年和第 5 年。从第 5 年开始，手臂的临床状况稳定（图 57-4）。术后 10 年淋巴显像提示淋巴 - 静脉吻合口仍通畅（图 57-5）。

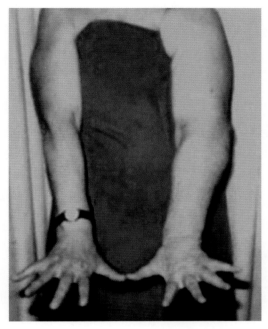

▲ 图 57-4　显微手术后的长期临床结果

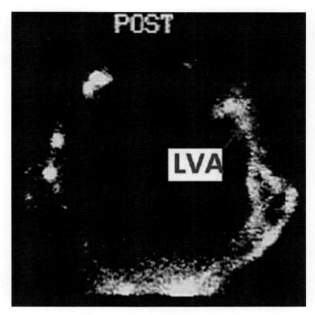

▲ 图 57-5　显微手术后的淋巴显像显示术后 10 年以上淋巴静脉吻合通畅。LVA 吻合口（箭）

问题 4：衍生和重建显微手术治疗淋巴水肿的长期结果是什么？

A. 早期更好的疗效，预示更好的远期疗效。

B. 衍生远期结果优于外科手术重建。

C. 长期结果主要取决于手术技术。

问题 5：下列哪一种说法是正确的？

A. 无法预防继发性淋巴水肿。

B. 手臂淋巴示踪（arm reverse mapping，ARM）能够识别手臂淋巴管。

C. 淋巴显微外科预防性手术（Lymphatic Microsurgical Preventive Healing Approach，LYMPHA）为预防继发性淋巴水肿提供了一种主要的手术方法。

评论

淋巴水肿是一个重要的世界性问题，可分为原发性与继发性。原发性淋巴水肿没有任何可知的原因（特发性），尽管经常可以找到触发病因的因素。出生时存在的淋巴水肿（先天性）包括在这一类别中。这些可能是遗传性家族性疾病（Nonne-Milroy 病），通常与染色体异常有关。其他原发性淋巴水肿，可有早期或晚期发病，可由轻微创伤、感染或手术引起。在女性中，易感因素通常被认为是神经激素状态（神经内分泌淋巴水肿）的改变。

原发性淋巴水肿也可能是由于淋巴或淋巴结发育不良、发育不全或增生、淋巴生成增加，无论是单独存在还是合并。在大多数发育不全的情况下，淋巴结受累被证实，并导致淋巴管的进行性继发性改变。这种模式类似于在有或没有放疗 [1] 的淋巴结切除术后出现的继发性淋巴水肿。大约 90% 的原发性淋巴水肿的特征是淋巴结和淋巴管发育不良。其特点是对创伤、感染或手术形成适当侧支循环的能力减弱。在另外 8%～10% 的原发性淋巴水肿中，淋巴回流通路数量和大小的增加可以被证明，并与淋巴和淋巴结发育不良 [2] 有关。

淋巴发生障碍常导致淋巴动力学改变。淋巴形成增加可能是由于预先存在的动静脉畸形，动静脉瘘或血管增生。相反，淋巴的减少或缺失可能是由于淋巴管发育不全、发育不全或通透性受损所致，非常罕见。淋巴动力障碍还包括重力和乳糜反流病。淋巴回流可由抗重力结构不足引起，通常为瓣膜、淋巴壁网状肌弹性层、淋巴结结构异常。

继发性淋巴水肿的病因一般可在患者的病史或体格检查中确定，可继发于创伤、感染、炎症、感染（丝虫）、放射治疗、手术、瘫痪或肿瘤。继发性淋巴水肿往往有一些先天性的倾向。例如，继发于乳腺癌治疗的手臂淋巴水肿发生在 5%～35% 的患者中，这取决于腋窝手术是否与放疗有关 [3]。当没有三角肌通路时 [4]，这种情况更有可能发生。三角肌通路允许淋巴从手臂直接引流到锁骨上淋巴结。腋窝淋巴结被绕过，因此先天性存在一种替代途径。通过术前淋巴显像研究，可以将同侧和对侧手臂进行比较，以使更高风险的继发性淋巴水肿患者能够被识别。基于这些观察，Tosatti 于 30 多年前提出的关于淋巴水肿的分类（图 57-6）[5] 建议仍然有效（问题 1：A）。

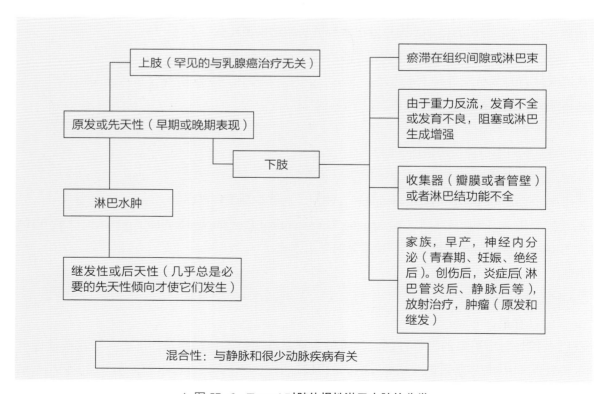

▲ 图 57-6　Tosatti 对肢体慢性淋巴水肿的分类

静脉淋巴水肿与脂质淋巴水肿的鉴别是通过病史和临床检查，注意发病时间和条件、部位，水肿的演变、程度和体积。脂质淋巴水肿较难触及，而静脉水肿较软，手指压迫下出现凹坑。这种差异反映了潜在的病理生理学：皮下结缔组织中停滞的淋巴是成纤维细胞的优良培养基。这些成熟成纤维细胞，形成致密的纤维硬化组织。

淋巴水肿通常从近端开始，而静脉水肿影响下肢远端，但明显的例外是由髂股静脉急性深静脉血栓引起的股青肿。与静脉水肿不同，淋巴水肿通常不会演变为营养不良和变色的皮肤病变或溃疡。然而，更有可能是由革兰阳性球菌感染引起的急性网状丹毒淋巴管炎所致。混合类型的淋巴水肿也可能存在，主要是静脉成分或淋巴成分。这些包括Ⅲ期静脉炎后综合征和血管增生伴动静脉分流，如 Mayall 综合征所示 [6]。

目前，淋巴管造影和常规的油对比淋巴管造影是淋巴管和乳糜水肿最合适的检查。淋巴管造影是最常用的淋巴水肿筛查方法 [7, 8]，因为它是一种非侵入性的成像方式包括浅表和深层淋巴循环。由于它是无创的，很容易在患者中重复，特别是在显微手术后。注入吸附在胶体球粒（胶体硫化物、葡聚糖）中的微量 ^{99}Tc 示踪剂。这些物质的嗜淋巴性质允许用伽马相机显示优先的淋巴通路。这允许测量流速和淋巴结摄取量。示踪剂清除评估是衡量淋巴动力学的一个有用的指标，特别是在早期淋巴水肿 [9]。在研究下肢和外生殖器的重力反流和乳糜水肿，特别是如果拟行手术干预 [11, 12]，直接淋巴管造影是首选 [10]。在这项检查中，超流体"碘油"经足背被注射到淋巴收集器中，用显微外科技术分离。这种类型的调查是微创的，如果按照既定的标准进行，并发症就很少。罕见的不良反应包括肺微栓塞，特别是在周围淋巴静脉瘘存在时，或者对比剂过敏。皮肤切口部位感染，也可能发生急性淋巴管炎和淋巴漏。儿童也可进行直接淋巴管造影。它使表层和深层淋巴循环的形态和功能得以直观显像 [12]。

计算机断层扫描、超声和淋巴管 MRI 也可以提供淋巴和乳糜功能障碍的信息。间接淋巴管造影 [13] 是用真皮 – 皮下注射水溶性对比剂（"碘酞硫"）进行的，有助于阐明原发性淋巴水肿的病因学方面内容。荧光微淋巴造影有助于评估皮肤浅表淋巴管的状态 [14]，反映外周淋巴功能。传统的 Houdack-Mc 主染色试验注射高度嗜淋巴性染色（专利蓝 V）在今天被用作直接淋巴管造影和显微外科手术前的快速初步评估。Olszewski[15] 和 Campisi 等 [16] 最近的研究开发了一种测量内淋巴压力和淋巴流量的系统。这些参数加上静脉压力评估，有助于测量淋巴 – 静脉压力梯度，这是显微外科治疗之前必不可少的。使用这种方法时，在小腿内侧表面的下 1/3 处淋巴管被分离后置管。不论在显微手术、抬高或下垂肢体、静态或动态情况下都能记录流量和压力的变化。这些研究表明，淋巴 – 静脉压力梯度对于显微手术后获得良好的中长期结果是必不可少的（问题 2：B、C 和 E）。

人工淋巴引流已被证明是保守治疗淋巴水肿的一种非常有效的治疗方法 [17–19]。随后应用弹力绷带、分级弹力袜。间歇性压缩气动装置的使用通常是手动淋巴引流的补充，可能有助于进一步减少淋巴水肿。药物治疗包括使用抗生素，特别是青霉素 [20]、抗炎药物和苯并酮 [21]。由 Casley-Smith 等描述了苯并吡喃酮的积极作用 [21]。但它们在淋巴水肿治疗中的作用尚未明确。

30 年前只有最严重的象皮病病例通过手术治疗，主要是为了减少体积。最流行的手术方法是 Charles[22]（皮肤 – 脂肪层全切除）、Thompson[23]（带瘢痕性筋膜下皮瓣引流）和 Servelle[24]（全表面淋巴管切除术）。它们具有极强的破坏性和侵入性，因此不能推荐在较轻的晚期或初始阶段或儿童疾病 [25] 中使用。最近，显微外科淋巴 – 静脉和淋巴结 – 静脉吻合术用于保守治疗无效 [26, 27] 的淋巴水肿。这些技术在继发性和原发性淋巴水肿 [28] 中是有益的。早期干预是可能的，即使在儿童，其中淋巴囊 – 静脉吻合是首选 [29]。

淋巴细胞疾病可能与静脉损伤有关，如静脉曲张、浅表血栓性静脉炎、深静脉血栓形成和静脉后遗症。这些情况是传统淋巴 – 静脉吻合的禁忌证。然而，新的重建淋巴手术技术为这些患者提供了希望 [30]。这包括节段性自体淋巴收集器移植 [31] 用于治疗单侧淋巴水肿或个人描述的自体静脉移植或淋巴 – 静脉 – 淋巴成形术 [32]。带微淋巴管或淋巴结的皮瓣 [33, 34] 的临床应用仍在评估中。它们可能为难治性继发性淋巴水肿和无法从显微外科技术中获益的原发性淋巴水肿提供未来的治疗方案。

根据手术时病理阶段，压力袜通常在显微手术后平均佩戴 1～5 年。弹力袜的目的是防止吻合口关闭，因为预期情况下由于引流改善 [35]，水肿、压力和流量会迅速减少（问题 3：A、B 和 D）。

患者在术后 1 个月、3 个月、6 个月和 12 个月进行随访，然后每年随访至 5 年。在 80% 以上的病例中，淋巴显微手术的结果得到了改善。在接受预防性显微外科手术的患者中（在第二和第三阶段）（框 57–1），淋巴管炎的发生频率也降低了。水肿体积的减少是在术后前 3 天内看到的，并且在术后的第 1～5 年观察到进一步的减少。从第 5 年开始，肢体的临床状况趋于静止，这种效果在手术后维持了 10 年以上。淋巴管血管造影提供了证据，证明通过静脉移植物的引流量与临床改善一致 [36]（问题 4：A 和 C）。

框 57–1　淋巴水肿的近期临床分期，包括功能性残疾和病理表现

淋巴水肿

第一阶段

A. "潜在" 淋巴水肿，没有水肿的临床证据，但淋巴运输能力受损（淋巴显像可证明），淋巴结、淋巴管和细胞外基质的初步免疫组织化学改变。
B. "初始" 淋巴水肿，症状在休息和体位改变后完全或部分消失，淋巴运输能力受损和免疫组织化学改变出现于淋巴收集，淋巴结和外基质。

第二阶段

A. 淋巴水肿 "进展"，淋巴运输能力消失，反复淋巴管炎发作，纤维化脓性皮肤改变，并发展为残疾。
B. "柱形" 肢体纤维淋巴水肿，有淋巴皮肤改变，抑制淋巴运输能力和肢体功能持续恶化。

第三阶段

A. 正确地称为 "象皮病"，伴有硬化脓性棘皮炎、乳头状淋巴结肿大、无淋巴运输能力和危及生命的残疾。
B. 完全残疾的 "极端象皮病"

早期识别、淋巴管造影诊断 [37] 和预防性治疗高危患者已被建议作为预防继发性淋巴水肿 [38, 39] 的手段。其中包括接受肿瘤淋巴结清扫术的患者，特别是与放疗结合的患者。对于预计淋巴水肿将持续进展的患者，显微手术是一个合理的选择 [40]。手臂淋巴回流造影技术允许精确识别手臂淋巴管和淋巴结。因此，选择性保存是可能的，但有可能留下未被发现的转移灶。由于手臂淋巴管和乳房流出物都排入共同的腋窝淋巴群，其清除可能会中断手臂的淋巴回流。如果在淋巴结切除后立即进行显微外科淋巴静脉吻合（lymphatic-venous anastomosis，LVA），则可以避免这一问题。LVA 是一种外科手术技术，用于选定的需要腋窝清扫的可手术乳腺癌患者。蓝色染料被注射到手臂淋巴管中，然

后在这些淋巴管和腋窝静脉分支之间同时进行 LVA（淋巴显微外科预防性治疗途径）（图 57-7）[41]（问题 5：B 和 C）。

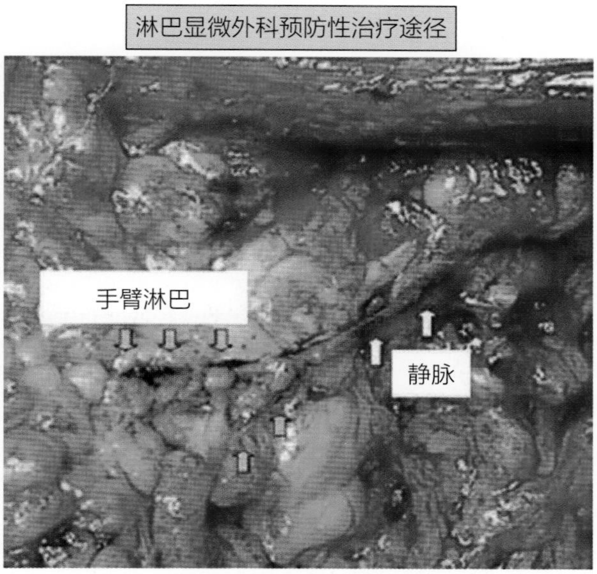

▲ 图 57-7　**LYMPHA** 技术用于腋窝淋巴结清扫时手臂淋巴水肿的外科初级预防

参考文献

[1] Badini A, Fulcheri E, Campisi C, Boccardo F. A new approach in histopathological diagnosis of lymphoedema: pathophysiological and therapeutic implications. Lymphology. 1996; 29(S):190–8.

[2] Papendieck CM. Temas de Angiologia Pediatrica. Buenos Aires: Editorial Medica Panamericana; 1992.

[3] Farrar WB, Lavalle G, Kim JA. Breast cancer. In: McKenna RJ, Murphy GP, editors. Cancer surgery. Philadelphia: Lippincott; 1994. p. 209–59.

[4] Witte CL. Breast cancer – an overview. Lymphology. 1994;27S: 397–400.

[5] Tosatti E. Lymphatique profonds et lymphoedèmes chroniques des membres. Paris: Masson; 1974.

[6] Mayall JC, Mayall ACDG. Standardization of methods of treatment of Lymphoedema. Progress in Lymphology XI. Excerpta Med. 1988;517

[7] Mariani G, Campisi C, Taddei G, Boccardo F. The current role of lymphoscintigraphy in the diagnostic evaluation of patients with peripheral lymphoedema. Lymphology. 1998;31(S): 316–9.

[8] Witte C, McNeill G, Witte M, et al. Whole-body lymphangioscintigraphy: making the invisible easily visible. In: Progress in Lymphology XII. Elsevier Science BV; 1989. p. 123.

[9] Bourgeois P, Leduc O, Leduc A. Imaging techniques in the management and prevention of posttherapeutic upper limb oedemas. Cancer. 1998;83(12 Suppl American):2805–13.

[10] Kinmonth JB. The lymphatics. Surgery, lymphography and diseases of the chyle and lymph systems. London: Edward Arnold; 1982.

[11] Bruna J. Indication for lymphography in the era of new imaging methods. Lymphology. 1994;27(S):319–20.

[12] Campisi C, Boccardo F, Zilli A, Borrelli V. Chylous reflux pathologies: diagnosis and microsurgical treatment. Int Angiol. 1999;18:10–3.

[13] Partsch H. Indirect lymphography in different kinds of leg oedema. In: Lymphology: advances in Europe. Genova: Ecig; 1989. p. 95–9.

[14] Bollinger A, Jager K, Sgier F, Seglias J. Fluorescence microlymphography. Circulation. 1981;64:195–200.

[15] Olszewski W. Lymph and tissue pressures in patients with lymphoedema during massage and walking with elastic support. Lymphology. 1994;27(S):512–6.

[16] Campisi C, Olszewski W, Boccardo F. Il gradiente pressorio linfo-venoso in microchirurgia linfatica. Minerva Angiologica. 1994;19

[17] La VE. Méthode Vodder – Le Drainage Lymphatique Manuel. Institute for Lymphdrainage: Bagsvaer; 1969.

[18] Földi M. The therapy of lymphoedema. EJLRP. 1993–1994;14:43–9.

[19] Leduc A. Le drainage lymphatique. Théorie et pratique. Paris: Masson; 1980.

[20] Olszewski WL. Recurrent bacterial dermatolymphangioadenitis (DLA) is responsible for progression of lymphoedema. Lymphology. 1996;29S:331.

[21] Casley-Smith JR, Casley-Smith RJ. High-protein oedemas and the Benzo-Pyrones. Sydney: Lippincott; 1986.

[22] Charles RH. A system of treatment. In: Latham A, English TC, editors. Lymphoedema. London: Churchill; 1912.

[23] Thompson N. The surgical treatment of chronic lymphoedema of the extremities. Surg Clin North Am. 1967;47(2)

[24] Servelle M. Pathologie vasculaire. Paris: Masson; 1975.

[25] O'Brien B. Microlymphatic-venous and resectional surgery in obstructive lymphoedemas. World J Surg. 1979;3:3.

[26] Degni M. New techniques of lymphatic-venous anastomosis for the treatment of lymphoedema. Cardiovas Riv Bras. 1974;10:175.

[27] Campisi C. Rational approach in the management of lymphoedema. Lymphology. 1991;24:48–53.

[28] Campisi C, Davini D, Bellini C, et al. Lymphatic microsurgery for the treatment of lymphedema. Microsurgery. 2006;26(1): 65–9.

[29] Campisi C. Lymphatic microsurgery: a potent weapon in the war on lymphoedema. Lymphology. 1995;28:110–2.

[30] Campisi C, Boccardo F. Frontiers in lymphatic microsurgery. Microsurgery. 1998;18:462–71.

[31] Baumeister RGH. Clinical results of autogenous lymphatic grafts in the treatment of lymphoedemas. In: Partsch H, editor. Progress in Lymphology XI. Elsevier: Science BV; 1988. p. 419–20.

[32] Campisi C. Use of autologous interposition vein graft in management of lymphoedema. Lymphology. 1991;24:71–6.

[33] Becker C, Hidden G, Godart S, Maurage H, Pecking A. Free lymphatic transplant. EJLRP. 1991;2:75–7.

[34] Trévidic P, Marzelle J, Cormier JM. Apport de la microchirurgie au traitement des lymphoedèmes. Editions Techniques. Encycl Méd Chir (Paris-France)., Techniques chirurgicales – Chirurgie Vasculaire. 1994;F.a:43–225, 3.

[35] Campisi C. Lymphoedema: modern diagnostic and therapeutic aspects. Int Angiol. 1999;18:14–24.

[36] Campisi C, Boccardo F. Role of microsurgery in the management of lymphoedema. Int Angiol. 1999;18:47–51.

[37] Pecking AP, et al. Upper limb lymphedema's frequency in patients treated by conservative therapy in breast cancer. Lymphology. 1996;29S:293–6.

[38] Campisi C, Davini D, Bellini C, et al. Is there a role for microsurgery in the prevention of arm lymphedema secondary to breast cancer treatment? Microsurgery. 2006;26(1): 70–2.

[39] Pissas A. Prevention of secondary lymphoedema. In: Proceedings of the International Congress of Phlebology, Corfù, Greece, 113, September 4–8; 1996.

[40] Casley-Smith JR. Alterations of untreated lymphedema and its grades over time. Lymphology. 1995;28:174–85.

[41] Boccardo F, Casabona F, De Cian F, et al. Lymphedema microsurgical preventive healing approach: a new technique for primary prevention of arm lymphedema after mastectomy. Ann Surg Oncol. 2009;16:703–8.